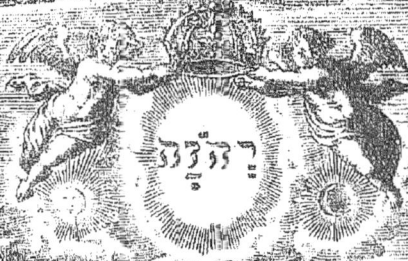

רָהוָֹה

D.O.M.A

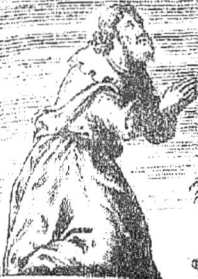

HIPOCRATES.

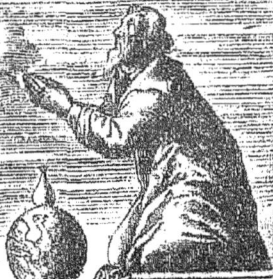

HERMES.

La
PHARMACOPEE
DES
Dogmatiques

Par Joseph du Chesne
Sr. de la Violette Con.
& Medecin du Roy.

A PARIS,
Chez Charles F. de C.
Morel, Imprimeur Ord. du Roy
ruë S. Iacques, à la Fontaine.
1619.

GALENVS.

ARISTOTELES

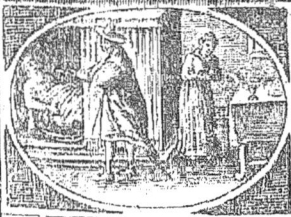

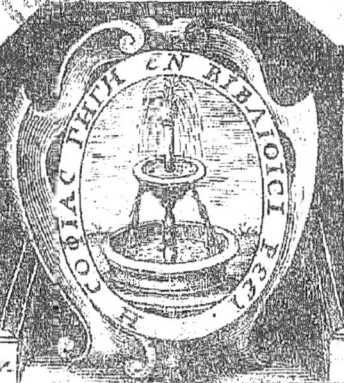

COPIAC PHIH EN RIBAIOICI PESI

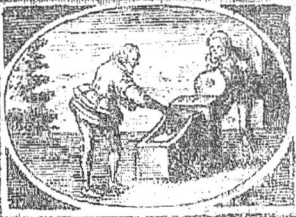

Auec Priuilege du Roy.

Mich. van Lochom fecit.

LA
PHARMACOPEE
DES DOGMATIQVES

REFORMEE, ET ENRICHIE
de plusieurs remedes excellents, choisis
& tirez de l'art Spagyrique.

AVEC VN TRAICTE FAMILIER DE
l'exacte preparation Spagyrique des medicaments pris d'entre les Mineraux, Animaux &
vegetaux : Et vne breue Response au liuret
de Iacques Aubert, touchant la generation &
les causes des Metaux.

Apothiquairie de F.F. Preußun rue S.t Honoré

PAR IOSEPH DV CHESNE SIEVR DE
la violette, Conseiller & Medecin du Roy.

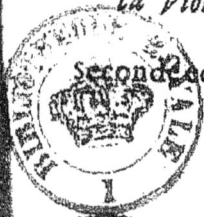

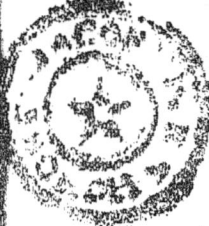

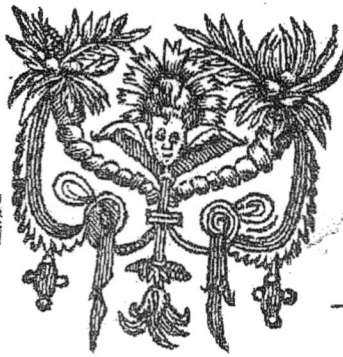

Seconde edition, Reueüe & augmentée de nouueau.

inus — C

Tab-36

n.o 14.

A PARIS.

Chez CHARLES MOREL, rue S. Iacques
à l'enseigne de la Fontaine.

M. DC. XXX.

AVEC PRIVILEGE DV ROY.

L'AVTHEVR AV
LECTEVR DEBO-
NAIRE, S.

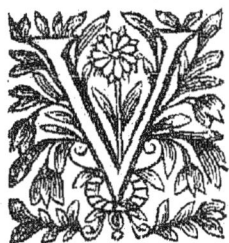

OICY (amy Lecteur) le premier liure de ma Pharmacopée,
laquelle i'intitule Des Dogmatiques reformee. Certes
ie n'ignore pas qu'aucuns ai-
guillonnez d'enuie & medisance, ne prennent de
là occasion de me blasmer; comme si ce tiltre estoit
par trop superbe & releué, & signifioit ie ne sçay
quelle arrogance & insolence, dont on n'a iamais
ouy parler. Mais si premierement vous considerez sans passion tout le contenu de ce liure: l'exa-
minez & balancez à la raison, vous m'estime-
rez du tout indigne d'estre vituperé en quelque
façon que ce soit; voire aduoüerez que ie merite
d'estre remercié au nom du public: Car pourquoy
celuy qui pese candidement les choses ne me ren-
droit-il graces, entant que pour son vtilité i'es-
pand les fruicts de mes estudes en si grand nombre, lesquels i'ay produit par veilles & trauaux

à iij

aßidus, parmy beaucoup d'occupations que i'ay
acquis en pratiquant & exerçant la Medecine
auec heureux succez l'espace de quarante ans
continuels, & finalement que i'ay appris en con-
uersant & communiquant auec les plus doctes
& celebres personnages de toute l'Europe, auec
lesquels ie me pourray tousiours venter d'auoir
familierement conferé, quoy que ie n'aye cy
deuant iouy d'iceux sans beaucoup despendre,
trauailler & suer en mes diuers & longs voyages.

  Le grand nombre des excellents remedes
qu'auons rendu plus exquis par vne reformation necessaire & vtile, ensemble diuers autres
ornements qui se trouuët espars en tous endroits
de ce liure, m'ont induit à luy vouloir donner &
afficher ce tiltre. Quoy faisant, mon intention
n'est pas toutesfois de reietter comme tout à
coup, abolir & mettre du tout à neant les remedes salutaires des anciens & bons Autheurs,
puis que nous auons basty nostre edifice sur vn
mesme fondement & auons retenu la mesme
matiere. Mais on ne doit trouuer mauuais qu'à
l'exemple des autres qui auparauant moy ont
faict semblable entreprise, ie me sois maintenant tant soit peu estudié à rendre la Pharmacie vn peu mieux polie & quelque peu plus ele-
gante qu'elle n'estoit. Si par mon industrie &

artifice elle a receu quelque nouuel accroissement, cela doit estre imputé & tourner à la loüange de celle qui est mere fertile de toute inuention, & qui nourrit & entretient les esprits.

Or c'est folie de croire que la Medecine non plus que tous autres Arts, soit paruenué à vne telle perfection, qu'apres la reuolution de tant d'annees & de siecles, on n'y trouue rien à changer, rien à adiouster ou diminuer; Aussi personne ne peut ignorer cela, pourueu qu'il y veuille penser vn peu plus attentiuement.

En ce premier liure vous trouuerez descrites toutes les Preparations des remedes internes, qui sont grandement vtiles & necessaires, & dont les Dogmatiques vsent fort souuent : Esquels si par fois ayant quitté la voye commune & ordinaire, nous en auons suiuy vne autre plus facile & commode pour vous l'enseigner, Ie veux bien que preniez cela de bonne part, l'interpretant auec candeur & sincerité, non pas sinistrement & de mauuaise part. Car si d'auanture vous craignez de vous fouruoier par ce sentier lequel nous vous monstrons comme plus asseuré & plus certain, ie remets à vostre libre iugement & appetit, de suiure l'autre chemin qui est notoire à vn chacun.

Quand au second liure, nous y mettrons en auant les remedes externes topiques ou locaux, *de mon n'a peu executer sa promes-se.*

& esperons d'y remplir la boëte du Chirurgien de beaux & rares ornemens, à quoy si vous adioustez mon Diætetic mis en lumiere l'année passée, vous aurez vn entier & parfaict traicté de tout ce qui appartient à la Therapeutique ou art curatoire.

Si i'entends que les œuures qu'auons entrepris pour le bien public vous soient agreables, & que les ayez regardé & leu d'vn bon œil, sans doute il aduiendra inopinément que nous vous presenterons des thresors excedans nos promesses, & beaucoup plus grands que ceux lesquels nous auons ia desployez.

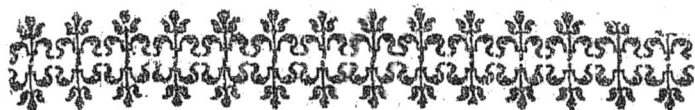

ADVERTISSEMENT
DV TRADVCTEVR.

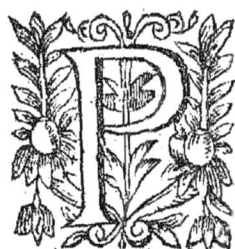

POVR faciliter l'vsage de cét œuure aux apprentifs & autres Lecteurs, peu versez & exercez en Pharmacie, nous auons trouué bon d'adiouster icy l'interpretation de certains characteres ou marques, sous lesquels nostre Autheur prescrit la quantité des ingrediens & remedes, ainsi que tous autres Medecins ont accoustumé de faire en leurs ordonnances. Aussi en faueur d'vn chacun il nous a semblé bon de composer deux Tables ou indices, l'vn desquels monstre la page qui contient les remedes propres aux maladies, parties du corps & effects y mentionnez: l'autre denotant le lieu où sont traictées & touchées les matieres principales & plus signalées. Partant on receura le tout de bonne part, à sçauoir de celuy qui s'efforce au possible de rendre seruice & faire plaisir à tous, mais particulierement à sa nation.

Doncques pour comprendre la valeur des susdits characteres, il faut premierement sçauoir que la liure dont se seruent ordinairement les Medecins & Apothicaires ne contient que douze onces, l'once huict dragmes, la dragme trois scrupules, le scrupule deux oboles, l'obole douze grains, & le grain estant la moindre partie demeure indiuidu.

Tous lesdits poids, ensemble leur moitié sont denotez par les marques posées vis à vis de chacun d'iceux en la description suiuante.

Liure	℔.
Demy liure	ß ℔.
Once	℥.
Demy once	ß ℥.
Dragme	ʒ.
Demy dragme	ß ʒ.
Scrupule	Ə.
Demy scrupule	ß Ə.
Obole	ob.
Demy obole	ß ob.
Grain	g̈.

Outre ce, il conuient noter que les Medecins n'ordonnent pas la quantité des herbes & fleurs au poids, mais à

la poignée . qui est de deux sortes, à sçauoir grande & petite.

La grande poignee s'appelle manipu-
le, & contient ce qu'on peut empoigner
auec toute la main close, pour la denoter
ils mettent seulement sa premiere lettre
ainsi M. ou m.

La petite poignée est ditte pugille,
& comprend tout ce qu'on peut contenir auec trois doigts tant seulement,
sa marque est aussi sa premiere lettre
P. ou p.

Quand à ces trois abbreuiations n.par.
& q. s. la premiere *n*. vaut autant que
nombre ; on s'en sert quelquesfois en
prescriuant la quantité des fruicts.

La 2. *par*. signifie paire ou couple, tellement que iij. par. valent six.

Par la 3. *q. s.* s'entend quantité suffisante, estant vn abregé de ces deux mots
Latins *quantum sufficit*, c'est à dire autant qu'il suffit.

Voyla ce qu'auons iugé deuoir suffire
pour entendre lesdits characteres & abbreuiations. De surcroit il ne sera mal à
propos d'exposer icy la signification de
cette marque S. S. S. on la trouue principalement és escrits des Chymiques,

lefquels voulans diftiller ou faire digerer enfemble diuers ingrediens, fans
toutesfois les mefler, ont accouftumé
de les coucher & agcancer les vns fur
les autres dans le vaiffeau : difpofition
que les Latins exprime par ces trois
mots, *ftratum fuper ftratum*, defquels la
fufdite marque eft vne abbreuiation, &
par confequent ne fignifie autre chofe
que couche fur couche.

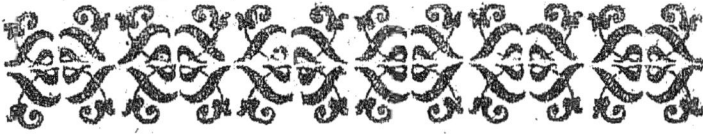

TABLE DES
CHAPITRES.

Extraict du Priuilege du Roy.

PAR grace & Priuilege du Roy, dōné
à Compiegne le septiesme iour de
May, 1624. seellé du grand seau de cire
iaune, signé Par le Roy, en son Conseil,
RENOVARD. Il est permis à Claude Morel son Imprimeur ordinaire, d'imprimer,
vendre & distribuer tant de fois & en tels
volumes & characteres que ce soit, *La
Pharmacopée & autres œuures de Medecine, par
Ioseph du Chesne, sieur de la Violette, Conseiller
& Medecin ordinaire du Roy*, qu'il a faict tra-
duire de Latin en François, auec defenses
à toutes personnes de quelque qualité &
condition qu'ils soient, de les imprimer
ou faire imprimer en quelque maniere
que ce soit, en vendre ny distribuer d'autres que de ceux qui seront imprimez par
ledit Morel ou de son consentement, pédant le temps & espace de dix ans entiers
& consecutifs, à commencer du iour de
l'acheuement de la premiere impression
dudit Liure, à peine de mil liures d'amen-
de, & de confiscatiō des exemplaires qui
se trouueront auoir esté contrefaicts: cō-
me il est plus à plein declaré en l'original.
Acheué d'imprimer le 30. May 1624.

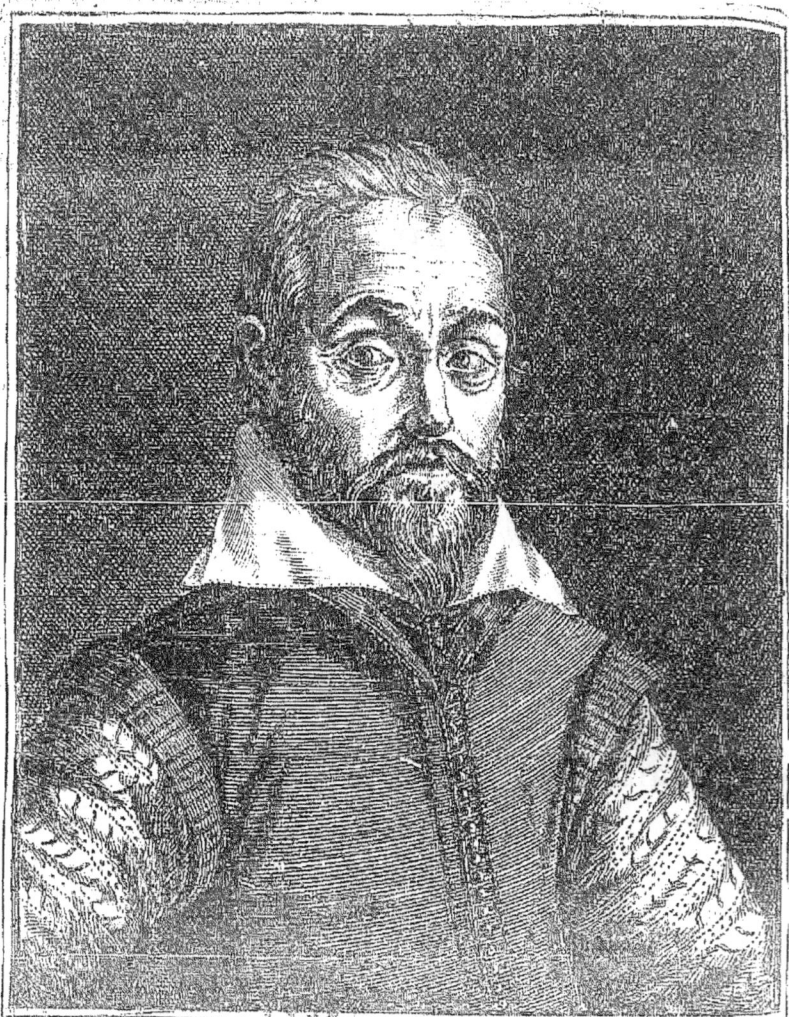

Hæc Quercetani, corpus quæ pinxit Imago est
Ingenio at melius pingitur ille suo.
Iunge animam membris, quæ docta pingitur arte
Scriptorum, et totus tum tibi pictus erit.

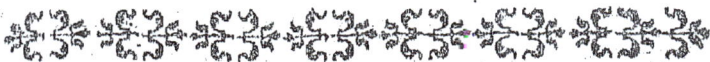

LIVRE PREMIER

DE LA PHARMACIE DES

Dogmatiques remise en son entier.

De la definition & diuision du medicament.

CHAPITRE I.

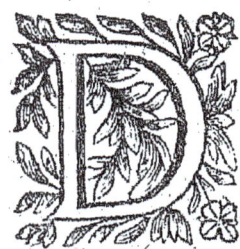

ESIRANT enseigner l'exacte & restituée pharmacie des medicamens Dogmatiques à mes heures de loisir, i'ay creu estre bien à propos de dire quelque chose en general de la definition du medicament, & des causes des compositions d'iceluy, en esperance d'en discourir ailleurs bien plus precisement.

Doncques selon Galien & tous les Medecins Dogmatiques, le medicament est tout ce qui peut changer & en quelque façon que ce soit vaincre nostre nature.

Medicament qu'est-ce.

Or il est simplement tel, c'est à dire, absolument. Ou en partie c'est à dire, en quelque sorte que ce soit.

Le medicament pur & simple est celuy qui veritablement, & tousiours se peut accommoder & approprier à la definition sus alleguée.

Le medicament selon quelque chose, encor

A

que pas ſi proprement , ſe peut dire tout ce
qui participe aucunement de la nature de l'aliment. Les medicamens alimenteux & les alimens medicamenteux ſont ainſi appellés (ſans
changer les termes des Medecins) deſquels
nous parlerons ailleurs, qui pourtant ſe pourroient traiter icy commodement , s'il eſtoit loiſible.

Le medicament eſt oppoſé diametralement
à l'aliment : car l'vn change & l'autre ſe rend
ſemblable. Changer & rendre ſemblable ſont
contraires; Doncques & les choſes qui ont cét
effect. Mais comme le medicament ſe recule
& participe de l'vn & l'autre milieu, c'eſt à dire, du medicament alimenteux , & de l'aliment
medicamenteux , auſſi fait l'aliment , à ceſte
condition pourtant que l'aliment medicamenteux ſoit plus proche de l'aliment:& du medicament, le medicament alimenteux , de laquelle
choſe nous rendrons raiſon plus bas. I'ay deliberé de parler du medicament en cet œuure,
ſoit proprement ou improprement, & non pas
de l'alimét. Toutesfois i'ay trouué à propos de
les diſtinguer ainſi à l'entrée de ce traité, ſuiuát
le ſoigneux decret d'Ariſtote, en ſes † Topiques . La contemplation des differences eſt vtile pour les raiſons inductiues, les ſyllogiſmes,
aſſigner les definitions, & pour rendre la choſe, dont eſt queſtion, claire & nette.

Il faut donc ſçauoir que tout medicament
eſt ſimple ou compoſé. Les Medecins appellent
medicament ſimple , non ſeulement celuy qui
purement & ſimplement eſt tel comme le feu

pur, l'eau pure & non meslée, ou quelque autre chose ainsi, & en l'Alchimie, le sel, le souphre & le mercure: mais qui comparé à des
composés semble estre tel, au respect de celuy
qui est plus composé, si bien que tu le diras veritablement plus simple qu'absolument simple. Or le composé est celuy qui est mixtionné
de tous les simples predits : voicy l'exemple de
de tous les deux.

Les medicamens simples des Mineraux sont
les metaux, sucs, pierres : des Vegetaux toutes
sortes de racines & ses parties : la racine, le
bois, l'écorce, les fueilles, les fleurs, les fruicts,
les semences, les minons, les excremens, les
resines, les gommes, les sucs des herbes, &
tout ce qui prouient des racines.

Des animaux ils sont entiers, ou en leurs parties. Les entiers sont les Cinques, les cloportes,
les vers, les scorpions, cantharides, & vne infinité d'autres. Leurs parties sont les gresses, cornes, os, poil, sang, poulmons, ventricules, ra-
tes, matrices, foyes, excrements, &c.

Toutes ces choses dis-ie, sont appellées aux
boutiques simples naturels, qui n'ont encor ex-
perimété aucune preparatió. Aussi y en a-il d'autres aux boutiques des Apothicaires qu'ó nóme
simples, apprestez non de la nature, mais de
l'art : cóme les eaux distillées simples, les huiles
simples, syrops simples, & leurs semblables, qui
sont dits tels, faisant comparaison auec les
medicamens plus composés de ceste mesme
forme, & à rebours meritent d'estre appellés
composés. La cognoissance exacte de tous

ces medicamens n'eſt pas ſeulement vtïle au Medecin Dogmatique, mais auſſi noſtre Galien le prince & coryphée de ceſte ſecte, le teſmoignant en pluſieurs lieux *com. 2. in aph. 1. ſect. 5. Et 6. Epid.* Le meſme Gal. nous a laiſſé au long & doctement ceſte methode de preparer & compoſer les medicamens en ſon œuure de la compoſition des medicamens par genres.

D'où prend en la matiere des medicaments, & comme les reduit on en vſage de Medecine.
Outre plus la matiere de tous medicamens tant ſimples que compoſés ſe prend, comme nous auons deſia dit, ou des mineraux, ou des vegetaux, ou des animaux, la parfaite cognoiſſance deſquels conſiſte au choix, à la preparation, mixtion, compoſition, quantité, proportion & forme, & outre en l'adminiſtration & legitime vſage, tant des ſimples que des compoſés.

L'election ſe fait par art, l'indication prinſe de la ſubſtance du medicament, (ou comme certains nouueaux philoſophans plus profondement ont voulu,) de la proprieté de toute la ſubſtance, des qualités de toute ſorte, & de leurs degrés premiers, ſecóds, troiſieſmes, quatrieſmes, & de leurs largeurs; de la quantité, du nombre, de la figure, ſituation & lieu; & puis du temps, de la durée, & de la collection, de toutes leſquelles choſes nous-nous tairons pour plus de brieueté. On en peut conſulter les vieux autheurs, comme Theophraſte, Dioſcor. Gal. Meſues, & les autres qui ont eſcrit la façon de preparer les medicamens. Quant eſt de la preparation, mixtion, compo-

fition, quantité, ou dofe, proportion, & forme, ie l'enfeigneray dans ce liure.

Des caufes de la compofition des medi-
camens, felon la doctrine des
Dogmatiques.

CHAP. II.

LA compofition des medicamens n'a efté
inuentée ny introduite par l'auarice, ny la
conuoitife des hommes, ainfi que criaille Pline,
& à fa mode plufieurs fois auec paroles tragi-
ques, les taxe & reprend comme bourdes & bagatelles de boutiques. Mais pluftoft par l'ex-
tréme prudence, le bon confeil, & la tres grâde neceffité & vtilité de ceux qui defendent, &
fuiuent la Medecine raifonnable, laquelle en
temps & faifon bien & deuëment ajancée
auec la Spagirique j'approuue grandement &
tiens tres-noble. Car la nature des maladies
fimples ou compofées, les qualités contraires
& diuerfes intentions (pour la diuerfité des
caufes, des fymptomes, des parties affectées,
de la nature des malades & la condition d'i-
ceux, pour la vigueur de l'aage, de la couftume;
& i'adjoufteray ceftuy-cy s'il eft permis, pour
les delices & le contentement d'iceux) ont
fourni de raifon, & donné lieu à ladite compofition.

A iij

Pourquoy est-ce qu'on a inuenté & introduit la cõposition des medicamẽs

Mais à fin que nous en parlions franchẽmẽt, comme c'est la propre verité, la cause principale de cette composition a esté pour rendre la cure des maladies plus cõmode, plus prompte, plus asseurée, & plus alaigre, iouxte ce dire qu'Hippocr. a eu en tres grande recommendation, *tost, asseurement & ioyeusement.*

Aussi la plus pressante raison a esté, à ce qu'ils s'opposassent vertueusement & combatissent la cause morbifique, à sçauoir qu'ils repoussassent la mátiere encor coulante, empeschassent celle qui estoit à naistre, cuisissent la crue, incisassent & attenuassent la grossiere, qu'ils extirpassent & liberassent la farcie, comme l'explique elegamment Gal. *cap. 5. lib. 1. de comp. medicamentor. per genera.*

Ce pendant qu'on fait toutes ces choses il a esté raisonnable d'auoir egard à la situation, nature, force, ou debilité des parties. Toutes ces choses dis-je, ont occasionné la composition de diuers medicamens, comme il y en a plusieurs autres qui ont cõtraint les Medecins Dogmatiques d'en introduire la mixtion. Et pour en obmettre vne infinité, pourquoy non est-ce que la diuersité des parties affectées, & leur distincte condition & quelquesfois aussi ses contraires, ne persuaderoit elle pas à cette intention? Qui a poussé di-je les anciens à mesanger & preparer leurs medicamens destinés à plusieurs maux, tant loüés & recommandés du mesme Gal. *cap. 7. secundùm locos & cap. 1. de comp. medicament. secundum genera.*

Car à la verité l'excellence de la partie affli-

gée s'est attribuée à bon droit la mesme composition des medicamens : ceste raison, ce iugement, en fin ceste necessité les a persuadés,
& comme contrains de conjoindre aux medicamens propres pour les malades, ou du foye
ou de ventricule, tousiours resoluans ou aperitifs, des roboratifs ou aucunemét adstringeans.
Gal. mesme le commande par tout : mais principalement 1. *de comp. medicament. fec. loc. cap.* 8.
& cap. 15. *lib.* 12. *meth. & cap.* 95. *artis partia.*

Ainsi les medicamens le plus souuent se
meslent, lesquels d'vne certaine & particuliere proprieté regardant les parties, portent la
faculté des autres aux parties affligées. De
mesme aux medicamens que nous vsons pour
la teste, nous y meslons des cephaliques, comme aux remedes qui conuiennent aux maladies de cœur, de l'estomach, du foye, de la rar-
te & de la matrice, on y meslange des cardiaques, des stomachiques, des hepatiques, des
spleniques, des hysteriques, comme on peut
l'apprendre de Gal. *cap.* 1. *lib. de comp. medicament. fec. genera.*

D'auantage on mesle aussi les medicamens,
quand les simples ne peuuent pas qu'à peine
venir ou toucher à la partie malade, pour
leur grossesse ou quelque autre cause. C'est
pourquoy ils font leurs oxycrats, & Gal. *cap.* 1.
lib. 8. *de comp. medicament. fec. genera,* ordonne
de mettre du vinaigre parmy les metaux bro-
yés, à fin qu'ils puissent penetrer iusques au
plus profond des parties.

A cet effect la necessité a poussé les Dogma-

tiques à l'eſtude de ceſte mixtion des ſimples.
Car s'apperceuans y auoir quelque malignité
parmy les medicamens ſimples, principalemét
aux purgatifs, ils ont eſté contrainċts d'y adjouſter beaucoup pour la corriger, ou au moins
la rompre, & pour les rendre plus aggreables
au palais & au nez, pour en reprimer auſſi la ſaueur ingrate, & le faſcheux appetit de vomir,
teſmoing. Gal. *cap.* 2. *lib.* 8. *ſec. loc.* Et *com. in*
aph. 11. *lib.* 2. *& de rat. vict. in acut.*

Et d'autant que les medicamens ne ſe preparent pas ſeulement pour les maux preſ-
ſens, mais pour les futures vſages, à ſçauoir
qu'ils ſoyent à main en tout temps & à toutes
occaſions : C'eſt la raiſon pourquoy & pour
beaucoup d'autres les Apothicaires ont couſtume de les reſeruer ; comme auſſi par le conſeil du tres-grand Diċtateur, *lib. de decenti*
ornatu. Partant crainte qu'ils ne ſe pourriſſent,
ils y meſlent ce qui deſſeiche & conſume l humidité ſuperfluë, qui eſt l'autheur de la pourriture, à fin qu'ainſi entiers & bons il ſe conſeruent auec toutes leurs vertus, non pas ſeulemét
pluſieurs mois, mais pluſieurs années. C'eſt la
cauſe pourquoy ils recommandent d'y meſler
le miel, le ſucre, le ſel ou quelque choſe ainſi.

Que ſi quelqu'vn deſire ſçauoir plus exa-
ċtement les autres cauſes de la compoſition
des medicamens, & ce qui eſt requis pour leur
legitime meſlange, qu'il voye Meſues au commencement du ſecond Theoreme. Qu'il liſe
auſſi attentiuement Gal. aux lieux deſia cités,
à fin qu'il ſuiue ſon opinion en ce ſujeċt. Les

ondemens & le train duquel, il me plaiſt de
tracer icy groſſierement & en peu de paroles.

Galien doncques apres auoir introduit les
maladies furuenantes d'intemperie ſimple &
nuë, & auec affluence de matiere, mettant
tout ſon eſprit aux dommages manifeſtes des
ſymptomes, & ayant colloqué les vices des
humeurs, d'où les maladies ſont deriuées, en
leur abondance, aſpreté, viſcoſité, groſſeſſe,
moleſſe, crudité, il a eſté d'aduis par la loy
des contraires de leur oppoſer des remedes ad-
uerſaires. Par ainſi aux choſes alterées & intem-
perées, les choſes chaudes, froides, humides,
ſeiches: aux choſes qui purgent les cauſes des
vices, les poliſſans ou applaniſſans, les attenuans, les inciſans, les relachans, les reſerrans,
les cuiſans & leurs ſemblables. Parquoy au
moyen & application des ſaueurs (d'où vient
l'indication de ce qui ayde & qui nuit) partie
par l'experience des anciens, partie par la propre induſtrie ou auſſi des Empyriques, partie
par certaine raiſon analogique, & par conie-
cture, on eſt paruenu à la cognoiſſance de ces
vertus & facultés.

Or maintenant apres que le meſme Gal.
(du grand eſprit & de l'extreme habilité dont il
eſtoit doüé) auroit apperceu en vne meſme &
ſimple ſubſtance, y auoir quelquesfois des proprietés contraires & diſſemblables, il a iugé
qu'il y falloit aller à l'encontre par vne correction & rebouchement de l'vn & de l'autre (combien qu'il n'aye touché que legerement & comme en paſſant ces qualités là con-

traires ; il a donc creu que cela ne se pouuoit
faire autrement que par l'entremeslement de
quelque autre chose, ou d'vne ou de plusieurs. D'auantage parce que aux medicamens
simples la faculté d'agir estoit ou trop grande
ou trop petite, ou que les odeurs & saueurs
estoient desagreables, ou les facultés contraires, il a osté tous ces obstacles par la mixtion &
composition que nous auons desia racontée.

Semblablement il a apporté des corrections propres & anodynes aux remedes violents : a adjousté aux veneneux & malings des
confortans & cordiaux : il a par la quantité
du miel & du succre (tirée des Arabes) adou-
cy la deplaisante amertume des remedes, mais
(pour en dire la verité) fort degoutante à plusieurs.

Ce sont les causes & raisons principales
des Dogmatiques, pourquoy ils messoient
leur medicamens, & bailloient à preparer à
leurs Apothicaires vn nombre infini de compositions, & à reseruer pour l'vsage tant de
boëtes, phioles, caisses, bassins & pots plains
de Medecines, ausquelles ils ne veulent pas
qu'ils soient non seulement addonnés, mais
tous ceux qui professent la medecine, ap-
pellans Empiriques & ignares ceux qui ne
se fient pas à cela comme à quelques enseig-
nemens Delphiques . Mais certainement
comme ie n'improuue pas du tout l'ordre qui
est prescrit en cét art, aussi suis-ie d'aduis qu'on chasse bien loing l'inconsideree tyrannie qui se pouroit aucunement tolerer si

(non comme il y a au prouerbe) le plus fouuent, le dedans de la boëte ne differoit point de
l'escriteau : mais or sus affin qu'on sache que
i'approuue aussi leur maniere de faire, proposons & reduisons en ordre ou par classes tous
les medicamens qui ont esté preparés & gardés
dans les boutiques le temps passé & maintenât,
& considerons chacun d'iceux qui sont bien ou
mal, pour quelle raison on les fait ausdites boutiques, & si nous auons quelque meilleure cognoissance, mettons la au iour pour la commodité publique, le salut des malades & en faueur
des candidats de medecine, ausquels tout cestuy
nostre labeur est dedié, & l'enrichissons de nos
experiences trouuées pour la plus grande part
par nostre propre industrie. Ainsi i'espere que
le plus serieux, voire mesme Theon, confessera
que les decrets des vieux Medecins Dogmatiques, non pas des nouueaux ny des nostres, se-
rônt entendus, & de plus restitués & augmen-
tés par nos inuentions.

*Qui a
pousé l'au-
theur à re-
former la
preparatiô
des medi-
camens.*

L'ordre & classe de tous les medicamens composez par art ou par raison.

CHAP. III.

C'Est vne coustume auiourd'huy dans les
boutiques qui a passé comme en loy, &
nous auons cogneu estre le principal soing & la
plus grande estude des Apothicaires, de prepa-

rer des remedes particuliers pour toutes fortes
de maladies, & les garder dans leurs boutiques
comme threfors pour l'vfage des Medecins
Dogmatiques, & ce afin que la neceſſité le re-
querant ils ayent incontinant dequoy augmenter & conſeruer la dignité & la gloire de leur
nom & de leur art. Les anciens à la verité, comme nous auons deſ-ja dit , ſoignoient qu'on
compoſaſt des remedes chez eux pour s'en ſeruir à vn coup preſt ; meſme auſſi toute à l'heure
ſi la maladie en donnoit le temps. Mais par ce
que maintenant la Pharmacie eſt preſque ſeparée de la medecine, & icelle d'vne liberale diſ-
cipline, il ne faut point s'eſtonner (ie prie les
hommes ſages de m'excuſer) ſi elle eſt preſque
tombée en mechanique : ce qu'il faut attribuer
à la groſſiere ignorance des Apothicaires qui
font leurs medicamens, ſans iugement ny aucun conſeil des Medecins qu'ils y deuroient
appeller. Mais ceux qui veritablement ſont A-
pothicaires, & qui ne font rien que par la con-
duite de l'art, & l'authorité des doctes, preparent ceux cy ordinairement.

Les an-
ciens prepa-
roient chez
eux les me-
dicamens,
& non pas
en public
dans les
boutiques.

Catalogue des medicamens contenus en ce premier liure.

Les eaux
Les decoctions
Les vins
Les vinaigres.
Les oxymels
Les hydromels
Les syrops
Les electuaires purgatifs
Les pilules
Les poudres purgatiues
Les vomitoires
Les clysteres
Les caput-purges
Les errines
Les apophlegmatismes
Les eclegmes
Les confections aromatiques , ou poul-
    dres confortatiues
Les tablettes
Les trocisques
Les condits
Les opiates
Les conserues
Les antidots liquides , cardiaques &
    confortatifs
Les antidotes alexiteres
Les antidotes opiates ou somniferes
Les extraits

Et de di-
uerses cho-
ses.

Les essences
Les magisteres
Les secrets
Les liqueurs souffrées
Les sels.

Mais diuerses operations seruent pour la preparation de ces formules, à sçauoir,

La distilation
La maceration
La decoction
L'infusion
L'expression
La pulueriſation
La trituration
La mixtion
La conseruation, & semblables,

Qui sont toutes pures operations dependentes de l'industrie de l'Apothicaire, de toutes lesquelles nous traiterons par ordre ; & nous baillerons la maniere des preparations accoustumées & inusitees, mais toutesfois conuenables aux preceptes de l'art.

Or nous parlerons au chap. suiuant des autres operations, par le moyen desquelles certaines preparations tres-vtiles & excellentes se parfont, & comme pas trop vulgaires, se doiuent emprûter de l'Art chymique, art dis-ie par sus tous neceſſaire, non seulement aux Apothicaires, mais auſſi aux Medecins qui veulent auoir du nom.

Mais maintenant, ainsi que noſtre ordre & noſtre methode le requiert, nous commencerons par les operations les plus vulgaires, & les plus familieres chez les Apothicaires, prenant noſtre commencement de la diſtillation, par la reformation de laquelle le bening Lecteur receura autant de contentement que d'vtilité.

Des eaux diſtillées & de la diſtillation en general.

CHAP. IV.

LE dernier ſiecle s'eſt tellement addonné aux eaux diſtillées , que cét art ſemble pluſtoſt appartenir aux femmes qu'aux Medecins.

Doncques demeurans fermes dans noſtre methode & ordre commencé , diſons en premier lieu, quelles eaux on a auiourd'huy aux boutiques, puis, comme elles ſont preparées, auſſi en quoy manquent ceux qui les preparent, & nous monſtrerons equitablement & clairement, auec quel art & quelle induſ rie ſe doiuent faire les eaux diſtillées : Bref nous mettrons en auant vne infinité de tres-belles & tres vtiles deſcriprions & preparatiós d'eaux tant ſimples que compoſées, que nous auons acquiſes par vne longue experience & induſtrie, au grand ſoulas & contentement de pluſieurs malades : & ainſi nous finirons ce chapitre des eaux appreſtées ſelon la Medecine Dogmatique.

Mais auant tout cela, il faut diſcourir en paſ-

fant de la diftillation en general, & des chofes
qui appartiennent à icelle.

Encor que la diftillation foit vne inuention
Spagirique, & qu'il foit plus à propos d'en traiter dás la Pharmacie Spagirique, fi eft-ce pourtant qu'elle eft tellement cognuë auiourd'huy,
non feulement aux boutiques, mais auffi parmi la populace, que i'en voy beaucoup penfer
fçauoir la façon de diftiller, & peu y entendre
rien qui vaille. Ie puis donc mettre fommaire-
ment en ce lieu, tout ce qui luy appartient,
parce que principalement ce n'eft pas vn
petit œuure à la Pharmacie, laquelle nous
pretendons de reformer & corriger. Ce qui
reftera digne de plus particuliere confideration, nous le referuerons pour vn autre œuure
auquel nous trauaillons.

Doncques l'Alchymie ou la Spagirie, qui eft
racontée d'aucuns entre les quatres colomnes
de la Medicine, qui auffi ouure les compofitions & diffolutions, preparations, alterations
& exaltations de tous les corps; elle, dis-ie, eft
auffi l'inuentrice & la maitreffe de la diftillation. Car elle vfe de fept œuures, & comme
degrés, defquels comme certains organes neceffaires elle inftituë & parfait la tranfmuta-
tion des chofes. Or en ce lieu par la tranfmuta-
tion, nous entendons lors que la chofe pert fa
forme extrinfeque, & eft tellemét alterée qu'elle foit tout à fait diffemblable à fa premiere
fubftance & forme ancienne, mais prend vne
autre forme, & vne autre effence, vne autre couleur, & bref vne autre nature & proprieté.

Prenés

Prenés pour exéple quand le linge eſt chágé en papier : le metal en verre : les peaux ou cuirs en colle : l'herbe en cendre : la cendre en ſel, & le ſel en liqueur : le mercure choſe grandemét mobile, en quelque choſe de fixe, cóme le cinabre & la pouldre. Or il y a ſept degrés d'operations,

La calcination
La digeſtion
La fermentation
La diſtillation
La circulation
La ſublimation
La fixation.

De l'vtilité deſquels il ne nous ſeruiroit rien de diſcourir icy : veu que par tout en cét œuure & en vn certain autre, ſi Dieu nous donne la vie, il la faudra manifeſter & donner aiſement à cognoiſtre. Et bien que la ſolution ou putrefaction precede ſouuétefois, ou au moins doiue preceder la diſtillatió en ceſte Pharmacie ie traite pourtant de celle-cy premierement, comme de la plus principale operation, la plus commune, & à laquelle toutes les autres ſe rapportent preſque, ou du moins ſont inuentées à ſon occaſion.

L'on pourroit icy diſcourir abondamment ſur l'etymologie de la diſtillation, pourquoy elle eſt ainſi appellée. Sçauoir ſi la diſtillation differe de l'elixation, item de l'antiquité de la diſtillation, de ſa dignité & vtilité. Sçauoir ſi les choſes diſtillées ſont meilleures que les decoctions & detrempemens : mais nous reſeruerons tout cela pour vne autre fois.

La diftillation, dont nous deuons icy parler, *Diftillation* eft l'extenuation & l'eleuation d'vne liqueur *qu'eft-ce.* aqueufe ou partie plus humide en vapeurs par la chaleur, & conuerfion en eau à caufe de la froidure de l'air. Ou bien c'eft vne extraction d'vne pure & liquide fubftance des corps dif-pofés à cela, par le moyen de la chaleur.

Les Arabes & plufieurs qui les ont fui-uis l'ont appellée quelquefois parlant auec plus deftenduë, fublimation : parce que les vapeurs font portées en haut, mais non fi pro-*Comment* prement au gré des Spagiriques, la fublimation *differe la* eftant vn autre degré diftinct de la diftillation, *diftillation* en laquelle les vapeurs des chofes feiches mon-*d'auec la* tent en haut, mais non pour retomber en eau ; *fublimatiõ.* ains pour s'attacher aux parois & à la couuertu-re du vaiffeau, plus feiches, plus pures & plus refplendiffantes : car quant eft de ce qui appar-tient à la fublimation proprement dite, il n'eft pas befoin d'vn chapiteau à bec, fi ce n'eft qu'on aye intentiõ de referrer l'eau qui s'efcou-le. Doncques à fin que des chofes terreftres, les parties les plus pures foyent feparées, on fublime les foulphres volatils, & les fels vola-tils. Veu que au contraire la diftillation les re-duit en eau coulante, ou liqueur, il appert af-fés par la definitiõ de la diftillatiõ qu'elles font les chofes qui fe peuuent diftiller. Car la diftil-lation n'eftant autre chofe qu'vne extenuation en vapeurs d'vne liqueur aqueufe ou d'vne cho-fe plus humide, & vne conuerfion en eau, il ap-pert affés cela fe pouuoir diftiller feulement qui contient en foy de l'humidité, & peut s'eua-

porer , & qui par apres se peut amasser en liqueur coulante. Arist. le principal architecte de
la philosophie des Peripateticiés, fait differéce
entre les choses qui exhalent, & qui euaporent.
Car celles-là s'exhalent, dit-il, qui jettent vne
fumée par le moyen du chaud bruslant, dans
lesquelles les parties seiches & les humides sont
tellement jointes , qu'elles sont soumises au
chaud non comme deux, mais comme vn, ne se
pouuant d'estacher vne partie d'auec l'autre.
Parquoy ceste fumée ne moüille point, à cause
du sec bruslé qu'elle a joint , ny ne se tourne en
esprit, veu qu'il se separe & se dissipe , mais il
teint d'auantage : ce qui se voit en la fumée du
bois, lequel comme enseigne Albert le Grand, à
cause d'vn sec terrestre bruslé, teint de couleur
noire, qui s'attache à cause de l'humide, lequel
pourtát encor qu'il y en aye peu , n'est pas con-
tinu , & paroist dur , s'il n'est tiré hors par vne
chose vnctueuse. Car alors ils l'appellét nideur
tout ainsi que d'vne chose grasse, la suye : comme presque de toutes les resines la suye se fait.
Aristote nous apprend la difference du gras &
de l'vnctueux. Car la poix, la cire, l'encens, &
toutes les choses qui ont de la poix , il les appelle grasses. Mais l'huile & toutes les choses
huileuses , il les nomme vnctueuses . On peut
dócques à mó aduis colliger , de ce qu'a mis en
auát Aristote, que les bois, les os, l'huile, la cire,
l'écens & telles autres choses, ne sót propres à
distiller, veu que par ce qu'il en dit, leurs fumées
ne moüillent point, ains s'extenuét en air & ne
se peuuent espaissir en eau. Car de l'aduis d'A-

Difference du gras & de l'vnctueux & qui sont les choses qui se peuuent distiller ou non.

B ij

riftote l'huyle ne s'épaiffit point, ny ne fe peut
boüillir, côme eftât fans vapeur, & non pas sás
exhalaifon. Qui plus eft, jaçoit que le mefme
dit que la myrrhe, l'encens & les autres qu'on
appelle larmes, font terreftres, & que ces chofes qui font telles ne s'exhalent point, par ce
qu'elles ne fe peuuent fondre, & partant qu'on
en entreprendra la diftillation en vain; Auffi
le mefme autheur affeure affés clairement le
miel, le lait, l'huile, le fel, le nitre & le fang ne
s'euaporer pas au feu, mais pluftoft s'efpaiffir; &
en rendant la raifon, il dit que cela arriue, d'autant que le miel eft d'vne nature terreftre : & en
vn autre lieu, il dit que l'huile eft d'vne nature
aërée & terreftre, le lait d'vne aërée & aqueufe, le fang (principalement le fibreux) d'vne
aqueufe & terreftre : mais beaucoup plus terreftre : le fel & le nitre eftre de mefme nature,
& pour cela ne s'efpaiffir pas ny ne s'euaporer

*Opinion
des Philofo-
phes Her-
metiques
touchant la
diftillation
des chofes.*

au feu. Mais certainement la Philofophie Hermetique nous enfeigne bien le contraire accompagnée de l'experience qui eft par deffus
la raifon. Car de tous les fufdits fimples on
peut tirer des liqueurs coulantes en diuerfes
façons, (comme fçauent bien les Spagiriques,
mefme ceux qui n'y eftudient que depuis fix
mois, & comme nous l'enfeignerons en fon
lieu plus exactement. Auffi ne faut-il pas oublier ceftuy-cy d'Ariftote, & du temps paffé,
qu'il y a eu des chofes fort veritables, princi-
palemeut qui fe peuuent difputer de cefte matiere de diffolutions & d'eliquations; veritables
dif-je non pas fimplement & abfolument,

mais en quelque façon, par ce qu'alors ces operations Chymiques estoient incogneuës. Certes on ne sçauoit point encor la façon de tirer les liqueurs des sels, pour dissouldre les corps des plus durs metaux, ny de tirer l'huile de la cire, ny la sublimation & dissolution des corps fixes, ny la coagulation des volatiles & des esprits. Et pour le faire court, comme ce personage a regardé à l'ordinaire & externe chaleur de la nature, dont il cognoissoit entierement les forces, & tout ce qu'elle peut sur chaque matiere : aussi est il fort manifeste qu'il estoit peu versé au fait de la chaleur artificielle, ou du moins n'en auoir rien laissé par escrit dans tout ce qui nous est resté de ses œuures. Car s'il eust cogneu les operatiõs Chymiques, il se fust bien gardé d'escrire comme il a fait. Mais à la mode des Geometres, il a droitement, euidemment & candidement ordonné selon les principes qu'il a establis. Mais (ce diras tu) il y a vne seule verité d'vne seule chose: & moy ie dis que la verité n'est sinon en l'esprit du comprenant. la verité, di-je, des considerations & œuures de l'art, mais de la science nullement, comme estant perpetuellement vne & simple. Au moins la verité de l'art varie aussi selon l'esprit, l'industrie & la façon d'inuenter de l'artisan, pour la diuersité desquels souuentesfois des effects contraires suiuent & arriuēt. Par ceste raison doncques Aristote est excusable, & outre il luy faut sçauoir tres bon gré de ce qu'il a enseigné la posterité par tant de viues raisons & si faciles à comprendre. Il ne

le faut pas pourtant admirer iufques à ne luy
vouloir rien retrancher, car les arts enfeignent
le contraire, & entre autres cefte noble Pharmacie que nous appellons artificielle, & que
nous eftimons ne differer aucunement de la
Spagirique que du feul nom.

Il faut doncques auiourd'huy iuger & con-
clure bien autrement des chofes, aprœ que les
futures miracles de tant d'eaux, de liqueurs &
genres de preparations (ce que ie dirois à nos
anciens s'ils viuoient) ont efté introduites.

Vrayement fi ou Hipp. ou Arift. ou mefme
Galien reuiuoit à prefent, il feroit tout efton-
né de voir cét art enrichy & augmenté de tant
de gentilleffes, nouuelles inuentions, & operations merueilleufes. Que fi Budée n'agueres mort, lumiere de la France, & le reftaura-
teur principal des lettres de toute l'Europe, le
pere grand de ma femme, a admiré en fes derniers iours la diffolution des metaux auec l'eau
forte, ce qui eftoit affés commun pour lors
neantmoins, que feroient, ie vous prie, ou di-
roient ceux qui n'ont rien qui foit penfé à tout
cela, & ne s'en font pas mefme douté ? Ce que
dit vn des plus fages Medecins de noftre temps
eft donc tres-certain, & les fciences & les arts
fe font accreus auec les efprits, & ont prins des
accroiffemens grands & ineftimables. Mais
pour defendre tant que nous pourrons ces
bons vieux Atlantes, nous certifierons voire
fans en eftre requis, que par le moyen de cefte
chaleur, c'eft à dire l'externe, ny par le vulgaire
artifice du feu dont parle Ariftote, qui eft co-

gneu des plus groſſiers & cuiſiniers, que ces
choſes la diſ-je ne peuuent eſtre ny diſſoultes
ny diſtillées. Nous enſeignerons pourtant &
declarerons & dás ce preſent œuure & ailleurs
par vne bien facile methode, comme par le
moyen des ingenieuſes machines des artiſans,
& en bien gouuernát le feu tant externe qu'interne, elles peuuent eſtre diſſoultes & ſeparées
en leurs principes.

Des differences des diſtillations.

CHAP. V.

LEs façons de diſtiller ſont diuerſes pour diuerſes raiſons, modes, & ſujeĉts, d'où ſour-
dent pluſieurs differences de diſtillations. La
premiere ſe préd des choſes deſquelles nous ti-
rons l'humeur ou la liqueur : car le miel, le ſou-
fre, le vin, la cire, la therebentine, les gommes,
le maſtic, l'euphorbium, le ſtirax, les ſels, les
herbes, les racines, les fleurs, & en fin les ſeméces, ont chacune leur diſtillation particuliere
& differente.

Diuerſes façons de diſtiller.

La ſeconde ſe tire de la difference de la
liqueur diſtillée : car les eaux ou les lique.rs
diſtillées ſe tirent bien d'vne autre façon que
les huiles : Par exemple l'eau des herbes, des
fleurs, des racines & des ſeméces encore vertes,
ſe tire ſans adionĉtion d'aucune autre liqueur,
par vne ſimple diſtillation. Mais des racines,

herbes, fleurs & femences feiches & principalement odorantes , moyennant l'eau ou quelque autre liqueur , ainſi on en tire l'huile qui nage deſſus.

La troiſiefme difference depend de la matiere & figure du vaſe. Quant eſt de la matiere les vns font de terre, les autres de cuiure, les autres de plomb, les autres de verre : & de la figure la façon de diſtiller eſt autre par l'alembic, autre par la cornuë, autre par le matras, autre par le pelican , &c.

La quatrieſme de la ſituation du vaſe ; car elle ſe fait ou le vaſe eſtant droit, courbé ou baiſſé , comme nous diſons les diſtillations par aſcenſion : ou comme quand le col d'vn matras (qu'ils appellent) ſe met dans le col d'vn autre , ce que les Chymiſtes appellent mettre bouche contre bouche ou bout barbé. A ſçauoir quand par concours les vaſes ſont tellement joincts , que la bouche de l'vn reçoiue celle de l'autre, & ce par diuerſe ſituation, droite, oblique ou panchante, &c. Et ainſi toutes les choſes qui ont fort peu de ſuc & qui montent difficilement, ſe diſtillent preſque en ceſte maniere. Auſſi beaucoup d'autres ſe diſtillent par deſcente en ce vaſe, qui contient la matiere, qui eſt renuerſé ſur l'autre, laquelle façon eſt appellée, par deſcente, & eſt contraire à celle qui ſe fait par montée. Les gagates & pluſieurs ſortes de bois comme le guaïac, le geneure, & toutes les reſines ſe diſtillent par deſcente. Que ſi nous prenons plus à plein le nom de diſtillation, à ſçauoir que ce ſoit vne eduction de l'humide par le moyen de la chaleur, celle-la s'y pourra rapporter qui se fait par descente en renuersant la bouche du vase.

La cinquesme des degrés du feu qui sont quatre, premier, second, troisiesme, quatriesme. Le premier est lent, comme le feu vaporeux : le second des cendres : le troisiesme du sable ou de limaille de fer : le quatriesme est du feu nud qu'ils appellent. Nous distillons par ascension au moyen du premier & second degré du feu. Et par descente & concours auec le trois & quatriesme. Ainsi les huiles sont distillées des sels, comme du sel commun, vitriol & des autres ainsi. Qui plus est la distillation contient soubs soy comme ses parties & comme faisant les vnes pour les autres ou certes non beaucoup dissemblables operations.

Quatre degrés du feu.

> *L'exaltation*
> *L'exhalation*
> *La circulation*
> *La rectification*
> *La cohobation.*

L'exaltation est vne euaporation de l'humeur superfluë & impure d'auec la pure, en quoy elle differe de la distillation, en laquelle les liqueurs se tirent en espece de vapeur côgelée en liqueur ou eau. Mais l'exhalation se fait d'humeur aqueux, s'euaporant tout à fait, & ce par vn seul vase sans chapiteau ou couuerture de verre, laquelle operation est fort frequente quand on prepare les extraits, comme l'essence de saffran, de senné, de toutes les racines, de la rheubarbe, de l'hellebore, & des semblables, comme nous l'enseignerons. Circulation est vne ascension frequente & reiterée de la chose distillée dans des vases accommodés pour cest effect, & elle se fait par soy sans fœces dans les organes, qui sont appellées du pellican, par les ouuriers.

Rectification est vne distillation repetée des liqueurs afin qu'elles soyent beaucoup purifiées & plus exaltées.

Cohobation est aussi vne repetitiõ de distillatiõ, par laquelle la liqueur distillée s'espuise de rechef sur ses fœces, & est encor vne autre fois distillée, ainsi qu'il se fait au secret du vitriol.

Bref par la distillation on tire les liqueurs & huiles de tous bois, herbes, semences, & fleurs. Mais de toutes choses grasses, l'huile principalement est tiré.

De certains preludes, compagnes & comme seruantes de la distillation, à scauoir, fermentation, concoction & maceration : operations grandement necessaires au Pharmacien.

CHAP. VI.

L'Apothicaire ne se doit pas contenter de scauoir vne simple maniere de distiller, de

laquelle nous auons desia traité en general :
mais outre ce(cõme faict vn bon & industrieux
Pharmacien) preparer ses drogues selon l'art,
il a besoin de cognoistre exactement toutes les
preparations qui luy seruent.

Or celles là sont la fermentation, la concoction & la digestion, lesquelles s'il entend fort
bien, imitant aucunement la nature, il pourra
faire plusieurs belles & vtiles preparations. Et
ce n'est pas assés que le Pharmacien les sçache
tant seulemét, mais aussi le Medecin qui a l'œil
sur luy, si au moins il est tant soit peu soigneux
de son hõneur & du salut de ses malades. Mais
cela est venu à tel mespris aujourd'huy, que
beaucoup le negligent, ou certes le blasment
sourcilleusemét, ignorãs l'interieure vrilité de
ces preparations. Et certes ie ne sçache point à
quoy attribuer ce tát opiniastre mespris, sinon
à vne pure ignorance, estant assés coustumier
aux indoctes de blasmer tout. Qu'ils conside-
rent la necessité de nostre vie, à fin quils apprennent comme elle nous a forcé à chercher
la preparation des viandes necessaires pour alimenter nostre corps, pour la preparation desquelles toutesfois la necessité n'a peuteftre
pas esté si grãde, cõme elle doit estre en la preparation des medicamens ordonnés pour nostre santé. Qu'ils voyent les fourments : qu'on
ne baille point à manger tels qu'ils sont sortis
de la terre : mais apres que la paille & le son en
sont hors, on les met en farine, qui non pas
crue mesme, ains bien fermentée & leuée, est
pestrie & cuitte, à fin que le pain en soit propre

Qu'elle est la preparation de faire du pain.

à manger. La boulangerie doncques n'est pas vne simple preparation, mais ample, artificielle, & insigne magistere. Car considere la fermentation au moyen de laquelle le pain se fait leger & tres apte à la nourriture, & qui est d'autant plus leger & salutaire, qu'il est fermenté. Mais le plus pesant d'autant plus inepte à nourrir & à la santé qu'il est peu fermenté. Laquelle preparation certes si elle ne precede, ains versant seulement de l'eau sur la farine & la faisant cuire en ceste façon, tu feras au lieu de pain vne colle nuisante à la nature. Ne vois tu pas comme l'amydon, qui est vne chose qui tient bien fort, est fait par vne seule affusion d'eau? ou comme le pain non fermenté, s'il est tant soit peu arrousé d'eau & manié entre les doigts deuient en vne substance tenace, de cire & tout à fait gluante. Que penses-tu donc ce qu'il pourra faire dans l'estomach & les entrailles autre chose sinon engendrer des obstructions, vne matiere calculeuse, & le seminaire d'vne infinité de maladies? Partant ils interdisent ordinairement dans leur methode de guerir, l'vsage de toutes sortes de patisseries, comme estant faites sans leuain, sans toutesfois, ce qui est assés estrange, dire la cause pourquoy ils le font. Mais il faut sçauoir qu'on le fait pour ceste seule cause principalement, que ces pastes la ne sont point leuées. Ceste preparation est tellement profitable, que la cognoissance en est necessaire au Pharmacien: car elle attenuë toute substance & la dissoult de son corps & impurité terrestre, pour qui par

La cognoissance de la fermentation est tout à fait necessaire.

apres elle soit plus propre à produire le vray
baume radical & l'esprit viuifique. Par le
seul benefice de ceste fermentation, (comme
on verra souuentesfois par cy-apres) l'eau de
vie est tirée de toutes semences farineuses, &
mesme aussi des roses, de toutes fleurs, herbes
& en general de tous les vegetaux. Pareillemēt
par ceste fermentation ou leuain de nature tous
humeurs de nostre corps sont attenués & subti-
lisés. Et tout ainsi que de là tu cognois le peu
de leuain aigre qu'il faut pour faire leuer toute
la paste, qui rend le pain fort leger & de facile
coction, lequel autrement eust esté pesant &
inepte à la digestion : Aussi par ceste mesme
voye de fermentation qui consiste en vne certaine liqueur aigre, tu verras que nos humeurs
s'attenuent & se disposent à sortir : voyla pourquoy il y a certaines choses aigres qui meu-
uent les sueurs, encor que de l'opinion des
Medecins elles soyent froides. Et certainement quiconque n'adjouteroit point à la boulangerie la preparatiō qui se fait par la fermentation, mais seulement feroit cuire les grains
de fourment dans l'eau, tout de mesme que la
nature les a produicts, ie vous laisse à penser
quelle grace cela apporteroit à vn si noble aliment ? quelle vtilité à la nature ? mais au contraire quelle nuisance elle receuroit d'vne
chose si fort noble & profitable ? Et iusques
icy les medicamens se preparent de la sorte
dans les boutiques. Ie ne diray point que les
hommes puissent viure auec du pain sans
leuain : car c'est vne chose notoire, & les hi-

ftoires nous apprennent que plufieurs nations
ont vefcu d'orge, ou legumes, ou racines fimplement cuites, (cóme font encor auiourd'huy
les Americains.) Mais ie nie que nous autres
puiffions viure commodement & fainement
de la forte. Ceux-la à la verité font dignes de
manger d'autres chofes, qui ne veulent point
des bonnes : & eefte medication eft trop groffiere & propre feulement à ceux qui la culti-
uent. Par exemple rapportós (ce qui eft cognu
a tous) ce que l'on fait auec le vin, car celuy
ne merite pas le boire qui le neglige & ne con-
fidere pas attentiuement & d'vn efprit Philo-
fophique fa belle preparation. Premieremét on
fepare les raifins, les petites peaux vineufes :
puis on exprime le ius, lequel mis dans les
muids boult de fon propre mouuement, jette
fon efcume, depofe fa lie & fon tartre iufques
à ce qu'il foit tout à fait efpuré. Laquelle preparatió bien qu'elle foit aucunemét naturelle,
ne laiffe pas d'eftre aidée par l'art : car en vain
attendras tu du vin de la nature fi tu n'en ex-
primes le fuc, & le verfes dans des vaiffeaux
eftant deuëment preparé. Et ne penfes pas que
l'vtilité foit femblable des grappes comme du
vin. Car i'ay cognu des Suiffes qui comme en
vne bataille fe ruerent fur des vignes, & les
defpouillerent toutes de leurs grappes, que
croyrois-tu qu'il arriua ? Ils payerent bien leur
inconfiderée gloutonnie, & le vin qu'ils ayme-
rét mieux máger crud & point du tout fermenté, que boire: car peu apres la plus gráde partie
d'eux mourut de dyfenterie. Ils euffent fait biē

Quelles operations font requi-fes pour la perfection du vin.

plus alaigrement & fainement, fi ce en quoy
ils fe gaudiffent vniquement, ils euffent attendu vn vin pur, bon & net. Que diray ie des autres viandes ? Les chairs ne fe mangét pas crues,
mais cuittes & affaifonnées proprement. Le
mefme eft-il des autres viandes.

Ne vois-tu pas comme certaines femmes
fort cupides d'induftrie, ont apprins d'accou-
ftrer à leurs malades des coulis, gelées & con-
fommés de viádes & volatiles? or ceux-la font
extraicts, car les chofes terreftres font feparées
de la plus loüable fubftance & plus conuenable au malade. Pourquoy ne faifons nous pas
le mefme des medicaments? Certes la nature
du malade, defia plus abbatuë qu'il ne faut, ne
peut fupporter ces viandes crues là, mais pluftoft en patit & fuccombe ; combien plus le
fera-elle des medicamens mal preffés & mal
feparés de leur plus impure fubftance ? Rien
autre chofe fans doubte, finon que cefte impureté empefchera que la double vertu du medicament n'affaille viuement la maladie & fa
caufe, & ne les ruine toutes deux.

*Les fem-
mes n'igno-
rent pas la
façon de
preparer
des extraits*

Que fera-on donc de ces medecines là, qui
ne contiennent pas feulement en foy des crudités, mais auffi vne certaine maligne qualité,
laquelle nous oferons prefenter & offrir fans
eftre ny feparée, ny preparée, ny corrigée ? Ces
decoctions là, ces pouldres, ces mixtions, &
tous ces autres medicamens preparés fans art,
ont couftume (à mon tres grand regret) de
nuire beaucoup plus aux malades, à fin que ie
ne die pas pis, que de leur profiter. Il ne faut

*L'incom-
modité
qu'appor-
tent les me-
dicamens
cruds &
mal appre-
ftés.*

donc pas mefprifer ou negliger ces preparations , digeftions & fermentations. Car fi elles fe font, ce fera à l'imitation de la nature, qui vfe de ces mefmes operations à meurir parfaitement les fruicts & les autres chofes qu'elle produit en general. Mais paffons outre.

Ariftote au 4. des meteores, met trois efpeces de concoction. La premiere eft πέπανσις, qui eft vne concoction faite par la chaleur naturelle, de l'humeur indefini & exiftant dedans la femence humide. Or cefte maniere de cuire, meurir & parfaire les femences des plantes & de toutes les autres chofes , à fin de germer & produire quantité de fruicts , eft vn œuure de la feule nature, qui pour inftrument vfe de cefte chaleur viuifique, refpondant proportionnement à l'element des eftoilles , comme dit le mefme Ariftote. Que fi l'art ne peut imiter cefte chaleur , au moins en peut il fuiure la trace. La fecóde efpece de cócction eft ἕφθησις, ou elixation , qui eft vne concoction , faite par la chaleur humide , de l'indefini exiftant en l'humeur. La troifiefme & derniere eft ὄπτησις, ou affation qui eft vne concoction de l'indefini, faite par la chaleur aride & eftrangere. Ces deux derniers concoctions fe font de l'art principalement : touchãt la moderatió defquelles nous enfeignerons les Apothicaires diligẽs : diligens dif-ie, & obferuateurs de l'art & des vrais Medecins , non pas vendeurs de bagatelles, qui ayment mieux vendre des chandelles, & des flambeaux , & ainfi ie ne fçay quoy de ridicule, & emplir leur boutiques de mercerie,

que de

Differẽ-ce de concoction.

Differẽ-ce des legitimes & faux Apothicaires.

que de s'addonner aux vrayes operations de
leur art, & en conseruer la dignité & leur honneur. Qu'ils soyent donc reputés au lieu de li-
beraux, mercenaires, sordides, & non pas arti-
sans ny honorans les arts (qui tous quels qu'ils
soyét, sót grâdemét necessaires au gére humain
& dependants de la Medecine) mais marchans
mechaniques, & qui mettent leur esperance au
lucre & à la pompe. I'aymerois mieux veoir
l'ennemy dans la ville que ces coquins; car au
moins se garderoit-on de luy : mais qui s'em-
peschera de leur perfidie, qui arriue par leur
ignorance, malice ou negligence, sinon ceux
qui les chasserór hors la ville & les extermine-
ront ? Ie dis cela des imposteurs & de ceux qui
vsurpent faussemét le titre d'Apothicaires, non
pas des bons, candides & diligens, à qui ce nostre labeur appartient, & nos estudes & admo-
nitions sont dediées au salut de plusieurs à
leur loüange & profit. Mais nous auons fait
beaucoup de disgression, & peut estre par de là
nostre desir : neantmoins, ie n'ay point trouué
mauuais de le faire en cecy qui est d'importance, & d'en dire mon aduis par occasion.
Retournons maintenant à nostre affaire, aux
digestions dis-je si fort necessaires aux operations pharmaceutiques, les vtilités desquelles
apperceuront facilement ceux qui les join-
dront bien & deuëment aux purifications exa-
&es & vrayes concoctions de toutes choses.
Il est seulement besoin ou d'vn seul bain Marie, ou au moins d'vn chaudron plein d'eau, qui
puisse estre renduë tiéde ou chaude, au feu s'il

La nece-
ßité & vti-
lité de la
digestion.

C

eſt beſoin : car par apres nous en baillerons les
differences & comme on s'y doit gouuerner.
Par ce moyen les apozemes & decoctions pures & clarifiées s'appreſteront : non comme celles-là qui vulgairement nettoyées par le blanc
d'œuf, c'eſt à dire, preparées groſſierement, ou
qui en vn quart d'heure mettent en fond tous
leurs excremens ou fœces ; leſquels toutesfois
remués de rechef auec la liqueur, ils ne rou-
giſſent point de faire prendre par force au pau-
ure malade. Nous autres ſeparerons ces excremens ou fœces par digeſtion en peu d'heures,
en conſeruant pourtant toutes les facultés,
voire en les rendant plus vigoureuſes, à ſçauoir en oſtant ce qui pourroit offuſquer ou
empeſcher du tout & rabbatre les actions de
la plus loüable eſſence.

Ainſi nous conſolerons les malades, conſer-
uerons leur nature, & briderons leurs maladies
& leurs douleurs auec beaucoup moins d'ennuy, & de faſcherie, en attendant que aydés de
la nature, nous les extirpions & exterminions
du tout par vn medicament ſpecifique. Qui
plus eſt, par la meſme digeſtion on eſpure les
ſucs des racines, des fueilles, des fleurs, comme il ſera enſeigné par cy-apres. Et ce qui eſt
d'auantage, pendant qu'ils ſe digerent, ils ſe
cuiſent auſſi, c'eſt à dire, qu'ils ſont adoucis,
& l'humide liqueur ou vapeur en eſtant ſeparée par le moyen du bain Marie, ſont reduits
en conſiſtance de ſyrop, que vous garderés
long-temps ſans miel ny ſucre, ſi bien que le
dire d'Ariſtote eſt veritable, & l'experience le

confirme, que toutes les chofes s'adouciffent par la côcoctiô. Or à fin qu'on ne penfe pas que ie vueille introduire quelque nouueauté dans les boutiques, & difcordant auec la commune methode des Apothicaires, ie fuis d'aduis pour plaire d'auantage au gouft, de mettre dans vn fuc bien cuit & deuëment digeré, deux tiers moins de fucre qu'ils n'ont accouftumé ; par exemple où ils fouloient mettre trois liures de fucre qu'ils ny en mettent qu'vne, & ce fyrop fera fait à moindre frais, plus vtile, baillé en moindre quantité, & qui aura autant d'efficace : car vne cuillerée de fyrop de rofes palles preparé en cefte forte, fuffira pour faire vne euacuation telle qu'on la defire, au lieu que de celuy d'ordinaire il en faut plufieurs onces ; ce dequoy il ne fe faut pas eftonner, y ayant fort peu de fuc & beaucoup de fucre, & chacun fçait que le fucre ne purge ny ne refraichit, ce qui eft toutesfois de la condition du fyrop de rofes : mais nous en parlerons plus amplement en fon lieu.

Toutes chofes s'adouciffent par la concoction.

Des eaux.

CHAP. VII.

IL eft temps maintenant que nous reduifions en ordre la Pharmacie que nous deuons enfeigner, commençant par les liqueurs, & pourfuiuant ainfi de mefme methode tous les

autres remedes: mais parce que entre toutes
les liqueurs les eaux s'attribuent le premier
lieu, i'ay creu qu'il falloit mettre deuant tous
autres leurs defcriptions. Or nous les diuiferons en fimples & compofées.

Des fimples les vnes font chaudes, les autres
font froides, & les autres tiennent vne moyé-
ne qualité entre ces deux : ils fe feruent des
chaudes pour preparer l'humeur pituiteux &
melancholique (qu'ils croyent eftre froids:)&
des froides pour la preparation de toutes les efpeces de bile (qui font chaudes & font efti-
mées retenir la nature de feu dans l'homme
comme la pituite, celle d'eau, & la melancholie
celle de la terre.)

Or les eaux chaudes que le Pharmacien doit
garder preparées chez foy, & lēs diftiller en
tout temps, font les fuiuantes.

Eaux chaudes.

D' Aurone
D' ail
D' aneth
D' abfynthe
D' ambrofie
D' armoife
De bafilic
De gloutron
De betoine
De calament
De camomille

De chardon benit
De centaurium
De ciboulles
De chelidoine
D'hieble
De petite efule
D'enula campane
De fœnoil
D'hyfope
D'iris
D'eufrafe
D'iua arthritica
De geneure
De lauende
De mariolaine
De marrubium
D'epargoute
De meliffe
De meliloc
De milium folis
De noix vertes
De fleur de noix
D'origen
De perfil
De poulioc
De piuoine
De rofmarin
De raues
De ruë
De fabine
De fauge
De fauriette
De ferpolet

D'ortie
D'vlmaria.

Eaux froides.

D'Ozeille
De borrache
De buglose
De suc de citron
De chicorée
De concombre
De courge
De cerises aigres
De cerises noires
D'endiue
De fraises
De laictues
De limons
De melons
De nenuphar
De plantain
De pauot blanc
De pauot rouge
De pourpier
De pomes de rainette
De poires reuesches
De grenoüilles ou de leur sperme
De roses
De ioubarbe
De morelle
De cormes
De violettes.

Eaux temperées.

D'*Adiantum*
D'*agrimoine*
D'*argentine*
De *bimaulue*
De *pied de lyon*
D'*asperges*
L'*alkekenge*
De *barbe de bouc*
De *bourse de pasteur*
De *soucy*
De *queuë de cheual*
De *fourmage mol*
De *cerfueil*
De *cetérach*
De *l'vn & l'autre consoulde*
De *cheure fueille*
De *coings*
D'*eupatoire d'Auicenne*
De *fresne*
De *fumeterre*
De *fugiere*
De *genest*
De *halicacabe*
De *iua arthrit.*
De *lilium conual.*
De *patience*
De *manne*
De *mercuriale*
De *milium solis*

De parietaire
De prime-uere
De polytrich
De prunelle
De senelle
De scolopendre
De scabieuse
De tamarise
De tapsus barbat.
De tucilage
De valeriane
De vers terrestres
De verbascum
De veronique
De verueine
De verruncaria.

Entre toutes lesquelles eaux les vnes sont cephaliques & propres pour les affections du cerueau, soit qu'elles soyent generales ou particulieres & propres, des oreilles, des yeux, & des autres parties de la teste.

Les eaux cephaliques ou du cerueau sont l'eau de basilic, de veronique, de souci, de calament, de geneure, de lilium conuallium, de mariolaine, de melisse, de piuoine, de prime-uere, de rosmarin, de santerre, de serpolet, des fleurs de l'arbre til , & de guy de chesne. Toutes ces eaux là seruent à la preparation des humeurs froides qui sont dans le cerueau, cõme la piuite & la melácholie, & sur toutes l'eau de basilic, betoine, sauge, rosmarin, stœchas, & serpolet ; qui sont dediées à l'apo-

plexie , & aux autres telles affections sopori-
feres, prouenantes de la pituite & d'vne humeur cruë.

L'eau de soucy, de grains de geneure , de prime-vere (qui s'appelle aussi l'herbe de la paralysie) sont merueilleusement bonnes pour
la paralysie.

L'eau de piuoine, de lilium conuallium, des
fleurs de til , de guy de chesne , sont nommées
antiepileptiques , comme aussi l'eau des cerises noires.

L'eau de fresne meslée auec son sel , est vn
remede specifique pour la surdité non inueterée.

L'eau de chelidoine, d'euphrase, fœnouil, roses , & cul de roses , cheure-fueille sont
ophtalmiques , & les vnes sont propres pour
l'inflammatiõ des yeux, les autres au reste des
maladies de ceste partie , voire pour aiguiser &
conseruer la veuë.

Les eaux de bardane , çamomille , ænula
camp. iris, hysope, ortie, petum, adiantum, scabieuse, tucilage, buglosse, borrache, violettes,
& pauot rouge aident grandement aux vices de
la poitrine , desquelles il y en a qui seruent fort
à l'expectoration , & attenuer l'humeur grossiere & visqueuse contenuë dans les canaux du
poulmon ; & d'autres à espessir par soy ou
meslée auec vn syrop conuenable , la plus tenuë & subtile.

L'eau de pauot rouge (que les Apothicaires
deuroient auoir touiours preparée) à la pe-
rineumonie, la pleuresie & autres inflãmations

de poulmon eſt vn remede ſingulier & ſpecifique cogneu par la tres-grande rougeur.

L'eau de petum (que les Apothicaires ne preparent pas) eſt tres-puiſſante pour l'Aſthme,
comme auſſi le ſyrop qui en eſt fait, ainſi que
nous dirons en ſon lieu: ceſte eau purge auſſi.

L'eau de grains d'hieble & de ſureau, eſt
conuenable à l'aſcites, & jette hors les humeurs ſereuſes.

L'eau diſtillée des fueilles & fleurs du tapſus
barbatus, macerées trois iours auparauant dans
du vin, eſt admirable pour appaiſer les douleurs
de gouttes prouenantes de quelque cauſe que
ce ſoit.

L'eau de barbe de bouc ou chandeliere eſt
auſſi fort bonne pour la meſme choſe.

L'eau de vers terreſtres eſt excellente pour
le ſang grumelé par cheute.

Les eaux de meliſſe, de ſcabieuſe, d'ozeille, de
ſoucy, de citron, de ſuc, de limon, de grenade, de
chardon benit, roſes & violettes, ſont tres-ſa-
lutaires à corroborer le cœur : & remedient
aux fieures peſtilentes, ſyncopes & palpita-
tions tant prinſes dedans qu'appliqués en forme d'epiteme.

L'eau d'abſynthe, de mente, d'ambroſiana,
de coings, eſt ſtomachale.

Les eaux de chicorée, d'endiue, d'adiantum,
d'hepatique, agrimoine, eupatoire d'Auic. patience, ſont hepatiques corrigeant l'intemperie du foye en preparant les humeurs, & le fortifiant les corrigent.

Les eaux de ceterac, de ſcolopendre, de genet, de tamaris, & de pommes de renette sont bonnes à la ratte.

Les eaux de raue, d'halicacabus, de grains de geneure, limons, parietaire, milium solis, petite esule, verruncaria, brisent le calcul, & dissoudent les sables, & matieres tartarées qui s'amassent dans les reins.

Les eaux de maulue, bimaue, courge, melons, concombre, nymphes, adoucissent les reins & temperent l'ardeur & acrimonie d'vrine.

Les eaux de poires reuesches & cormes sont propres pour toutes sortes de flux de ventre.

Les eaux de plantain, de bourse de pasteur, pied de lyon, veronique, pirola, queuë de cheual, de l'vne & l'autre consoulde, seruent à l'excoriation & vlcere des reins, & sont eaux vulneraires.

Les eaux de chardon benit, de royne des prés & petasites sont sudorifiques & conuenables aux affections pestilentes.

Les eaux d'armoise, espargoutte, marrubium & mercuriale sont hysteriques, seruent à l'vterus & profitent à ses maladies.

Et certes voyla les eaux qui regardent chaque partie de nostre corps, & remedient aux affections & douleurs qui leur suruiennent : & entre icelles il y en a qui outre les surnommées par vne certaine qualité specifique s'opposent à certaines maladies tant externes qu'internes, comme les eaux d'aneth, de fleurs de camomille, de sureau, fleurs de noix & de ruë apportent vn grand soulagement aux douleurs coliques qui prouiennent de vents.

L'eau de ciboulle prinſe par la bouche eſt fort propre pour la morſure des chiens enragés : elle profite auſſi au calcul.

L'eau tirée du ſuc, de l'écorce des noix vertes eſt tres-experimentée pour briſer & chaſſer le calcul, tant des reins que de la veſcie.

L'eau des aulx fait le meſme.

L'eau d'hypericum & de pourpier tuent les vers des enfans.

L'eau de ceriſes aigres, de fraiſes, de pauot blanc, de fleurs de centaurium, n'apportent pas vn mediocre ſoulagement aux fieures tierces & bilieuſes.

L'eau d'hieble, d'iua arthritica, verbaſcum, appaiſent les douleurs de goutte, ſi les linges imbus de ces eaux tiedes ſont appliqués ſur la partie malade.

L'eau des fueilles & racine de fugiere diſtillées, a vne ſinguliere vertu pour toutes bruſlures, appliquée comme cy deuant.

L'eau de la ſemence de grenoüilles diſtillée au mois de Mars, auāt que d'éclore leurs œufs, eſt tres-excelléte pour tous phlegmons d'yeux, de face, & de toutes les parties du corps, appliquée comme cy deſſus.

Voyla donc le catalogue des eaux diſtillées, deſquelles les Apothicaires ne doiuent manquer en aucun temps. Voyla diſ-je les ſpecifiques & vrayes proprietés de chacune.

Mais ce n'eſt pas aſſez de cognoiſtre cela, ains il les faut ſçauoir diſtiller ſans perdre leurs proprietés & vertus entieres : ce qui ſe fait bien autrement, que par ceſte commune di-

ſtillation là, par laquelle le phlegme ſeulement
& vne certaine eau inutile qui ſe putreſſe tout
auſſi-toſt, eſt tiré.

Pour remettre donc en ſon premier eſtat
ceſte methode, & en introduire vne autre beaucoup plus vtile : que les herbes, fleurs ou autres choſes ainſi entieres, ſoyent jettées dans
l'alembic au lieu de diſtiller (ſoit de plób ou de
verre) : nous broierons les fleurs à diſtiller, & le
ius eſtant exprimé par la preſſe, & infuſes dans
l'alembic commun, nous tirerons ſa vertu &
entiere ſubſtance à la maniere accouſtumée.
Laquelle à fin qu'elle aye plus d'efficace, il faut
prendre les fœces, qui ſót demeurées apres l'expreſſion du ſuc & au fond de l'alembic, & miſes dans vn vaiſſeau de terre les calciner au feu
tres-ardent, iuſques à ce qu'elles ſoyent toutes
en cendre : cela fait tu ietteras ces cendres dans
la manche d'Hippocrate, & verſeras deſſus ton
eau nagueres diſtillée, à fin qu'elle en prenne
tout le ſel, & repeteras ſouuent ceſte infuſion :
& ainſi tu auras vne eau imbuë de ſon ſel, &
pourueuë des principales vertus de la tige
dont elle eſt ſortie : eau diſ-je qui ſe peut conſeruer entiére & ſans corruptió pluſieurs mois,
voire pluſieurs ans, de laquelle auſſi vne once
aura plus d'effect, que pluſieurs de celle qui ſe
tire par la voye ordinaire. Et certes il ne faut
point pardonner au trauail, ou s'abſtenir de
ceſte operation, veu qu'elle eſt faite en faueur
d'vne choſe ſi grande & ſi pretieuſecomme la
ſanté du corps humain.

Que ſi vous deſirés donner à la ſuſdite eau

Nouuelle & plus vti-le methode de diſtiller les eaux.

la couleur & l'odeur propre ; il faudra mettre quantité de ces fleurs dans le bec de l'alembic, à fin que, durant la diftillation, l'eau montant en haut attire & retienne la couleur & l'odeur de ces fleurs (qui font vtiles & tres-belles qualités.) Et voyla, en vne gentille briefueté (fi ie ne me trompe) la vraye & legitime preparation des eaux diftillées.

Mais aufli fi la commodité & le loifir ne permettent pas à l'Apothicaire de preparer les eaux fus mentionnées, plufieuts d'vne mefme ville deuroient conuenir entr'eux, comme on fait en plufieurs lieux & principalement en Italie, à fin que chacun en preparaft fa part, & ainfi s'en entr'-aidaffent au befoin. Et par ainfi la dignité de l'art de medecine fe conferueroit, & leur gloire & honneur s'augmenteroit non fans vne grande commodité de tout le peuple.

Outre plus, ie n'eftime pas que ce foit affez d'auoir inftitué cefte premiere & fimple methode reformée de diftiller les eaux auec leurs entieres & vertueufes qualitez : par laquelle methode (outre la bonté de cefte eau) fi les fourneaux & vafes fuffifent abondamment, vous en diftillerez plus en vn iour & auec plus de facilité, qu'en plufieurs autres, comme il apparoiftra aux experts. Mais bien d'auantage : car par mefme moyen, s'il te prend enuie de tirer de l'eau par le bain vaporeux, tu diftilleras prefque tout le fuc fufdit, & en telle forte, qu'il ne fentira point du tout ny la fumée ny le bruflé : Et non feulement cela, mais par la mefme methode en tireras de toutes les

Autre façon de preparer les eaux par le bain vaporeux.

plâtes (chaudes & odoriferantes principalemēt qui certainement abondent en foufre & huile, ainfi qu'on iuge par cefte odeur) enfemble auec les eaux des huiles tres pures & tres-claires, que tu fepareras facilemēt, d'autant qu'elles nagent fur l'eau. Mais ie defire paffer outre & donner vne certaine & facile methode de tirer des eaux de vie de toutes fortes de plantes, fleurs & femences; & ce par la voye de digeftion & fermentation, par laquelle certes il fera facile à tout homme d'honneur & de bon efprit de iuger, que nous n'auons point cy deffus extollé en vain ces operations auec tant de loüanges. Et (s'il n'eft d'vn efprit tout à fait hebeté) il poura peut-eftre plus auant & philofopher & apprendre, comme fort bien & commodement ailleurs (fçauoir en mon traicté des fignatures internes des chofes) i'ay comparé l'analogie de noftre fang auec le vin , & de l'eau de vie auec le nectar de noftre vie & de fon baulme radical . Veu que de toutes les chofes, & principalement de celles qui font propres à alimenter , voire mefme de celles qu'on eftime froides, on en peut tirer vne eau de vie , qui eft la vraye quinte-effence de la chofe, & ce par le feul moyen des fufdites digeftions & fermentations. Eau de vie, dif-je, qui participe de la nature celefte etherée, & qui ne reçoit pas moins la flamme, que celle qu'on tire du vin . Mefme l'experience monftrera que non feulement le vin, mais auffi le bled, toutes les fortes de froment & les femences alimenteufes contiennent en eux beau-

Les eaux fe tirent auffi par voye de digeftion & fermentation.

L'eau de vie fe peut tirer de toutes chofes alimenteufes.

coup plus de ce nectar viuifique, que tout le
reste des autres vegetaux qui sont ineptes à
nourrir nostre corps.

Or à celle fin que nous mettions ceste methode au iour, nous commencerons par les
roses qu'on tient estre froides : desquelles toutefois on tire vne eau de vie tres-odoriferante
& si excellente, qu'vne seule petite goutte peut
communiquer son odeur dans assez bonne
quantité d'eau, & la rendre tres-vtile & tres-
plaisante.

Metho-
de de tirer
l'eau de vie
des roses.
On doit cueillir des roses abondamment,
non pas en temps pluuieux ny de rosée, mais
lors que le Soleil par la force de ses rayons a
dissipé toute ceste humidité de rosée, lesquelles cueillies & pilées le plus diligemment
qu'on pourra, seront enfermées dans vn vaisseau de terre vernissé, ou dans vn petit baril
de chesne, où tu les enfonceras & presseras de
tes mains à bon escient iusques à ce qu'il soit
presque plein, puis estant bien bouché, tu le
mettras dans la caue, afin que la digestion s'en
face mieux l'espace d'vn mois ou plus s'il en
est besoin, iusques à ce que tu apperçoies que
ceste matiere sente le vinaigre, argument qui
te fera iuger que la fermentation est parfaicte,
& te faut differer iusques à ce que ce signe
t'apparoisse. Cela fait, prens la quatriesme ou
cinquiesme partie de tes roses ainsi fermentées, selon la grandeur de ton vaisseau : qui
certes doit estre necessairement tel, que sont
ceux auec lesquels les Chymistes tirent leurs
huiles & eaux de vie : asçauoir amples & de
cuiure

cuiure pluftoft que de plomb, fournis de leurs
refrigeratoires, afin que pleins d'eau, les efprits
condenfez par le froid, en foient tirez plus
commodement. Diftille à la façon accouftumée cefte portion de rofes fermentées que tu
as prinfe : quoy fait, fepare les feces qui demeurent au fond de l'alembic, puis mets encor
dans le mefme vaiffeau pareille quantité de
ces rofes fermentées qu'auparauant : fur lefquelles tu ietteras l'eau premierement diftillée,
& le vaiffeau bouché à la mode des Chymiftes, tu diftilleras de rechef le tout iufques à la
fechereffe. Tire encor ces fœces defechées
(que tu pourras garder auec les autres) & remets vne autre fois dans l'alembic la mefme
portion de rofes qu'auparauant, & y iette toute cefte eau diftillée, ce que tu reitereras iufques à ce que tu ayes diftillé le tout. Ces chofes paracheuées comme il faut, tu prendras
toute l'eau que tu as tirée, & tu en diftilleras
la douziefme partie (qui eft prefque la quantité de tous les fpirituels) au feu lent dans vn
vaiffeau qui aye le col long, ou vn matras, ou
dans celuy auec lequel ils tirent l'eau de vie
couftumierement. De forte que fi par exemple tu as douze liures d'eau, tu en tireras feulement vne, odoriferante toutefois & tres-agreable, fpirituelle, & qui prend auffi bien le
feu que celle qui eft faite de vin, laquelle auffi
à fin quelle aye plus de force, tu pouras re-
ctifier encor vne fois. Or le refte de l'eau qui
demeurera au fond de l'alembic, odoriferate, fera beaucoup plus fuaue & meilleure, que celle

qu'on diſtille à la maniere accouſtumée ; à laquelle auſſi tu peux adiouſter ſon ſel, ſi (les ſuſdites fœces eſtant reduires en pouldre & miſes dans la manche d'Hippocras,) tu verſes ton eau par deſſus ſouuentefois, afin que plus facilement elle attire ſon ſel. En ceſte meſme façon tu tireras les eaux de vie des violettes & autres fleurs, & principalement de celles qui ſont chaudes & odoriferantes, comme le roſmarin, la ſauge & autres ſemblables leſquelles ont bien plus d'efficace à chaſſer les maladies, auſquelles nous auons dit cy-deſſus qu'elles eſtoient propres, que ſi elles eſtoient appreſtées communement & vulgairement ; joint qu'elles ſe peuuent bailler en moindre quantité, pourquoy tout a fait elles produiſent des effects incroyables & admirables.

Façon de tirer l'eau des plantes. De meſme auſſi on tire facilement les ſuſdites eaux de vie des plantes de toutes ſortes : mais particulierement des chaudes, broyées & preparées comme nous auons dit. Le meſme ſe fait des fruicts tres bien fermentés, comme teſmoigne ſuffiſamment l'experience au pommé & poyré, qui ſe preparent de pommes & de poires dans vn vaiſſeau propre, ny plus ny moins que le vin, s'auinent aucunement, puis on en tire l'eau de vie.

Eau de vie du bled, grains, &c. Ceſte meſme eau de vie ſe peut tirer du bled, des grains de genoure, de laurier, & de toutes ſortes de ſemences farineuſes. Mais d'autant qu'il n'y a pas tant d'humeur mercuriale ou abondance d'eau à ces ſemences qu'aux fleurs & fueilles, il les faut jetter eſtant broyées &

concaſſées dans vn petit baril de cheſne, & im-
biber d'eau tiede iuſques à ce qu'elles viennent en vne plus liquide conſiſtance. Auſquelles auſſi pour haſter la digeſtion (où il ſe
faut eſtudier principalement) tu pourras adjouſter vn tant ſoit peu de leuain detrempé
dans de l'eau commune. Cela fait, le vaſe eſtant
bien fermé, mets les dans vn lieu bien frais, à
fin que la fermentation s'en face mieux, iuſques à ce qu'elles s'aigriſſent & ſentent le vin.
Alors tu procederas de la meſme methode &
façon de diſtiller que nous auons enſeignée cy-
deſſus en l'extraction de l'eau de vie des roſes.
Nous auons fait mention des eaux ſimples
iuſques à preſent, il reſte en fin que nous trai-
tions des compoſées, & donniós la deſcription
de quelques-vnes qui ſont vtiles, que les Apothicaires ne deuroient pas ſeulement ſçauoir,
ains tenir touſiours preparées, & preferer à
vne infinité d'autres qui ſont de peu d'effect &
de valeur.

Les eaux artificieles compoſées (toutes preſque de noſtre deſcription) ſont celles-cy.

⎰ *L'eau imperiale commune & facile à preparer.*
⎱ *Le plus grand elixir de vie, remede admirable*
⎱ *pour les maladies inueterées, & preſque de-*
⎱ *ſeſperées, conſeruer la ſanté & prolonger la*
⎱ *vie.*
⎱ *Autre elixir de vie moins facile.*

Autre elixir facile à preparer.

L'eau theriacale commune pour les gouiats ou ma-
lotrus.

L'eau theriacale, cordiale & bezoardique fort
bonne pour toutes les paßions du cœur, & affections pestiferes.

L'eau theriacale cephalique, specifique à toutes
affections du cerueau deplorées, sçauoir à l'apoplexie, la paralysie, l'epilepsie & autres.

Autre eau theriacale pour l'epilepsie, l'apoplexie
& la paralysie.

L'eau anti-apoplectique & anti-epileptique.

L'eau anti-epileptique.

L'eau d'arondelles anti-epileptique.

Autre eau d'arondelles.

Autre preparation de l'eau susdite.

Encor vne autre preparation de la mesme eau.

Autre composée de pies, mesme specifique pour
l'epilepsie.

L'eau ophthalmique.

L'eau aiguisant la prunelle de l'œil, & em-
peschant l'aueuglement qui commence aux
vieillards.

Autre eau ophthalmique.

L'eau pour le crachement de sang.

L'eau tres-souueraine pour la phthise & vlcere de
poulmons.

L'eau antipleuretique.

L'eau admirable pour restaurer les forces abbatuës, & pour refaire & roborer les esprits
vitaux & animaux, qui se peut comparer à
l'elixir de vie.

L'eau de chapon pour le mesme.

L'eau pour roborer le cœur contre tous venins, &
toutes affections pestilentes.

L'eau pour curer & preseruer de la peste.

L'eau antifebritique.

Autre eau contre toutes sortes de fieures, & particulierement contre les intermittentes.

L'eau pour les fieures pestilentes & tres-ar-
dentes.

L'eau antinephritique.

Autre eau antinephritique.

Autre preparation de la susdite eau.

Autre eau antinephritique.

L'eau pour briser le calcul voire dans la
vescie.

Autre eau pour le mesme.

Autre eau pour le mesme.

Autre eau encor pour le mesme.

L'eau hysterique.

L'eau contre la colique du ventricule & des
intestins, prouenante des crudités & fla-
tuosités.

L'eau scorbutique & hydropique.

L'eau dysenterique.

L'eau hypnotique.

L'eau pour la gonorrhée virulente.

L'eau pour les coups de mousquet.

L'eau de baume tres-excellente contre toutes
sortes d'aposthemes, d'vlceres internes, externes, mais principalement contre les fi-
stules & vlceres phagedeniques & malings.

L'eau podagrique.

Autre eau antipodagrique.

L'eau pour les bruslures.
L'eau d'ecreuisses pour le mesme.
L'eau purgatiue.
L'eau vomitiue & purgatiue ensemble.
L'eau de canelle.
L'eau de girofle & autres aromatiques.

L'eau imperiale commune & facile à preparer.

Prens des escorces d'orange,
    Et limons seichez au soleil, de chacun, ℥ iiij.
    De noix muscade,
    Cloux de girofle,
    Canelle chacun, ℥ ij.
D'herbe de melisse,
    De mariolaine,
    De thym,
    D'hyssope seichée auparauant, de chacun vne
    poignée,
Des fleurs de sauge,
    De rosmarin,
    De soucy,
    Betoine, de chacun vne pincée.

Ce qui doit estre couppé, pilé & amenuisé : l'estant, le tout soit mis dans vn alembic, versant par dessus suffisamment,

    D'eau rose
    Et de royne des prés.

En sorte qu'elles surpassent de deux ou trois doigts : qu'elles soyent digerées dans vn vaisseau tres-bien fermé à la chaleur du bain M.

par l'efpace de huict iours, puis diftille-les par
les cendres comme l'art le requiert, & que
l'eau imperiale foit faite, à laquelle fi tu adjou-
ftes font propre fel, tu trouueras plus de vertu
& d'efficace. Cefte eau affermit le cerueau, le
cœur & l'eftomach imbecilles, fi on en prend
quelquesgouttes feules ou auec vn boüillon.
Elle eft auffi particulierement fpecifique pour
aider la conception aux fteriles, y ayant premierement adjoufté vne affez ample quantité
de tefticules de liepure, defquelles l'eau precedente pourra par voye de digeftion attirer le
fel & fe rendre plus excellente.

Elixir de vie plus grand, remede admirable pour chaffer les maladies inueterées & prefque defefperées, conferuer la fanté & prolonger la vie.

Prens des racines de zedoaria,
D'angelique,
Gentiane,
Valeriane,
Tourmentille,
Scorzonere,
Galange,
Bois d'aloës,
Santal citrin chacun ℥ iij.
Meliffe,
Menthe rouge,
Mariolaine,

Basilicum,
Hyssope,
Thym,
Chamædrys,
Chamæpirys, de chacun demy poignét,
Baies de laurier,

Et geneure,
Escorces d'oranges seiches,
Semences de piuoine,
De seselis,
D'aneth,
Fenoil,
Anis,
Chardon benit, de chacun ℥ ij.
Cloux de girofle,
Canelle,
Fleurs de muscade,
Gingembre,
Cubebes,
Cardamomum,
Poiure long,
Et rond,
Spic-nard chacun ℥ j. ß.
Benioin,
Myrrhe,
Oliban,
Ambre,
Mastic, de chacun ʒ vj.
Fleurs de rosmarin,
De sauge,
Piuoine,
Stœchas,
Soucy,

Lauende,

Mille pertuis,

Petit centaure,

Betoine,

Muguet,

De tilau, de chacun deux pincées,

Fleurs de chicorée,

Roses rouges,

Buglosse, de chacun vne pincée,

De miel grené,

Sucre blanc, de chacun ℔ j.

De l'eau de vie tres-bien rectifiée ℔ x.

Couppés ce qu'il faut coupper, & pilés les choses à piler. Tout cela jetté dans vn matras capable & fermé Hermetiquement, crainte que rien ne s'exhale : font pourry dans vn fumier mediocrement chaud par l'espace de 8. ou dix iours : pourry qu'ils sera, il le faut presser à force, & que l'expression soit distillée par la cornuë ou l'alembic à vn feu conuenable : mettant au bord de l'alembic ʒ ß. de musc, chacun ʒ j. d'ambregris & de safran. Tu garderas separement l'eau tres-claire qui coulera de ceste premiere expression, pretieuse toutesfois, & lors que tu t'apperceuras que le recipient, (qui doit estre capable & de verre, tenant fort bié auec le col de la cornuë), à fin que rien qui soit n'expire, s'obscurcira & se farcira d'esprits blanchastres, tu en remettras vn autre en son lieu, ou bien luy mesme, apres que tu auras separé ceste premiere liqueur distillée que tu garderas à part. Puis ayant joint de rechef tres-bien le recipient auec le col de la cornuë, tu augmenteras peu à peu le feu par degrés comme l'art le requiert, iusques à ce que les susdits esprits blanchastres n'apparoissent plus. Par apres oste ton recipient à fin que tu mettes à part aussi ceste eau que tu-as distillée la seconde, laquelle ils appellent mere de baume, & que tu la conserues pour extirper plusieurs maladies & entretenir la santé. Accommode de rechef ton recipient comme tu as fait cy dessus, & augmente par degrés iusques à ce que la premiere huile iaunastre, puis apres rouge, estant distillée, les matieres demeurent seiches au fond, non pas tant toutesfois, crainte que ce qu'on en a tiré ne sente le brulé. Quoy fait, prens ceste eau tres-claire, que tu-as tirée au commencement en assez grande abondance, verse la sur le residu des fœces, & fais qu'ensemble elles soyent digerées à la chaleur du bain M. par six ou sept iours, iusques à ce que l'eau soit colorée & se iaunisse, à sçauoir qu'elle aura attiré la plus grande portion de la matiere ignée & oleagineuse. Lors que ces fœces residentes auront imprimé toute leur teinture à la susdite eau, elles feront gardées à part pour en faire ce que ie diray. Apres tu mesleras ensemble toutes les susdites liqueurs, tu en serreras toutesfois vn peu de chacune si tu veux pour t'en seruir à ce que nous auons dit, & mesme celle qui a tiré sa teinture des fœces, à fin que tu en tires le tres-precieux elixir de vie beaucoup plus excellent que les susdits, y procedant comme il s'enfuit.

Doncques tu diſtilleras les trois ſuſdites liqueurs meſlées enſemble, par la cornuë ou l'a-
lembic de verre, ſans faire autre digeſtion que
la mixtion, & les ſepareras, preſque en la meſme ſorte comme tu as fait les elemens & principes des liqueurs. Car tu tireras la premiere
eau tres-claire que tu reſerueras à part, ſçauoir lors que tu t'apperceueras que le recipient s'obſcurcira d'vne fumée nubileuſe : puis
changeant le recipient & l'accommodant comme auparauant, tu continueras le feu iuſques à
ce que tu voyes couler vne liqueur iaunaſtre
que tu mettras auſſi à part comme l'autre. Ce
pendant que les ſuſdites diſtillations, ou les ſeparations de deux elements ou principes ſe
font, tu calcineras au feu du reuerbere les fœces que tu as gardées cy deuant, de la cendre
deſquelles tu tireras le ſel auec ton eau tres-
claire, ainſi que l'art le veut, laquelle eau imbuë de ſon ſel, tu meſleras auec les deux autres
liqueurs reſeruées, pour qu'en fin d'vn triangle
tu en faces vn cercle, comme parlent les Philoſophes, à ſçauoir pour que de ces trois eaux
diſtinctes il en ſorte vne eſſence faite par circulation au pellican, ainſi que l'art le deman-
de : & qu'en ceſte façon ce grand elixir de vie,
admirable ſecret, ſoit fait, & ce par vne condui-
te aſſez ſuccincte, facile & philoſophique &
cogneuë aux vrays Philoſophes, de laquelle
tu obtiens vn chemin & certaine methode de
faire vn elixir en toutes choſes.

Les ineffables vertus de cét elixir ſont pour

guarir & preuenir le mal des vertiges, epilepſies, apoplexies, paralyſies, manies, melancholies, aſthmes, ſyncopes, lypthymies, & les imbecillités de l'eſtomach & des autres parties,
cachexies, paſſions hyſteriques, & autres ſemblables ſymptomes tres-grands & deplorables. On en baille ſeulement quelques gouttes
auec vne decoction conuenable & appropriée
à la maladie, comme par exemple à l'epilepſie
auec de l'eau de piuoine, de muguet ou de til-
lau. A la paralyſie auec de l'eau de ſoucy : à la
peſte auec de l'eau d'armoiſe ou de chardon
benit : à l'aſthme auec l'eau de ſcabieuſe, petum, tucilage ou ſemblables. Cét elixir a grande puiſſance auſſi pour la reſtauration & con-
ſeruation de noſtre baulme radical, ſi on en
donne quatre ou cinc petites gouttes auec vn
boüillon, du vin, ou quelque autre liqueur
conuenable.

Mais tu diras que la preparation de cét elixir eſt bien plus laborieuſe & prolixe qu'il
n'eſt beſoin : mais certes il eſt bien mieux d'employer ſon temps en des choſes de ſi grande
importance & ſi admirables, qu'à farcir vne
boutique de medicamens vils & inutiles.
Toutesfois à fin que ie face pour tous, ie veux
ſouſcrire vne plus facile preparation d'vn elixir tres-efficace pour conſeruer la ſanté & prolonger la vie.

Elixir de vie bien plus facile.

*Prens des racines de gentiane couppées
par trenches & seichées,
Des racines du petit centaure de cha-
cun ℥ ij.
De galange,
De canelle,
Fleurs de muscade,
Et cloux de girofle de chacun ℥ j.
Des fleurs de sauge,
De mille pertuis,
De rosmarin, de chacun deux pincées,
Six pintes de tres-bon vin blanc.*

Que cela soit maceré dans vn matras de verre bien bouché, par l'espace de huict iours au feu lent du bain M. puis bien fort exprimé & distillé à sec dans vn alembic de verre sur les cendres. Reuerse ton eau distillée sur les fœces, pour tirer toute la teinture d'icelles au bain M. riede: apres l'extraction de la teinture tu reduiras lesdites fœces en cendre, desquelles tu tireras le sel auec eau de chardon benit, ou de Royne des prés, & tu adjousteras ce sel-là tres-bien épuré selon l'ordonnance de l'art comme nous l'enseignerons au chap. des sels, à son eau susdite qui est desja teinte. Il faut donner de cest elixir la quatriesme partie d'vne cueilliere d'argent tout seul, ou auec vne liqueur conuenable & long-temps. C'est vn specifique remede pour toutes cachexies, imbecillités d'eſtomach, qui purge des humeurs viſqueuſes & mucilagineuſes qui s'y attachent, & le mundifie, empeſche la generation des vers, conſerue le corps en ſanté, & le garde de s'endommager. On en peut prendre deux fois la ſepmaine, mais par vn long eſpace de temps.

Autre elixir tres-facile à preparer.

Prens du bois d'aloës,
Des racines de galange,
Zedoarie,
　　Scorzonera, de chacun ℥ j.
　　Des fleurs de muſcade,
　　Cloux de girofle,
　　Canelle,
　　Cardamome,
　　Diſtame,
Eſcorce de citron, de chacun ℥ ſſ.
　　Coriandre preparée,
Grains d'alkermes,
De geneure, de chacun ʒ iiij.

Mets les groſſierement pilés dans vn vaiſſeau de verre à long col, que nous appellons matras : verſe par deſſus de l'eau de vie tres-forte, diſtillée de vin de canarie, en ſorte qu'elle ſurnage la matiere de quatre ou cinq doigts : macere le tout en lieu froid par l'eſpace de huiçt iours, agitant le vaiſſeau deux ou trois fois le iour : l'eau ce pendant attirera toutes

les vertus des simples , & sera emprainte &
teinte d'iceux . Alors tu separeras par inclination ce qui sera clarifié, teint & empreint des
mesmes proprietés de ses ingrediens , & le con-
serueras soigneusement dans des phioles bien
bouchées, en baillant vne demie cuillerée ou
vne au plus, quand la necessité le requerra. On
pourra former du residu de la matiere , des li-
nimens pour l'apoplexie & paralysie, qu'on ap-
pliquera en forme de cataplasme ou liniment
à la suture coronale, à l'épine du col & aux parties malades de quelque cause froide, y meslant
des huiles conuenables . Ou de toutes ces fœces, si on veut , on en peut composer vne eau,
en la façon des autres nagueres decrites.

Eau theriacale commune pour les gouiats.

Prens ℥ iij. de theriaque d'Alexandrie,
De myrrhe ℥ j. ß.
D'eau de vie,
Et vin odoriferant de chacun ℔ ß.

Mesle les, digere les & les distille à sec au
bain vaporeux. Baille ℥ ß. de ceste eau auec eau
de ruë ou fumetere : elle excite puissamment
les sueurs, & vaut beaucoup pour toutes affections pestilentes.

*Eau theriacale, cordiale & bezoardique,
bonne pour toutes passions de cœur, &
affections pestiferes, & mouuant les
sueurs.*

  Prens des racines d'Angelique,
   Zedoaire,
   Gariophyllata,
   Barbe de bouc,
   Tormentille,
   Petasites,
   Enula campana, de chacun ℥ ij. ß.
  Dés racines descorces de guaiac ℥. vij.
   Santal citrin,
   Canelle,
   Fleurs de noix muscade,
  Grains de geneure,
  Semence de chardon benit,
   Citron,
   Et son écorce, de chacun ℥ j.
   De dictame blanc,
   Scabieuse,
   Menthe rouge,
   Chelidoine,
   Scordium,
   Melisse,
   Scorzonere, de chacun vne poignée,
  Fleurs de petit centaurium,
   De mile pertuis,
   Genet,

         Soucy,

Soucy,

Borrache,

Buglose, de chacun vne pincée.

Macere les par quatre iours au feu du bain M.

Dans ℔ iij. de maluoisie,

Suc de limons,

Eau de noix vertes.

Melisse,

vlmaria,

Chardon benit, de chacun ℔. ß.

Puis presse les, & adiouste à l'expression

De theriaque ℥ iij.

De confect. d'yacinthe ℥ j.

De conf. d'Alker. ʒ vj.

Diamargarit. froid.

Diacoral, de chacun ʒ iij.

Diambra,

Diamoschi, de chacun ʒ ij.

Safran,

Myrrhe, de chacun ℥ ß.

De sucre candi ℔. ß.

Maceres les de rechef par deux ou trois iours
au mesme feu de ce bain. Puis distille les par les
cendres à sec, & fais l'eau theriacale, à laquelle
pour estre plus excellente & efficace, il y faut
mesler le sel que tu tireras des fœces residentes.
Il ne sera point besoin de distillation si tu veux.
Mais tu donneras ʒ ij. de la seconde infusion.
Car ce sera vn remede bien plus fort & excellent, & bien plus idoine à prouoquer les sueurs,

E

Autre eau theriacale cephalique, spe-
cifique pour les maladies deplorées du
cerueau, sçauoir l'apoplexie, paraly-
sie, epilepsie & semblables.

> Prens des racines de piuoine,
> De guy de chesne,
> De vulgaire acorus, de chacun ℥ ij.
> De grains de geneure murs,
> Semence de piuoine, de chacun ℥ j.
> De clous de girofle,
> De macis, de chacun ℈ vj.
> De castor ℥ ß.
> Des fleurs sthœcade.
> De soucy,
> De betoine,
> De rosmarin,
> De sauge,
> Muguet,
> De l'arbre tiliau, de chacun deux
>   pincées.

Coupés ce qu'il faut couper, & pilés ce qu'il
faut piler, & Macerés les par trois iours au feu
du bain chaud.

> Dans ℔. ij. de tres-bon vin blanc,
> Eaux de piuoine,
> Sauge,
> Soucy, de chacun ℔. j.

Puis pressés les bien fort, & adioustés à ceste
expression.

℥ iiij. de theriaque d'alexandrie,
De confect. anacarde de Mes. ℥. j. ß.
De diamosc.
Et d'Aromatique de Gabriel, de
chacun ℥. ß.

Macerés les de nouueau par deux ou trois iours au feu lent du bain M. puis exprimés les & les diſtillés par les cendres à ſec : & que l'eau theriacale ſoit faicte. Elle ſe donne dans vne petite cuilliere d'argent, profitant grandement aux aſſaults epileptiques, apoplectiques & autres ſuſdites maladies.

Eau antepileptique fort grande de la Violette.

La deſcription de ceſte eau ſe trouue dans noſtre retrade, chap. xxiiij.
Prens des racines d'angelique,
De Zedouria,
De bardane,
Scorzonere,
Tormentille,
Biſtorte,
Enula campana,
Gentiane, de chacun ℥ j. ß.
Des racines de piuoine maſle & femelle, cueillies au ſigne du Lion la lune eſtant en decours,
Racleure de buis,
Du guy de cheſne,
Du guy de couldre, chacun ℥ ij.

E ij

De santal citrin,

Du bois d'aloës,

De tous les myrrobolans, de chacun.
ʒj.

Du dictame blanc ʒ. vj.

Des herbes de melisse,

Scabieuse,

Ozeille,

Fumetere,

Agrimoine,

Ruë,

Mouron,

Menthe rouge,

Absynthe de pont,

Hyssope, de chacun deux poignées,

Semences de chardon benit,

De citron,

De Peone,

De seselis,

Des grains de geneure, de chacun ʒ ij.

Des cubebes,

Macis

Noix muscade,

Canelle, de chacun ʒ ß.

Des fleurs de genet,

D'hypericum,

De petit centaure,

De l'arbre tilau,

De muguet,

De soucy,

De lauande, de chacun deux pincées

Des fleurs de buglosse,

Chicorée,

Roses rouges, de chacun p. j.

Il faudra prendre les racines, les herbes & les
fleurs qui seront tres-recentes, en prenant l'op-
portunité du temps de preparer ceste eau theriacale : ce qui se fera fort commodement en
esté, parce qu'alors tout abonde en forces &
vertus. On pilera lesdites racines, herbes &
fleurs recentes le plus menu qu'on pourra
dans vn grand mortier, ou si elles estoient seiches, manque d'autres, on les brizera grossierement. Lesquelles toutes bien meslées ensemble, on les mettra dans vn pot plombé assez
grand, à fin que toute ceste mixtion y contien-
ne, & qu'on y jette par dessus,

> *Des eaux distillées de prime-vere,*
> *De muguet,*
> *De fleurs de tilliau,*
> *Et soucy, de chacun ℔ j. ß.*
> *Des eaux de melisse,*
> *Hyssope,*
> *Rosmarin,*
> *Genet, de chacun ℔ ß.*
> *De tres-bon vin blanc ℔ ij.*

Ou tant qu'il suffira pour abbreuuer & tremper ceste mixtion qu'on foulera souuent
de la main, ou auec vne cueilliere pour qu'elle
soit mieux humectée, & boiue la liqueur. Or
ce pot tres-estroitement fermé, à fin que rien
n'expire, soit entretenu à petit feu iusques à ce
que la matiere se tiediße, à fin qu'ainsi il se face vne meilleure & plus facile fermentation
par l'espace de sept ou huict iours : car d'autant
plus que la maceration est longue, la fermen-

tation en eſt meilleure. Par apres exprimés le
tour, & paſſes l'expreſſion par vn linge. Et delà
mettés les fœces dans la preſſe, & les preſſés
en ſorte qu'elles en deuiennent toutes ſeiches.
Et répandés toute ceſte liqueur exprimée dans
pluſieurs alembics, ou toute enſemble dans
vn grand diſtillatoire de cuiure, auec vn vaſe
refrigeratoire (qui doiuent eſtre touſiours à
main à chaque Apothicaire, pour tirer les eaux
& les huiles) duquel l'eau doit tomber goutte
à goutte, qui ſera excellente & precieuſe. Cependant on reduira en cendre les fœces cy
deſſus par le feu du reuerbere: ſur leſquelles
bien calcinées on verſera & reuerſera l'eau iuſques à temps qu'elle aura tiré ſon ſel, & que
par ce moyen elle aye plus d'efficace; laquelle
ſeule toutesfois & ſans ſon ſel ſe peut bailler
aſſeurement & heureuſement pour la curation
& precaution de toutes epilepſies idiopatiques
ou ſympatiques, à tous aages & tempera-
mens à la quantité de ℥ ß. & ce au matin.
Car elle n'a pas ſeulement la puiſſance de preparer & corroborer la force du malade, comme
aſſaillant ſes mauuaiſes qualités de quelque
coſté qu'elles puiſſent prouenir, mais auſſi eſt
elle le vray ſpecifique de ceſte maladie & le tres
aſſeuré alexipharmaque.

ADDITION.

Mais neantmoins à fin que ceſte eau ſoit plus
noble & aye plus de perfection & de vertu,
& ſoit auſſi d'vne energie plus ſpecifique con-

tre ceste maladie, tu enrichiras ces augmenta-
tions de ce qui suit, sçauoir qu'à quatres liures
de ceste eau tu adjoustes

> ℥ iij. de tres-excellente theriaque de
> *Venise ou de Montpellier,*
> *Confect. d'hyacinthe* ℥. j. ß.
> *Confect. Alkermes* ℥ ß.
> *Pouldre diamarg.*
> *Diacoral.*
> *Letific. Gal. de chacun* ʒ. ij.
> *Diacastoreum* ℥ ß. ou plus,
> *Du castor simple* ʒ ij.
> *Camphre* ʒ j.

Le tout bien meslé & mis dans vn vaisseau à
long col bien fermé (ils l'appellent matras) on
en fera vne digestion par quatre iours au bain
M. Puis apres il en faut faire la distillation
dans l'alembic par le feu des cendres, cohobant l'eau distillée trois ou quatre fois sur ses
fœces, a ceste reserue toutesfois que par la trop
grande seicheresse des fœces, la liqueur tirée
ne sente le bruslé. Ce qu'il ne faut pas craindre pourtant si l'extillation se fait iusques au
sec, ou au bain M. vaporeux. En ceste façon on
tirera vne eau tres-excellente non seulement
pour toutes epilepsies, mais aussi pour les apoplexies & paralysies. Que si vous reduisés en
cendre les fœces de ceste seconde distillation
& que vous en tiriés le sel, selon l'art, auec
l'eau de melisse, & que pour plus grande pureté & subtilité, vous le delayés, filtriés & coa-
guliés trois ou quatre fois, & le messiés parmy
son eau dans laquelle il se dissoudra tout in-

continent, ceste eau sans doute aura bien plus grande vertu & energie.

Eau antapopletique mineure.

Prens des eaux de la fleur de l'arbre
tillian,
De muguet,
De cerises noires,
De sauge,
(tirées comme nous auons dit) de chacun
℔. j. ß.

De guy de chesne,
De dictame,
Cloux de girofle,
De canelle,
De noix muscade,
Macis,
Cubebes,
Zingembre, de chacun ℥ j.
Des semences de piuoine,
Des baies de geneure,
Dictamme, de chacun ℥ j.
Fleurs de rosmarin,
Sauge,
Betoine,
Stœchas,
Soucy,
Hyssope, de chacun p. j
Camphre ʒ iij.

Digerés les par l'espace de quelques iours; puis

diſtillés les a ſec par le bain vaporeux; la doſe
eſt vne cueillerée.

Autre eau pour l'epilepſie, la paralyſie & l'apoplexie de du Cheſne.

Prens des racines nouuelles d'Ange-
lique,
D'enula campana,
Zedoaria, de chacun ℥ j.
De la raclexre de buis ʒ vj.
De la pinoine cueillie au decours de
la lune eſtant au ſigne du lyon, s'il
eſt poſsible,
Du guy de cheſne recent de chacun
℥ ij.
Du diſtamme blanc ℥ j.
Des ſemences de chardon benit,
Citron,
Ozeille,
Pourpier,
Pinoine,

cueillies au decours de la lune & eſcorcées, de
chacun ℥ ſs.

De noix muſcade,
Macis, de chacun ʒ ij.
Des fleurs de cotula fœtida.
De ſureau, de chacun p. ij.
Des fleurs de ſauge,
De ſtœchas,
De muguet, de chacun p. ij.

Pulueriſés groſſierement ce qu'il faut pulueri-

fer, & pilés ce qu'il faut piler, & le macerés par
quatre iours au feu du bain M. dans les eaux

> De rüe,
> De cerifes noires,
> Des fleurs de l'arbre tilliau,
> Genet,
> Et mille pertuis, de chacun ℔ ij.

Puis exprimés les bien fort aux preffes , & ad-
jouftés à cefte expreffion

> De Diamofchi,
> Diamarg. froid,
> Diacorall. de chacun ℥ ß.
> De la racleure de corne de cerf. ℥ j.
> De la confect. d'hyacin.
> Confect. d'alKermes,
> Theriaque vieille, de chacun ℥ j.
> De camphre ʒ j.

Digerés les derechef par deux iours au bain
M. puis diftillés les par les cendres. Donnés de
cefte eau ℥ ß. ou ℥ j durant le paroxyfme. A
fin que ce remede aye beaucoup plus de vertu
tu y adjoufteras le fel tiré du caput mortuum
ou des fœces reduites en cendres , reuerfant
autant de fois ladite eau fur fes cendres que tu
le iugeras à propos pour y empraindre la vertu du fel.

Eau d'hirondelles antepileptique.

> Prénes huict ou dix paires d'hirondelles
> eftant encor au nid,
> Des fleurs de muguet p. ij.

Cloux de girofle,
Macis, de chacun ℥ ß.

Faites cuire le tout en deux ou trois chopines de tres-bon vin blanc, puis exprimés les bien fort & les distillés: donnés deux cuillerées de ceste eau à ceux qui sont prins de ceste maladie; car elle deliure promptement du present accés & empesche le futur. Ie l'ay apprinse du docte Rondelet tres-celebre Medecin de Montpellier mon maistre, qu'il ne cachoit pas neantmoins comme vn grand & occulte secret. Or i'ay adiousté a ceste eau d'hirondelles les choses suiuantes, de laquelle i'ay veu d'heureuses & admirables experiences.

Autre eau d'hirondelles.

Prenés six ou sept, ou d'auantage si vous voulés, nids d'hirondelles en leur temps, sçauoir lors qu'elles commençent à se couurir de duuet. Iette les toutes entieres dans vn alembic propre, distille les & en garde l'eau qui en tombera. Puis reduits les fœces en cendre selon l'art, desquelles tu en prendras ℔ ß.

Des cendre de crane d'homme non inhumé, s'il est possible ℥ iij.
De castor ℥ j. ß.
Pouldre de Guy de chesne ℥ j.
Du suc de racine & fueille de piuoine ℥ vj.
Eau de fleurs d'hyssope,
De fleurs de l'arbre tiliau,

De muguet, de chacun ℔ j

De vinaigre scillitic ℔ ß. ausquelles tu infuseras toute l'eau que tu as tirée de tes hirondelles ; macere le tout par quelques iours au feu du bain : puis distille le par les cendres ou au moins par le bain vaporeux iusques à vne entiere seicheresse : car par ce moyé l'eau ne sentira point l'empireume, mais elle coulera auec toutes ses qualités entieres & requises. Ceste eau par soy seule produit d'admirables effects, prenant d'icelle demy cuillerée (ayant neantmoins vsé de tous les remedes generaux) par l'espace d'vn mois.

Autre preparation de l'eau susdite.

Prens en saison sept ou huict nids d'hirondelles aux couuerts seulement de leur cotton & non encor de plumes, aiance cela dans vn vaisseau de terre plombé bien bouché pour le reuerbere, iusques à ce que tous ces petits soyent reduits en cendre plumes & tripes aussi. Prens ℥ iij. de ceste cendre (de laquelle s'il n'y a pas si grande quantité tu osteras autant des autres qui manquera de ceste pouldre) ℥ij. de cendre de crane humain .

Des pouldres de racines de guy de chesne,
 d'Angelique,
  De zedoaria, de chacun de ℥ j. ß.
 Semences de peone,
 Grains de geneure concassés, de chacun
  ℨ vj.
  De castor ℥ j.

De suc des racines & fueilles de pi-
uoine,

   De vinaigre scillitiq , de chacun
℔ j.

Des eaux d'hysope,

  De fleur de tiliau,

   De muguet ,

   De sauge ,

   De rosmarin , de chacun ℔ j.

Il faut macerer le tout dans vn vaisseau tres-
bien bouché l'espace de quelques iours au bain
M. puis en faire distillation aux cendres à sec
à petit feu, & se donner garde que ce qui est
distillé ne sente le brulé.

Or à fin que ceste eau soit corroborée &
que sa forme s'augmente, prens les fœces seiches & les reduits en chaulx tres-blanche par
la force du feu, puis les mettant dans la manche ou filtre d'Hippocras , tu verseras dessus
la liqueur distillée, qui sera reuersée frequem-
ment sur sa chaulx & trauersée souuentesfois,
iusques à ce qu'elle aye emporté auec soy tout
le sel, auquel toute la plus grande vertu du ré-
mede est mise. Et ainsi vous auez vne eau non
simplement & grossierement distillée , comme sont les vulgaires qui contractent incontinent vne moisisseure & corruption, mais emprainte des dots & vertus de tous les simples ,
& de longue garde ; de laquelle vous experi-
menterés par tout les admirables effects , qui
procedent de l'art Spagirique.

Autre preparation de la mesme eau.

Prenés quatre ou cinq nids d'hirondelles que tu couperas en morceaux auec leurs plumes, entrailles & duuet : cuisés les en cinq ou six septiers d'hydromel en la façon qu'on fait boullir les autres viandes dans le pot . Adjoustés y

> Des racines & semences de piuoine,
> d'Angelique,
> De guy de chesne,
> De racleure de crane humain,
> De corne de cerf,
> Des grains de geneure concassés, de chacun ℥ j. ß.
> Dictamne,
> De melisse,
> De betoine,
> De thim,
> D'hyssope, de chacun m. j.

Exprime bien fort le ius dans la presse & le passe, adiouste à l'expression des choses suiuantes, sçauoir.

> De noix muscade,
> De macis,
> De cloux de girofle,
> De canelle, de chacun ʒ j.
> De castor ℥ ß.
> Des fleurs de mouron rouge,
> De muguet,
> De tiliau,
> De rosmarin,

De sauge,
De betoine, de chacun p. j. ou ij.
De safran ʒ ß.
De camphre ß ij.
Des eaux de fleurs de primula veris,
Et de soucy, de chacun ℔ j.

Macerés le tout ensemble durant quelques iours, puis distillés la liqueur selon l'art : de laquelle vous donnerés vne demie cuillerée pendant & hors l'accés comme la maladie le requerra.

Eau de pies composée specifique aussi pour l'epilepsie.

Prens & couppe auec plumes & entrailles par morceaux, douze petits piaux, lesquels tu mettras dans vn vaisseau de terre vernissé, y adioustant

Des racines de pivoine,
De zedoaria,
De guy de chesne, de chacun ʒ ij.
Des fleurs de tiliau,
De muguet,
D'hyssope, de chacun p. ij.

Cuisés les dans chacun ℔ iiij. oxymel antosat & d'hydromel simple, consommés à la moitié : puis exprimés les. Adioustés a ceste expression

Des grains de geneure,
De la pivoine, de chacun ʒ ß.

De cloux de girofle,
　　De noix mufcade,
　　De fafran,
　　De canelle,
　　De cubebes, de chacun ʒ. iɟ.
　　De caftor ʒ ıɟ. ß.
　　Des fleurs de betoine.
　　De ftœchas Arabique,
　　De prime-vere,
　　De citron, de chacun p. ɟ.
　　De mouron rouge p. iɟ.

Ce qui fera à broyer eftant broyé, on digerera le tout par quatre iours, puis on les diftillera à fec aü bain vaporeux. La dofe de cefte eau eft vne ou deux cuillerées.

Eau ophtalmique.

Prenés des fucs d'eufrafe,
　　De chelidoine, de chacun ℔ ß.
　　De lait de cheure ℔ j.
Meflés le tout enfemble, y adiouftant
　　De gingembre,
　　Et macis concaffés groffierement, de
　　chacun ʒ j.
　　D'aloës ʒ ß.
　　De vitriol blanc ʒ iɟ.
Macerés les l'efpace de quatre ou cinq iours, & les diftillés par le bain vaporeux. Cefte eau eftant diftillée adiouftés y des morceaux de tuthie non toutesfois puluerifés, qui auront efté en feu dans vne cuillier de fer neuf, &

efteints

esteints par neuf fois , & en fin laiſſés les raſ-
ſeoir pour touſiours auec l'eau ſuſdite , de laquelle vous mettrés vne goutte dans l'œil
meſme enflammé : & ne regardez point aux ingrediens chauds dont ceſte eau eſt compoſée;
car bien que la douleur rengrege au commencement & boüille l'eſpace de quelque temps,
elle produira neantmoins de merueilleux effects, en diſſoluant ce tartre adherant aux yeux,
picquant & cauſant ceſte tres-viue douleur &
des larmes ſalées. C'eſt vn ſingulier remede
pour toutes ophthalmies, qu'il faut certes preferer à toutes les eaux ſimples refrigerantes,
comme de roſes , de plantain, de cerfueïl &
ſemblables, & aux collyres dediés pour le ra-
fraichiſſement des yeux, comme l'experience,
outre la raiſon ſus alleguée, en fera foy. Elle
eſt bonne auſſi à *l'amblyopie & amauroſe*, ſi on y
meſle du *crocus metallorum*, que ie crois eſtre la
baſe & fondement de l'eau ophthalmique de
Martin Ruland tres-docte & tres-celebre Medecin Allemand , dont-il a experimenté les effects admirables auec ſuccez tres-heureux,
comme on peut veoir dans ſes centuries deſia
miſes en lumiere.

Autre eau aiguiſant la prunelle de l'œil & empeſchant le prochain aueu-glement aux vieillards.

Prens des racines de *valeriane.*
D'*enula campana.*

De fœnoil, de chacun ℥ j.
Herbes de chelidoine.
Eufraize, de chacun m. j.
Betoine.
Pouliot, de chacun m. j,
Des femences de fœnoil.
De filer de montagne, de chacun ʒ. vj.
Des bayes de geneure ℥ ß.
Fleurs de cheure-fueille.
De rofes blanches, de chacun p. ij.
De ſtœchas.
De ſauge.
Roſmarin.
Sureau.
Soucy.
Schœnanthe, de chacun p. j.
Zingembre.
Poiure long.
Cubebes.
Cardamomum, de chacun ʒ j. ß.

Puluerife ce qu'il faut puluerifer, & broye
ce qu'il faut broyer, & infuſez qu'ils feront
dans ℔ iij. d'hydromel de maluoiſie ou de Car-
narie, mets-les au feu lent ou au ſoleil par
quatre ou ſix iours, puis exprime-le tout bien
fort dans les preſſes, à laquelle expreſſion tu
adjouſteras

Des eaux de cul de roſes.
D'eufraſe, de chacun ℔ ij.
De fœnoil.
De chelidoine, de chacun ℔ j. ß.

Mefle-les, la doſe eſt ℥ j. ou ℥ ß. pour les ieunes; il la faut prendre deux ou trois fois la ſe-

maine à ieun. De la mefme eau on en peut diftiller vne ou deux gouttes dans les yeux au
matin.

Autre eau ophthalmique.

On compofe auffi vne autre eau ophthalmique de ℔ ij. d'vrine d'enfant bien purifiée, y
adiouftant ℥ iiij. de vitriol & autant de tuthie,
de toutes lefquelles macerées enfemble l'efpace de quelques iours, puis diftillées à fec fur
les cendres, il fe fait vn eau pour les yeux, de laquelle on en met quelques gouttes aux yeux
enflammés ou debilités.

Eau pour l'hæmoptyfe ou crache-
ment de fang.

Prens des racines de biftorte.
Du grand fymphytum.
De tormentille, de chacun ℥ j.
Des herbes de renouée.
De mille fueille.
De veronique.
De pyrole
De fanicle.
De bourfe de pafteur aueo fa racine,
de chacun m. j.
Des fumités de ronce.
De lentifque, de chacun m. ß.
Grains de fumach.
Myrtill.
Semences de plantain.
Berberis.

Pauot blanc, de chacun ℥ vj.

Fleurs de nenuphar.

De courge.

De coings.

De rofes rouges, de chacun p. ij.

Le tout pilé & meflé enfemble macere-les par quatre iours au feu du bain dans les fucs efpurés

De plantain.

Pourpier.

Ozeille.

Agrimoine, de chacun ℔ ij.

Puis exprime-les bien fort & y adioufte

Des fucs d'acacia.

D'hypociftis, de chacun ℥ ij.

De terre figillée.

De bol armeni vray, de chacun ℥ ß.

D'electuaire de diatrag. froid ℥ ij.

Macere-les derechef par quatre iours, puis diftille-les à fec par les cendres. Quiconque fera trauaillé de crachement de fang, prenne deux ou trois cuillerées de cefte eau toute feule ou auec du fyrop de myrtil. rofes feiches, ou de fymphytum de la defcription de Fernel. Que fi les forces font abbatuës par vn trop grand flux de fang adiouftés y Ə j. de teinture de corail ou prepare vne diftillation qui combatte directement cefte maladie & ferue à reftaurer.

Eau tres-excellente pour la phthisie & *vlceres des poulmons.*

Prens les pouldres de l'electuaire re-
sumptif.
De diapenidium.
Diatrag. froid.
Diacoral, de chacun ʒ ß.
Des trocifques de fpodium.
Et de terre figillée, de chacun ʒ vj.
Des conferues du grand fymphytum.
De rofes rouges.
Fleurs de verbafcum, de chacun ʒ j.
Des femences de plantain.
De berberis,
De melons.
De cufcute.
Pauot blanc.
Coings, de chacun ʒ x.
Pouldre d'ecreuiffes ʒ iij.

Le tout broyé groffierement on le macererapar
quatre iours dans

Des eaux de veronique.
De fcabieufe.
De bugloſe
De plantain.
De grand fymphytum, de chacũ ℔ j.

Puis on les exprimera bien fort, & diftillées fur
les cendres on adiouftera à l'eau diftillée

De la teinture de coraux
Et magiftere de parles, de chacun ʒ iij.

Du beurre ou du lait de soufre ℥ ß.

Et le tout bien meslé on en baillera ℥ j. ß.

Ou a part ou auec du syrop de myrthille ou de roses seiches, de laquelle on vsera plusieurs iours.

Eau antipleuretique.

> *Prens des fleurs seiches de pauot rouge*
>   *p. vj.*
> *De corail rouge & subtilement pulue-*
>   *risé, & de la pouldre d'ecorce d'aue-*
>   *lines rouges.*
> *De la semence de chardon benit, de cha-*
>   *cun ℥ j.*

Macere-les par trois iours au feu du bain M. dans

> ℔ ij. *D'eaux de pauot rouge.*
> *De chardon benit.*
> *Et d'vlmaria, de chacun* ℔ j.

Puis distille-les par les cendres : baille de ceste eau ℥ iij. auec ℥ j. de syrop de pauot rouge deuant que dormir : reitere-le s'il est besoin : il ne faudra pas laisser passer la saignée : nous auons veu plusieurs pleuretiques desesperés retourner bien-tost en santé par le moyen de ceste eau.

Eau admirable pour restaurer les forces cheutes , & pour refaire & restaurer les esprits vitaux & animaux, qui se peut comparer à l'elixir de vie.

Fais distiller du vin de Candie ou vin de maluoisie tres-bon cinq ou six fois, le rectifiant à chaque fois comme l'art le requiert. Maceres en ceste eau de vie apres la premiere ou seconde distillation , & separation du phlegme

> *Des fleurs de rosmarin seiches.*
> *De bugloze .*
> *De borrache.*
> *Des ecorces de citron sec .*
> *Bois d'aloës .*
> *Et de canelle , de chacun tant que tu vouldras .*

Ayant tousiours égard à la quantité que tu desires faire, cohobant & ramenant beaucoup de fois ceste eau , laquelle estant bien rectifiée tu en prendras ℔ j. pour y dissouldre

> *De la confection d' Alkermes ℥ ß.*
> *De l'ambre gris ʒj.*

Baille de cela vne demie cuilliere aux deffaillances de cœur , aux affections melancholiques & autres deplorées.

F iiij

Eau de chapon pour le mesme.

Encor que dans l'antidotaire de Vecher homme tres-docte, œuure non moins laborieux
qu'vtile, on trouue quelques descriptions assés iolies de ceste eau, ie n'ay peu m'empescher
d'en adiouster icy vne des miennes.

Prens vn chapon (ou plusieurs comme il te
plaira) vieil, gras, effondré, & couppé en morceaux, iette le dans vne fiole de verre assés ample, y adioustant

De santal citrin.
De bois d'aloës.
De cloux de girofle.
De noix muscade.
De canelle.
De fleurs de muscade, de chacun ℥ j.
De galanga.
D'écorce de citron.
De zedoaria.
De safran, de chacun ℥ ß.
Des fleurs de rosmarin.
De sauge.
De betoine.
De lauende.
De borrache.
De bugloße.
De roses rouges, de chacun p. j.
De corai preparé ℥ j.
De grains de Kermes ʒ iij.
De vin de Canarie mens. j.
De sucre tres-blanc ℔. ß.

On mettra le vaiſſeau bien fermé, à fin que
rien n'euapore, au bain M. fort chaud par huiĉt
ou dix iours, iuſques à ce que le chapon ſoit
cuit par la force de l'eau boüillante en tres-
menuës particules, qui ſeront exprimées par
apres dans les preſſes & diſtillées dans l'alembic. La doſe en eſt d'vne ou deux cuillerées.
Geſner recommande infiniment ceſte eau pour
les forces abbatuës & les fieures continuës
meſme.

Eau pour corroborer le cœur contre les venins & toutes affections peſtilentes.

Prens des racines d' Angelique.

  Carline .

  Tormentille .

  Ecorce de citron .

  Et oliban , de chacun ʒ ij.

Semences de chardon benit .

  Ozeille .

  vlmaria.

  *Et de tous les ſantaux , de chacun
  ʒ ſſ.*

Des conſerues de bugloſſe .

  De roſes.

  De violettes .

  Mithridat.

  Confeĉt. d'hyacin. de chacun ʒ ij.

Des pouldres de diamarg. froid.

  De camphre , de chacun ʒ ij.

Broye ce qu'il faut broyer, & qu'on mette tout dans vn alembic de verre, verſant deſſus ℔ iiij. d'eau de vie rectifiée, & digere-les dans vn vaiſſeau bien fermé puis diſtille-les par les cendres au bain vaporeux, & eſt vne eau admirable pour *la lypotimie*, *ſyncope* & toutes affections peſtilentes: la doſe eſt vne demi cuillerée d'argent ou vn peu plus.

Eau pour guarir la peſte & pour s'en preſeruer.

Prens du bois d'aloës ℥ j.
Des racines de gariophyllata.
De gentiane.
De zedoaria.
D'Angelique.
De tormentille, de chacun ℥ ij.
De canelle.
De macis.
De ſantal rouge.
De bayes de geneure.
Des ſemences de chardon benit.
Ecorce de citron & ſa ſemence, de chacun ʒ vj.
De dictamme de Crete ſec.
De meliſſe.
D'hyſſope, de chacun, m. j.
Des racleures de corne de cerf.
Et d'yuoire, de chacun ℥ ß.

Macere les au feu lent par ſix ou huict iours dans les ſucs eſpurés de ruë, de ſcordium, d'vl-

maria, de chacun ℥ viij. puis exprime les bien
fort dans la preſſe & y adiouſte

      De la theriaque.

      Et de tres-bon mithridat, de chacun ℥ ij.

      De la confeſtion d'hacinthe.

      D'alkermes, de chacun ℥ ß.

      Pouldres de diambra ʒ ij.

      Safran ʒ j.

      Camphre ʒ ß.

      Vin de maluoiſie.

      Et de tres-bonne eau de vie, de chacun
      ℔ j. ß.

Infuſe les derechef au feu lent par ſix iours
dans vn vaiſſeau bien fermé pour que rien
n'expire, puis exprime les à bon eſcient, de laquelle expreſſion tu en pourras bailler ℥ ij. ſi
tu veux à celuy qui eſt deſia frappé de la peſte.
C'eſt vn grand ſudorifique. Ou bien diſtille ceſte expreſſion-là par les cendres & fais en de
l'eau, la doſe de laquelle ſera ℥ ij. ß. auec ℥ ß.
de ſyrop d'aigret de citron ou de limons, &
fais en vne potion, cela prouoque merueilleuſement la ſueur: on la baille à ceux qui ſont
touchés de la peſte meſme ſans eſtre purgés
ny ſaignés, laquelle euacuation n'approuuons
pas en beaucoup d'affections peſtilentes, vous
pouués reiterer ceſte potion le iour ſuiuant
s'il en eſt beſoin. Elle eſt bonne auſſi pour toutes affections veneneuſes, ſi elle eſt meſlée
auec quelque eau ou ſyrop conuenable. Pour
ſe preſeruer de la peſte, quatre ou cinq gouttes
prinſes le matin dans du vin ou quelque boüillon propre ſuffiſent, & ceſte maladie regnant

il faudra ſe frotter tous les matins de ceſte meſme eau les leures, le nez, & les oreilles.

Eau antifebritique.

Prens de meliſſe.
　De betoine
　D'argentine, de chacune telle portion
　　que

quand elles ſeront pilées enſemble & exprimées on en puiſſe tirer ℔ iiij. de ſuc au moins,
de ſuc des fueilles & racines.

　Du petit centaure (qu'ils appellent
　chaſſe-fieure) ℔, ij.
　De l'eau d'ecreuiſſes concaſſées auec
　leur couuertures ℔. j.
　De l'eau tirée du ſuc de teſtes de pa-
　uot blanc ℔ ß.
　De l'eau de fruict de fraiſes ℔ j.

Meſle les & les diſtille aux cendres dans vn
alembic de verre : c'eſt vn ſpecifique remede
pour toutes ſortes de fieures, principalement
contre les intermittentes, mais ſur tout contre les tierces fauſſes & vrayes. Or ſon vſage eſt ainſi. Il faut prendre vn clyſtere remol-
lient & rafraichiſſant douze heures auant l'accés, & puis cinq heures auparauant ledit accés
prendre vn boüillon bien conſommé. Et au
commencement de l'accés bailler au malade
ʒ iiij. de la ſuſdite eau, qui aura plus de vertu ſi
tu y meſles quelques gouttelettes d'eſprit de
vitriol.

Autre eau contre toutes sortes de fieures, principalement contre les intermittentes.

Prens des eaux de fraises.
De Centaure, de chacun ℔ ij.
De miel ℔ ij. ou iij.

Lesquelles toutes meslées ensemble tu les mettras dans vn alembic sans chapiteau, & enseueliras dans vn monceau de fourmis qui amadouées par la douceur du miel se ietteront par bandes dans ceste eau, apres que tu auras recueilly suffisante quantité d'icelles, retire ton vaisseau en agitant le tout tres-bien ensemble; puis ayant remis ton chapiteau sur l'alembic, fais distillation du tout par les cendres. La dose est demi cuillerée ou vn peu plus si les forces le permettent, au commencement de l'accés, il prouoque le vomissement auec assez de violence, & vne infinité ont recouuert la pristine santé par l'vsage de ceste eau. Mais c'est au Medecin à iuger auparauant que d'en bailler, si le malade est enclin à vomir ou non; à sçauoir si la matiere qui fait la fieure est propre à sortir par vomissement, & si les forces du malade sont valides ou debiles. Toutes ces choses estat poisées d'vn meur iugement, on peut bailler hardiment ce vomitif, les effects excellents duquel se decouuriront chaque iour en plusieurs malades.

Eau pour les fieures peſtilentes & tres-ardentes.

Prens des racines de tourmentille.
De bugloſe.
De ſcorzonere.
D'ozeille, de chacun ℥ j.
De theriaque d'Alexandrie ℥ ij.
De ſuc eſpuré de limon.
Des eaux de fumeterre.
D'vlmaria.
De chardon benit.
& petit centaure, de chacun ℥ iiij.
De diamarg. frig. ℥ ß.
D'extrait de ſcordium ʒ ij.

Macere les par quatre iours, puis exprime les & les diſtille, que le febricitant prenne ℥ iiij. de ceſte eau, & eſtant vn peu plus couuert qu'a l'accouſtumée il ſuëra.

Eau antinephritique.

Prens des racines d'arreſte bœuf.
De perſil.
D'erynges, de chacun ℥ j. ß.
De parietaire.
D'herniaria.
De ſaxifrage herbe & racine, de chacun M ij.
D'argentine M j. ß.
Des ſeneles.

& bayes d'alkekenge concassés, de chacun ℥ iij.

De milium solis.

Fœnoil doux, de chacun ℥ j.

Concasse & macere-les en suffisante quantité de bon vin blanc par l'espace de quatre iours : puis exprime les bien fort & les distille : il faut donner de ceste eau vne cueillerée ou deux tous les matins, ayant prins auparauant vn bol de casse, ou d'electuaire lenitif, ou de diasebesten.

Autre eau antinephritique.

Prens des sucs d'argentine.

De seneles.

De parietaire, ce chacun ℔ j. ß.

D'hydromel scillitic ℔ j.

Dans ces liqueurs meslées ensemble macere par cinq ou six iours au feu lent du bain M.

Des grains de geneure concassés ℥ iij.

De milium solis.

De saxifrage.

De bimaune.

De bardane.

De fœnoil, de chacun ℥ ij.

De la pouldre d'herniaria.

De la racine d'arreste bœuf.

De canelle, de chacun ℥ j.

De camphre ℥ ij.

Puis distille les par les cendres. Donne de ceste eau iusques à ℥ ij. à laquelle si tu adioustes son sel preparé selon l'art & en conuena-

ble quantité, le remede sera beaucoup plus
fort.

Autre preparation de la susdite eau.

Prens des sucs de raue,
& de limons, de chacun ℔ j ß.
Des eaux de betoine,
D'argentine,
De saxifrage,
De verueine, de chacun ℔ j.
D'hydromel de maluoisie ℔ ij.

Dans ces liqueurs meslées ensemble maceres y
par quatre ou cinq iours au feu lent du bain M.

Des grains de geneure meurs & recens
℥ ij.
De milium solis,
Des semences de bardane,
De grandes raues,
De saxifrage,
D'orties,
D'oignons,
D'anis,
Fœnoil, de chacun ℥ j. ß.
Des quatre grandes semences froides
mondées,
De la semence de guimauue, de chacun
℥ vj.
De l'extraict lithontrib,
De l'electuaire Ducis
Et Iustin, de Nicolas, de chacun ℥ ß.
De la chaux de coquilles d'œufs,
De canelle, de chacun ʒ ij.
De camphre

De camphre ʒ ij.

Puis espreins-les bien fort, & les distille par
les cendres. Donne de ceste eau iusques à ʒ ij.
à laquelle si tu mesles son sel preparé comme
il faut & en quantité proportionnée, tu y trouueras plus d'efficace.

Autre preparation de la mesme eau.

Prens des racines d'helenium.
De pimpinelle.
De persil.
De pyretre de chacun ʒ j. ß.
Des semences de milium solis.
De saxifrage.
D'anis.
De fœnoil.
D'orties de chacun ʒ vj.
Des poudres de diatrompiper.
De lithontrib. de chacun ʒ ij.
Des bayes de laurier.
De geneure de chacun ʒ j.
De sang de bouc ou de cerf ʒ iiij.
D'halicacabe.
Semences de genet de chacun ʒ ß.

Pilés ce qu'il faut piler, & le maçerés par quatre jours en suffisante quantité d'eau de vie,
puis le distillés . Baille de ceste eau ʒ j. ou
ʒ j. ß.

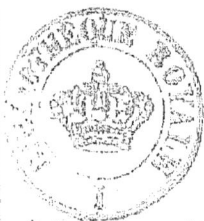

Eau pour briser le calcul, mesme dans la vescie.

Prens des sucs de porreaux.
D'oignons.
De raues, de chacun ℔ ij.
De limons.
De parietaire.
D'oreille de souris de chacun ℔. ß.

Tout cela meslé ensemble, il en faut faire premierement la digestion & fermentation (deux operations grandement requises) puis la distillation. On y peut aussi adiouster du crystal calciné & du fumier de pigeon) qui est tout nitreux) ce qu'il en faut de chacun. Ceste eau se baille par la bouche, & se jette aussi dans la vescie. Elle brise le calcul & toute terrestre substance d'où la pierre a coustume de s'engendrer, & le couppe & dissoult autant aux reins qu'en la vescie, & ce sans aucun peril & douleur. En fin c'est vn remede tres-puissant, & vne grande recherche & description de nostre industrie.

Pour le mesme.

Prens des sucz de la petite Esule.
De verruncaria.
De renoüée de chacun ℔ j.

Macerez-y dedans ℥j. de borrax, & les distille.

Pour le mesme.

Prens des eaux distillées d'alkekenge.
De fueilles de chesne de chacun ℔ ij. ß.
Dans lesquelles tu macereras par quatre iours
au baïn M.

Des racines de piretre grossierement broyées.
De galange de chacun ℥. ß.
De l'aloës en vescie ℥ vj.
Des semences de fenoïl.
De genet.
De milium solis de chacun ℥ ij.
De la pierre Iudaïque.
De linx de chacun ʒ ij.

Distille - les aux cendres à petit feu : la dose est
de ℥ ij. ou iij.

Pour le mesme.

Prens bonne quantité de raues taillées
par roüelles, & mises dans l'a-
lambic.

Où tu adjousteras.
De canelle.
De noix muscade de chacun ℥j. ou
plus.
De piretre ℥ vj.
Des bayes de geneure meures ℥j. ß.
De fœnoïl deux ℥j.

Tant de vin blanc qu'il surpasse la matiere

deux ou trois doigtz : digeres le tout en lieu froid, par dix ou douze iours, & apres distilles-les par les cendres. La dose de ceste eau est d'vne à ℥ ij. ou laissant à part la distillation, apres qu'ils auront esté macerez & digerez, passez-les par la manche d'hyppocras, & si tu veux, adioustes-y du sucre pour faire vn clairet, duquel tu prendras vne ou deux ℥.

Eau pour preseruer du calcul.

Prens des racines d'eryngium.
    d'areste beuf, & des cinq aperitiues de chacun ℥j.
De herniaria M ij.
De l'ecorce de limons ℥ j. ß.
Des quatre semences grandes, froides.
Semences de maulue & gimaune de chacun ℥ iij.
  De saxifrage.
  Milium solis.
  De noyaux de nefles,
  De grandes raues.
  De bardane.
De grains de geneure meurs & recens de chacun ʒ vi.
Des fruits d'alkekenge xx. n.
  De iuiubes x ij.
  De dictame M. ß.
De fleurs de genets.
  D'hypericum.
  De betoine.

& maulue arboresc. de chacun p. ij.
De reglice ℥ iɉ. ß.
De casse en bois ℥ j.

Broyez, & puluerisez ce qu'il faut puluerifer &
broyrez & macerez-les dans des eaux

D'argentine.
De senels.
De parietaire de chacun ℔ ß.
De tres-bon vin blanc ℔ ij.

Et ce par l'espace de quatre iours au bain M.
chaud: puis de la pressez-les bien fort, & adioustez à l'expression

Des pouldres de diatragacant froid.
Des trocisques d'alkekenge sans opium
de chacun ℥ ɉ.

Digerez-les de rechef au bain M. par l'espace
d'vn iour ou deux, puis il les faut distiller à la façon ordinaire par l'alembic de verre.

Eau hyserique.

Prens des sucz epurez d'epargoute.
De mercuriale de chacun ℔ ɉ.
De noix muscade.
De canelle.
De bois d'aloès.
De fleurs de noix muscade
de chacun ℥ ɉ.
Des fleurs de rosmarin.
De sauge, de chacun p ij.
De castor ʒ vj.
De Fæcula bryonia ℥ ß.
De tres-fort vin blanc ℔ ɉ. ß.

Digere-les par trois ou quatre iours, puis tu les
diſtileras par le bain vaporeux tres-boüillant:
dont ſortira vne eau pour toutes ſortes d'affections hyſteriques : la doſe eſt vne cuillerée le
matin. Elle nettoye l'vterus de ſes impuretez,
grandement conuenable aux fleurs blanches, &
profite à toutes maladies de la matrice.

Eau contre la cholique du ventricule & inteſtins prouenante des vents & cruditez.

Diſtille de l'eau des fleurs de Noix & Camomille, de chacun deſquelles tu prendras ℔ iiij.
Meſle-les, & infuſe dedans par l'eſpace de quatre iours, des fleurs de vraye Camomille & de
Sureau, de chacun p. vj. puis fais-en l'expreſſion
& le coulis, auquel de recheſtu infuſeras comme auparauant par quatre iours p. vj. de chacun
des ſuſdites fleurs, qui par apres ſeront encores vne autre fois coulées & preſſées fermemét
dans les preſſes, adiouſtant à ceſte expreſſion.

> Des ſemences de fœnoil.
> D'anis de chacun ℥j.
> De bayes de geneure ℥ij.
> De laurier ℥j. ß.
> De canelle choiſie ℥j.
> De mente rouge ſeiche M.

Fais-les demeurer en infuſion au bain M. par
deux iours. Ceſte eau eſt vn remede anodin, tant
pour l'eſtomach que les inteſtins : elle appaiſe
toutes douleurs cauſées de vents & autres cau-

ſes & diſcute meſme les vents. Sa doſe eſt de
Ʒij. à Ʒiij.

Eeau ſcorbutique & hydropique.

Prens des écorces de cappes
 De freſne.
 De tamariſe.
 De polypode de cheſne de chacun Ʒij.
Des herbes de cochlearia.
 Creſſon d'eau.
 Des broutz de meliſſe.
 D'eupatoire de Meſué.
 De caterac.
 De chamedrys.
 De chamæpitisi, de chacun m. ij.
Des ſemences de fœnil,
 D'anis.
 De chardon benit, de chacun Ʒj. ß.
Des fleurs de genet.
 De petit centaure.
 De mille pertuis.
 De ſureau.
 D'epityme de chacun p. ij.
Macere le tout par trois iours dans
 Des eaux de fumeterre.
 De petit laict, chacun ℔ ij.
 De fort-bon vin blanc ℔. iiij.
 D'oxymel ſcillitic ℔. j.
Puis coule & preſſe les; adjouſtant à l'expreſſion
 Des trociſques de cappes.
 De dealacca, chacun Ʒvj.
Apres tu les diſtilleras par les cendres à ſec. La

dofe eſt de ℥ij. le matin trois heures auant le repas : continuant l'eſpace de quelques iours, ſelon la grandeur de la maladie.

Ceſte eau prepare, inciſe, digere, ramollit
& liquifie les humeurs tartarées, groſſieres &
melancholiques, qui ſont amaſſées, tant dans la
ratte, meſentere, qu'aux autres parties ſeruantes
à la nourriture, & meſmes les rend plus aptes à
vne future euacuation. Elle eſt fort propre à la
matrice hypochondriaque, à la fieure quarte, &
au ſchirre tant du foye que de la ratte. Mais
particulierement conuenable au ſcorbut, mal
familier & endemique aux regions maritimes,
& où principalement ſouffle l'Aquilon.

Si tu adiouſte à la ſuſdite compoſition toutes
les chicorées, les racines de vencetoxicum, de
garance, de valeriane, & les ſemences de ſureau
& d'hieble, auec les trociſques d'eupatoire, de
roſes & de rheubarbe, tu feras vne eau tres vtile à l'hydropiſie.

Eau Dyſenterique.

Prens des racines d'ozeille.
De pentaphyllum.
De tourmentille.
De biſtorte.
De bourſe de berger.
De l'vne & de l'autre conſoulte, cha-
cun ℥j. ſſ.
Des eſcorces ſeiches de citron.
De bois d'aloës.
De bois de rhodes.

De tous les myrrobolans de chacun ℥. ß.

Des semences de melon.

De concombre.

D'ozeille.

De citron.

De pourpier.

D'endiue.

De pauot blanc.

De psyllium.

De coings.

De coriandre preparée

& de grains de myrrhe, de chacũ ʒ vj

Des fleurs de bouillon blanc.

De maulue arborescente.

De camomille.

Des roses rouges de chacun p. ij.

De macis.

De noix muscade de chacun ʒ iij.

De corne de cerf preparée.

Des trociscurs de spodio.

& De terre sigilée.

De la pierre d'hamatis preparée de

chacun ʒ ij. ß.

D'acacia ℥ j.

Broyez & puluerisez ce qu'il faut broyer & puluerifer, & les macerez par vj. iours au feu du
bain M.

Dans les eaux de poires renesches.

De sorbes.

De plantain.

& Tormentille de chacun ℔ ij.

Des eaux de fleurs de maulues arborescē-

tes   De camomille

De boüillon blanc de chacun ℔ j.

Puis coule-les & les preſſe tres-bien , adjouſtant à ceſte expreſſion

De l'opium de Thebes preparé , c'eſt à dire, deſpoüillé de ſon ſouffre narcotique (qui apporte vn profond aſſoupiſſement , au lieu d'vn ſommeil gratieux) par le moyen d'vn feu doux & lent ℥ ij. ß.

De l'extraiſt dyſenterique , ſelon noſtre deſcription.

Du ſafran de Mars de chacun ʒ ij.

Du ſafran d'Orient ʒ j.

De la pouldre de diatragacant froid ʒ vj.

Ainſi diſtille-les , ſelon les preceptes de l'art , à fin qu'il en ſorte vne eau , non ſeulement admirable pour la dyſſenterie commune ou peſtilenrielle , mais auſſi pour tous les flux de ventre & hæmorrhagies de quelques parties qu'elles puiſſent venir.

Eau Hypnotique.

Prens des quatre ſemences froides pelées de chacun ℥ ij.

Des ſemences de pauot blanc.

De laictuë de chacun ℥ iiij.

De iuſquiame ℥ ij.

Des fleurs de nenuphar.

De violettes.

De roſes rouges.

De coqueliquot de chacun p. iij.

Des fleurs de ſureau

& ſommitez de ruë, de chacun p. ij.

De macis.

Noix mufcade.

& benjoin de chacun ʒ vj.

Broye & infuſe-les par quatre iours

Dans des eaux de roſe.

Laictuë.

Nenuphar.

De coqueliquot de chacun ℔ ij.

Puis coule & exprime-les fermement, pour y adjouſter

De requies de Nicolai ʒ ſſ.

De ſafran.

De mumie de chacun ʒ ij.

De camphre.

De caſtor de chacun ʒ j.

Diſtille-les ainſi que l'Art le requiert : ʒ ij. ſont la doſe de ceſte eau, qui eſt grandement conueꞏ nable en toutes longues veilles excitées princiꞏ palement des fieures ardentes, quand on la donꞏ ne au temps du ſommeil, & doibt eſtre preferée (comme beaucoup plus aſſeurée) à tous les auꞏ tres narcotiques, comme au requies de Nicolas ſimple, au Philonium & aux pilules de cyno- gloſſe, & autres de ceſte eſpece. Ceſte eau adou- cit auſſi toutes ſortes de douleurs & les aſſou- pit, & ſert grandement à toutes inflammations internes, ayant ie ne ſçav quoy approchant des vertus de quelque laudanum.

Eau pour la gonorrhée virulente inueterée.

Prens des pouldres de menthe seiche.
De dictame &
Des racines d'iris de Florence de cha-
cun ℥ j.
Des pouldres de semence d'agnus castus,
De ruë.
De Laictuë, de chacun ʒ j.
De terebentine de Venise ℥ iiij.
De vin blanc ℥ xx.

Iette tout cela dans l'alembic, & le distille par le bain vaporeux: donne de ceste eau l'espace de quelque iours deux cuillerées au matin, ayant prins vne purgation conuenable auparauant: ie l'ay experimentée cent fois : elle est fort bonne aussi aux vlceres des reins,

Eau pour les coups de Mousquet.

Prens de l'aristolochie ronde.
Des baies de laurier mises en pouldre
de chacun ℥ ß.
Des pouldres de l'herbe veronique &
Pirole sechées en l'vmbre, de cha-
cun ℥ ij.
Des sauterelles prinses en plene lune,
sechées au four & puluerisées ʒ vi.

Enferme toutes ces pouldres meslées ensemble

dans vn fac de linge. Quoy fait, il faut prendre
vn pot de terre neuf & plombé affez grãd, dans
lequel tu verferas trois chopines de bon vin,
meflant parmy M. j. de Peruenche fraifche-
ment cueillie, puis foit ton fac fufdit bien lié :
lefquelles chofes ainfi difpofées, tu les macereras par quelque iours, les exprimeras bien fort,
puis tu les diftilleras iufques à la côfummation
de la moitié ou des deux tiers, Ainfi ayant ferré
l'eau diftillée, tu couleras le refidu des feces par
le blanchet & le garderas à part. Or tu te ferui-
ras de cefte eau ainfi, tu en bailleras tous les matins au bleffé par l'efpace de xiiij. iours de la
diftillée, enuiron ℥ ij. & de celle qui reftera au
fondu vaiffeau biê coulée, tu en laueras fa playe
& moüilleras la tente qui (nonobftant que la
playe foit caue & profonde) doibt eftre petite,
fur laquelle apres tu poferas vne fueille de
chou rouge, & ainfi tu en experimenteras des
effeɗs admirables. Cefte fufdite eau eft vulneraire auffi, & guarit par vn merueilleux progrés
les vlceres, tant internes qu'externes. Elle eft
auffi excellente au cancer, moyennant que tu y
face boüillir dedans des cloportes.

Eau balſamique tres-excellente contre toutes ſortes d'apoſtemes , vlceres internes & externes : principalement contre les fiſtules , vlceres phagædeniques & malings.

Diſtille l'eau d'egales parties de fueilles & fleurs
  De romarin, de fueilles & grains.
  De laurier.
  De ſanicle.
  De veronique.
  De petum.
  De myrthe.
  De plantain.

Dans ℔ vj. eſquelles tu adiouſteras
  De therebentine de veniſe ℔ ſ.
  De gomme de lierre &
  De ceriſes de chacun ʒ iij.
  D'encens maſle.
  De myrrhe.
  De vraye mumie de chacun ʒ ij.
  D'aloës ſuccotrin ʒ iij.
  De macis.
  De poiure.
  De cloux de girofle de chacun ʒ j.
  De ſucre ℔ ſ.
  De ſafran ʒ ſ.

Faites de tout cela mis dans la retorte vne diſtilation par les cendres ſelon l'Art, iuſques à ce que le recipient ſe froidiſſe de ſoy-meſme. Con-

ſerue ceſte eau dans des phioles bien bouchées
qui eſt toute oleagineuſe, ſans nulle ſeparation
d'aucune choſe, car elle eſt tres excellente &
precieuſe, & auec quelques gouttes de laquelle
tu pourras lauer les fiſtules, les vlceres chancreux, phagædeniques & ſordides, qui ſont
voiſins du mal mort, & tu verras merueilles.
Auſſi eſt elle fort bonne pour les charbons &
antrax peſtilens, pour les vomiques, abſés, apoſtemes & vlceres internes, il en faut bailler ſeulement quelques gouttes dans du vin blanc, en
boüillon ou de l'eau vulneraire.

Eau Podagrique.

Prens de l'eau diſtillée de la ſemence de
    Grenoüilles.
    De bouillon blanc.
    De fugere de chacun ℔ ÿ.ß.
    De l'vrine d'enfant beuuant du vin
      ℔ iÿ.
Adjouſtes-y ʒ ij. ß.
    De theriaque nouuelle.
    De vitriol.
    De ſel armoniac.
    D'alun de chacun ℥ iiÿ.
Diſtille-les à ſec par les cendres, adjouſte à ce-
ſte eau.
    Du ſel de vitriol, c'eſt a dire tiré de
      ſon colchotar ℥ j.ß.
    De camphre,
    De ſafran de chacun ʒ ÿ.

Mesle-les, & fomente les parties malades auec
ceste eau qui sera tiede, remoüillant souuét les
linges qu'on mettra dessus. Ou bien pour appaiser ses mesmes douleurs, distille de l'eau auec
egales parties de saulmure & d'vrine d'enfant.

Autre eau Podagrique.

Prens des fueilles & fleurs vertes de sureau de
chacun ℔j.plus ou moins,selon la quantité que
tu desireras en faire. Broye le tout & macere-
le dans de l'eau deuie, par deux ou trois iours
au bain M. Puis distille-le à sec dans vn vase de
verre,ou de cuiure,& fomente deux fois le iour
la partie dolente de ceste eau, & vse-en confi-
damment mesme à l'espece de podagre, qui
vient d'humeurs chaudes.

Autre eau antipodagrique.

Prens ℔ ij. d'eau de vie rectifiée.
Demiel purifié ℔ i.
Distille-les au bain vaporeux:ainsi tu distilleras
deux liqueurs,la premiere est aqueuse, & la se-
conde bien plus forte & sulfurée, lesquelles tu
garderas separement, tu adiousteras aux fæces
De safran oriental entier ℥ j. ß.
De therebentine de Venise ℥ ij.
De castor ʒ vi.
De tartre calciné iusques a ce qu'il soit
blanc ℔. ß.

De sel

De sel armoniac ʒ j.

De phegme de vitriol non encore separé de
son esprit ʒ iiij.

De lexiue faite auec du ferment de
vigne ℔ ij.

Macere-les 24. heures, & les distille à sec; garde
aussi à part la liqueur qui en sortira. Iette la
premiere eau distillée sur les feces qui resteront, macere & distille-les, Puis en fin mesle
toutes ces liqueurs distillées & les distille encore vne autre fois par le bain vaporeux : ainsi tu
auras vne eau Antipodagrique d'admirable
vertu.

Vn certain Allemand homme celebre m'a
donné ceste eau comme chose precieuse, m'af-
seurant estre la mesme de M. Ruland. Nous la
vous baillons donc pour le mesme prix qu'elle
m'a cousté, estimant qu'elle merite bien de
voir le iour, car i'en ay veu des effects admirables pour appaiser les douleurs Podagriques,
quand on mettoit des linges trempés dans ladite eau mediocrement chaude, sur la partie dolente.

Eau pour les brusleures.

Prens de l'eau distillée des fueilles de fugiere ℔ j.

De flegme de vitriol &

D'alun de chacun ℔ ʃ.

De fleurs de tapsus barb.

Des fueilles de lierre noir de chacun M. j.

Des limas rouges.

Des grenoüilles.
Des sauterelles ou escreuisses, de chacun x.

Distille-les au feu dans vn alembic de plomb
assez grand : fomente de cette eau cinq ou six
fois le iour la partie bruslée. L'eau mesme de se-
mêce de grenoüilles meslée auec le seul flegme
de vitriol y profite grandement.

Il y a assez long-temps que dans mon liure
des Arquebusades, I'ay descrit vne certaine eau
preparée seulement de fugere, qui est vn soue-
rain remede contre les brusleures, on met des
linges moüillez dans icelle sur la partie affligée.
L'eau fuyuante descrite dans le mesme liure, se
prepare en tout temps & est bonne pour la mesme chose.

Eau d'Escreuisses, pour le mesme.

Fais boüillir par l'espace d'vn iour des Escreuisses auec de l'eau de joubarbe dans vn pot
double bien & deüemét fermé. Puis distille les
au feu : Iette trois fois ton eau sur les fæces, re-
tire-la, puis la conserue. Elle faict grand bien à
l'inflammatiõ, aux brusleures & au carcinome.
Si des cendres du caput mortuum tu tires le sel
auec la propre eau ; le remede aura beaucoup
plus de vertu pour guarir les carcinomes, &
tous vlceres fagedeniques.

Eau purgatiue.

Prens des semences de sureau & d'hieble au temps qu'elles sont en maturité, qui est vers le commencement de l'Automne : tirez en le vin ou suc par les presses, ayant ensemble côquassé les pepins, le tout meslé ensemble fais en vne distillation. Cette eau purge grandemêt quand elle est cohobée par dessus les fæces, tirant principalement les humeurs sereuses, tu l'aromatiferas de canelle, coriandre preparée auec du suc de coins, & semblables. Elle se peut donner de ʒ j. à ʒ ij. aux Hydropiques.

Et à fin que tu faces vne eau composée de ces mesmes semences pour pareils vsages, qui aye plus de force pour purger,

Prens des eaux susdictes distillées,
Des semences d'hieble & sureau,
de chacun ℔ j.
De suc de petum.
Des fleurs de pesché, de chacun ℔ ß.
Adjouste-y en son temps
Des fleurs de sureau.
D'hieble.
D'hypericum.
De centaure, de chacun M j.

Pile premierement les fleurs, puis distille le tout ensemble par la retorte, iusques à la seicheresse, & ce par la vertu de la chaleur du bain vaporeux. Adjoustes à cette eau,
D'aloës succotrin ʒ iij.

De scamonium ℥ ij.
De myrrhe ℥ j. ß.
De canelle.
De semence de fenoil doux.
D'anis, de chacun ℥ j.

Distille derechef le tout par la retorte auec son
recipient, en sorte que rien ne puisse expirer,
& ce au mesme bain vaporeux : le temps de la
digestion doit durer vn iour, puis faire boüillir le bain à gros boüillon, afin que tout soit distilé à sec : & ne faut point craindre le bruslé
car les vapeurs de l'eau boüillante empeschent
l'adustion, moyennant que le vaisseau soit bien
bouché, laquelle façon de distiller est la meilleure de toutes, la plus asseurée & la plus facile,
auec laquelle seule sans addition d'autre chose,
on peut tirer les eaux & les huiles ensemble de
toutes sortes d'herbes & fleurs, qui ont vertu
d'eschauffer. Ceste eau susdite purge doucemét
toutes les humeurs. Elle est bonne aux enfans
qui sont affligez des vers & d'autres humeurs
internes corrompues, aussi à ceux qui abhor-
rent les remedes preparez vulgairement. La dose en est de ℥ j. à ℥ ij. ayant esgard à la nature &
aux forces du malade.

Eau purga-
tiue & vo-
mitiue en-
semble.

I'adiousteray pour fin de ce traicté des eaux,
vne seulement, qui ensemble purge & fait vomir. Ses vertus sont admirables pour guarir les
fieures mesmes pestilentes, qui maintenát exer-
cent leur tyrannie en cette nostre gráde ville de
Paris:outre cela elle fait des merueilles pour les
Pleuresies, en la curation desquelles on fait auiourd'huy vne infinité de fautes. C'est ce qui m'a

occasionné de mettre au iour ce secret si excellent, encore que contre ce que i'ay estably, il
soit tiré de la famille des remedes metalliques,
car nous nous estions proposé de les reseruer
ailleurs, à sçauoir dãs nostre Pharmacopée Spagyrique, qui Dieu aydant, voyra bien tost la lumiere. Ie ne manqueray point de censeurs Critiques ennemis iurez des medicaments metalliques, qui seront indignez contre mes petits labeurs, encor que tous pleins de candeur, pour
m'arguer & me rendre ignominieux tant qu'ils
pourront, mais ie passe par dessus tout cela
pourueu que ie sois vtileau public. C'est assez
de plaire & profiter à ceux qui ne sont aucunement inferieurs à ces reprehenseurs là : ils m'e-
stimeront digne de leur faueur, sans me priuer
de ce que ie merite. Or parce que ce remede est
metallique & chymique, i'vseray en le descri-
uant de mots propres à l'Art iatrochymique faciles à entendre : ceux-là seuls estans dignes de
gouster de si precieux mets.

Prens de Magnesia Saturni de couleur d'o-
pale & transparante, & de la pierre ou sel de
prunelle de chacun égales parties, mesle, brusle
& calcine les d'vne calcination philosophique:
tu trouueras vn aymant calciné & coloré comme vn foye, que tu adouciras & reserueras aux
vsages.

Ceste pouldre sera comme vne espece de crocus, & le nom de crocus metallorum luy appartient veritablement, parce que l'aymãt d'où
elle tire son origine, est la racine & le premier
sens des metaux. Prens d'iceluy ℥ j. De l'eau de

chardon benit ℔ ij. ou iij. De canelle ℥ ß. Macere le tour par deux ou trois iours, puis le paffe, & garde cette eau pour en vfer, tu la nom-
meras à bon droi& eau beniſte, car elle a de merueilleux effe&s : prens-en ℥ j. ß. ou plus au matin : elle n'eſt pas defagreable au gouſt, elle prouoque vn doux vomiſſement & quatre ou cinq
felles, euacuant haut & bas en meſme temps,
ce qu'vn autre remede ne fera pas. On s'en fert
comme cy-deſſus à toutes fortes de fieures meſmes peſtiferées : aux pleureſies auſſi, & aux autres maladies deplorées, qui ne fe peuuent dompter, à caufe qu'elles font trop enracinées.

ADDITION.

I'ignore certes fi l'eau benedite du tres-do&e
Martin Roland fe peut comparer à celle-cy, ou
non : fe fera à fon fils tres-digne d'vn fi galant
pere de nous l'enfeigner, & me perfuade prefque qu'il mettra au iour fon eau en faueur du
public qu'il y a fi long-temps qui eſt cachée. I'ay
obferué dans fes centuries quantité de belles
experiences de cures qu'il a faites en diuers
genres de maladies, principalement en la pleu-
refie, qu'il a fouuentesfois guarie fans obferuation des iours critiques, & fans faigner.

Or nous auons autrefois aduerty en nos obferuations, qu'il y a vne certaine forte de pleu-
refie, qui en tout eſt femblable à la vraye & legitime, & non pas de la fauffe & baftarde : elle
prend fon origine d'acres & malignes vapeurs

portées des parties inferieures dans la regiõ du
thorax, de la virulence & acrimonie desquelles
il s'excite vne inflammation à la tunique qu'on
nomme pleure, & aussi vne erosion des veines,
d'où s'ensuiuét vn crachemét de sang, vne difficulté de respirer, la fieure & autres symptomes
qui accompagnét ordinairement la vraye pleuresie : en laquelle on preferera la purgation (ordonnée auec ces remedes-là) à la saignée & au
clystere. Et ceux qui ont demeuré dans l'Hospi-
tal de Ferrare cognoistront la verité de mon dire : où l'on dissecque tous les iours vne infinité
de cadauers pleuritiques, les entrailles desquels
sçauoir l'estomach & les intestins, sont trouuez
tous remplis de vers. Telles pleuresies qui ont
mesmes principes que les pestilentes, deman-
dent vn remede qui aye puissance de chasser les
vers & oster l'incommodité des corruptions:
comme est la vertu & proprieté du Mercure, &
des choses mercuriales, comme il appert assez à
tout le monde : Et ne faudra point douter que
la susdite magnesia qui participe à cette proprieté, ne monstre des effets admirables & presque diuins en ceste maladie.

Mais d'autant que nous parlons de la pleuresie, laquelle court par tout, souuent & auec
crainte de la mort : il ne sera pas hors de raison,
si nous proposons quelques remedes propres à
cette maladie, que nous auons experimentez
mille fois heureusement.

Premierement, c'est l'eau de pauot rouge bail-
lée à la quantité de iij. ou iiij ζ. auec ζ j. de poudre de corail rouge cõposée d'auellines rouges

& de machoires de brochet : i'ay veu par ce seul remede, sans aucun vsage d'autre, soit externe ou interne plusieurs beaux & excellens effets.

Si le mal passe le troisiesme iour, il faudra donner quelque sudotifique, qui soit specifique & conuenable à ceste maladie, comme vne pomme de capandu creusée & remplie d'vne drachme d'oliban ou encens masle, & tellement cuitte au feu que la poudre d'oliban & la substance de la pomme se meslent ensemble en cuisant : aucuns y adjoustent vn peu de sucre candy & la baille ainsi à manger. La pomme ainsi mangée le malade boira deux ou trois onces d'eau de chardon benit, & bien couuert suera ainsi beaucoup. Nous en auons cogneu bon nombre qui sont retournez en leur pristine santé par le moyen de ce remede.

Eau Ophthalmique.

Si tu prens ʒ j. ou ij. de ce crocus preparé de cettedite magnesia, qui est tout a fait insipide, & que tu l'infuses dans cinq ou six onces d'eau d'eufraise, fenoil ou autres semblables qui sont bonnes aux maladies des yeux, tu feras vne eau ophthalmique de tres-grande éficace contre l'amblyopie, l'amaurose, & la suffision des yeux, on la peut distiller goutte à goutte dãs l'œil sans aucun sentiment de douleur, car elle est sans acrimonie : Aussi faut-il en arrouser l'œil plusieurs matins : Elle a tant de puissance qu'appliquée sur l'œil elle lasche le ventre. C'est ce qui

la rend beaucoup plus apte à difcuter les nua-
ges qui troublent la veuë & à autres telles maladies, que tous les autres collyres compofez
de chofes erofiues, comme entre autres l'eau
bleuë, qui fe fait auec eau de pluye & fel ammoniac agitez longuement dans vn baffin de
cuiure, à laquelle l'efprit de vitriol eftant meflé
par cefte agitation rend vne belle verdeur, plufieurs en vient affez heureufement, mais de la
douleur & de l'inflammation qu'elle apporte, le
mal s'aigrift, de façon que i'approuuerois dauantage l'eau faite auec ce crocus de ladite magnefia, car elle opere mieux & auec moindre
douleur.

Ie defirerois certes que mon eau Ophthalmique doüée de pareille vertu que celle de Martin
Rolland, fuft autant eftimée & euft autant de
loüanges qu'il dône à la fienne, qui affeure auoir
fait des effets pleins d'eftonnement en reftituât
la veuë prefque perdue. Mais à quoy cecy? c'eft
à fin que i'excite fourdement fon fils pour mettre en lumiere vn fecret fi recommandable & fi
profitable au public & à toute la pofterité.

De la fufdite Magnefia, & de croufte de pain
puluerifée, fans autre preparatiõ, ie tire vne eau
antepileptique par la cornüe, auec vn feu affez
grâd, laquelle ie prefere à toutes celles que i'ay
defcrites, encor qu'elles foient puifées de la famille de diuers vegetaux. I'en ay veu de loüa-
bles effects, principalement en la perfonne de
I. Vignon fils de cet Euftache Imprimeur tant
renommé. Il auoit efté nourry dés fon enfance
en Allemagne; enuiron à l'aage de dix-huiƈt ans,

où il fut furprins d'vne forte Epilepfie qu'il euſt
eſté permis de tenir idiopathique, par les ſignes
qui paroiſſoient ; il eut premierement recours
aux doctes Medecins d'Allemagne: iuſques à ce
que par le ſoin de ſes parens eſtant retourné
chez luy, i'y fus appellé auec I. Antoine Harce-
nus, tres habile homme , & autres certains celebres Medecins ; qui d'vn commun accord le
traictaſmes ſelon les preceptes de l'Art auec les
remedes vulgaires, qui au lieu de luy profiter,
d'vn accez qui luy prenoit toutes les ſemaines
ſeulement , il vint à l'auoir preſque tous les
iours tant le mal ſe rengregeoit.

Sur ces entrefaites M. Candole mon allié &
ancien amy, me commiſt cet enfant entre les
mains, me priant affectueuſement, outre les remedes ordinaires de luy en donner quelque ſingulier des miens pour chaſſer cette maladie ; ce
à quoy ie m'accorday tres-volótiers: De ſorte
que luy ayant ſeulement baillé vne purgation
d'vn de mes Panchymagogues, ie luy ordonnay
l'vſage de la ſuſdite eau par l'eſpace de 30. ou
40. iours à continuer tous les matins, i'apperçeu dés la ſeconde fois qu'il en eut prins, certain
genre de vers qui ſe veautroient çà & là dás ſes
excreméts (car ceſte eau à la proprieté d'ouurir
le ventre deux ou trois fois ſans tranchées ny
vomiſſemens) dont il en ſortoit de iour à autre
plus grande quantité, qui eſtoit la mine & le
fomés de ſa maladie, laquelle trop cachée on
apperçeut apres la vingt ou vingt cinquieſme
fois de ces prinſes : laquelle mine foüillée & le
fomés tout à fait eſteint, le malade a recouuert

vne telle santé depuis, qu'il n'a pas eu la moindre parcelle de cet ancien mal. Voyla l'histoire
de cette cure, qui par la grace de Dieu m'a fort
heureusement succedé. Ie l'ay mise icy expres
comme tres-veritable aux yeux de tout le monde, à fin qu'on sçache les puissans & presque incroyables effects de ces medicamens incogneus
au vulgaire: dont i'en souhaitte vne plus entiere & parfaicte cognoissance de iour en iour à vn
chacun, au profit du public.

Outre les susdites eaux artificielles, tant simples que composées, ausquelles nous redonne-
rons leur ancienne splendeur, l'Art Spagyrique
nous enseigne la composition d'autres sortes
d'eaux par vn nouuel artifice; principalement
de toutes sortes d'aromates, herbes, fleurs &
seméces qui ont vertu d'eschauffer: or ces eaux-
là sont faciles à faire, & d'où on tire plusieurs
commoditez, & auec l'aide desquelles on tire
diuerses sortes d'huiles, principalement aërées,
& de grande efficace pour la tenuité de leurs
parties. Mais parce que la façon en est presque cogneüe de tous, ie ne m'amuseray pas
beaucoup sur icelle: me contentant de parler de celles que l'Apothiquaire doit tousiours
auoir prestes chez soy: parce qu'on les met à
toute heure en vsage, à cause de leurs insignes
vertus, d'où tu ne doibs chercher autre raison,
sinon qu'elles ont en soy les facultez presque
toutes entieres des medicaments simples dont
elles ont esté tirées. Ainsi sont tirées les huiles
qui nagent sur la propre eau de leur simple, que
dis-je, sont des effects en bon nombre & hors du

commun. Ces eaux ſuſdites ſeruiront auſſi à la
compoſition de diuers ſyrops, eſtans comme
au lieu de baſe : l'inuention deſquels ie m'attri-
bueray à bon droiḋ, comme on verra plus amplement au chap. de la reſtauration des ſyrops.

Eau de canelle.

Prens ℥ iiij. de canelle groſſierement con-
caſſée. mets-la infuſer en égales parties de bon
vin blanc, & d'eau roze par l'eſpace de deux ou
trois iours en l'alambic, & diſtile cela, tu en tireras vne eau leḋeuſe qui contient enſemble-
ment en ſoy vne partie ſulphurée & oleagineuſe de la canelle, garde-la ſoigneuſement, pluſieurs font leur infuſion au vin ſeul. Que ſi tu en
veux faire quantité, vſe d'vn vaſe de cuiure aſſez grand auquel ſoit joinḋ vn refrigeratoire.
Pour chaque liure de canelle, on en met communement deux de vin & deux d'eau roſe. Mais
à cauſe que la canelle eſt de ſubtiles parties, elle
ne fait gueres d'huile, qui toute ſe meſle parmy
ſon eau, voyla pourquoy on la tire auec du vin
& de l'eau roſe, au lieu qu'aux diſtillations des
autres aromates, herbes, fleurs & ſemences,
nous nous ſeruons d'eau commune ſeulement.
Par exemple.

Prens des girofles concaſſez ℔ j. ou ℔ ij. auec
le quadruple ou plus, ſi bon te ſemble, d'eau de
fontaine tiede : mets cela au ſuſdit vaſe de cuiure, auquel joint ce refrigeratoire : macere-le
vn, deux, ou trois iours, puis donnez-y vn feu

mediocre à fin que l'eau boüille, alors tu la voyras s'euaporer & emmener quand & foy l'huile
de girofle qui va en fond, pour eftre plus pefant
qu'aucun, on le fepare de l'eau auec vn entonnoir, puis on le met dans vne bouteille qu'on
bouche bien aprés. L'eau qui demeure feparée
de cette huile eft trouble & oleagineufe, l'o-
deur & la faueur des girofles y demeurét fi fort
imprimées que fi l'on en boit, ou qu'on en mette au nez, la qualité de ces girofles paroift tres-
bien.

De cette eau, comme des autres qui fe tirent
par cet Art, de chaque efpece d'aromates, comme de poïure, noix mufcade, macis, zingembre,
cubebes, & des autres ainfi, cóme pareillement
de toutes les femences & baies chaudes, à fçauoir de laurier, geneure, fenoil, anis, cumin,
d'aucus, peone, &c. en fin des herbes & fleurs de
qualité chaude, comme fauge, romarin, thym,
hyfope, ruë, calament, origan, pouliot, menthe,
betoine & femblables, on pourra compofer des
fyrops qui garderont beaucoup mieux leur facultez que les eaux & decoctions preparées à la
hafte, comme ie diray lorsque ie parleray des
fyrops preparez auec ces mefmes eaux ; confe-
quemment vn chacun fçaura en temps & lieu,
comme on deura vfer des huiles extraits de ces
fimples-là, qui comme nous auons aduerty, doiuent eftre feparez de leurs eaux propres.

Mais fuffit d'auoir traicté des eaux iufques icy:
Il eft dorefenauant raifonnable de hauffer fes
voiles, craignant d'ennuyer le Lecteur par vne
trop penible longueur. Nous referuons au 2.

liure la defcription de beaucoup d'eaux de fen-
teurs pour l'embelliffement du vifage, & propres aux puftules, dartes, lentilles, taches & autres maladies externes; que nous ne refuferons
de mettre au iour, pour le bien & commodité
du genre humain.

Des Decoctions.

CHAP. VIII.

IE confeffe à la verité qu'il y a lóg-temps que
les Decoctions font en vfage dans la Pharmacie, lefquelles ie ne defapprouue pas, quoy qu'é
jafent fauffement certains cenfeurs. Il y a toutefois deux chofes que ie requiers en icelle, que
pour cet effect i'ay foubmifes auec raifon à ma
reforme, ce que venant à confiderer le Lecteur
equitable, daignera fauorifer mon entreprife.

La premiere eft, qu'en la compofition des
decoctions, on fe fert couftumierement d'ingrediens encore verds & abondans en humidité fuperflue, defquels ils s'efforcent de tirer l'effence & la vertu en ces decoctiós auec pure eau
de fontaine. Et bien que ces decoctions foient
paffées par la manche à l'ordinaire, & clarifiées
auec le blanc d'œuf, on les void moifir pourtant & fe corrompre en peu de iours. Par quelle raifon dóc fe pourra-il faire que ce qui fe corrompt facilement de foy, puiffe exempter nos
corps de corruption? veu que le plus fouuent

ces decoctions ne se baillent à autre fin. Afin
doncques que nous pouruoyós à ce desordre, il
sera necessaire qu'apres la clarification faicte,
deux operations suiuent encor, à sçauoir la digestion & la fermentation par le moyen & la
vertu desquelles peu de temps apres tu apperceuras vne certaine matiere grossiere & terrestre se separer, qui estoit cachée en cette decoction que tu croyois tres-pure & tres-claire, qui
estoit la seule cause de cette corruption, comme plus amplement nous le dirons au chap. des
syrops, où nous enseignerons la maniere de tirer les sucs de plusieurs herbes, fruicts & fleurs,
desquels apres estre digerez, fermentez & parfaictement dépurez, on en fera des syrops qui
se garderont vn tres long-temps sans addition
de sucre ou de miel.

L'autre, qui a aussi besoin de nostre remarque
& reforme, est que le plus souuent ses decoctions se font de bois, escorces, racines, herbes,
semences & fleurs toutes seiches & despoüil-
lées de toute leur humidité excreméteuse, qui
se cuisent auec eau dãs vn vaisseau descouuert,
dont vient que leurs parties acides & mercuriales, comme les sulphurées & huileuses, dans
lesquelles gist leur vertu & proprieté principale, s'enanoüissent, & que ces decoctions sont ordinairement de peu d'efficace.

La verité de mon dire se fortifie par ce que
nous auons dit sur la fin du chap. des eaux : où
nous auons proposé la maniere de tirer les huiles & les eaux de tous aromates, seméces, herbes
& fieures seiches, chaudes & de bonne odeur,

qui ayét prefque les facultez toutes entieres de
leurs fimples, ce que veritablemét nous deuons
rapporter à la feule diftillation faite dás vn vafe
bien fermé : car celle qui fe fera dans vn vafe
ouuert n'aura point les mefmes effects ; Et à fin
que tu l'experimentes, prens feulemét vne liure
de femence d'anis, y adjouftár cinq ou fix liures
d'eau, fi de cela, à la façon des chymiques, tu en
diftille l'huile, le vaiffeau eftant fermé, cette eau
feparée de l'huile, aura & conferuera beaucoup
mieux l'odeur de l'anis & de toutes les autres
qualitez, dont elle eft imbuë, que dix liures d'a-
nis, voire plus, cuittes auec pareille quantité
d'eau qu'ils font en la preparation de leurs decoctions à vaiffeau defcouuert, où les efprits de
l'anis fe perdent & s'euaporent du tout. Il faut
auoir mefme croyáce de tous les autres aromates odorans & chauds, que de l'anis : Et faut noter en premier lieu, que cette obferuation eft
neceffaire en toutes décoctions hydrotiques &
fudorifiques preparées auec guaiac, & autres
chofes puifsátes en proprietez fudorifiques. Or
tu diras que cela s'obferue fi foigneufemét que
ces decoctions-là fe font dans vn double vaiffeau. Mais cette raifon n'eft pas de grand poix,
parce que les parties acides & oleagineufes, efquelles le guaiac abonde principalement, ne
laiffent de fe diffiper pour cela & s'enuoler en
l'air, car les efprits font tres-fubtils, aufquels
pourtant toute la vertu fudorifique & balfamique confifte. Pour à quoy remedier, on doibt
faire cette decoction-là dans vn circulatoire, ou
vn pelican, ou rien du tout ne peut expirer, ou
si l'on

fi l'on a point de pelican, dans vne cornüe ou
retorte ou vaiſſeau d'erain eſtaimmé, auquel
ſoit joint ſon refrigeratoire, d'autant qu'il eſt
fort propre à ces decoctions, & qu'il te peut lô-
guement ſeruir. Quoy qu'il en ſoit, ſoit que ton
vaiſſeau ſoit de verre, de cuiure, ou d'eſtain, il
faut donner ordre qu'il ſoit ſi bien fermé, que
rien n'en ſorte du tout, & que la moindre por-
tiuncule de la liqueur ſe perde ou diminuë.
Dont tu adjouſteras à vne liure de guaiac trois
liure d'eau, & ainſi ta decoction ſera aſſez dé-
trempée, car il ne s'en exhale rien, ou bien
peu.

Cette coction ſe peut faire beaucoup plus
ſoigneuſement au bain vapoureux, qu'en quelque autre genre de chaleur. Si tu t'es ſeruy de
cornuë ou d'alembic, tu adiouſteras à ce que tu
auras diſtilé ſes fæces, puis paſſeras par la chauffe toute la decoction, pour la clarifier, tu en
bailleras pour doſe trois ou quatre onces, & tu
voyras des effects excellens pour prouoquer la
ſueur. Par exemple, nous propoſons icy la decoction de guaiac à l'imitation de laquelle on
en pourra faire d'autres telles qu'on voudra de
drogues chaudes & aromatiques. Or ſçachez
que le temps qu'on met en ces preparations
beaucoup plus long qu'aux ordinaires, ſe re-
compenſe bien par l'vtilité & le ſoulagement
qu'en reçoiuent ceux qui en vſent. S'en ſerue
neantmoins qui voudra. Ce pendant il eſt
maintenant raiſonnable que nous mettions en
auant les decoctions dont nous deſirons orner
& enrichir noſtre Pharmacopée.

I

Decoctions
{
Lenitiues, aperitiues, rafraichissantes.

Lenitiues, aperitiues, échaufantes.

Carminatiues.

Diuretiques.
}

Decoctions preparates.
{
La bile.

La pituite.

La melancholie ou le suc atrabiliaire.
}

Decoction purgeantes
{
La bile, la pituite, & la melancholie chacune à part.

Toutes les humeurs ensemble.
}

Decoctions
{
Hydrotiques de diuers genres.

Vulneraires.
}

Decoctions
{
Diuerses, pour plusieurs maladies du corps humain, approuuées de beaucoup, & certaines experiences
}

Decoction lenitiue, aperitiue, rafraichissante.

Prens des racines de chiendent.

Taraxaçon.

Ozeille.

Patience, chacun ʒ vj.

De raisins &

Reglisse chacun ʒ vj.

Des feüilles de chicorée.

Endines,
  Scariole.
 Agrimoine.
 Pourpier.
Ozeille.
 Laictuë.
Fumeterre.
  De tous les capillaires de chacun M j.
Des iiij. sem. froides grandes.
  De guimauue chacun ℥ ß.
  x. prunes de damas.
  x ij. Iuiubes.
Des fleurs de violettes.
  De buglosse.
  Des roses rouges, chacun p j.

Faits vne decoction, que tu aromatizeras, si bon te semble, d'vn peu de canelle & adouciras auec sucre, ou y adjouteras des syrops violat, aceteux, de limons & semblables.

Decoction lenitiue, aperitiue, échaufante.

Prens des écorces de fresne.
  Tamariz, chacun ℥ ß.
  De fenoïl.
  Persil.
  Polypode chacun ℥ j.
  Des prunes de damas &
  Iuiubes chacun x ij.
  De raisins
  Reglisse chacun ℥ ß.

Des fueilles de houblon,
   Agrimoine.
   Betoine.
   Prime-vere.
   Fumeterre.
   Ceterac.
   Politric.
   Absynthe.
   Persil de chacun M ʒ.
   D'asarum ʒ ij.
De semences de chardon benit.
   De citron & de son écorse
      de chacun ʒ iij.
Des semences de maulue.
   De bimauue.
   De coings chacun ʒ ij. ß.
Des fleurs de genest.
   De buglosse.
   De bourrache, de chacun pj.

Fais-en la decoction, que tu couleras, clarifi-
ras, aromatiseras & dulcifiras comme cy dessus
auec le sucre, ou adioustes-y ce qu'il suffira des
syrops des deux ou cinq racines & de capil veneris.

Decoction carminatiue ou chassante les vents.

Prens des racines de fœnoil. ʒ j.
   De thym.
   Pouliot.
   Serpolet, chacun M j.

De raisins de corinte ℨ j.
Des semences de fœnil doux.
D'anis.
Daucus.
Cumin, chacun ʒ iij.
De canelle ℨ ß.
Des fleurs de romarin &
De camomille vraye, chacun p. ij.

Fais cuire le tout dans hydromel de maluoisie.
La dose est de ℨ ij. ou iij.

Decoction diaretique.

Prens des racines de chasse-venin.
De garance des teinturiers.
Valeriane
Pimpinelle, chacun ℨ j.
De reglice ℨ ß.
Des feuilles de betoine &
De tous les capil. chacun M j.
Des semences de bardane.
De fenoil.
De milium solis.
D'anis.
De cuscute.
Baies de geneure, chacun ʒ iij.
Des fruits d'alkekenge x.
Des fleurs de genet p ij.

Cuits-les, aromatize de canelle & les adoucis
de miel anthosat.

*Decoction preparante la bile espessie par
trop grande adustion, & deliurant
l'obstruction des visceres, ce qui arriue en plusieurs fiebures ardentes.*

Prens des racines de taraxaçon.
 Chiendent.
 Persil.
 D'ozeille.
 Eringium.
Marerées dans le vinaigre, de chacun ℥ j.
 Des raisins de Corynthe ℥ vj.
 De reglisse ℥ ß.
 Chicoree fueille & racine.
Des feüilles de scariole.
 Agrimoine.
 Cuscute.
 Fumeterre.
 Houbelon.
 Hepatique.
 Polytric.
 Adyantum, chacun M j.
Des iiij. semences froides grandes & petites.
De celle de citron & son écorce,
 chacun ℥ iij.
Des fleurs de genet.
 Violettes.
 Buglosse &
 Bourrache, chacun p. j.

Cuits-les en petit laict, puis adiouſtes à cette
de coction, ſi tu veux, autant ce qu'il ſuffira

> *Doxymel ſimple.*
> *De ſyrop aceteux compoſé.*
> *De limons &*
> *De ſuc d'ozeille.*

Or pour corriger la tenuité de la bile, on preparera la decoction ſuiuante.

> *Prens des racines d'ozeille.*
> *De chicorée.*
> *Bugloſſe, chacun ℥ j.*
> *x ij. Iuiub.*
> *Des feuilles d'endiues.*
> *Pourpier.*
> *Laictuë.*
> *Ozeille, chacun M j.*
> *Des ſemences de cuſcute.*
> *Concombre.*
> *Melons.*
> *Laictuës.*
> *Pſilium.*
> *Coings.*
> *Pauot blanc, chacun ℥ ß.*
> *Des fleurs de violettes.*
> *De nenuphar, chacun p. ij.*
> *De la gomme arabique &*
> *Tragacant, chacun ʒ ij.*

Faits vne decoction, en laquelle tu pourras diſ-
ſouldre ſuffiſamment

> *Des ſyrops de pauot.*

Nenuphar.
Violes.
De roses seiches &
Diacod. sine speciebus.

Decoction preparante la pituite.

Prens des racines d'acorus.
Cyperus.
Fenoil.
Persil.
Ache, chacun ℥ j.
De polypode &
Raisins chacun ℥ vj.
Des feuilles de betoine.
Chamædrys.
Chamæpitys.
Thym.
Hyssope, chacun M j.
Des semences d'anis.
Fenoil.
Escorce de citron, chacun ℥ iij.
Des fleurs de prime-vere.
De rosmarin.
De stachas.
Betoine, chacun p. j.
De zingembre.
Canelle, chacun ℥ ij.
Fais-les cuire en hydromel & y dessouls
Des syrops de calaminthe.
De betoine simple & comp.
D'écorce de citron.

De bizantiis comp.
De praßio & d'autres ainsi.

La Decoction pour preparer le suc melancholicq, großier, tartreux & boüeux, doit estre
faite en partie des simples, qui ont vertu d'inciser & attenuer, en partie außi de ceux qui échau-
fent & humectent mediocrement. Par exemple.

Prens des écorces de cappriers.
    Tamarix.
    Fresne, chacun ʒ ß.
Des racines d'ænula campana.
    De polypode.
    Patience.
    Chiendent.
    Asperges.
    Fenoil chacun ʒ j.
Des fueilles de l'vne & de l'autre buglosse.
    Fumeterre.
    Houblon.
    Agrimoine.
    Melisse.
    Thym.
    Epithym.
    De tous les capill. chacun M. j.
Des semences de chardon benit.
    De cuscute chacun ʒ ß.
Des fleurs de genet.
    Tamarix.
    Violes.

Bourrache.

Buglosse chacun p. j.

Cuits-les auec petit laict, y adiouſtant ſur la fin de la cuiſſon

De ſucs depurez de pommes de renette.

De fumeterre.

Buglosse chacun ℥ iij.

Puis coule le tout, pour l'aromatiſer, & y ad-iouſte ſuffiſamment

Des ſyrops de fumeterre.

De ſcolopendre.

Sabor.

Buglosse.

Pour preparer l'atre bile, laquelle ſelon l'ad-uis de Galié eſt tout à fait differét du ſuc melan-cholic, on fera les decoctiós de ce qui en partie rafraichit & humecte la bile ſeiche & aduſte, & qui d'ailleurs inciſe ſon époiſſeur, dont nous auons fait mention deſ-ja cy deſſus : or ces de-coctions ſe font en des ſucz depurez de Fume-terre, Houbelon, Bugloſſe, Pommes de renet-te & d'autres auſſi, où l'on pourra diſſoudre des ſyrops d'epithym & de biſantiis.

Qui plus eſt, à toutes les ſuſdites Decoctions qui preparent la bile, la pituite & la melancho-lie, les Cephaliques, Thoraciques, Stomachi-ques, Hepatiques, Spleniques, Nephritiques & Hyſteriques ſe pourront accómoder, ſi tu y adiouſtes les ſimples propres & contenables à ces parties là, leſquelles tu rendras quant-&-quant purgatiues : ſi par exemple, dans celles qui peuuent preparer la bile, tu y meſles des cholagogues, tels que ſont entre les ſimples, les

tamarins, la rheubarbe : entre les compofez le
Diaprun folutif , l'electuaire rofat de Mef. &
l'electuaire de Phillio.

Si tu adiouftes le cnicu & l'agaric pour les
fimples , le Diaphænic, Diaturbith, l'electuaire
Indun maius , minus , pour les compofez, tu
rendras ta decoction faite, pour preparer la pituite , Phlegmagogue.

Et pour les faire melangogues , tu pourras
adioufter à ces decoctions que nous auons dé-
crites , pour la preparation de l'vne & l'autre
melancholie le fené & l'epithym , & entre les
compofez, la confection Hamech , le Diafen-
na, & les Syrops où entre l'hellebore : defquels
ie ne feray aucune defcription particulierement, comme eftant chofe inutile.

Au moins adioufteray-je vne feule formule
de decoction par laquelle tu peux en mefme
temps preparer & chaffer hors toutes les mauuaifes humeurs enfemble , & ce par epicrafe,
comme ils difent.

Prens du polypod: de chefne
De la femence de carthame broyée
      chacun ʒ x.
    De raifins.
   Regliffe chacun ʒ vj.
D'écorce de frefne.
    De tamarife chacun ℥ ſs.
   xx. Prunes de damas.
Des fueilles de fumeterre.
    Meliffe.
    Eupatoire de Mefué.

Houblon.

Agrimoine.

Chamedrys.

Chamep. &

De tous les capillaires chacun M. ʒ.

Des fleurs de petit centaurion.

De mille-pertuis.

Genet.

Tamarix, chacun p. j, ß.

Des trois cordiales.

Nymphea chacun p. j.

D'agaric fraischement trocisqué dans
son nouet.

Des hermodactes.

Des fibres de la racine d'hellebore noir
de chacun ℥ ß.

Cuits-les en egales parties de petit laict & d'eau
de pommes de renette ou fumeterre, en la
coulure bien clarifiée: infuse & fais enfin vn
peu boüillir.

Des feuilles de sené ℥ i ß.

Rhubarbe choisi ℥ iiij.

De canelle.

Cloux de girofle chacun ʒ i.

D'epithym p. i.

L'expression faite & la coulure reduite à ℥ xvj.
dissous-y

Du syrop violat de IX. infusions.

Du grand oxymel de Iulian, chacun ℥ ij.

Faits vn apozeme en iiij. doses, pour quatre
matins consecutifs, ou alternatifs, selon l'operation & les forces.

Ces decoctions purgent tous les humeurs vi-
cieux, & ceux là mesme qui pour leur trop
grande tenacité & rebellion, se peuuent moins
chasser, & se mouuoir à grande peine à la premiere secousse. Il en faut reiterer l'vsage deux
fois au moins, ou plus, selon que les racines du
mal sont profondes. Cette façon de purger
mondifie la masse du sang: oste du corps tous
les humeurs corrompus & pourris, qui sont
autheurs des vers: est fort profitable à toutes
affections melancholiques, vertiges, epilepsies,
paralysies: Elle sert aussi aux cachexies, fieures quartes & maladies semblables, qui pour
leur contumace ne veulent aucunement ceder
aux encoprotiques.

Aduertissement.

Toutes les decoctions mucilagineuses &
contenantes en soy vne grossiere substance, qui
mesmes sont imbuës de la vertu des simples,
sont moins propres par apres à tirer l'essence
& la vertu purgatrice des autres. Il sera donc
plus à propos d'infuser & cuire les simples purgatifs, auec les eaux distilées de chicorée, buglose, ozeille, pommes de renette, fumeterre, & semblables, qui pourront seruir au but
de nos indications: où mesmes on pourra adiouster leurs correctifs, auec les syrops propres
pour chasser les maladies: & par ainsi elles seront beaucoup plus vtiles & plus agreables
tant à la veuë qu'au goust.

I'ay defiré à la fin de ces decoctions purgatï-
ues, en mettre vne telle que ie prefcris fouuent
aux delicats & à ceux qui naturellement ab-
horrent les remédes: de forte qu'ils patiroient
tous les maux du monde au parauant que d'en
t'after vne goutte.

Ie prens des fueilles de fené bien mondées
ʒ v j. & les mets dans vne efcuelle d'argent, ou
autre vaiffeau propre, les macerant auec eau de
pommes de renette ou de fraizes, eftât les deux
qui font les plus fuaues de toutes, la quantité
d'eau ne doibt pas eftre plus grande que requiert vne dofe, à fin qu'elle foit mieux emprainte de la proprieté purgatiue du fené. I'ay
accouftumé de l'aigrir auec le fuc de limon: le
vray Chymifte qui a experimenté les admirables forces de ces vinaigres montagneux, pour
rendre cette eau aigrette, ne craindroit pas d'y
mefler ces liqueurs aceteufes. Au lieu de correctif on y peut adioufter, fi bon femble, vn
peu de canelle: il faut macerer le tout par l'efpace de vingt-quatre heures au moins, puis les
faire boüillir legerement & les exprimer bien
fort, adiouftant à cette expreffion ʒ j ß. de fuc
de pommes de renette fraichement tiré, ʒ ß.
de fucre candis, qui fert à le mieux clarifier (autrement ie n'y en mettrois point, Car ce fuc de
pommes cuit fupplée fon defaut) auec vn blanc
d'œuf, on agitera bien le tout & le mettra-
on fur le feu, pour le clarifier felon l'Art, ainfi
cette potion fera tres-claire, de bonne odeur,
& qui ne donnera pas le moindre dégouftemét,
& outre ce ouurira doucement le ventre &

auec vtilité. Le syrop de roses palles, & autres
semblables, meslez és susdites potions, leur
eau sent vne desagreable saueur: on les y peut
mettre neantmoins pour ceux dont le palais
n'est pas si delicat. Aussi s'il est necessaire, tu
y adiousteras la rheubarbe & autres laxatifs , &
si l'affection le requiert, on en peut preparer
dauantage. Or ie mets pour vne dose ʒ v j. de
sené, par ce que la clasification oste au moins
la quatriesme partie de la force du medicament. Suiuons maintenant nostre ordre & venons aux decoctions hydrotiques.

Decoctions Hydrotiques.

Les decoctions hydrotiques se preparent le
plus souuent pour la cure de diuerses maladies,
chacune desquelles a besoin de sudorofiques
specifiques & de remedes particuliers , ainsi
qu'on pourra voir, par les diuerses formules
que i'ay icy inserees pour la decoration de nostre Pharmacopée.

Ces remedes-la sont proprement destinés à
la curation de la verole, qu'ils appellent cômu-
nement diæte, Car tout le temps que les malades vsent de cette decoction, on leur donne
vne fort-estroite & seuere maniere de viure:
encore que la prouocation de la sueur, soit le
propre & particulier remede pour dompter
telles maladies, le venin desquelles adherant au
dedans & coulant par les veines, attaque premierement le foye & la faculté naturelle , ne

plus ne moins que le serpent , infecte le cœur
de sa piqueure venimeuse : Le chien enragé la
function animale : Et le lieure marin les poulmons. Donques tout ainsi qu'aux fieures con-
tinues, nous voyons la nature auoir tant de pre-
uoyance d'vser le plus souuent , comme en cri-
ses salutaires d'euacuation par la sueur , ou par
les vrines, à fin de chasser les impuretez adherentes an genre veneux : De mesme la malignité de ce venin est poussée hors par cette
semblable sueur. Dela est venu ce qu'ó dit vulgairemét la verole. Il est certain à la verité que
ces maladies se terminent le plus souuent par
vn flux d'vrine, car la sueur & l'vrine sortent de
mesmes matiere : & tous les sudorifiques , sans
aucun doubte , sont aussi diuretiques. Mais
nous en auons assez amplement traité en nostre
consultation de la verole, & la necessité ne requiert pas d'en dire icy d'auantage. Allons
droit maintenant à la description de nos hidrotiques , qui font de pareils effects que le
guaiac & le bois d'Inde , desquels nous mettrons en jeu quatre formules les plus vsitées.

I.

HIDROTIQVE.

Prens de la racine du bois de guaiac ℥ x.
De l'escorce du mesme ℥ iiij.
De la racine de petasites.
Scorsionaire.
De l'escorce de fresne chacun ℥ ij.

Macere les

Macere les 24. heures dans ℔ viij d'eau de fontaine tiede, puis cuits-les en vn circulatoire, d'où il ne puisse rien sortir. au feu du bain vaporeux tres-claire l'espace de 24. heures, & les coule. Il suffira de bailler iiij ℥. le matin de cette colature qui sera fort claire & aura l'impression de son soulphre balsamique, & de son acidité vitriolée. Le malade ayant prins cette decoction dormira s'il peut : & couuert plus que de coustume, il suera, & sera essuié, qu'il se garde du froit & du vent, qu'il disne à neuf heures & soupe à six,

Prens le marc de la susdite decoction, & verses dessus ℔ xij. d'eau de fontaine, & apres vne infusion de viij heures, circule les huit autres, comme dessus & les coule. Aucuns adioustent à cette decoction, de la reglisse & des raisins de Corinthe à leur volonté, puis à fin d'en rendre le goust plus agreable l'aromatizent d'vn peu de canelle, ce que i'approuue dauantage que la dulcorer auec miel ou sucre. Cette methode de preparer des decoctions, tant pour prouoquer la sueur, que pour le boire quotidien aux repas, est la plus simple, & selon mon iugement la plus vtile pour la verole, y adioustant toutefois les correctifs, dont nous ferons mention incontinant : voicy donc le premier hidrotique, suit maintenant le second.

K

II.

HIDROTIQVE.

Prens de la ſcieure de bois de guaiac ℥ vj.
L'écorce du meſme ℥ iiij.
De l'écorce de freſne.
De ſarſe parelle.
De la racine de ſcorzionere, chacun ℥ ij.
De la racleure du bois de Rhodes.
D'iuoire, chacun ʒ vj.
De la ſemence de chardon benit ℥ j.

Macere-les ainſi que deuant l'eſpace de vingt-
quatre heures, & cuits les en meſme vaiſſeau
& meſme feu, auec pareille quantité d'eau, puis
ſur la fin de la cuiſſon adiouſtes-y

De l'ambre concaſſé ℥ ſs.
Des bouts de fumeterre &
Houblon. chacun M.j.
Des fleurs de bugloſe.
Stœchas.
Romarin, chacun p.j.
De cinabre mis dans un nouet de lin
℥ j.

Le maladé prendra de cette decoction paſſée
par la manche d'hippocr. ℥ iiij. le matin, & ce
par pluſieurs iours.

III.

HIDROTIQVE.

Prens de la raclure de l'écorce du bois
    sainct ℥ vj.
    Du saffafras.
De l'écorce de fresne . chacun ℥ ij.
De la racine de chine couppee en petits mor-
    ceaux.
    De scorzionere . chacun ℥ j.
Des herbes seiches d'vlmaria.
    De chardon benit , chacun M. j.
    De sené ℥ ij.
    D'hermodactes.
    Turbith , chacun ℥ j. ß.
    De noix muscade.
    Canelle , chacun ℥ ß.
    D'epithym p. ß.
Des eaux de meliss.
    De fumeterre, chacun ℔ j.
De tres-bon vin blanc ℔ iiij.

Macere-les au bain mar. tiede, le vaiſſeau bien
bouché, par trois ou quatre iours, puis en fais
l'expreſſion, & dulcore la colature auec ſucre,
ſi tu veux, la doſe eſt de ℥ iiij. tu en vſeras le
marin l'eſpace de xx. ou xxv. iours.

REMARQVE DE
L'VSAGE

Par l'vſage de ces trois decoctions, on peut
enfin guarir la verole encore que bien enraci-
née. Mais il eſt vray qu'à cauſe de la malignité
& rebellion du mal quelquefois, il les faut continuer long temps. Cela eſtant, i'eſtime qu'il
faut du tout reprouuer les petites diætes de dix
ou douze iours, qui incommodent plus la ſanté que de luy ſeruir, d'autant qu'elles ſont in-
terrôpuës lors que les humeurs ſont preſtes à ſe
mouuoir & couler, mais auparauant qu'elles
ſoient euacuées, comme il eſt neceſſaire. Il
faut donc conſiderer attentiuement le temps,
qui deſpend du jugement du Medecin experimenté, lequel pourra choiſir la plus conuenable de ces trois decoctions, tant à la nature &
à l'eſpece du mal, qu'au temperament du malade.

Car pour vn corps groſſier, gras & pituiteux,
on ſe ſeruira de la premiere decoction, par
ce que quelques vns attribuent au guaiac, &
ſur tout à ſon écorce, vne trop grande vertu
d'échaufer. Voicy donc les vrays & principaux
remedes hydrotiques, vtiles & profitables à la
verole, participans d'vne nature balſamique,
qui ſe peuuent donner tres-aſſeurement, tout le
long de la maladie, meſme aux bilieux & ema-
ciés: I'aymerois mieux toutesfois au lieu d'eau
commune, me ſeruir pour la decoction des

eaux de Chicorée, de Buglosse, de Pommes de
Courpendu, de Fraises & Fumeterre. Bref il
faut sçauoir, qu'on ne doit pas vser des susdits
hydrotiques, que premierement on n'aye bien
preparé & purgé son corps, mesme n'oublier
pas la saignée, si besoin est.

Durant le temps que le malade vsera de cette decoction (or il faut qu'il en prenne conti-
nuement l'espace d'vn mois) il s'abstiendra de
manger des fruits & de la salade : se contentant
d'vn seul mets seulement, plustot rosti que
boulli : qu'il mange du biscuit, & à son dessert
des raisins de Damas, ou de Corinthe: Si le ventre ne va bien, qu'on l'ouure de trois en trois
iours auec clysteres ramolissans, & chaque sixiesme iour qu'on le purge auec quelque specifique remede, sans luy donner ce iour-là de sa
decoction sudorifique: qu'il boiue en sa soif de
la seconde decoction: ou de la decoction de la
seule sarseparelle, ou de chine, qui bien temperée est renduë fort agreable au goust.

Il m'a fallu remarquer cecy de cet hydrotique
& comme il en faut vser : mais aussi il faudra à
la fin, reiterer la purgation & la saignée: & bai-
gner à fin d'humecter l'habitude du corps trop
deseichée & échaufée, ainsi que le témoignent
l'ardeur & la soif du malade.

Et à fin que la vertu de cette premiere decoction aye beaucoup plus d'eficace, il faut reduire en cendre les fæces de la premiere & seconde decoction, & en tirer le sel artistement,
que tu messeras dans sa decoction sudorifique,
dont la faculté sera augmentée par ce moyen,

pour mieux faire fuer. Mais tu ouuriras le ventre vne fois ou deux, fort doucement, fi en chaque prinfe de cetre decoction fudorifique, qui
confte de ℥ iiij. comme nous auons dit, tu y
adiouftes & diffous de la gomme ou de l'extrait
du propre guaiac ʒ ß. Nous enfeignerôs la preparation de cette gomme ailleurs.

La feconde decoction eft excellente, mefme
en la douloureufe & noüée verole : fans qu'on
y puiffe apprehender le nouet de cinabre, qui
tant s'en faut qu'il foit nuifible, au contraire, il
eft tres-vtile & fpecifique en ces maux , tant
pour refrener leur malignité , que pour exciter
la fueur: d'où vient qu'encore que par ce moyé
la vertu de la decoction en foit plus efficace, on
en peut toutefois hauffer la dofe : ce nouet feruira à plufieurs decoctions. Qauant à ce qui appartient à la façon de s'en feruir, on y doit faire
les mefmes obferuations qu'à la premiere, tant
pour preparer qu'euacuer le corps au commencement & à la fin de la diæte , dont nous auons
parlé cy deffus.

La troifiefme decoction a double faculté, à
fçauoir fudorifique & purgatiue enfemble, qui
fe prepare en partie auec vin, & en partie auec
eaux propres à noftre intention : On la doibt
pluftoft appeller maceration & expreffion que
decoction : Nous eftimons fur toutes autres, la
maceration tres propre pour tirer la vertu des
chofes, fi de hazard, par le manque d'vn circulatoire, ou par ignorance la circulation ne fe
puiffe deüment reduire en acte. Car la circulation eft la meilleure de toutes les operations,

pour attirer la proprieté des chofes, ainfi qu'il
a efté def ja dit. On y aioufte le vin, comme
ayant vertu plus penetrante & actiue dans les
veines, qu'autre eau telle qu'elle foit.

Deux euacuations fe font doncques enfem-
blement par le mefme remede, qui femblera
chofe abfurde & inouye à quelques vns, comme il m'a fait vn temps auparauant que i'euffe
efté releué de cet erreur par l'experience maitreffe des chofes: & que i'euffe veu la curation
parfaite de plufieurs maladies deplorées, par ce
feul remede, comme la verole inueterée, la paralyfie, la cachexie, & femblables. Nous auons
décrit en noftre confultation de la verole, plufieurs autres remedes hidrotiques & purgatifs
beaucoup plus excellens & affeurez, lefquels
nous auons empruntez de la famille des Mineraux, où nous renuoyons le Lecteur, & en noftre Pharmacop. Spagyrique, où nous en traiterons plus amplement, fi Dieu nous donne la
vie encore quelque téps. I'en pourrois icy nommer vne infinité, fi l'affaire le requeroit, qui vi-
uét encor tous, & qui ont experimenté en eux-
mefmes les effects admirables de ces remedes:
entre lefquels les vns ont vfé de mes pilules polychreftes mercuriales, pour fe purger: les autres de mon mercure de vie corrigé, coagulé &
fixé par le feul efprit de nitre, dont ils prennent
gr. vj. meflez auec de la conferue & en forment
vne pilule de la groffeur d'vn pois, & vn boüillon, ou autre liqueur par deffus, pour prouoquer la fueur, fans aucune vehemence ny incommodité, plus facilement, promptement

& vtilement qu'auec tous nos autres hydrotiques.

Il s'en trouue qui pour le mesme mal de Naples font vne decoction auec la seule Sarseparelle, de laquelle ils prennent ℥ iiij. sur ℔ x.
d'eau, & reduisent le tout aux deux tiers, qu'ils
baillent au lieu de decoction de Guaiac, y adioustant quelquefois de la racine de chine (dite apios (℥ j. croyans que ces decoctions la sōt
moins eschaufantes, que celles cy dessus faites
auec guaiac.

D'autres qui se seruent de la chine seule, en
mettent ℥ ij. decouppée par petits morceaux
sur ℔ x. d'eau qu'ils font boüillir iusques à la
consommation de la moytié, où tu pourras adiouster, si tu veux, les medicaments propres à
chasser le mal, & au temperament du malade.
Ces decoctiōs-la dis-ie, sont tenuës pour moins
eschaufer que les autres, & s'en sert on ordinairement en diuerses maladies, principalemēt
pour restaurer la faculté vitiée & corrompuë
du foye, & pour empescher la prochaine me-
nace d'vne cachexie, & le danger d'vne hydropisie. Il n'y a pas long temps qu'on a commen-
çé à cognoistre le Sasafras, bois aromatique,
dont l'vsage sert de chasser plusieurs maladies.
Mais entre tous les hydrotiques, & pour oster
les affections & impuretez veroliques, le guaiac
est le premier. Dauantage en toutes les susdites
decoctions, nous y auons nommémẽt adiousté la racine de scorzionere, & l'écorce de fresne par ce que ces deux simples-la par vne certaine vertu specifique, profitent, non seulemẽt

beaucoup aux morſures des viperes, mais auſſi
pour chaſſer hors du corps & vaincre toutes
affections peſtilentes & veneneuſes.

Ie ne croiray pas aller contre la bien-ſeance,
ſi à la fin de toutes ces decoctions, i'y en joints
vne d'vn fameux Empirique Alemand, contre
cette verole meſme, qui en faiſoit vn tres grand
reuenu tous les ans aux foires de Francfort, ie
ne doute point que ſa rénommée ne ſoit venuë
maintenant à la cognoiſſance de pluſieurs.

Decoction ſudorifique, contre la verole catarrheuſe, & ſemblables maladies inueterées de Henry Vom Stram Empirique Alemand.

> Prens de bois ſainct, ou d'inde ℔ iiij.
> De ſalſe parelle.
> Stæchad. Arab. chacun ℔ ß.
> De gratiola M ß.
> De chardon benit M . iij.
> De ſa ſemence ʒ vj.
> De l'oreille de ſouri auec ſaracine.
> Scabieuſe, chacun M. j.
> De termentile ʒ j.
> De rubarbe ʒ ij.
> De polypode ʒ j.

Il faut mettre & infuſer cela bien broyé dans
℔ xxx. ou xxxx. d'eau de fontaine, puis les mettre boüillir l'eſpace de v. ou vj. heures dans vn
grand vaiſſeau, propre à tirer les huiles, bien

fermé, ou dans vn alembic non troüé, à fin que rien ne puiſſe expirer : adiouſte à cette decoction de petits morceaux de fer & d'acier, chacun ℔ ij Quoy fait, macerés de rechef & ſeparement dans iiij. meſures de vin

De l'ecorce du meſme bois de guaiac ℔ ß.

Des hermodactes.

Turbith.

Grains de paradis, chacun ʒ iiij.

Puis le tout broyé, fais-le cuire vne heure durant dans vn pot verniſſé, fermé de ſa couuerture : Par apres tu broüilleras enſembles ces deux decoctions que tu feras cuire de rechef l'eſpace de quelque temps, puis les paſſeras par la chauſſe. Cet empirique reſeruoit cette decoction miſe dans de petits barils, dans ſa caue: & la védoit pour le mal de Naples inueteré, & autres maladies ſemblables de difficile guariſon. Or il faiſoit tenir ce regime de viure:

Le matin il bailloit vn verre de cette decoction, dans lequel il faiſoit derechef boüillir de ſcabieuſe, & de l'oreille de ſouri auec ſa racine, chacun M. j. puis cela eſtant coulé, il le faiſoit boire, & cómandoit d'attendre la ſueur l'eſpace de deux heures. Celle qui eſtoit dans ces barils ſeruoit à boire deuant, durāt & apres le repas. Outre ce il ordonnoit vne fort ſeuere maniere de viure, à ſçauoir du biſcuit & des raiſins, ou des amendes roſties. Que ſi on auoit des vlceres, il les faiſoit lauer deux ou trois fois le iour de cette decoction, & ainſi pluſieurs ont recouuert la ſanté.

Ie ne mets pas cette decoction au iour, pour

en attendre quelque rareté, veu que au contraire elle manque en beaucoup de choses : car chacun voit assez pour taire le reste, mon intention n'estant pas de m'y amuser, combien est inepte la proportion de ʒ ij de rheubarbe à vne si grande quantité de decoction : I'estimerois que la cure en deuroit estre plustot rapportée à la longueur du temps : car ils disent que par cette decoction il continuoit vn mois durant ces euacuations, & par la sueur & par les selles, dont en fin les racines de ce mal, tant opiniastre fust il, s'euanouissoient. Ie tiés cette decoction comme vn secret singulier, d'vn homme tres-docte & mon amy, l'incommodité ou le bien de son vsage se iugera des plus habiles. Nous auons suffisamment parlé des decoctions appartenantes à la cure du mal venerien. Venons maintenant à ceux qui par vne certaine vertu specifique sont excellantes aux vertiges, epilepsies, & paralysies, qui sont au catalogue des plus griefues maladies, à sçauoir, qui attaquent la plus haute & digne partie de nostre corps, qui est le cerueau.

C'est vn hidrotique specifique contre l'epilepsie que le gui de chesne, la semence de piuoine, & la raclure de bois de buis, qui peut seruir aussi aux vertiges inueterées : on le pourra composer comme il s'ensuit.

Hidrotique contre l'Epilepsie.

Prens de la raclure de bois de buis ℥ij. ß.
De la raclure de bois de geneure.
De la racine de pivoine.
  De gui de chesne, chacun ℥j. ß.
De la raclure de bois de Rhodes.
  De corne de cerf.
De crane humain, chacun ʒ vj.
De la raclure d'iuoire &
De racine de chine, chacun ℥ ß.
Des semences de chardon benit.
 De l'ecorce de citron, chacun ℥ j.

Macere-les l'espace de 24. heures, dans ℔ viij.
d'eau de fontaine tiede, puis cuits-les reduisant
au tiers; adioustant sur la fin.

 Des fleurs de tillet.
  De lilium conualium, chacun p. ij.

Coules-les par la manche d'Hippocras, & en
baille ℥ v. ou vj. pour chaque dose à boire, Cette potion se peut dôner sans crainte auec commodité à tous les Epileptiques, de quelque aage
& temperament qu'ils soient.

 L'hydrotique dont on doit se seruir contre
les paralysies, est de bois de geneure auec les
fleurs de souci, lauande & quantité de celles de
romarin; adioustant à chaque hydrotique, son
sel pour plus grande vtilité, & aussi quelques
gouttes des liqueurs acides des esprits de soulfre & vitriol.

Hidrotique specifique contre la Paralysie.

Prens des eaux de fumeterre.
D'ulmaria.
De sauge chacun ℔ j.
Des fleurs de souci ℔ ß.
De l'aigret de soulfre.

autant qu'il en faut, à fin que le remede soit vn
peu aigre.

Donne de ce remede(l'aigreur duquel ne doit
pas fraper le goust d'vn triste sentiment) ℥ ij.
au matin, qui fera suffisamment, que le malade couuert, suë, & il cognoistra d'admirables
effects de ce sudorifique, que tu prepareras auf-
si pour l'vsage de ceux qui ont vn temperament
par trop sec & bilieux, seulement auec les eaux
de fumeterre & souci: luy donnant vne acidité
auec le susdit aigret, & ainsi tu auras vn sudorifique, qui n'eschaufera point outre mesure,
mais il attenura plustost les humeurs & les fer-
mentera, comme le leuain aigre qui attenuë,
rarefie & éleue la substance du pain, qui autrement nuiroit par sa pesanteur : nos humeurs
s'attenuent de melme sorte, & se rendent idoines à sortir par la sueur. A grande peine trouue-
ras-tu vn sudorifique comparable à cestui-cy
en vertu & efficace pour la paralysie.

Si auec lesdites liqueurs acides, tu donnes
l'aigreur aux eaux de scabieuse & rucilage, cõme cy desssus, tu feras vn hidrotique qui aura

d'incroyables effects en la guerisõ des Asthmatiques, ayant neantmoins vsé au parauant des
remedes generaux & conuenables.

Sudorifique specifique contre
l'Hydropisie.

Prens de fumeterre.
Eupatorium mes. chacun M. j.
De la racine d'azarum.
D'hirundinaria, chacun ʒ j.
Des bayes de geneure ʒ ij.
Raclure d'yuoire ʒ vi.
Nois muscade.
Santal citrin. chacun ʒ ß.

Macere le tout 24. heures durant en suffisante
quãtité d'eaux de fleurs d'hieble & genet, & vin
blãc: Cette decoctiõ passée par la chausse d'hippocras, le malade en prendra ʒ v. au matin &
continuera plusieurs iours, ayant prins auãt ce.
la vne purgatiõ hydragogue, auec l'extraict d'e-
sula & le laict claire. I'ay, par la grace de Dieu
guari des hydropisies de toutes les sortes auec
ce remede: mais sur tout cette espece qu'ils appellent Anasarca.

Singulier sudorifique contre un violent secoüement du corps, arriué par quelque rude, ou haute chute.

> Prens des racines de buglose.
>   De chardon benit, chacun ℥ ij.
> De la semence de chardon benit ℥ ß.
>   Du beurre frais ℥ j. ß.
> Semence de balaine ℥ ß.
>   De vraye mumie ʒi.ß.
>   De safran Ꝺ j.

Fais les boüillir en ℔ j. ß. de vin blanc à petit feu iusques à la tierce partie : baille de la colature ℥ iiij. ou vj. chaudement : Et que le malade attende la sueur au lict, & le couuriras plus que d'ordinaire.

Decoction Hidrotique attribué à S. Ambroise, contre les fieures intermittentes, & les tierces mesme.

Prens ℔ j. de millet nettoyé de sa premiere escorce, que tu feras cuire en suffisante quantité d'eau de fumeterre, iusques à ce qu'il creue. prens ℥ iiij. de cette decoction coülée, ℥ ij. de vin blanc, & baille cela tout chaud au malade qui attendra la sueur au lict. Cette decoction prouoque la sueur sans incommodité, & esteint les ardeurs febriles & la soif.

Il se trouue aussi vn certain Oxymel diureti-

que du mefme fainct Ambroife décrit dans la
Pharmacopée de Iobinet : en laquelle auffi
font attribués à fainct Auguftin, quelques remedes hidrotiques contre la pefte & les venins,
comme font diuerfes eaux theriacales, accom-
modées à plufieurs maladies , ainfi que tout y
eft expliqué chacun en fon lieu.

De tous les plus excellens fudorifiques contre la pefte & les venins, c'eft le Bezoard metallique fixe, & fait fudorifique de vomitif & purgatif qu'il eftoit : & fur tous autres noftre Mercure de vie auffi fixe, qui donné à la quantité de
vj . g. fait merueilles, par le moyen de l'efprit
du nitre , ainfi que nous auons def-ja dit. Ces
fudorifiques valent beaucoup mieux, que ceux
qui font tirez de la famille des vegetaux : encor
que nous ne leur voulions point ofter ce qui
leur eft deub en temps & lieu.

Des decoctions vulneraires.

Les anciens vfoient fort de potions vulneraires, lefquelles bien qu'en vn certain temps
elles fe fuffent abatardies, elles ont efté neantmoins depuis nagueres remifes en leur premier
eftat, & font encor en vigueur pendant noftre
fiecle, de maniere qu'il n'y a perfonne qui ofe
facilement nier leurs effects incroyables, dont
on en voit les preuues tous les iours en guarif-
fant les coups d'harquebuzades & autres plufieurs vlceres malins & inueterez, internes ou
externes.

Nous

Nous auons parlé de ces potions, que nous auons remifes en leur fplendeur il y a plus de trente ans, en noftre liure des Arquebufades, & en nos autres efcrits: de façon que ie ne croiray point faire inciuilement, fi pour enrichir noftre Pharmacopée, ie tranfcris icy quelques formules de ces liures-la.

Potion vulneraire vniuerfelle, c'eft à dire, conuenable à toutes playes & ulceres, tant externes qu'internes.

Prens des racines de tormentille.
> De l'vne & de l'autre confoulde chacun $\mathfrak{Z}$ j.
Des fueilles de l'vn & l'autre limonium.
> De fanicle.
> Pyrole.
> Verueine.
> Pied de lion.
> Perficaria, chacun M j.
> De peruenche.
> Herbe Robert, chacun M. ß.
Des fleurs de verbafcum.
> De mille pertuis.
> Du petit centaurium, chacun p. ij.
> Des limaçons nettoyez & feichez nomb. vj.
> De mumie $\mathfrak{Z}$ ß.

Macere-les durant deux iours en vin blanc & au de veronique, chacun ℔ ij. en vn circula-

L

toire, à la chaleur vaporeuſe du bain M. puis
faits en l'expreſſion & la colature par la chauſſe
d'hippocras aromatizée d'vn peu de canelle ou
de coriande preparée en ſuc de coings. La doſe eſt de deux ou trois cuillerées au matin & au
ſoir, trois heures auant manger.

Pour ceux à qui l'amertume n'eſt pas ſi deſ-
plaiſante, on y peut adiouſter la racine d'ariſtoloche & d'enula camp. & alors pour la rendre
de meilleur gouſt il la faudra dulcorer de ſucre
ou en faire la maceration en hydromel vineux.
Il faut continuer pluſieurs iours & tu en voyras de merueilleux effects.

Nous auons auſſi trouué bon de tranſcrire
icy les potions ſuyuantes, d'écrites dans nos
œuures long temps y a, qui ne doiuent rien aux
autres pour leur vertu.

Prens des yeux d'écreuice ℥ ß.
    De mumie ʒ ij.
     De bol Armene vray ʒ j. ß.
Des fueilles d'agrimoine.
    D'ophiogloſſon.
     Veronique.
      Cyclamen, chacun M j.
De ſemence de balene ℥ j.

Macere les en vin blác par deux ou trois iours,
puis fais en l'expreſſion & clarifie la colature,
de laquelle on prendra deux ou trois cuillerées
le matiñ, & au ſoir s'il eſt beſoin.

Autre potion vulneraire.

Prens de zedoaria.
> Galange , chacun ʒ iij.
> De l'herbe de virga aurea.
> Pyrola, chacun M j.
> Des coquilles de limaçons concaſſées
> nombre iiij.

Cuits-les en vin blanc & eau , comme deſſus.

Potion propre contre les coups d'harque-buze, dont la bale eſt empoiſonnée.

Prens des racines d'Angelique.
> Galange.
> Zedoaire , chacun ℥ ß.
> Des fleurs de pervenche.
> De lilium convall. chacun p. j.
> De mumie.
> De bol armene vray , chacun ʒ j. ß.
> De ſemence de balene ʒ ij.

Digere & circule-les par quatre iours au bain M. en ſuffiſante quantité de vin blanc & eau de royne des prez : la façon d'en vſer & la doſe eſt comme des autres.

Potion vulneraire quand l'os eſt rompu d'vn coup de mouſquet.

Prens d'ariſtoloche.
> Cyclamen.

De la grande serpentaire.
De l'vne & l'autre confoulde
Du geranium chacun M. j.
De sanicle M. ß.
De macis.
Zedoaire.
Des yeux d'ecreuice, chacun ℥. ß.
De mumie.
De petite galange, chacun ʒ j. ß.

Les herbes concassees & coupées menu, & le reste mis en poudre grossiere, seront circulées en vn double vaisseau iiij. heures durant auec vne mesure de vin : le malade en vsera matin & soir.

Potion vulneraire cephalique.

Prens de l'herbe de limonium sauuage.
De melisse, chacun M. j.
D'acorus commun ℥. ß.
De peruenche.
De persicaria.
Chelidoine.
Pyrole.
Veronique.
Verueine, chacun M. j.
Des fleurs de verbascum.
Lilium conuall.
Betoine, chacun p. j.

Macere-les comme dessus & les garde, pour t'en seruir à la necessité.

Potion empeſchant le ſang de ſortir des playes.

Prens les cendres des coquilles de limaçons &
Des grenoüilles, chacun ℥ ß.
De corail rouge.
Spodium, chacun ʒ iiij.
De mumie ʒ ij.

Macere les 24. heures dans ℔ j. d'eau de ſemence de grenoüilles à la chaleur du bain M. puis
fais-en expreſſion, & donne deux cuillerees de
la colature : fomentant par dehors la playe ſan-
güinolente, auec la meſme potion.

Potion pour les ulceres des reins & de la veſcie.

Prens de la racine de grande conſoulde.
De ſceau de Salomon, chacun ℥ j.
De polygonon.
Pied de lion.
Plantin, chacun, M j.
De crocus Martis bien preparé ℥ j.

Maceres-les en egales parties d'hydromel ſimple & teinture de roſes preparée comme i'en-
ſeigneray ailleurs : le malade boira de cette potion matin & ſoir deux ou trois cuillerées,

Pour la chaude-piſſe virulente.

Prens de l'herbe vermiculaire M. j.
Des ſemences de coings.
De ruë.
D'agnus caſtus.
De plantain, chacun. ℥ j.
De la racine de tormentille ℥ ß.
Des roſes rouges p. ij.
Des fleurs de verbaſcum p. j.
Du ſuc des limons ℥ vj.
De l'eau des fleurs be maulue arbore
℔ j. ß.

Macere-les par trois ou quatre iours à la chaleur lente du bain M. puis coule les pour en bailer deux ou trois cuilerees matin & ſoir par pluſieurs iours. En l'vſage de ces remedes & principalement en ce dernier. contre la gonorrhée virulente, il ne faut pas oublier les vacuations neceſſaires : apres leſquelles baille de ton remede au malade quelques iours & tu voyras merueilles, meſme en la tres-grieue & plus inueterée gonorrhée.

Diuerſes decoctions tres-propres à pluſieurs maladies, tant externes qu'internes, approuuées de certaine experience.

Docoction purgatiue approuuée contre la fieure quarte.

Prens des fueilles de ſené.
D'epithym, chacun ℥ ij.

De myrobalans citrins ℥ ß.

Des fleurs de buglosse.

De petit centaurium.

De mile pertuis, chacun p. i.

Fais de tout vne decoction en suffisante quantité de petit laict, en la colature duquel tu macereras l'espace de vj. heures

De rheubarbe choisi ℥ ß.

De la racine d'esule preparee ℥ i.

De canelle ℥ ß.

Puis exprime-les y adioustant ℥ iiij. de syrop de pommes de renette composé, & en fais vn apozeme pour trois doses: la premiere desquelles tu donneras vne heure auant l'accés ; les deux autres auant les suyuans.

Experience admirable pour prouoquer les mois.

Prens du milium solis..

De l'anis.

Du gui de chesne chacun ℥ iij.

Du dictame ℥ i.

Du safran Ə i.

Qu'on broye ce qui doit estre broyé, & qu'on macere le tout 24. heures durant dans du vin blanc bien fort : puis fais les vn peu boüillir, baille ℥ iiij. de cette decoction. Il faut donner cette potion aux femmes pour prouoquer leurs mois à fin qu'ils coulent en temps reglé & certain, les ayant premierement purgées auec pilules d'aloës, ou autre pareil medicament con-

uenable, & ce deux ou trois iours de fuitte. Ce
mefme remede fait merueilles pour auancer
l'accouchement foif vif ou mort, & mettre
hors l'arriere-fais, y adiouftant feulement Ʒ j.
de la ppudre diambra,

Pour arrefter les mois.

Prens des racines de tormentille.
De la grande confoulde, chacun Ʒ j.
De la femence de berberis.
D'ozeille, chacun Ʒ ß.
De gomme Arabic.
Tragacant, chacun Ʒ ij.
De fuc de plantin epuré ℔ j. ß.

Macere les 12. heures durant, puis cuits, exprime & coule les, y adiouftant autant qu'il fera
neceffaire de fyrop de coings, ou de myrtille,
pour en faire vn apozeme en deux dofes. C'eft
le deuoir du prudent medecin de deliberer &
prĕdre bien garde auant que bailler ce remede
aftringent, fi la fource de ce coulement ne def-
pend point de quelques humeurs falées ou fang
fereux: car alors il les faudroit digerer ou cuire
pour puis apres les purger auec fyrops preparãs
& purgatifs bons & idoines pour ce faire.

Contre la precipitation de la matrice.

Prens des fueilles de laurier.
De nyrtilles, chacun Ʒ ß.

De la semence de panots domestiques ʒ iij.

Macere les & les cuits apres auec bon vin: baille ʒ iij. de cette decoction à la malade, & le reitere, si besoin est.

Pour aider à la conception.

Prens les testicules d'vn mouton preparez en
  vin & seichez,
    La matrice de lieure souuentefois preparée
      & seichée.
    De macis.
    Canelle.
    Clou de gerofle.
    Zingembre blanc.
    Ammi, chacun ʒ ij.
    De safran ʒ j.ß.
    De la moüelle ou chair de noix commu-
      nes.
    D'auellines.
    Pistaces, chacun ʒ vj.

Broye ce qu'il faut broyer, macere-les, puis
en fin fais les cuire dans ℔ ij. de vin de maluoisie à la consommation de la tierce partie. Il faut
que la femme (apres qu'elle aura eu bien & deu-
ment ses purgations) prenne ʒ iij. ou iiij. de
cette decoction au matin, trois ou quatre heures auant disner, par trois iours consecutifs,
& que le quatriesme, elle couche auec son ma-
ry. & si elle n'est du tout sterile, elle conceuera

Contre la morsure venimeuse d'vn serpent & chien enragé.

Prens des racines de gentiane.
De scorzionaire.
De valeriane, chacun ℥ i.ß.
De la grande consoulde.
Rue seiche.
Pouliot, chacun M. i.
D'ecorce de fresne ℥ ß.
De mumie.
Ecreuices calcinée, chacun ℥ i.

Cuite-les auec vin, & que le malade en prenne ℥ ij. ou iij. tous les matins vne semaine entiere : il faudra appliquer sur la partie malade de la morsure, des baumes & emplastres tels que nous décrirons en son lieu. Cette decoction est particulierement bonne pour les morsures du chien enragé. On doit adiouster la racine de la grande serpentaire, pour la morsure du serpent.

Decoction fort vtile pour les fieures chroniques.

Prens des fueilles de scolopendre.
Absynte.
Petit centaurium, chacun M i.
De raisins de Corinthe.
Orge, chacun ℥ i.
D'asarum ʒ iɉ.

Cuits-les en égales parties de laict claire & vin
blanc, diſſous en la colature, autant qu'il en
faut pour deux doſes du ſucre pour la dulcorer,
& de la canelle pour l'aromatiſer. Si ces fieures
là ſont cauſées de certaine vermine, comme il
ariue ſouuent aux enfans, il faudra puis apres
bailler la decoction ſuiuante.

Prens des vers de terre lauez en vin blanc &
ſeichez ℥ ß.
Des fleurs d'hypericum p. ij.

Faits les cuire auec ſuffiſante quantité de fort
vin blanc, puis coule-les & baille de cette decoction au malade ſoir & matin l'eſpace de iiij.
ou v. iours la quantité de ℥ iij. chaque fois.

Autre tres-bonne decoction purgatiue,
pour les fieures intermittentes,
quotidianes & quartes.

Prens de la racine & écorce de ſureau, cha-
cun ℥ i.
D'aſarum ʒ iij.
De canelle ℥ i.ß.

Cuits-les auec du laict : cette decoction fait vomir & aller par bas quand & quand : on la doit
prendre à l'entrée de l'accés, & la reiterer ſi beſoin eſt.

Pour l'hydropisie & purger les eaux.

Prens des racines fraiches d'iris ℥ ij.
De soldanelle.
D'asarum.
Des poudres de diacarthami, chacun ʒ. ij.
Des semences d'hieble.
De canelle, chacun ʒ j.
De sucre ℥ j. ſs.
De vin blanc &
Dau de sureau, chacun q. ſ.

& qu'on en face la maceration & decoction pour trois doses,

Remede experimenté par l'Icterus.

Prens la racine & les fueilles de Chelidoi-
ne M j.
Les fueilles & la fleur de mil pertuis cha-
cun. M ſs.
De raclure d'yuoire.
Pouldre de fiente d'oye, chacun ʒ ij.
De safran ʒ ſs.

On mettra la poudre de fiente d'oye, & le safran dans vn linge noüé, puis on cuira le tout en eſgales parties de vin blanc & eau de ſcolopédre, coule & dulcifie les ſi tu veux auec ſucre, puis en fais trois doses pour trois matins conſecutifs, & on guarira parfaitement.

Pour la dureté de ratte.

Prens de la raclure de bois sainct ℥ iiij.
De son écorce.
De l'écorcé de fresne, chacun ℥ j.
   D'asarum ℥ vj.
   De reglisse.
   Polypode de chesne, chacun ℥ j.
   De ceterach.
   Adyanthum.
   Polytric.
   Chamædr.
   Chamæp. chacun M. j.
Des fleurs de genet p. ij.

Macere les deux iours entiers dans ℔ iiij.
de vin blanc & autant d'eau de scolopendre, &
ce au bain vaporeux dans vn vaisseau bien fermé, pour que rien n'en sorte, puis clarifie-les
par la chause d'hippocras, aromatise & dulci-
fie-les auec canelle & sucre. Le malade en
prendra ℥ iiij, trois heures auant disner. & autant au soir l'espace de plusieurs iours.

Decoction d'vn vieux cocq, pour l'oppi-­lation du foye, de la ratte, du mésente-­re, la colique, le calcul, la fieure quar-­te, & toutes maladies chroniques.

Prens de polypode de chesne.
De semence dé carthame. chacun ℥ j.ß.

De thym.

Epithym, chacun p. ʒ.

De semence de cumin.

D'anis.

Aneth.

Fenoil.

Carui.

Chardon benit, chacun ʒ ij.

Des fueilles de sene ʒ j.

De tarbith gommeux ʒ ß.

De canelle ʒ j. ß.

Du cristal ou creme de tarte blanc ʒ ij.

De sel gemme ʒ ß.

Broye & mesle-les ensemble, pour en emplir le ventre d'vn vieux cocq, vuide de ses entrailles: puis le fais boüillir auec les trois parts d'eau & vne de vin blanc, iusques à ce que la chair se separe des os : que le malade prenne de ce boüillon au matin plusieurs iours.

Decoction de petit laict.

L'vsage du petit laict est si frequent en Italie, que sur la fin du Printemps on le baille pour purger en grâde dose, à sçauoir iusques à quatre & cinq verrées, voire plus quelque fois, il purge doucement, quand on le continüe quelques iours. Mais si tu en veux faire vn remede propre & idoine, pour toutes maladies suruenues d'atre bile & humeur melancolique, & pour rafraichir & humecter aussi les parties desti-

nées à la nourriture bruſlantes par inflammation ou trop exceſſiue chaleur. Il te le faut ainſi
preparer.

Prens ℔ iiij. ou plus de petit laiɛt : adiou-
ſtes. y ℥ iiij. de ſuc de limons.
De ſuc nouuellement tiré des pommes de re-
nette ℥ vj.

Meſle tout enſemble & l'agite long temps
auec vn ou deux blancs d'œufs pour le clarifier
au feu. Tu y adiouſteras, ſi tu veux vn peu de
ſucre & tu auras vn excellent medicament pour
les ſuſdits vſages : dont il ſuffira bailler pour
chaque doſe ℥ vj. au matin, continuant 15. ou
20 iours: on en donnera d'auantage aux plus robuſtes. Il n'en faut apreſter à la fois ſinon autant qu'il ſuffit pour deux ou trois iours, de peur
qu'il ne deuienne acide ou s'enaigriſſe.

Que ſi on à deſir de compoſer vne autre remede auec le meſme petit laiɛt : il conuiendra premierement le rendre vn peu acide auec ſuc de
limons, & l'ayant clarifié y adiouſter autant
qu'on voudra

De fleurs de violettes &
De bugloſſe.

Recentes ou ſeichées, & bien eſpluchées, c'eſt
à dire, eſquelles on n'ait rien laiſſé qui ſoit verd:
& dans vingt quatre heures le petit laiɛt ſera
imbu de la couleur , ſaueur & odeur deſdites
fleurs: puis on y adiouſtera du ſucre à diſcretió,
& on aura vn iulep detres-bon gouſt & fort-
vtile.

Par meſme moyen auec eau commune, qu'aurez premierement fait participer à l'acidité du

vinaigre de montaigne , cogneu des Philoſophes , vous pourrez extraire des roſes rouges
vne teinture merueilleuſement bonne contre
toutes fieures & chaudes intemperies du foye.
En cette maniere, vous tirerez de toutes autres
fleurs quelſconques des teintures pour diuers
maux.

Decoction de la Chine,

Prenez racleure de racine de chine ℥ j.
　　Eau de fontaine ℔ vj.
　　Suc de limons ℥ iij.

Mettez-les tremper durãt vingt-quatre heures
& les faites cuire iuſques à diminution d'vn
tiers, puis finalement vous les paſſerez à tra-
vers la chauſſe d'hippocras , la doſe peſera ℥vj.

Cette decoction eſt fort aggreable au gouſt,
& grandement profitable aux chaudes intemperies du foye, aux ardeurs d'vrine, & aux vlceres des reins : mais ſur tout elle eſt conuenable pour diſſoudre les humeurs ſalées & mucilagineuſes dans la veſcie , leſquelles excitent
ſouuent la Strangurie & reſemblent à vn eſpece de calcul. Quant il en faudra boire , on en
prendra le matin & le ſoir, en meſme quantité
qu'auons dit cy deuant, auſſi conuiendra-il en
attremper le vin.

A meſme fin pourrez-vous preparer vne decoction de raclure de bois Rhodien, mettant
d'icelle ℥ ß. auec ℥ j. de la ſuſdite chine.

Decoction

Decoction pour la Dyſenterie & Lienterie.

Prenez racine de tormentille.
  D'oſeille.
  De ſantal rouge ; de chacun ℥ j.
Semences d'eſpine-vinette.
  De plantin.
  De pourcelaine &
  De grains de meurte, de chacun ℥ ß.
  Coriandre preparé.
  Canelle.
  Macis, de chacun ʒ ij.
  Been blanc & rouge de chacun ℥ j.
Fleurs de boüillon blanc.
  De roſes rouges.
  D'eſpi de nard, de chacun p. j.
Eaux de plantin.
  D'oſeille.
  D'aigremoine.
  D'abſinthe, de chacun ℔ j ß.

Mettes-les cuire tant que la moitié d'icelles ſoit conſommée, puis les faut eſpreindre, & ad-iouſter à ce qu'en aurez extraict, Grenades aci-des, roſes ſeiches, de chacun ℥ ij. dont ſoit fait vn apozeme pour quatre priſes.

OBSERVATION.

Deuant qu'on preſente cette decoction au malade, ſi d'auenture il eſt tourmenté de dyſenterie ou lienterie inueterée & de long traiĉt, il conuiendra luy faire manger la pomme qui s'enfuit.

Prenez vne pomme de court pendu & l'ayant creufée, rempliffez-la de gomme arabique, & de racleure de cire blanche, de chacun ʒ j. qu'elle foit en apres bouchée de fa propre peau & mife aupres du feu, pour y eftre cuite: Quand la cire & la gomme feront fondües & efpandües par toute la fubftance de la pomme, prefentez-la au malade, qui demy heure apres vfera du breuuage fufdit, on mettra vn peu de gôme arabique és boüillons, dont ledit malade fera nourri. Il n'y a aucun flux dyfenterique ou lienterique, qui ne foit arrefté par cette forte de medicament auec l'aide de Dieu.

Ie ne toucheray icy rien des autres purgations conuenables, qui doiuent preceder, efcheant qu'il en foit defoin.

Decoĉtion pour diffoudre, brifer & pouffer hors le calcul.

Prenez racines d'arefte-bœuf ʒ j.
De faxifrage.
De verge ou chardon à berger, de chacun M. j.
Fruiĉts de feneles.
D'alkekenge, de chacun xl.
De milium folis ʒ j.
De canelle.
Semence de bardane.

De ſaxifrage.

D'anis.

De fenoil, de chacun ʒ iij.

Grains de lierre croiſſans ſur les Arbres ʒ ß.

Eſtrain ou tige de feues ſechées ʒ ß.

Qu'on les face cuire en pareille quantité d'eaux
de parietaire, d'argentier & vin blanc, iuſques
à la conſommation d'vn tiers : baillez-en pour
doſe ʒ iij.

Autrement.

Prenez cendre de racine d'areſte-bœuf.

Cendres de tiges ou d'écortes de feues, de cha-
cun ʒ j. ß.

Qu'elles ſoient miſes dans vn noüet de lin &
cuites auec

Eaux de parietaire.

de ſenelles &

De betoine, de chacun ℔ j.

Iuſques à tant qu'vn aſſez fort lexiue en ſoit
fait : paſſez-le deux ou trois fois à trauers la
chauſſe à l'hippocras, & ſi bon vous ſemble,
aromatiſez le auec canelle : prenez de cette decoction ʒ ij. ou iij. y adiouſtant, ſi voulez, ſyrop de limons ʒ vj. dont ſoit fait vne potion de
bon gouſt. Il n'y a remede plus efficace &
meilleur pour faire ſortir le calcul, ny contre
l'iſchurie & ſuppreſſion d'vrine, que cette decoction, laquelle on doit preſenter au malade,
lors qu'il eſt au bain ou demicuue.

NOTEZ.

Des ſuſdites cendres d'Areſtebœuf & d'écorces de febues, ſuiuant la methode que nous enſeignerons en ſon lieu, vous extrairez des ſels, premierement auec eau commune, en apres vous les eſpurerez par pluſieurs diſſolutions, filtrations & coagulations, auec eaux de parietaire, de ſaxifrage & autres ſemblables, propres au calcul, tant qu'ils ſoient bien blancs & fort-clairs. Meſlez vne demie dragme de l'vn deſdits ſels auec la decoction ſuſdite, ou bien auec quelque boüillon, ou vin blanc, & il en prouiendra vn remede contre les coliques, maux de reins, contre l'iſcurie & ſuppreſſion d'urines ou difficulté de piſſer. Le ſel des eſcorces de febues eſt vn medicament qui a le plus d'effect en telles affections

Decoction de la rate d'vn bœuf conuenable pour la dureté & obſtruction de la rate, & ſpecifique pour la ſuppreſſion des mois.

Prenez toute la ratte d'vn bœuf, layant couppée par morceaux, jettez-la dás vne phiole de verre de telle grádeur ou capacité qu'elle en ſoit à demy plaine, puis y adiouſtez

Canelle groſſierement conquaſſee ℥ j.
Girofles ℥ ß.

safran ℥ ij.
*vin blanc de Canarie ou maluoifie, demy
fetier de Paris.*

Pour feulement humecter la matiere, le vafe
bien clos, foit pofé dans vn chaudron plein
d'eau, ou dans vn bain Marie fi chaud qu'il
boüille, & ce durant vingt-quatre heures, tant
que ladite rate foit cuite & reduite en parcelles
fort-menuës, reftant à foifon du boüillon exactement cuit, & de tref-bonne odeur: duquel
la malade prendra ℥ iiij. au matin, continuant
par quatre ou cinq iours, quand fes mois doiuent couler.

NOTEZ.

Sans doute quelque cenfeur s'efmerueillera
icy & demandera comment ce petit membre du
corps, où fe retire la bile noire, humeur du
tout craffe & terreftre, fuiuant la commune o-
pinion des Medecins, pour feruir de medicament, ayant vertu d'ouurir & d'attenuer tel
qu'il eft requis à prouoquer les mois, le mefme
attribüera la force & l'efficace de ce remede
pluftoft aux aromatiques & au fafran, qu'aux
proprietez de ladite rate. A quoy nous refpon-
drons que la faculté fpecifique de cette decoction a pour caufe principale la feule fubftance
de la rate cuite: Mais que les autres ingrediens
comme le vin & les aromates y entrent feulement, pour luy donner meilleur gouft.

I'ay ailleurs en mes efcrits piéça expofé mon
opinion touchant le fuc melancholique, & par

M iij

certaine analogie l'ay eſtimé deuoir eſtre comparé au vinaigre, ou tant s'en faut que la rate
domicile de ladite humeur craſſe & terreſtre,
ſoit pourtant d'vne ſubſtance plus dure, qu'au
contraire elle deuient pluſtoſt ſpongieuſe, legere & ſe rarefie à cauſe de la fermentation de
ſon humeur propre, & le ſuc y contenu participe a la faculté d'attenuer, dont eſt doüé le
vinaigre, ayant auſſi de ſa nature, vertu d'ouurir & attenüer. Mais d'autant que nous auons
autrefois diſcouru fort-amplement & exactement de ce ſujet: ieſtime choſe ſuperflue d'en
parler icy dauantage, en fin l'experience meſme
prouuera ſuffiſamment la grande vtilité & efficace de cette medecine à prouoquer les mois.

DES VINS.

CHAP. IX.

AYant expoſé ce qui concerne les differences, vertus & proprietez des eaux & decoctions, tant ſimples que compoſées, enſemble le moyen de les deſcrire, il nous conuient
en ſecond lieu de faire auſſi vn traicté de la plus
commune liqueur apres les eaux, à ſçauoir le
vin, qui ſert principalemenn à la nourriture de
l'homme, & reſtaure & fortifie la chaleur naturelle de nos corps. Toutefois noſtre intention n'eſt pas de mőſtrer icy en quoy pluſieurs

fortes de vins font differens entre eux, comme
en gouft, vertus, proprietez, & autres qualitez
femblables: Il n'eft auffi à propos d'expliquer
en ce lieu la maniere de corriger les vins & de
les rendre plus efficacieux & excellens. Par
quel moyen (dif-je) il faut amender & amoindrir leur crudité, qui prouient d'humidité a-
queufe & excrementeufe, laquelle par faute
de chaleur vital (car les raïons du Soleil eftans
plus foibles certaines années que les autres, il
efchaufent moins la terre) n'a peu eftre digerée
& confommée: dont il aduient que les vins font
par fois cruds, verds, moins reftaurans, & ne
fe peuuent conferuer long temps. Toutes lefquelles chofes on peut facilement corriger &
amender part art imitât la nature, pourueu que
ladite fuperfluité aqueufe & excrementeufe,
foit feparée & extraicte de vin par coctió quoy
qu'artificielle, toutesfois qui fuiue la nature.
On la peut feparer tant feulement alors que la
chaleur naturelle & interieure du vin, le cuit &
le purge à la maniere accouftumée de fon humeur tartarée.

Car l'experience monftrera clairement à quiconque le voudra veoir, que la fubftance qu'on
fepare du vin & qui en diftile, n'eft autre chofe
qu'vn pure & fimple eau paffiue, n'ayant aucun gouft, ne plus ne moins que celle de fontaine, qui n'empreint au vin, finon vne verdeur,
crudité & imbecillité, qui mefme fait qu'iceluy
vient à fe corrompre dans peu de temps: Voire
elle rend acide l'humidité fufdite peu confommée & digerée par la chaleur naturelle, laquel-

le chaleur certes (ainsi qu'auōs dit ailleurs) peut
tout addoucir parfaictement, & par le moyen
d'icelle la susdite humidité peut estre entierement ostée, mais seulement quand le vin se
reduit en moust & se digere. Car apres que les
digestions & fermentations sont accomplies &
cessées, cela est imposible : d'autant que, ce que
la susdite, ou bien la moindre chaleur externe
en fait distiler, est l'esprit du vin, qui estant cō-
joinct à iceluy, le rend viuifiant & nourrissant,
mais en estant separé, le vin n'est plus vin, ains
vinaigre & quelque chose de corrompu, mort
& priué de faculté nutritiue au regard du vin
precedent. Telle correction (dis-je) & rectification de vin, comme aussi plusieurs autres
inuentions, non moins plaisantes qu'vtiles, sont
remises en vn autre lieu, où nous ferons vn discours exprés du vin & de sa nature. Mais pour
le present nous auons iugé qu'il suffisoit d'inse-
rer en nostre Pharmacie reformée plusieurs
preparations de vin, tant simples que composez, qui puissent seruir a conseruer la santé du
corps humain, & soient propres à en chasser les
maladies.

Nous diuiserons les vins, comme cy dessus,
nous auons diuisé les eaux, en simples & composez, c'est à dire, qui sont faits de plusieurs &
diuerses choses, les simples estant composez
d'vne tant seulement, d'où a pris sa source leur
difference.

Outre plus nous en ferons le denombrement
selon l'ordre qui s'ensuit.

Vins simples alterans ou coroborans, qui sont propres à la guarisó de plusieurs maux.

{
Vin d'Acorus.
Vin d'Angelique.
Vin Enulat.
Vin de pas d'Asne.
Vin Anthosat.
Vin de Sauge.
Vin de Buglosse.
Vin de Genieure.
Vin d'Euphraise.
Vin de Fenoil.
Vin d'Hyssope.
Vin d'Anis.
Vin d'Epithym.
Vin d'Absinthe.
Vin de Mille-pertuis.
Vin de petite Centaurée.
Vin d'Alkekenge.
Vin d'Erynges.
Vin scillitic.
Vin de sené simple.
}

Vins simples & cõposez laxatifs.

{
Vin d'Hermodactes.
Vin de Turbith.
Vin de semence d'Hiebles meurs.
Vin de semence d'Hiebles non meurs.
Vin de semence de Suzeau.
Vin de semence de Lierre.
Vin de fleurs de Pescher, de fleurs de Mille-pertuis & de Prunes.
Vin Heleborat.
Diuers Vins purgatifs composez.
}

Vins com-
pofez, non
laxatifs.

{

Plufieurs fortes d'hippocras, qu'on appel-
  clairets.
Vin contre l' Epilepfie.
Vin contre l' Apoplexie
Vin contre la Paralifie.
Vin de Zedoare.
Vin Opthalmique.
Vin Chalibeat, ou d' Acier.
Vin Antinephritique ou contre la douleur
  des reins

Tels vins fe font en deux manieres, premierement auec mouſt en temps de vendanges, où
il conuiendra faire prouifiõ de quelques barils
ou tonnelets : Or pour exemple, defcriuons
icy le vin d'abfinthe à la façon & maniere duquel on compofera facilement tous les autres.

Prenés donc d'abfinthe Romain feiché autát
que voudrez, mettez-le dans vn vaiffeau conuenable, verfez deffus du mouſt tout reçent,
faites-le boüillir pendant quelfques iours, continuant de iour à autre a y remettre du mouſt
nouueau, à fin que le tonneau demeure toufiours plain, & que le vin foit plus exactement
repurgé de fa lie, l'ebullition du tout ceffée,
vous remplirez le tonnelet de mefme mouſt,
puis le boufcherez tres-bien, le tout foit maceré & digeré vingt-quatre iours ou vn mois durant : dont ne faudra donner à boire parauant
qu'il foit digeré & efclarcy à perfection par cet
efpace de temps : il fe peut garder iufques à vn
an & d'auantage. La dofe contiendra demy verre & fera prife le matin.

D'abondant on prepare ces vins en quelque

faifon que ce foit. Pour exemple: Prenez ledit
abfinthe haché bien menu, mettez-le dans vn
vaiffeau de verre capable, tant que la tierce partie d'iceluy en foit pleine, ou quelque peu dauantage, rempliffez-le au furplus d'vn bon vin
blanc & le tenez bien clos: Qu'il foit en apres
mis fur vn buffet, ou en quelque autre lieu, ny
chaud ny froid, pour y eftre maceré dix ou douze iours, pendant lequel temps, le vin attirera
la vertu & le gouft de l'abfinthe, & ainfi le lairrez dans ledit verre, que vous remplirez de bon
vin nouueau à mefure qu'en ofterez chacun
iour pour voftre vfage. Par ainfi vous aurez
vn vin d'abfinte, que pourrez auffi garder long-
temps pour en vfer.

Procedure qu'on tiendra a preparer les vins artificiels.

Si le voulez rendre plus fpecifique, en forte
qu'il ait vne vertu plus efficacieufe de chaffer
les vers, adiouftez-y des fleurs de mille pertuis
ou de petite centauree. Ainfi procedera-on és
autres compofitions de vins, felon le but qu'on
fe fera propofé.

Entre les vins fimples fufmentionnés, le vin
d'Acorus, d'Angelique, l'Anthofar, celuy de
Sauge, remedient aux froides affections du
cerueau.

Le vin d'Euphrafie & de fenoil, eft conuenable pour efclaircir & affermir la veüe.

Le vin Enulat & de pas d'afne, font vn bon
remede contre les afthmes & affections des
poulmons, auffi les peut il nettoyer de leurs impuretez, & aider à les vomir ou cracher.

Le vin d'abfinthe fert en Alemagne d'vn remede commun, contre les vers & pour ga-

rentir le corps de toute pourriture: on y employe aussi communement les vins de millepertuis & de petite centaurée, pour déliurer le foye d'obstructions, & à fin de le fortifier.

Le vin de Buglosse, est approprié au cœur & à toutes affections melancholiques, on le fait auec les fleurs, ou auec les racines d'icelle.

Le vin d'Anis est renommé contre la Colique venteuse, soit que l'estomac ou le ventre en soient tourmentez.

Le vin d'Epityme de mesme que le vin de Tamaris duit à la rate.

Le vin Passulat est admirable, pour la restauration des forces és vielles gens.

Le vin d'Alkekenge & d'Yringes allegent ceux qui ont douleur és reins & qui sont graueleux, comme aussi le vin de genieure, qui mesme corrobore le cœur à merueilles, le cerueau, & autres parties nobles.

Le vin Scillitic est tres-bon pour preparer & digerer les humeurs: car on le prend pour inciser les matieres crasses, pituiteuses & melancholiques, aussi n'y a il remede plus excellent qu'iceluy, pour attenuer toutes sortes d'humeurs mucilagineuses & tartarees.

Le vin de Sené purge les humeurs melancholiques, voire toutes autres: c'est vn remede qui estant des plus faciles, n'est pas moins agreable, dont semblablement vsent ceux qui ont en horreur les medicamens, attendu qu'il purge doucement & sans aucun tourment ou emotion.

Les vins d'Hermodactes & de Turbith chaſſent des iointures les humeurs ſereuſes & pitui-
reuſes, d'où vient qu'on les employe contre la
goutte.

Les vins de la ſemence d'Hiebles & de Suzeau font puiſſamment ſortir les eaux, & ſont
appliquez à la gueriſon de l'Hydropiſie, tout
ainſi que le vin de Lierre.

Iuſques icy nous auons mis par ordre le
nombre des principaux vins ſimples, leurs
vertus & proprietez. Touchant la maniere
de les preparer, il n'eſt icy beſoin d'autre inſtruction, puis qu'elle eſt de ſoy tres-facille,
& que ſans nulle difficulté, on la peut apprendre par les exemples cy deſſus mis en
auant.

Mais quant aux vins de ſemence d'Hiebles & de Suzeau, on les doit preparer vn
peu autrement qu'il a eſté dit: d'autant que
ces ſemences ſont vineuſes & meures ſeulement en meſme temps que les grappes de rai-
ſin. Partant il faut eſpreindre celle deſdites
ſemences qu'on voudra, & en extraire le
ſuc, pour meſler auec deux fois autant de
mouſt de bon vin blanc, qu'on mettra digerer & fermenter enſemble dans vn tonneau de ſuffiſante grandeur à la maniere accouſtumée. Or eſt-il a noter en ce lieu qu'il
eſt meilleur, ſi on le fait tenant le vaiſſeau
clos, c'eſt a dire, pourueu qu'on n'empliſ-
ſe du tout le tonneau & qu'on le bouche ſi
bien que rien ne s'en exhale. Ce faict & la
fermentation accomplie durant vn mois en-

tier, faudra ouurir le tonneau & l'emplir de
vin iufques au fommet. Ces vins purgent les
humeurs fereufes & conuiennent aux hydropiques.

vin ſcillitic D'auantage, le vin fcillitic fe fait auſſi en vne
façon quelque peu differente de la preparation
des vins fuſdits, car la fiboüile ou oignon de
mer, doit eſtre mondé & couppé par taillades
auec vn couſteau de bois, ou de telle autre matiere qu'on voudra, pourueu qu'il ne foit point
de fer, puis le faut expofer au foleil l'efpace de
25. ou 30. iours pour eſtre feiché. D'iceluy
ainfi preparé, vous prendrez ℔ j. & la jette-
rez dans vn vaiſſeau de verre qui foit propre
verfant deſſus ℔ viij. d'excellent vin blanc, le
vaiſſeau bien bouché, qu'on face digerer le tout
au bain Marie chaud, pendant cinq ou fix iours:
apres lequel temps vous le paſſerez à trauers la
chauffe à l'hippocras, puis y ayãt adiouſté ℔ iij.
de miel bien efpuré, il boüillira vn peu & fera
purifié. Ainfi vous ferez pourueu d'vn vin fcillitic, que garderez pour voſtre vfage dans
vn vaiſſeau bouché le mieux qu'il fera poffible: c'eſt vn remede nompareil, pour preparer toutes fortes d'humeurs, ainfi que dit a
eſté.

Or à fin que les vins purgatifs perdent leur
gouſt mal-plaifant & foient faicts participans
d'vne faueur aggreable, apres ladite maceration, il conuiendra les tranfcoler plufieurs fois
par la manche à l'hipocras & les aromatizer
auec fucre & vn peu de canelle & de coriandre: fuiuant laquelle methode feront auſſi com-

posez les autres vins roboratifs & purgatifs : qui seront de bon goust & bien vtiles, ioint qu'ils ne cousteront pas beaucoup : & qu'indiferemment toutes personnes de quelque condition quils soient, pauures ou riches en pourront vser commodement.

Reste maintenant que parlions aussi de la preparation des vins composez, commençans par les purgatifs.

Uin purgatif de Sené, qui se doit faire pendant l'Automne, ou en temps de vendanges.

On tiendra prests quelques tonneaux faicts d'vn bois qui ait ia seruy à tenir maluoisie, ou tel autre vin blanc d'excellente bonté. Iceux contiendront chacun quinze ou vingt pintes. voire plus, selon la quantité qu'on en voudra faire, or vaut-il mieux d'en faire appareil de plusieurs, & iceux de moyenne grosseur, que d'en faire prouision seulement d'vn bien grand, s'il conuient preparer grande quantité du vin. Partant si le tonneau contient vingt pintes de Paris, mettez-y.

Feuilles de sené ℔ iiij.

ou d'auantage, selon que desirerez rendre ledit vin plus ou moins purgatif : adioustez-y encore

Girofles ʒ ij.
Canelle &
Macis, de chacun ʒ ij.

semences de fenoil ℥ ij.ß.
Prunes de damas dont aurez separé les
pepins ℔ iiij. ou v.
Reglisse mise en lopins ℔ j.
Polypode &
semence de carthame, de chacun ℔ ij.

Le tout bien meſlé enſemble, ſoit mis dans vn vaiſſeau, pour y boüillir auec de bon mouſt, le rempliſſant de vin nouueau à meſure qu'il deſ-croiſtra: Apres que la coction ſera parfaicte, ayant fort ſoigneuſement bouché le vaiſſeau, on laiſſera macerer & fermenter le tout vingt, ou vingt-cinq iours durant, & vous aurez vn purgatif, qui retiendra entierement ſa vertu.eſ-ficacieuſe toute l'annee, duquel ferez prendre au matin vn petit.verre pour doſe. Et s'il eſchet que la purgation du matin n'ayt aſſez operé, on en donnera encores deux ou trois onces ſur le ſoir, deux ou trois auāt que ſoupper & le meſ-me iour. Mais és maladies qui ſont difficiles à domter, pour auoir leurs racines profondes, & qui prouiennent de tartres, ou d'humeurs craſ-ſés & terreſtes, il ſera bon de continuer la pur-gation l'eſpace de douze, voire de quinze iours auec le meſme remede, qui euacüera telles hu-meurs peu a peu, ſans que les forces en ſoient amoindries. C'eſt ainſi qu'on pourra guerir & retrancher du tout la fieure quarte, la melan-cholie hypochondriaque, les cachexies, & ſem-blables maux de difficile gueriſon.

Pour preſeruer le corps, il ſuffira qu'on en prenne ſeulemét vne fois de huit en huit iours, ou deux fois par mois. Vous pouuez en vſer, ſi
bon

bon vous femble, quelque peu de temps auant
le repas, ou mefmes à voftre difner ou foupper.

Si vous defirez amplifier la faculté purgatiue *Vin purga-*
d'iceluy, en forte qu'elle puiffe euacuer & faire *tif Catho-*
fortir enfemble toutes humeurs , comme vn *lique.*
Catholicon ou purgatif general , faut y adioufter racines feiches d'oxypalatum , ou rheubarbe des moines , hermodactes , Mechoacam,
turbith à difcretion,& aurez ainfi vn fouuerain
medicament contre la Podagre, la verole, &
femblables maladies, en y adiouftant falcepa-
relle & raclure de bois de guaiac autant qu'il
vous plaira. Son vfage en fait cognoiftre de fin-
guliers & tres beaux effects eftant continué par
plufieurs iours.

Que fi la longueur du temps lequel on employe à preparer tels remedes, defplaift à quelques vns; combien qu'à vne feule fois on puiffe
en compofer autant qu'il fuffit pour vne ou
deux annees , toutesfois pour les contenter,
nous produirons icy aucuns purgatifs dont la
preparation eft aifee en tout temps , & l'vtilité
auffi grande que des autres. La preparation du
premier eft telle qu'il s'enfuit.

Vin Catholique purgatif d'vne prom-
pte & facile preparation.

Prenez polypode de chefne.
Semence de carthame de chacun ʒ ꝥ.
Racine d'acorus ʒ ß.
Semence de fenoil &

N

D'anis de chacun ℥ iij.

Escorces de myrobolans citrins & de
Chebules de chacun ℈ ij.

Canelle ℈ ij. ß.

Girofles &

Macis, de chacun ℈ iiij.

Conserues de fleurs de Genest.

De violettes.

De Maulues de chacun ℥ ß.

Hermodactes blanch. ℥ vj.

Turbith ℥ ß.

Fueilles de sené ℥ ij.

Vin blanc genereux ℔ ij. ou iij

Le tout bien meſlé enſemble ſoit poſé dans
vn vaiſſeau de verre, duquel ayant puis apres
bien bouché le col, vous lairrez macerer ces
choſes par quatre ou cinq iours ou d'auantage,
en apres qu'on les paſſe & repaſſe à trauers la
chauſſe, puis y adiouſtez de ſuccre ℥ vj. On
peut long temps garder ce vin ou claretum purgatif, duquel ferez ſix ou huiċt doſes, pour
chacune deſquelles ſuffiront deux onces qu'on
donnera au matin, continuant chaque iour, ou
bien de deux iours l'vn ; il purge doucement
toutes humeurs, ſoit ſereuſes, ſoit craſſes &
melancholiques. Il eſt propre aux calculeux &
goutteux, & principalement à ceux qui ſont
d'vne nature delicate, & qui ont l'eſtomach
debile, ne pouuans ſupporter, ains reiettans
les autres purgatifs. C'eſt en outre vn bon remede pour les hyſteriques affections & qui arreſtent les fleurs blanches des mois, ſi l'on y
adiouſte vn peu de fæcula brioniæ, qui eſt la

ſpecifique medecine de la matrice. La façon de
la preparer ſera enſeignee en vn autre lieu.

Autre vin purgatif de tres-facille preparation.

Prenez ſené ℥ ß.
Mettez le dans vn vaſe de verre, y adiouſtant
    Canelle conquaſſee ℥ ß.
    Girofles v. ou vj.
    Vin blanc autant que ingerez en eſtre
    beſoin.
La phiole ſoit bouchee auec papier ou cotton
ſeulement, adiouſtez y ſi voulez vn peu de ſuccre, & faiĉtes macerer le tout en vn lieu froid
par trois iours, tant que le vin ſoit teinĉt à ſuf-
fiſáce. Prenez de ce vin deux ou trois cuillerees
au matin & les meſlez ſi bon vous ſemble auec
vn boüillon, autant en ferez vous le ſoir &
continuerez ainſi deux ou trois iours durant.
Ce remede preparé de la ſorte, auec demy-on-
ce de ſené purgera doucement & ſans danger
le corps de celuy qui en vſera trois ou quatre
iours de ſuite, pouuant meſme eſtre donné aux
petits enfans & aux femmes enceintes.

Vin purgatif de fleurs de prunier, de peſcher & de mille-pertuis.

Pour compoſer ce vin, faut durant le printemps cueillir bonne quantité de fleurs de pru-

nier domeſtiques ou ſauuages, puis en emplir la tierce partie ou la moitié d'vn tonneau, y adiouſtant.

> *Raiſins de Corinthe* ℔ *.v.*
> *Pruneaux doux* ℔ *j.*
> *Iuiubes* ℔ *ij.*
> *Dattes ſans noyaux* ℔ *j.*
> *Fenoil* ʒ *iij.*
> *Canelle.* ʒ. *ij.*

Verſez de bon vin iuſques au ſommet du vaiſſeau, puis l'ayant bien bouché, laiſſez macerer le tout par vingt-cinq iours ou vn mois; ce vin n'a aucun mauuais gouſt, & peut tenir lieu de diaprunis: car il a vertu d'alterer & de purger les humeurs bilieuſes, il s'entretient pour l'vſage vn an entier. La doſe eſt demi verre qui purgera doucement, ſans qu'on ait beſoin d'y adiouſter du diagrede. Ledit vin ſe peut auſſi preparer en automne, auec moult de vin blãc, tout ainſi que les autres dont auons fait deſcription iuſques icy. Il faut garder leſdites fleurs ſeichees à l'ombre iuſques au temps ſuſdit; vous le rendrez plus purgatif, ſi vous y adiouſtez fueilles de ſené vne ou deux onces.

L'vſage.

En meſme façon pourra-on compoſer, durant le printemps, auec fleurs de peſcher, vn vin purgatif contre les vers.

Vin contre les vers & le ſang impur.

Auec fleurs de mille pertuis, ſummitez de petite centaurée & de fumeterre, cueïllées toutes en leur ſaiſon, quand elles ſont en fleur, puis ſeichees, on fait ſemblablement vn vin purgatif contre les vers, qui meſme purifie le ſang, & purge l'vn & l'autre bile. Auquel ſi

vous adioignez du fené à diſcretion, il acquerra
vne faculté de purger plus eſicacieuſe.

Ces vins ſont tres-purs & forts clairs , quoy *Correction de l'amer- tume és vins.*
qu'ils ayent vn peu d'amertume , laquelle ſe
peut corriger auec raiſins de Corinthe & re-
gliſſe.

On fera de meſme auec roſes pales & blanches;cultiuees ou non , vn vin purgatif qui aura
vertu de purger les humeurs ſereuſes, dont auſ- *vin de roſes purgatif.*
ſi pourrez faire vn ſingulier remede contre l'hy-
dropiſie , qui meſme purgera par les vrines,
moyennant qu'on y adiouſte la racine de vincetoxicum. Pour chacune doſe ce ſera aſſez d'en
donner deux cuillerees au matin , continuant
pluſieurs iours ſi beſoin en eſt.

Pour purger les meſmes humeurs , on prepare vn vin de ſemence d'hiebles & de lierre, tant
en Automne qu'en toute autre ſaiſon. Les meſmes vins ſeruiront auſſi aux hydropiques.

Vin helleborat.

Prenez racines d'hellebore noir , bien mondees & nettoyees de toute impureté terreſtre,
puis les ayant haché bien menues, vous les ma-
cererez dans le bain marie auec ſuffiſante quantité de vin ou de vinaigre , & auec ſemence d'a-
nis l'eſpace de vingt quatre heures: puis quatre
ou cinq iours apres, vous ſeparerez ledit vin, &
par ce moyen tout le venin ſortira de la racine
ſus mentionnee, qu'on doit faire ſeicher puis
apres

N iij

Prenez racines d'hellebore preparez ainſi que dit a eſté ℥ ij. ß.
Fueilles de ſené ℥ iij.
Fenouil doux, & Anis de chacun ʒ vj.
Eſcorce de citron ℥ ß.

Le tout ſoit maceré par quatre ou cinq iours dans vn bain Marie, auec deux pintes d'excellent vin blanc ja purifié, lequel vous coulerez apres, ne l'eſpreignant nullement, & le paſſerez à trauers la chauſſe à l'hyppocras, par deux ou trois fois. Puis aromatiſez-le auec autant de ſucre que iugerez eſtre aſſez, & auec vn peu de canelle. Il eſt excellent pour euacuer du cerueau les humeurs pituiteuſes & melancholiques, & par conſequent tres-bon contre la manie & toutes affections melancholiques, ſoit qu'on le boiue, ſoit qu'on l'applique par dehors, enueloppant le chef auec linges trempez en iceluy tiede, comme nous enſeignerons plus amplement en vn autre lieu.

Iuſques à preſent nous auons diſcouru des vins purgatifs compoſez, s'enſuiuent maintenant quelques vins compoſez corroboratifs qu'on approprie à certaines maladies.

Hippocras commun.

Prenez du meilleur vin blanc ou rouge ℔ x.
Canelle ℥ j. ß.
Girofles Ə ij.
Cardamome.

Grains de Paradis, de chacun Ə iiij.
Zingembre ʒ iij.

Le tout conquaffé groffierement, foit mis à macerer dans le vin fufdit par trois ou quatre heures, puis y adiouftez fucre, vin blanc ℔ j. ſſ. Paffez & repaffez le par vne manche, & ferez Hippocras.

Autrement.

Aucuns n'aymant pas telles & fi grande abondance d'efpices, le font auec la feule canelle & du fucre: mais d'autres y adiouftent vn peu de poiure, de zingembre & de girofles, pour luy donner plus de pointe, & le rendre plus efchauffant. On en prend auec pain rofti, principalement en hyuer pour fortifier l'eftomach. Auffi en fait-on vfer és fieures quartes & autres maladies qui procedent de caufe froide.

Hippocras de prompte & foudaine façon, à l'exemple duquel on peut preparer toutes fortes d'extractions: & des remedes auſſi fpecifiques pour diuers maux.

Prenez Canelle ʒ ij. ou iij.
Girofles ʒ ſſ.
Zingembre.
Poiure long.
Cardamome.

Grains de Paradis.
Galange de chacun ʒ ij.
Noix muscade ʒ j. ß.

Conquaſſez gròſſierement tous ces ingrediens & les meſlez enſemble pour eſtre macerez en eſprit de vin dans vn vaiſſeau de verre
bien clos qui ſera puis apres mis au bain Marie
trois ou quatre iours, iuſqu'à tant que l'eſprit
de vin ait pris la couleur des aromates ou eſpi-
ceries, & ſoit imbu de leurs vertus; ayant laiſſé refroidir le vaiſſeau vous l'ouurirez en apres
pour en ſeparer la liqueur teinte, par inclination, que garderez à part dans vne phiole pour
en vſer. Le marc eſtant oſté, exprimez le reſte
des aromats autant fort que pourrez & à trauers d'vn linge, & reſeruez l'expreſſion en
d'autres phioles afin de vous en ſeruir. Mais
quand à la premiere liqueur, apres ladite maceration on la pourra filtrer & couler par la manche, & ce afin qu'elle attire tant mieux les vertus des choſes aromatiques. Ces extractions ſe
gardent fort longuement pour l'vſage.

Quand doncques aurez volonté d'vſer deſdites extractions, vous en meſlerez vne ou deux
dragmes, & du ſucre à diſcretion, auec vne
pinte de tres bon vin, & par ce moyen ſerez
pourueu d'vn vin aromatique: Au lieu de ſucre
pur ſeruira l'huile de ſucre, fait auec aubin
d'œufs durci, dont la deſcription ſe voit en noſtre Diætetique polyhiſtorique, ou Pourtraict
de la ſanté.

Claretum excellent.

Prenez Canelle ℥ ij.

Macis ℥ ß.

Dattes separees de leurs noyaux & couppées en morceaux x x.

Myrobolans ij. ou iiij.

Semences D'anis.

De Fenoil de chacun ℥ j.

Raisins de Damas ℥ v. ou vj.

Coriandre preparee ℥ ß.

Ayant conquassé grossierement les aromates
& semences, mettez-les dans vn vaisseau de
verre, & versez dessus eau de vie rectifiee, vin
de Canarie, ou vin blanc du plus sauoureux, de
chacun vne pinte mesure de Paris, qui sont
trois liures ou enuiron, le vaisseau bien bouché soit mis en vn lieu froid, afin que ces choses y soient macerees par quatre ou cinq iours,
puis sans faire separatió entre la liqueur & son
marc: conseruez-le pour l'vsage en des phioles
bouchees: ou si voulez, apres la maceration
vous le passerez par vne chausse à la maniere de
l'hippocras. Il en faut prendre vne ou deux
cuillerees le matin: c'est vn remede singulier
pour coroborer & fortifier l'estomac, & pour
oster les cruditez & toute matiere venteuse d'i-
celuy: aussi est-il propre contre les coliques &
semblables maux. On peut addoucir ce claretum auec du sucre.

*Cruditez
de l'estomac
& flatuosi-
tez.*

Coliques.

Autre Claretum tres-excellent forti-fiant toutes les facultez.

Prenez maluoisie ou vin blanc du meilleur, vne pinte & demie, qui sont ℔ iiÿ. ou v.

Que mettrez dans vn matras ou pelican, y adiouſtant

Girofles.
Noix muſcades.
Macis de chacun , ℥ j. ß.
Zingembre.
Cardamome de chacun ℥ ß.
Coriandre.
Anis.
Fenoil de chacun ℨ ÿ.
Dictame.
Fleurs de Romarin.
De Bugloſe, de chacun p. ÿ ou en lieu d'i-celles prendrez leurs conſerues, de cha-cun ℥ j. ß.
Tablettes d'aromatique roſat ℥ j.
Sucre fin. ℔ j.

Verſez du vin deſſus tous leſdits ingrediens conquaſſez à la groſſe mode & les meſlez en-ſemble, puis tenez le vaiſſeau bien clos & le poſez dans vn bain Marie pour y eſtre le tout maceré par deux ou trois iours. En apres faictes paſſer & repaſſer le tout par vne chauſſe, afin que la vertu des eſpeces ſoit tant mieux extrai-cte. Donnez de ce vin qui ſe gardera longue-

ment (eſtant mis dans des petites bouteilles
bien cloſes) vne ou deux cuillerees le matin.
Ce claretum corrobore toutes les facultez &
reſtaure les eſprits tant animaux que vitaux &
naturels. Il eſt par conſequent vtile à toutes
maladies du cerueau : aux cardialgies, lipothymies, ſyncopes & autres affections du cœur.
Eſt auſſi vn ſingulier remede contre toutes imbecillitez, cruditez, & flatuoſitez de l'eſtomac :
corrobore le foye & la rate, & remedie à toutes cachexies, melancholies hypocondriaques & meſmes aux hyſteriques affections : en
outre il preſerue le corps de peſte, de vermines,
& autres corruptions qui ſont cauſes de pluſieurs maux.

Si le voulez employer à la guariſon de quelque maladie, faudra y adiouſter les choſes qui
leur ſont conuenables & ſpecifiques, qui ſur-
paſſeront la quantité ou le poids des autres ingrediens : comme par exemple, ſi c'eſt pour
l'epilepſie, on y adiouſtera la racine de piuoine
auec ſa ſemence : la raclure du crane de l'homme : les fleurs du Tillet, de lilium conuallium,
dit petit muguet, & ſemblables : Dont ferez
vn claretum ou vin antepileptique, qui ſera
propre à l'epilepſie, tant pour dompter la
ferocité du paroxiſme, que pour s'en preſeruer, moyennant qu'on en face prendre
quelques cuillerées à chaque quartier de Lune.

Si l'epilepſie prouient de quelque hyſterique
affection, conuiendra y adiouſter la racine de
brionia bien deſeichée.

Si c'eſt vne apoplexie ou paralyſie, adiouſtez-y des grains de Geneure, des fleurs de Lauande, du Souci & de la ſauge: & ainſi, ſelon &
pour les diuerſes ſortes de maladies, ſe pourront auſſi compoſer pluſieurs ſortes de claretum, ou diuers vins aromatiques medicamenteux.

Vin antipileptique, ou contre l'epilepſie.

Prenez racleure de crane de l'homme ℥. ij.
Guy de cheſne haché menu ℥ j. ß.
Fleurs de piuoine.
De petit muget & de
Tillet, de chacun p. ij. ou iiij.
Semence de chardon benit, &
De piuoine concaſſées, de chacun ʒ. vj.
Canelle ℥ ß.
Noix muſcade ʒ iij.

Mettez les toutes dans vn vaiſſeau de verre à
collong, verſant par deſſus vin de ſaueur tres-
agreable: puis ayant bouſché ledit vaiſſeau,
laiſſez macerer le tout dans vn bain Marie fort
tiede, quatre ou cinq iours, apres lequel temps
vous le coulerez deux ou trois fois & adiouſterez à ce qui ſera paſſé vn peu de ſucre pour
l'addoucir, ſi bon vous ſemble. Ce remede eſt
ſouuerain, tant pour guerir l'Epilepſie, qu'à
s'en preſeruer. La doſe ſera de deux cuillerées,
qu'on prendra le matin aux quatre ſaiſons Lu-
naires, c'eſt à dire, à cháque quartier de Lune.

Vin antapoplectique, ou contre l'apoplexie.

Prenez fleurs de lauande.
De sauge.
De rosmarin, de chacun p. iiij. ou v.
Bayes ou grains de genieure ʒ ij.

Au demeurant faites tout ainsi que dessus. Si on donne vne ou deux cuillerees de ce vin à vn Apopletictique, elles l'esueillent soudain & repriment la violence d'vn si grand mal : neantmoins pour cela ne doit on pas negliger l'vsage des autres euacuations vniuerselles ny les reuulsions, deriuations, &c.

Vin antiparalytique, ou contre la Paralysie, que m'ont appris & communiqué les celebres Medecins ordinaires du tres-Illustre Prince le Landgraue de Hessen.

Prenez fleurs de Soucy, de Lauande, dessechées mediocrement, assez bonne quantité, dont emplirez vne boüteille de verre, qui soit bien forte, versez dessus telle quantité de maluoisie qu'elle sur-nage trois ou quatre doigts. Le vaisseau bien clos soit exposé au soleil par trois sepmaines, ou vn mois entier : pendant lequel temps ledit vin attraira les vertus & es-

fences d'icelles fleurs & deuiendra fi fort & efficacieux , que fi vous pofez ladite bouteille
prés de quelque paroy ou muraille, qui rabatte
les rayons du foleil, tellement que la chaleur
en foit augmentée , le vaiffeau par trop efchauffé , il s'efclatera & brifera en plus de cent
pieces , c'eft pourquoy vous le mettrez fus vne
feneftre ouuerte, où lefdits rayons ne foient reuerberez. Au bout dudit temps faudra mettre
ledit vaiffeau dans vne caue , pour y refroidir tout vne nuit, à fin que la trop grande force
des efprits s'adouciffe & appaife , puis on l'ouurira. Ce vin eft duifant aux maladies fufdites
eftant pris le matin en dofe d'vne ou deux cuillerées, ce qu'il faut continuer à faire, l'efpace
de vingt cinq ou trente iours : & fi les purgations generales ont precedé, vous en verrez des
effects admirables.

Si apres qu'aurez fait macerer fuffifamment
lefdites fleurs, vous les faites diftiler par vn
alembic au bain Marie vaporeux, iufques à fic-
cité , il aura beaucoup plus d'efficace, mais ce
fera encore vn remede le plus efficacieux de
tous, fi le marc des fleurs eft reduit en cendres,
dont tirerez vn fel, qu'on meffera auec fon eau
propre.

Vin de Zedoaire compofé.

Ayez de Zedoaire. ℥ ij.
  Giroſles.
    Maois.

Canelle, de chacun ʒ j. ß.

Zingembre.

Poiure long, de chacun ʒ j.

Noix muscade ʒ ß.

Le tout pilé groſſierement, ſoit enueloppé dans vn ou pluſieurs noüets de lin, & ſoupendu par le bondon au dedans d'vn tonneau plein de mouſt, l'eſpace de quarante iours, ou au moins durant vn mois; pour y eſtre maceré: ledit temps expiré, on l'oſtera & pourra-on donner ce vin en temps qu'il ſera neceſſaire pour fortifier le cerueau & l'eſtomac.

Vin ophthalmique.

En la preparation du vin ophthalmique faudra ſuiure la meſme methode, qu'auons dit cy deſſus deuoir eſtre obſeruée en compoſant le vin du Zedoaire, c'eſt à dire, qu'il conuiendra ſouſpendre par le bondon du vaiſſeau, dans lequel eſt contenu le mouſt, les choſes ſuiuantes (en lieu d'aromates.)

Affections du cerueau & de l'eſtomach,

Prenez doneques aulnée couppée par taillades & ſechée ʒ'ij.

Euphraſe M. j.

Fenoil doux &

Sermontain, de chacun ʒ j.

Concaſſez-les aucunement & les enfermez toutes dans vn ou pluſieurs noüets, que ſouſpendrez au dedans d'vn tonneau (comme dit à eſté) ou d'vne phiole, vn mois durant, vous en ferez prendre tous les matins vne ou deux onces pour eſclaircir la veuë.

Vin Chalibeat ou d'acier.

Prenez limaille d'acier ℥ iij.
Racines d'Erynge ou panicaut.
  d'Aulnee , de chacun ℥ j. ß.
 De santal citrin ℥ j.
 Coral rouge.
 Racleure d'iuoire , de chacun ʒ vj.
 Girofles.
 Macis.
 Canelle.
 Zinzembre , de chacun ʒ iij.
Fleurs de genet.
 De rosmarin.
 D'epithym , de chacun p. ij.
 Vin blanc genereux ℔ vj.

Laissez-les macerer huit iours durant pour
le moins, à la chaleur du bain Marie, puis les
coulez à trauers la manche d'hippocras trois
ou quatre fois, en sorte que le vin soit bien clarifié, dans lequel on pourra mettre du succre
pour le rendre doux & aggreable au goust : la
prise contiendra vne ou deux cuillerees au cō-
mencement, mais par apres on l'augmentera,
si besoin est.

Autre vin Chalibeat.

Prenez lames d'acier tres-pur , si chaud qu'il
estincelle & soit prest à se fondre, trempez-les
dans magdaleons de soulfre , a fin que l'acier se
fonde

fonde non plus ne moins que cire d'Eſpagne.
Qu'on le mette dans vn vaiſſeau remply de vin
delicieux iuſques à la moitié, ou de vinaigre de
ſuzeau, lequel vaiſſeau ſera puis apres mis &
l'aiſſé aupres d'vn feu ardét ſur vn ſoliueau l'eſpace d'vne ou deux heures, tant qu'il ſoit bien
deſſeiché, & finalement poly comme alkool ſur
du mabre. De cet acier ainſi preparé prenez
℥ iiij.

   Racines de panicaut.
    De garence , de chacun ℥ vj.
  Eſcorce metoyenne de freſne.
  Racines de fougere , de chacun ℥ ß.
   Semence de fenoil.
  Bayes ou grains de geneure recens.
  Grains de kermes , de chacun ℥ iij.
  Fueilles ſeiches de germandrée.
   De ſcolopendre , de chacun M ß.
  Fleurs de genet p. j.
   Girofles.
   Macis , de chacun ℥ ij.
   Canelle interieure ℥ ij. ß.
   Vin blanc fort-excellent ℔ x.

Le tout ſoit mis dans vn vaiſſeau de verre & expoſé aux rayons du ſoleil en temps d'eſté, ou
aupres d'vn feu lent par vingt iours, agitant &
remuant la matiere deux ou trois fois auec vn
baſton : cela fait paſſez-le à trauers la chauſſe
d'hippocras. C'eſt vn remede & preſeruatif ſingulier contre les cachexies & hydropiſies noú-
uelles : la doſe, au commecement ſera de ℥ j.
à ℥ ij. en apres il conuiendra l'accroiſtre de
iour à autre.

Cachexia hydropiſie.

O

Vin antinephretique, c'est à dire, qui remedie aux maladies des reins.

Si vous preparez vn vin propre aux douleurs
de reins, ayez vn tonneau d'aſſez bonne grandeur & l'empliſſez de vin fort delicieux, qui
ait premierement eſté cuit & depuré de ſon humidité aqueuſe. Sur huit hemines d'iceluy en-
tonnez dans le vaiſſeau, comme dit a eſté nagueres, vous adiouſterez

　　　Fruits d'alkekenge ou ſemence de baguenau-
　　　　　des ℔ j.
　　Racines d'areſte-bœuf &
　　　De panicaut tailladées & ſeichées, de
　　　　chacun ℥ iij.
　Semence de bardane.
　　De gremil &
　　De ſaxifrage.
　　De guimauues de chacun ℥ ij.
　　De herniere.
　Fleurs de geneſt, de chacun p. iiij.

Faites tremper toutes ces choſes, l'eſpace d'vn
mois entier, puis en reſeruez le vin afin d'é vſer.
　Que ſi apres la ſuſdite maceratió, vous le coulez par la chauſſe & y adiouſtez la tierce partie de miel bien eſpuré, & comme cy deuant lo
laiſſez boüillir auec vin ſcillitique : vous ferez
vn vin qui ſe pourra conſeruer long temps &
n'aura aucun mauuais gouſt, duquel on prendra
Calculs ℥ ij. ou iij. pour chaſſer le calcul & empeſcher
qu'il ne s'engendre, pourueu toutefois qu'on

ait auparauant purgé la premiere region de noftre corps auec vn bol de caffe, ou autre femblable purgatif.

Il ne fera hors de propos fi aux diuerfes for- *Vinaigres*
tes de vins qu'auons denombrez nous adioi- *medicamē-*
gnons auffi le nombre des vinaigres medeci- *teux.*
naux, qui font defcrits partout és antidotaires,
dont entre autres les plus vfitez font

> De vinaigre *scillitique.*
> De vinaigre Rofat.
> Le vinaigre de fleurs de Souci.
> Le vinaigre des fleurs de Girofles.
> Le vinaigre de Sauge.
> Le vinaigre anthofat ou de rofmarin.
> Le vinaigre de Sufeau.
> Le vinaigre Paffulat.
> Le vinaigre de cloux de Girofles.

Selon le formulaire defquels infinies autres
fe pourront preparer, efquels le vinaigre tiendra lieu de vin, tant à difpofer & alterer la matiere qu'à l'euacuer.

Le vinaigre Scillitique fe fait en la maniere *Preparatiō*
qui s'enfuit: les peaux de la fquille ou oygnon *du vinaigre*
marin metoiennes entre l'efcorce & le cœur *Scillitique.*
foient preparez fuiuant l'Art, & couppées en
rouelles, puis on les expofera au foleil, ou bien
elles feront mifes en lieu mediocrement chaud
par trente ou quarante iours, apres lequel tēps
vous en mettrez dans vne bouteille le poids
d'vne liure, qu'aurez premierement haché bien
menues auec vn coufteau de bois bien blanc
ou d'yuoire, verfant deffus bon vinaigre ℔ vj.

ou viij. Le vaiſſeau bien bouché afin que rien n'en reſpire, ſoit expoſé aux rayons du ſoleil trente ou quarante iours en eſté, puis l'ayant ouuert vous coulerez le tout & en ferez vn vin aigre ſcillitique, qu'on gardera en des bouteil. les ſoigneuſement bouchées.

Preparatiõ *vulgaire* *de la ſquille* Aucuns prennent vne ſeule ou pluſieurs ſquilles ſeparées de leurs eſcorces & les couurent de paſte entierement, de ſorte qu'elles ſemblent toutes auoir pris la forme d'vn pain, puis il les enfournent dans vn four chaud & propre à cuire pain. Ainſi preparent-ils leurs ſquilles beaucoup pluſtoſt que s'ils les preſentoient aux rayons du ſoleil par quarante iours. Faut prendre de ſquilles ainſi cuites dãs le four & puis deſſechées à petit feu, ou chaleur mediocre ℔ j. ß. du plus fort vinaigre ℔ vij. & les mettre dans vne bouteille de verre bien cloſe, laquel on expoſera & lairra au ſoleil, ou à telle chaleur temperée, par leſpace de trente ou quarante iours. Que ſi vous vous eſtes ſerui de *Four d'A-* *thanor plus* *commode à* *la digeſtion* la chaleur du four d'Athamor, qui eſt baſti de cendre, comme ainſi ſoit qu'elle dure nuict & iour, vous accourcirez le temps de moitié: tellement que douze, ou pour le plus quinze iours pourront ſuffire à la fermentation & digeſtion de ce vinaigre, pourueu qu'on ayt eu ſoin d'entretenir la chaleur continuellement. En fin la matiere eſtant paſſée par le couloir on la gardera en de petits vaiſſeaux de verre bouſchez exactement. Cette preparation nous plaiſt grandement, car elle n'excite aucun vomiſſement, ainſi que la premiere fait ordinairement

en plufieurs, auffi la fait-on en moins de temps
& l'vfage en est plus affeuré.

Pour faire vn vinaigre Rofat conuient auoir *Vinaigre*
des rofes rouges feichées, dont emplirez vne *rofat.*
bouteille, & verferez deffus du meilleur vinaigre, tant que la bouteille en foit pleine iufques
au col, bouchez fort eftroirement la bouche d'icelle, & l'expofez à la chaleur du foleil
par telle efpace de temps qu'auons ja declaré: ou bien vous le tranfporterez aupres d'vn
poifle, ou le mettrez fur la braife ou cendres
chaud es.

Tout de mefme compoferez vous le vinai- *Autres vin*
gre Paffulat des fleurs feiches de Sauge, de Ro- *aigres de di*
marin, de Suzeau, de Souci, de Girofles, voi- *uerfes fleurs*
re pourrez faire autant de fortes de vinaigres
qu'il y a defpece de vins fimples, & qui feront
auffi pour les mefmes fins employez à combatre diuers maux. Mais tout vinaigre quel qu'il
foit aura toufiours vne faculté plus attenüante,
incifiue & plus propre à diffoudre & liquefier
les humeurs gluantes, tartarées ou terreftres:
Outre ce il refiftera plus viuement à toute
pourriture & à toutes corruptions, que ne
pourroient faire les vins fufdits.

Les principaux vfages de ces vinaigres fim- *L'vfage de*
ples font, qu'ils feruent de bafe à compofer *vins fimpl.*
diuers façons d'Oxymels purgatifs & corroboratifs: Qu'ils fatisfacent aux intentions &
curations qui furuiennent en la guarifon de
plufieurs & grandes maladies, comme nous ferons veoir incontinent au chapitre fuiuant.

De la diuerse composition des Oxymels & Hydromels medicamenteux, lesquels sont fort commodes pour remedier à plusieurs & diuers maux.

CHAP. X.

LE subiet qu'auons entrepris, requiert que nous produisions & mettions en auant les diuerses compositions d'Oxymel & d'Hydromel, dont l'vsage est grand en la pratique de Medecine.

Oxymels Hydromels en grand vsage autrefois. Deux Oxymels, tant seulement en nos boutiques.

Les anciens faisoient plus de cas de ces remedes, que nous ne faisons à present : Car en nos boutiques, des villes mesmes les plus fameuses, se vend l'Oxymel simple & le Scillitique, tant seulement, rarement trouuera on l'helleborat de Iulian, remede toutefois fort recommandé par Gesner, contre le haut mal, fieures quartes, & autres telles maladies, qui sont profondément enracinées, & dont les causes nous sont incognues & cachées. Aussi n'y a il qu'vne seule description d'Hydromel simple & composé, qui occupe lieu és boutiques, Comme ainsi soit neantmoins que nous voyons dans Galien, Aëce, Trallian, Oribase, puis aussi dans Nicolas Myreps & Mesué, lesquels ont ramassé & mis par ordre les choses

qui estoient dispersées és liures des autres sans
methode, vn nombre infiny de remedes ayans
faculté de purger, preparer, fortifier & de seruir
à autres intentions: dont les bases principales
sont prises des susdits formulaires d'Oxymel
& d'Hydromel: en sorte qu'on peut mesmes
appareiller (voire auec proffit plus grand) autant d'Oxymels & d'Hydromels que nous
auons descrit de vins simples & composez,
ne plus ne moins que s'ils estoient faicts auec
du vin.

Les Arabes qui ont les premiers introduit
l'vsage du vin, sont cause que la maniere de
composer diuers genres d'Oxymel & d'Hydromel a esté changée en celle qui appartient aux
syrops, desquels on reserue vn grand amas dans
les boutiques.

Quant à ce qui est allegué pour establir &
confirmer l'vsage des syrops, par ceux qui les
ont en si grande estime & y sont tant addon-
nez, ce qu'ils amenent, dis-je, a besoin de
confirmation, à sçauoir que les remedes se
peuuent conseruer fort-longuemét, & sont aggreables au palais. Mais il est hors de tout doute, que toutes sortes d'Hydromel, & principalement d'Oxymel, sur tout celuy qu'on appelle
melicrat (où l'eau, le miel, & par fois le vinaigre
sont confondus & meslez ensemble) sont beaucoup plus vtiles, plus cómodes, voire plus propres à toutes intentions de guarir, que ne sont
les syrops : veu que le sucre est vn certain sel
doux, & fort chaud, auquel est attachée certaine qualité, qui a vertu d'opiler & d'agglutiner.

La chaleur du succre ne reserre & agglutine peu.

C'est pourquoy on peut iuger que le succre est moins propre tant à la preparation, alteration & correction des humeurs, qu'à leur éuacuation, à quoy neantmoins sont destinez & necessaires le plus souuent syrops.

Le succre se tournefacilement en bile.

Ioignez à cela que le succre, comme aussi toutes autres matieres douces, se conuertit soudain en bile dans le corps bilieux & maigre de nature, & par consequent apporte plus d'incommodité, que de profit aux hommes de cette complexion. Mais quelqu'vn insistera contre nous & paraduanture soustiendra que le miel, auec lequel on prepare diuerses façons d'Oxymel & d'Hydromel, est doux: Nous adouourons bien cela, mais le miel surpasse de beaucoup le succre en pureté, ayant vne nature plus

Le miel pluspur que le succre.

aërée & celeste qui approche plus pres de la quintessence. Aussi ledit succre sous sa blancheur cache vne couleur fort noire, & sous sa douceur vne acrimonie tres-grande, ainsi que tres-bien recognoissent & experimentent ceux qui sont quelque peu versez en l'anatomie interieure & vitale des choses.

Ce que Galien a bien apperçeu & soigneusement remarque, & apres luy Oribase Medic. coll. lib. 5. cap. 24. lequel estandant les facultez de l'Oxymel, qui sont acides & vitrioliques, le prefere à l'Hydromel: lequel est moins propre aux téperamens chauds, & d'vne nature ardere, à cause qu'il se change incontinét en bile, voicy cóme il en escrit: Combien que la nature du melicrat ait au demeurant tout ce qui conuient aux maladies aigues, neantmoins elle y est

contraire en vne seul chose, à sçauoir qu'estant
par trop eschauffee elle se côuertit en bile:pour
empescher ce sien changement, & auoir vn remede fort excellent, faut mesler & adiouster au
melierat autât de vinaigre qu'il suffit pour corriger la faculté de se tourner en bile. Or Oribase ayant faict vn long discours & recit des grâds
fruicts & commoditez qu'apporte l'vsage de
l'Oxymel, & apres auoir raconté la specifique
vertu & proprieté qu'il a contre les maladies
hypocondriaques & stomachales, où il est besoin d'attenuer & d'inciser vne matiere crasse
& visqueuse, afin qu'on entende mieux combien grande estime il fait d'iceluy Oxymel, &
que l'Hydromel luy est de beaucoup inferieur,
il poursuit ainsi. Veu donc que le miel est chaud
de sa nature, & se conuertit soudainement en
bile és corps de complexion chaude; pourtant
est-ce vne viande conuenable aux natures pi-
tuireuses, aux vielles gens, & aux maladies
froides. Quant à l'Oxymel il est bien vtile à tout
aage & nature, pour entretenir la santé, attendu qu'il ouure tous les passages estroits, tolle-
ment que nul humeur crasse & visqueuse
n'est contenue en aucun endroit du corps. Pour
laquelle cause aussi les remedes que les Medecins disent conseruer la santé, sont doüez
d'vne faculté attenuante: Vous trouuerez que
l'Oxymel est tres-propre si vous considerez &
experimentez les choses qui rendent les viures
attenuans: car il n'a aucun mauuais suc, il n'est
côtraire à l'estomach, & n'a aucune faculté mal
conuenable: Mais est composé de vinaigre scil-

litique, c'est le meilleur de tous les alimens &
medicamens pour inciser, dont se doiuent seruir ceux qui ont intentió d'inciser les humeurs
& d'attenuer le mal qui est en vn corps rempli
d'excrement crasse, gluant & pituiteux: & i'ay
veu presque vne infinité de personnes qui ont
sainement vescu iusques à la fin de leur vie,
pour auoir vsé tant du vinaigre que du vin scillitique.

Nous auons bien voulu rapporter exprés le
sentiment de Galien & des autres anciens touchant l'Oxymel acide & vitriolic, aussi combié
plus puissantes & efficacieuses vertus ils luy ont
attribué pour conseruer la santé & guarir les
maladies, qu'ils n'ont fait à l'hydromel doux.
Tellement qu'on peut recueillir de là, que l'O-
xymel est à preferer aux syrops, desquels toutesfois on fait auiourd'huy plus de cas, & contre toute raison, ainsi que cy-dessus a esté demonstré, s'estans acquis vne authorité & vn
vsage plus grand.

Reste maintenant que nous enrichissions nostre Pharmacie de quelques descriptions d'O-
xymel & d'Hydromel, comme de remedes &
preseruatifs fort vtiles, suiuant lesquelles chacun en pourra de soy mesme inuenter & faire
de nouuelles.

*Preparatió
de l'oxymel
simple.* En outre les Oxymels & Hydromels sont di-
uisez en simples & composez. L'Oxymel simple se peut faire en deux manieres, la premiere
est, si vous prenez vne portion de miel y adioustant premierement mesme quantité d'eau de
pluye, ou de celle qu'on reserue dans les cister-

nes ſi elle ſe peut recouurer, puis mettez le
meſlange aupres d'vn petit feu,& l'eſcumerez ſi
bien que le miel ſoit priué de toute ordure &
apparoiſſe pur, en apres verſez deſſus le miel
autant de bon vinaigre qu'il en faudra pour le
rendre plaiſant au gouſt, & ainſi aurez vne reigle certaine pour compoſer vn Oxymel qui ne
ſoit ny trop acre ny trop doux. De rechef faites
cuire ces choſes à petit feu, & pendant qu'elles
cuiront verſez-y peu à peu & par fois autant
d'eau qu'il ſera de beſoin, pour ſeparer les choſes heterogenees ou de diuerſe nature, & pour
purifier d'auantage ledit Oxymel; lequel par
meſme moyen deuiendra doux, c'eſt à dire, ſera
fait vn remede doux & acide, dont auſſi durant
le repas on ſe pourra ſeruir au lieu de breuuage
en pluſieurs & diuerſes affections corporelles,
pluſtoſt que de l'hydromel ou du vin, comme
nous auons declaré cy deſſus.

Pour compoſer ſoudain vn Oxymel vulgaire, faut proceder ſelon cet ordre,

Prenez miel eſpuré quatre ſextiers ou deux
pintes meſure de Paris.

Du meilleur vinaigre deux ſextiers.

D'eau huit ſextiers ou quatre pintes.

Meſlez premierement auec vn baſton l'eau ja
tiedie, enſemble auec le miel, laiſſez boüillir
le tout à petit feu & à petites boüilles & boüil-

lons : oſtez l'eſcume puis apres, & le laiſſez cuire iuſques à tant que l'eau ſoit reduite à la moitié ou à demi conſommee, puis y ayant en fin adiouſté le vinaigre, trois ou quatre boüillons luy ſuffiront, & le meſlange bien cuit ſera paſſé par vne chauſſe ou toile forte, dont on gardera ſoigneuſement la coulature.

Si au lieu de vinaigre commun nous y adiouſtons & meſlons celuy de ſquille, de roſes, de ſauges, de giroflees, de ſuzeau, de paſſules ou raiſins ſecs, & ſemblables compoſitions de vinaigre ſimple, dont auons faict mention cy deuant, nous ferons vn Oxymel ſimple roſat, paſſulat, anthoſat, & c. tous leſquels ſont fort conuenables à diuers maux : par exemple ; quand nous les employons à inciſer les humeurs lentes & viſqueuſes, ſeminaires de pluſieurs maladies, quoy qu'elles ſoient compliquées auec fiéure, l'Oxymel faict auec vinaigre roſat, bugloſſat, violat & ſemblables, ſera plus propre que celuy de ſauge ou anthoſat, qui ſont plus commodes aux melancholiques, hypocondriaques, epilepſies, apoplexies, cachexies & telles maladies, dont la cauſe eſt vne humeur pluſtoſt terreſtre & froide que chaude.

Oxymel ſcillitique ſimple.

Et quand és maladies les plus fermes & reueſches auriez vouloir d'attenuer & inciſer d'auantage les humeurs, Vous compoſerez vn Oxymel ſimple & ſcillitique en cette maniere.

Prenez Miel espuré ℔ iij.
Vinaigre scillitique ℔ ij.

Faites les cuire iusques à parfaicte mixtion & consistence, auec cet Oxymel & autres
par nous descrits & remarquez cy-dessus, en
faisant tousiours eslite de ceux qui conuiendront mieux aux maladies que voudrez combatre, vous pourrez faire autant d'espece d'O-
ximel composé qu'il y a de sortes de decoctions
ou de vins, lesquels seruiront à diuerses intentions de medecine, comme par exemple ; il
vous faudra composer l'Oxymel cephalique en *Oxymel ce-*
cette façon. *phalique.*

> *Prenez racines de Fenoil.*
> *Polypode.*
> *Acore vulgaire de chacun* ʒ vj.
> *Betoine.*
> *Melisse de chacun* M. j.
> *Sermontain.*
> *Fleurs de Stœchas.*
> *Buglose de chacun* p. ij.
> *Canelle* ʒ iij.
> *Macis.*
> *Girofles de chacun* ʒ j. ß.
> *Safran* ʒ j.

Laissez-les tremper l'espace de vingt-quatre heures en ℔ iiij. d'Oxymel anthosat, &
qu'elles soient en apres cuites iusques à diminution d'vn tiers. La dose pesera ʒ iij. ou
iiij. Il est duisant à toutes les affections froides & melancholiques du cerueau : il eschauffe & esclarcit les esprits animaux, est
profitable à la memoire, comme aussi à la

triſteſſe prouenante de quelque cauſe que ce ſoit. Selon que les particulieres maladies du cerueau le requerront, pourrez y adiouſter les choſes qui ont vne ſpecifique proprieté contraire à icelles. Comme s'il ſe preſente vne epilepſie à guarir, vous y adioſterez guy de cheſne, racine de piuoine, fleurs de tiller, petit muguet & autres ſemblables : on fera le meſme iugement ſi les maladies & ſymptomes demeurent attachees à quelque autre partie.

Oxymel epileptique.

Oxymel peƈoral ou thoracique.

Prenez racines de panicaut.
De pas d'aſne &
De Glayeul de chacun ℥ j. ß.
Cheueux de Venus.
Polytrich.
Scabieuſe.
Hyſope de chacun, M. j.
Dates.
Iuiubes de chacun x ij.
Semences de chardon benit.
De cotton.
D'ortie de chacun ℥ j.
Fleurs de pas d'aſne.
De violiers.
De bugloſe.
Nymphee ou blanc d'eau.
De pauot ſauuage de chacun p. ij.

Le tout ſoit maceré en Oxymel paſſulat & bugloſat de chacun ℔ j. ß. eaux de chardon

benie & de scabieuse de chacun ℔ j. par vingt-
quatre heures. Puis qu'on les face cuire à petit
feu, tant que la tierce partie soit consommee,
& finalement sera passé à trauers la chausse
d'hippocras , & aromatizé auec vn peu de canelle, la dose contiendra ℥ iij. ou iiij.

Cet Oxymel pectoral te seruira de certain
exemplaire, à la façon duquel tu en compose-
ras vn nombre, infini d'autres, stomacaux, hepatiques, spleniques, diuretiques, &c. Si vous
y adioustez, herbes, fleurs, & semences conuenables à vostre intention: ainsi qu'on peut voir
en la description de nos eaux, decoctions, &
vins artificiels; lesquels nous auons denombré
cy dessus, & declaré estre propres à ces intentions; de sorte qu'ils t'adressent & conduisent
comme par la main à vne varieté, abondance,
& eslite de remedes.

Oxymel de Nicotiane admirable pour
purger, non seulement la pituite crasse,
mais aussi l'vne & l'autre bile: seruant
aux affections venteuses de la poitrine
& de l'estomac, & finalement reme-
de fort celebre contre toutes maladies
inueterees.

Prenez feuilles de Nicotiane ou de petum sei-
chees au Soleil, puluerisées & enueloppees
dans vn nouet de lin ℥ j. ß.

Glayeul desseiché & coupé par taillades. ʒj.

Polypode.

Reglisse.

semence de Carthame de chacun ʒ vj.

Espy de nard.

Thym.

Epithym.

Hyssope.

Mente , de chacun M· j.

Semences d'Anis.

De fenoil.

De chardon benit , de chacun ʒ iij.

Fleurs de pas-d'asne &

Buglose de chacun p. j.

Fueilles de Sené ʒ ij.

Agaric trochisque enclos dans vn noüet
ʒj.

Noix muscade.

Girofles.

Canelle, de chacun ʒ ij.

Ces choses soient concassées & macerées par trois iours en vinaigre passulat & de suzeau, de chacun ℔ ij. puis les faut cuire, exprimer & clarifier, y adiouftant miel de Narbonne bien escumé ℔ j. ß. Faites·les cuire de rechef iufques à deuë confiftance. Quand il fera befoin d'en vfer, dónez-en quelques cuillerées, ou fimplement, ou auec quelque eau pectorale.

Certes ce medicament purge tres-bien & puiffament tout le corps, la poitrine & l'eftomac, de mauuaifes humeurs, & efpuife, deterge & deracine l'ordure: c'eft vn remede fort cóuenable & fingulier aux aftmatiques fi aucû y en a.

l'vfage

l'vſage d'iceluy eſt ſujet à caution & dior
iſme.
Car il faut augmenter ou amoindrir la doſe, ſelon l'aage & les forces des malades. Quelquesfois il excite appetit de vomir, ce qui aduient à
raiſon du Petun, lequel a pareille vertu de faire
vomir que l'Hellebore ou l'Antimoine; s'il eſt
pris ſimplement & tout ſeul. Mais les autres
purgatifs qu'on meſle auec le vinaigre (qui tient
le premier rang à corriger & addoucir) reſtrai-
gnent ſa vehemence : & par le moyen d'iceux,
on fait vn remede fort excellent & tres-efficacieux.

A l'exemple de cet Oxymel, il vous ſera
loiſible d'en compoſer pluſieurs autres ſortes
phlegmagogues, cholagogues, & melanagogues, c'eſt à dire, propres à euacuer la pituite,
la bile & le ſuc melancholicq, ſoit à part, ſoit
qu'il ſoit meſlé, ſelon que la raiſon ou la maladie à combatre le requerra : Mais ſouuenez
vous qu'il y faut touſiours admettre les choſes
qu'on dit auoir alliance particuliere auec les
parties, puis auſſi faut eſlire & mettre à part
les purgatifs conuenables à l'humeur, ne ne-
gligeant point les choſes qui ſeruent à reprimer la malignité des medicamens. L'Oxymel
qui ſera deſcrit incontinent, vous ſeruira d'e-
xemple, lequel eſt vn ſingulier remede contre
toutes ſortes d'hydropiſie, car il ſouſtrait les
eaux qui ſeruent à la nutrition des entrailles,
deſopile, voir oſte la dureté du foye & de la
rate, cauſe principale de ces maux, en fin reſtaure les forces aux parties languiſſantes & debilitées.

Oxymel
Phlegmago
gue, Chola-
gogue &
Melana-
gogue.

P

Oxymel approprié à l'euacuation des humeurs sereuses, fort vtile à l'hydropisie & cachexie, fortifiant le foye, la rate & tout le mesentere, & les desopilant tout ensemble.

Prenez racine de Glayeul commun ℥ j. ß.
  Vincetoxicum ℥ ij.
  Taraxacon.
  Valeriane.
  Mechoacam.
  Garence,
  Polypode, de chacun ℥ j.
Escorce de Fresne.
  Tamaris.
  Hieble, de chacun ʒ vj.
Racleures de bois Rhodien.
  d'Iuoire mis en noüet de lin, de chacun ℥ ß.
Herbes, Eupatoire de Mesüe.
  Fumeterre.
  Hepatique.
  Ceterach, de chacun M. j.
Semence de Cuscutte.
  Melons.
  Ozeille, de chacun ʒ ij.
Semence de Carthame.
  d'Hieble.
  De Baguenaudes, de chacun ʒ v.
Semences de Fenoil.

D'Anis, de chacun ʒ iij.

Fleurs de Geneſt.
d'Hieble.

De Suzeau.

De petite Centauree, de chacun p. ij
Fleure de Chicorée.

Eſpi de nard, de chacun p. j.
Trochiſques de Rheubarbe ʒ x.
Trochiſques de Cappres ʒ ß.
Agaric trochiſqué auec ſon
noüet ʒ vj.

Laiſſez macerer toutes ces choſes en vinaigre
de Suzeau & de Squilles, de chacun ℔ j. eau de
fleurs d Hieble ℔ j. ß. par trois ou quatre iours,
à la chaleur du bain Marie, puis les cuiſez iuſques à diminution d'vne tierce partie, paſſez-
les & clarifiez ce qu'en a uez extraict, y adiouſtant en apres.

Syrop roſat laxatif,
Fleurs de Peſcher, de chacun ʒ iiij.
Miel de Narbonne excellent & eſcu-
mé ℥ x.

Faites cuire le tout en eſcumant tres-bien la
matiere : ſur la fin de la coction y adiouſterez
Elatere ʒ ij. Scammonée ℥ ß. dont ſort vn
Oxymel cuit iuſques à deuë conſiſtance, la doſe ſera deux ou trois cuillerées pour les plus
robuſtes : c'eſt vn remede grandement propre
aux cachexies, hydropiſies, obſtructions & *L'vſage.*
tumeurs ſcirrheuſes du foye & de la rate, comme nous auons dit. Faut en reiterer l vſage par
fois ſelon que le mal ſera de facile ou difficile.

P ij

guarifon, on le prendra feul ou meflé auec
vne ou deux onces d'eau de noftre fcorburi-
que, laquelle auons defcrite cy deuant, ou bien
auec quelque autre qui foit conuenable.

CAVTION.

Es diuers formulaires d'Oxymel aceteux
que nous auons baillé cy deffus, on doit attentiuement confiderer le temps de la cuiffon,
Temps de
cuire l'O-
xymel
car faut qu'il foit cuit plus ou moins, felon
qu'il conuient le garder plus long temps, ou
l'employer à l'inftant, c'eft à dire, que celuy
lequel on peut compofer promptement, s'il
eft deftiné à des maux prefens, requiert vn
moindre degré de coction, & vne confiftence à proportion d'icelle. Que fi l'Oxymel a faculté de purger, vn feul petit boüillon fuffira,
en lieu duquel pourra feruir vne longue infufion qui fera faite au bain Marie tiede. Mais
on bouſchera parfaictement le vaiffeau de peur
que les efprits ne s'exhalent pour la trop grande ferueur des chofes y contenues : Car la faculté en feroit renduë plus imbecile & hebetée. Parquoy en tels remedes il eft beaucoup
plus affeuré de les faire macerer, mefmes au
froid : Car en telle forte, leurs efpeces demeurent & font retenues au dedans : Iaçoit qu'vn
plus long efpace de temps foit requis à cefte
preparation. Ce qui eft digne d'eftre foigneufement remarqué, ainfi qu'auons plus amplement & clairement ja demonftré, expo-

fant les decoctions hidrotiques ou des eaux.
Pour exemple d'vn Oxymel purgatif, nous
propoferons celuy que nous allons d'efcrire
tout incontinent, à caufe des vertus fingu-
lieres dont il eft doüé contre la verole, tant
foit elle inueterée & attachée aux membres
folides de noftre corps : Il fert auffi contre
telles autres maladies reuefches, & pourtant
l'appellerons nous benit, le formulaire d'iceluy eft tel.

*Groffe ve-
role inuete-
rée.*

Oxymel benit.

Prenez racleure de bois de Guaiac.
  *Efcorce d'iceluy (laquelle eft plus olea-
    gineufe & de nature balfamique) de
    chacun ℥ ij.*
  Salfeparelle ℥ j. ß.
  Feuilles de Sené oriental ℥ jij.
  Hermodactes.
  Turpet, de chacun ℥ j.
  Racleure d'Iuoire, &
    de corne de Cerf.
Semence de Fenoil.
  Canelle, de chacun ℥ ß.
Fleurs de Romarin.
  De Stœchas.
  De Mille pertuis.
  d'Epithym, de chacun p. j.
Fleurs de Bugloffe.
  De chicorée, de chacun p. j. ß.

quaſſé, mettez le tout dans vn alembic de verre conuenable, & iceluy aueugle, c'eſt à dire,
duquel la bouche ſe puiſſe bien fermer, verſant
deſſus,

Eaux de *Chardon benit.*
De Meliſſe.
D'vlmaria. de *chacun* ℔ j ß.
Oxymel ſimple ou
Bugloſſat ℔ j.

Le tout bien meſlé, ſoit maceré dans le bain
Marie, & eſchauffé par quatre ou cinq iours à
petit feu, ſans lequel vous en pourrez faire infuſion ſi voulez en lieu froid. Cependant l'O-
xymel tirera à ſoy les facultez deſdits ſimples,
& s'en emparera : puis apres vn ou deux boüillons, exprimez le tout bien fort, & paſſez par
la chauſſe ce qu'en aurez extraict, voire auſſi
depurez le ſi le trouuez bon, pour contenter
les perſonnes de nature plus exquiſe & delicate, en faueur deſquels vous l'adoucirez auec
ſucre ſi voulez, afin qu'il n'aye aucun mauuais gouſt : la doſe ſera quatre ou cinq onces, &
quelquefois auſſi d'auantage pour les plus robuſtes, le moyen d'en vſer eſt tel : La doſe eſtant
faite, on la boira le matin trois ou quatre heures deuant le repas. Faudra donner au malade
petite quantité de viande, & icelle d'vne ſorte
& meſme aſſaiſonnement, pluſtoſt roſtie que
boüillie : Au deſſert, il ne mangera aucuns
fruicts, ſinon des raiſins damas. Il diſnera à
dix heures, ſoupera à cinq, & enuiron les dix
heures du ſoir eſtant preſt de ſe coucher on luy
preſentera dudit Oxymel, meſme doſe que deſ-

fus, laquelle il boira. Faut toutesfois euiter &
prendre garde qu'on ne face fortir des fueurs
par force & contre nature, foit au matin foit
au foir, finon que d'elles mefmes elles viennent à fortir, & par le mouuement propre de
nature foient pouffées au deffous: Car le propre
effect de ce tres noble-remede eft de purger les
malignes humeurs par les paffages du ventre,
& par les conduits de l'vrine, & de purifier la
maffe du fang infectée d'ordures & puanteur.
Il conuient d'en reiterer l'vfage fouuent, & le
prolonger iufques à quinzaine pour le moins,
fi le mal refifte plus ferme, & ne fuccombe facilement à caufe qu'il eft enraciné bien
auant: le malade vfera de cet Oxymel plus
long temps. C'eft le meilleur & le plus affeuré moyen de combatre les grandes affections
contraires à la nature, & non pas d'employer
incontinent vn remede violent à les extirper,
fuiuant la mauuaife couftume & pratique de
plufieurs. Cet Oxymel magiftral en fait foy,
par le moyen, vertu & frequent vfage duquel
font domptées & defracinées petit à petit & la
paralyfie & la pire verole, quoy qu'elle foit
noüeufe & rufeufe, voir ja nonobftant qu'elle
foit accompagnée d'vlceres carieufes & chan-
creufes. Que fi l'Oxymel vous defplaift, prenez
du vin blanc qui s'accorde mieux auec la nature
que l'Oxymel, & acheuez le refte ainfi que dit a
efté: Car eftant compofé de la forte, ce fera vn
remede beaucoup plus vtile aux hômes gras &
de côplexiô pituiteufe,& à ceux qui font accou-
ftumez à boire du vin: De mefme qu'on tient

P iiij

l'Oxymel plus conuenable à ceux defquels le temperament eſt chaud & bilieux, & à ceux qui ne boiuent point de vin, pourueu qu'en lieu des eaux de Chardon benit & d'vlmaria, vous y adiouſtiez celles de fumeterre & de chicorée.

Si voulez compoſer vn Oxymel qui ſe prepare autrement & d'vne façon plus prompte & ſoudaine, faire le pourrez : principalement ſi les diuers vinaigres medicamenteux ja expoſez ne ſe trouuent pas tout appareillez. Si donques vous n'auez à commandement le vinaigre Roſas, Bugloſat, de Suzeau, ou tel autre qu'on voudra, lequel neantmoins vous ſeroit neceſſaire, ce ſera aſſez de meſler auec du vinaigre les fleurs & conſerues de ces medicaments en leur ſaiſon. Semblablement, ſi vous n'auez du vinaigre Paſſulat, de Veronique ou fleur de Giroſles à ſuffiſance, adiouſtez en leur place des raiſins de Damas ou de Corinthe bonne quantité, ou des Veroniques. Pourtant, afin d'exercer l'eſtudiant en Pharmacie à compoſer ſoudain vn Oxymel, mettons en auant & faiſons ſeruir d'exemple le formulaire d'Oxymel diuretique & aperitif de noſtre deſcription, duquel nous vſerons quand aurons volonté d'oſter les obſtructiōs des entrailles, d'inciſer, attenuer & diſſoudre les humeurs viſqueuſes & caillées, d'eſmouuoir les vrines, de prouoquer les mois ſupprimez, outre & contre l'intention de nature.

Oxymel diuretique.

Prenez Miel blanc de la Prouince de

Narbonne, ou d'Espagne (qu'on estime
le meilleur & moins abondans en
marc. ℔ ij.

Ausquelles adiousterez, premierement
pareille quantité d'eau ij. ℔.

Le tout soit mis sur vn petit feu, pour
suiuant la regle de l'art en oster la lie, dont
toutesfois la quantité sera petite : & l'ayant
du tout separée, meslez y ℔ vj. d'eau & deux
de fort vinaigre, soit blanc soit rouge, il n'importe, ou bien vne & demie, si vous affectez
le moins acide : à ce meslange contenu dans
vn pot de terre verny, adioustez les choses
suiuantes,

Prenez racines d'vne espece de laicteron nom-
mé Taraxacon.
Valeriane.
Vincetoxicum.
Garence.
Cabaret.
Erynge.
Fenoil.
Persil.
Ononide, ou
Bugraues, de chacun ℥ ij.
Racleures d'escorces de Fresne.
De Cappres,
De Tamaris, de chacun ℥ x.
Semences de Rauce.
De Bardane.
D'Apis.

De Coriandre.

De Fenoil-doux.

De Perſil.

D'Aſperges.

De Canelle choiſie.

De bois de Caſſe , de chacun ℥ ß.

Fleurs de mille pertuis.

De Geneſt , &

De Suzeau , de chacun p. ij.

Le tout ſoit cuit iuſques à la conſommation de moitié, puis paſſé & repaſſé à trauers la manéhe à l'hippocras, afin qu'il ſoit tant mieux clarifié, vous aurez vn Oxymel conuenable à ce dont cy deſſus auons fait mention, duquel faudra vſer quelque peu de iours , la doſe eſt ℥ iiij. La maniere de faire cet Oxymel eſt aiſée ſuiuãt la regle, duquel on pourra compoſer infinis autres formulaires, qui ſembleront n'auoir moins de difficulté que les apozemes, eu eſgard à la façon de le preparer.

Dans Nicolas Myreps, Meſué & autres autheurs anciens, voire meſmes dans les modernes ſe trouuent d'autres eſpeces d'Oxymel, deſtinées tant à preparer qu'à purger les humeurs, au nombre deſquels eſt le grand Oxymel helleborat de Iulian , dont Geſner a fait tant d'eſtime , contre le mal caduque , & pluſieurs autres maladies, comme ja nous auons dit. Mais noſtre intention n'a pas eſté d'accumuler en cette noſtre Pharmacopée, ce qui eſt mentionné par tout és eſcrits des autres : Ioint outre ce qu'vn apprentif meſme lequel ſçaura la maniere de faire le vin helleborat , dont a-

uons fait mention cy deuant, pourra à l'exemple d'iceluy compofer facilement vn Oxymel
helleborat foit grand, foit petit. Il eft maintenant temps que nous difions quelque chofe
touchant l'hydromel.

Maniere de compofer les Hydromels, & leur varieté.

CHAP. XI.

NOVS donnerons le premier lieu de ce
Traiété à l'Hydromel vineux : puis que
c'eft vne forte de breuuage tres-doux & agreable, autant alimenteux que medicamenteux,
fort propre & fingulier aux maladies, efquelles
le vin eft dommageable & nuifible, telles que
font les paralyfies, gouttes & autres.

Hydromel vineux.

Prenez Miel blanc de Narbonne tres-bon
& grené vne portion, eau de pluye cinq portions, & mettez les dans vn chaudron d'airain
enduit d'eftain, & affez capable pour receuoir
lefdites liqueurs : meflez le miel & l'eau enfemble, laquelle toutesfois doit eftre plus que tiede
& vn peu chaude pendant qu'elle s'aillie au
miel, ayez foin de les faire cuire, mais à lente
chaleur, c'eft à dire, laiffez-les boüillir le
moins que pourrez : & cependant, oftez foi-

gneusement l'escume auec vne cuilliere ou es-
cumoire, permettez que la decoction se con-
somme iusques à diminution d'vne tierce partie. Vous cognoistrez si la coction est parfaite, si aprés y auoir mis vn œuf, il ne
s'enfondre point, ains surnage. Tout l'artifice consiste au moyen de la cuisson : Pourtant, vous conuient d'estre industrieux & soigneux, de peur que ne faillez au deffaut ou
excez d'icelle, aussi faut il auoir esgard à la
bonté du miel : Car s'il est de la premiere
marque, ou si c'est du meilleur, il requiert vne
moindre coction s'il en est esloigné, ou si ce
n'est du meilleur, il veut estre peu cuit. D'a-
uantage, vous passerez la matiere cuite à perfection, y ayant encore vn petit de chaleur, par
vne toile double, ou à trauers la manche d'hipocras, mais ample & dediée seulement à cet
vsage, afin qu'en telle sorte la lie plus espesse
soit separée. Puis verserez la coulature en des
tonnelets ayans setuy autrefois a mettre vin de
maluoisie, ou bien en d'autres petits tonneaux
faicts d'vn vaisseau qui aura contenu vin blanc,
& iceluy excellent. On l'exposera puis apres
aux rayons du Soleil durant les iours Canicu-
laires, ou plustost on les mettra dans vn poisle
chaut, ou bien ils seront posez sur vn four,
dans lequel on cuit du pain chacun iour, Vous
le lairrez là vn mois ou six sepmaines afin qu'il
se fermente, en fin vous les transporterez
en la caue. L'vsage n'en sera loisible deuant
trois mois, pendant lequel temps se parfaict l'Hydromel, & deuient semblable au

vin de maluoifie qu'on apporte de Crete : & cefte façon eft vulgaire.

Car ceux qui fçauent extraire du tartre & en adiouftent en chacun tonneau autant que la coquille d'vn œuf en peut tenir, qui auffi ont apris l'art & la maniere d'adioindre le leuain audit Hydromel, pour accroiftre & prolonger l'ebullition, Ceux-là dif-ie, font vn breuuage beaucoup plus excellent, lequel n'a aucun gouft de miel, ne s'enaigrit iamais, & qui fe peut conferuer long temps en fon entier: & qui plus eft, l'Hydromel ainfi compofé, fe rend meilleur de iour en iour, & tant plus il eft vieil, tant plus il eft genereux.

L'Hydromel tel que n'agueres auons defcrit, eft vtile aux hommes auancez en aage, aux pituiteux, aftmatiques, paralytiques, epileptiques, podagriques, graueleux, & femblables aufquels le vin eft interdit.

Eau de vie d'hydromel vineux fort excellente.

De noftre fufdite maluoifie artificielle, fe tire vne eaue de vie tres exquife, laquelle eft beaucoup plus commode pour extraire les effences des chofes. Semblablement l'Hydromel vineux non diftilé, eft vn bon expedient & ingredient pour faire les extractiós de plufieurs remedes, on en compofe auffi vn fort vinaigre, qui n'eft inferieur au vinaigre vineux quant à diuerfes remedes, & qui eft ne plus ne moins conuenable à plufieurs compofitions d'Oxymel que le vinaigre commun.

vinaigre de l'hydromel.

Hydromel simple des boutiques.

L'Hydromel simple, dont les Apoticaires se
serue communement, se fait ainsi,
Prenez du meilleur miel ℔ j.
D'eau ℔ viij.

Faites-les cuire ensemble, iusques à tant
que le miel soit parfaictement escumé. On
peut preparer autant d'especes d'Hydromel
pour purger l'humeur qui cause les maladies,
ou pour la preparer, qu'il y a de sortes d'Oxymel, aussi se pourra-on seruir des mesmes remedes, selon que les intentions de faire le requerront.

Hydromel fait auec suc de Cerises, pour appaiser la soif.

Prenez eau de fontaine ℔ xij.
Miel blanc ℔ ij.

Cuisez-les ensemble iusques à ce qu'elles
soient purifiées, c'est à dire, tant que le miel ne
jette plus d'escume. Adioustez-y

Suc de Cerises aigrettes ℔ ij.

Remettez-les boüillir vn peu, ostant l'escume le plus exactement que faire ce peut, puis
aurez vn Hydromel de cerises ayant vne saueur tres-agreable: Tout de mesme en compo-
serez-vous de suc de Citron & d'autres sucs
acides & doux, pour en faire des breuuages,

doux, acides, fort plaisans au goust, plus efficacieux & plus propres à toutes fievres, que
n'est l'Oxysaccharum.

Melicrat vineux fait avec beaucoup
d'Aromates ou espices, lequel m'a esté
communiqué par le tres-illustre Prin-
ce Frederic de bonne memoire, Ele-
cteur Palatin.

Prenez du meilleur & plus blanc miel une
portion, ou ℔ x.
Eau de pluye si on en peut avoir, ou de
riviere six portions, ou ℔ 60.

Mettez-les dans vn chauderon pouuant tenir
la quantité d'Hydromel qu'auez entrepris de
composer. Meslez l'vn & l'autre ensemble.
faites les cuire, & escumez la lie plus espesse.
Mettez puis apres & enfermez dans vn sachet
les herbes qui ensuiuent estans desseichées, à
sçauoir.

Sauge.
Armoise.
Hyssope.
Origan, ou
Marjolaine sauuage.
Orvale.
Betoine, de chacun M j.

Outre plus, enueloppez dans vn autre
noüer.

Bayes ou grains de Laurier, *concaffez*
groſſierement. ℔ j.
Fleurs de Houblon, M. iij.
Orge entier, *p. iiij.*

Le tout boüille enſemble & ſoit purgé de
ſon eſcume, tant qu'vne tierce partie en ſoit
conſommee, & qu'vn œuf recent nage deſſus
la liqueur, ainſi que nous auons ja enſeigné cy
deuant, la coulature ſoit ſerrée dans vn ou
pluſieurs tonnelets, ſelon que la quantité
de la liqueur ſera grande : Mais quant aux vaiſſeaux, faut qu'ils ayent auparauant ſeruy à garder de bon vin blanc, & qu'ils ſoient auſſi re-
liez bien ferme de cercle de bois, afin qu'ils ne
s'eſclatent ou briſent par la ferueur des eſprits
agitez. Trois ou quatre iours apres l'ebullition, ſouſpendez au dedans des vaiſſeaux par
leurs bondons vn noüet, duquel voicy la matiere.

Prenez Canelle.
Girofles.
Galange.
Poiure.
Grains de Paradis de chacun ℥ ſſ.

Laiſſez boüillir & fermenter la liqueur
par quelques iours : Finalement vous remplirez chaſques vaiſſeaux, & y verſerez autant qu'ils pourront contenir de la meſme
liqueur qu'aurez deu reſeruer en quelques
bouteilles, puis les boucherez eſtroitement
auec vn bouchon ou bondon, mais ſouuenez vous qu'il n'en faut oſter le noüet

Trois

Trois mois apres vous aurez vne liqueur du
tout vineuse, qui resiouyra le palais & luy sera
fort aggreable, aussi ne sera elle moins vtile
sur tout durant les froidures d'hyuer, si chacun *L'vsage.*
iour on en prend le matin auant le desieuner
iusques à deux ou trois onces. Car elle restaure
merueilleusement les esprits espuisez, esclarcit
& affile les sens plus mouces, affermit la veüe
la plus imbecille, sert aux plus hebetez, guarit
la pesanteur & difficulté de l'oüie, corrobore
& fortifie tous les principaux membres, à sçauoir le cœur, le cerueau, voire mesme le ventricule fort languissant & debilité. Et pour dire en *Melicrat.*
vn mot c'est la recreation & soulagement de la *soustien de*
vieillesse, le restaurant de la chaleur: bref on la *la vieillesse*
tient pour vn remede salutaire contre les con-
uulsions, paralysies & semblable maux, ausquels
la vieillesse est assubiectie.

Des Syrops.

CHAP. XII.

LES Syrops dont le sucre est la base, n'e-
stoient nullement en vsage quand Hippocrate, Aretee, Galien, Aëce, & autres de mesme aage qu'eux viuoient, lesquels neantmoins
se seruoient de vin cuit insqu'à certaine consistence, qu'ils appelloient Sapa. Galien fait mention d'iceluy en plusieurs endroicts, ainsi qu'on

peut recueillir du chap. 5. lib. 5. de la composition des medicamens en general , & du liure
12. de la Methode , sur la fin. Sous ce nom
estoit aussi compris toute decoction ou suc addoucy auec miel , comme il appert par le chap.
1. du sixiesme selon les lieux. Mais ces formulaires de remedes anciens peuuent estre mis au
rang de nos Syrops.   Actuarius seul entre les
anciens fait mention de l'etymologie de leur
nom , & parle aussi du sucre au mesme lieu.
Car faisant recit des formulaires & compositions des remedes dont se sert la medecine, en
fin quand il vient aux breuuages ou medicamens plus liquides , voyci ce qu'il en escrit.
Ou cuisans l'eau iusques à diminution d'vn tiers &
la coulant ; nous vsons seulement de telle liqueur ia
medicamenteuse , ou bien nous la beuuons auec quel-
que autre à sçauoir , vin , miel , sapa , ou tel autre
conuenable : ou bien de ce qui leur respond en propor-
tion nommé σάχαρ , ou du miel , selon que nous iu-
geons estre expedient : de rechef nous faisons aussi cui-
re auec le medicament le σεράπιον ou ζουλάπιον , que
nous appellons auiourd'huy d'vn mot Barbare Syrop ou
Iulep.

D'icy appert que le Syrop n'est autre chose qu'vn medicament de consistence plus liquide, composé ou auec eau distillee ou de suc, infusion & decoction de racines, fueilles, fleurs,
fruicts & semences des plantes , qui toutes
soient conuenablement & exactement cuictes
auec sucre ou miel, pour le conseruer plus long
temps, & luy donner meilleur goust.

Or selon Mesué les Syrops sont diuisé en simples & composez.

Le Syrop simple a double sens estant ainsi nommé à raison ou de sa composition ou de son efficace.

Celuy qu'õ appelle simple à cause de sa composition, se fait du suc, maceration ou decoction des parties d'vne seule plante, y meslant autant de sucre qu'il suffit & le cuisant iusques à deuë consistence : on le compose aussi des seules eaux extraites des plantes par distillation: mais le Syrop de ceste façon requiert vne consistence plus liquide & veut estre moins cuit, mesme on le prepare souuentefois en temps d'en vser, & les Arabes le nomment particulierement Iulep.

Le Syrop nommé simple en consideration de son efficace, est celuy qui estant composé de plusieurs simples, n'est toutesfois destiné qu'à vn seul effect : car ou il attenue, ou il ouure, ou il espessit, ou il eschauffe, ou il rafraischit, ou sert à quelque semblable intention.

Le Syrop composé est ainsi dict, à raison des medicamens diuers dont il est constitué, soit qu'il soit fait de plusieurs & diuers sucs meslez ensemble, ainsi qu'on prepare le Syrop Bizantin de Mesué seulement des sucs d'endiue, d'ache, de houblon, de buglosse clarifiez & cuits auec suffisante quantité de sucre: soit qu'õ l'ait composé des mesmes liqueurs, dans lesquelles on fait cuire plusieurs autres choses, soit auec la seule decoction de racines, d'escorces, de fueilles, de fruicts & de semences de

Le composé

Q ij

plantes tel qu'eſt le Syrop Byzantin compoſé
dudit Meſué, ſon Syrop aceteux de roſes. Le
Syrop d'armoiſe, de marrube, hyſſope, &c. leſquels ſont faits auec eau cómune, ou de pluye,
ou diſtilee : quelquefois on y adiouſte du vin
comme au Syrop d'Abſinthe, autrefois du vinaigre ainſi qu'au Syrop Byzantin compoſé de
Meſué : en l'aceteux roſar deſcrit par le meſme
autheur, voire qui plus eſt le Syrop aceteux ſe
compoſe auec vinaigre & ſucre tant ſeulement.

*Vſage des
Syrops.*

   Vous voyez icy brieuement expoſée la principale diuiſion que font les dogmatiques de
leurs Syrops qu'ils employent le plus ſouuent à
la diſpoſition & correction des humeurs, afin
qu'eſtans attenuees, detergees, amolies &
domptees elles cedent plus facilement aux remedes purgatifs, deſquels on ne doit vſer que
les preparatifs n'ayent precedé, comme dit Ga-

*Comment.
in Aphoriſ.
x a. l. 1. &
lib. de A-
phoriſ. 9.*

lien en pluſieurs endroicts: C'eſt pourquoy l'v-
ſage des Syrops tant ſimples que compoſez,
ayans vertu de purger, tels que ſont par exemple les Syrops d'infuſion de violettes & de roſes ſimples & compoſez auec agaric, & le Syrop de chicoree auec rhapontic, le Syrop de ſa-
bor ou de pommes, fait auec ſené, &c. l'vſage de tels Syrops dis-ie ſuit ordinairement &
immediatement pluſieurs ſyrops preparatifs &
chacunes de leurs intentions.

   D'icy on peut ſemblablement colliger la diuiſion des Syrops, ſuyuant laquelle les vns ſont
appellez purgatifs, les autres non purgatifs.

   Ces choſes ſoient generalement dite en faueur des nouueaux & ieunes Medecins & Apo-

ticaires, aufquels principalemét nous dediõs ces labeurs noftres. Pourtãt nous reprédrons encores ce fubiect & le traicterõs plus fpecialement, afin de les inftruire: car ie croirois faillir grãdemét fi ie parcourois legerement & cõme à pied fec ces deux chapitres precedens d'vn fi grand poids en la Medecine, à fçauoir de la preparatiõ des mauuaifes humeurs & de leur purgation.

Parquoy fuyuans la methode qu'auons tratée nous ferons vn catalogue & dénombremét des Syrops preparatifs, ne parlans finon des plus communs & neceffaires à la pratique de Medecine : Nous difpoferons par ordre les chauds, les froids, les temperez, puis nous adioufterons ceux qui font propres à chaques humeurs, & leur conuiennent particulierement, au regard mefme de la nature & condition de la partie où fera la maladie. Nous reietterons auffi quelques Syrops, la difpofition defquels femble eftre inutile, ou pour le moins non neceffaire : mais nous fubftituerons en leur place d'autres façons de Syrops, & iceux fort vtiles & cõmodes dõt les Boutiques des Apoticaires vulgaires ne font point garnies : nous corrigerons plufieurs fautes furuenuës en la maniere de les preparer. Enfin nous enrichirons & embellirõs ce chapitre de Syrops de tant de fortes de compofitiõs faciles & efficacieufes, que tout lecteur plein d'humanité & de bonne volonté, n'eftant ingrat ny de mauuais naturel, ny ftimulé d'vne affection de cenfurer & reprendre, prendra occafion de prifer mes labeurs, & fera preuue d'vn efprit vuide d'ingratitude.

Ce qui eft à reformer en la doctrine des Syrops.

Les Syrops eschauffans sont contenus en ce rang.

Syrops de
- Abfinthe.
- Armoife.
- Betoine fimple.
- Betoine compofé.
- Calament.
- Efcorce de Citron.
- Epithym.
- Hyffope.
- Petite Menthe.
- Grande Menthe.
- Marrube.
- Cinq racines.
- ſtœchas fimple.
- ſtœchas comp.
- Thym.

Syrops rafraichiſſans.

- Aceteux fimple.
- De fuc d'ozeille.
- D'aigras.
- D'efpine-vinette.
- D'acetofité de Citron.
- De fuc de chicoree.
- De coins.
- D'endiue fimple.
- De fuc de cerifes.
- De fuc de Grenades acides.

De limons.
De nenuphar simple.
De nenuphar composé.
De pauot simple.
De pauot comp.
De prunes simp.
De punes comp.
De violettes.

Syrops temperez.

Syrops.

Aceteux composé.
Aceteux rosat.
De suc de bourrache.
De buglosse.
Bizantin simple.
Bizantin composé.
D'endiue composé.
De fume-terre simple.
De fume-terre composé.
De reglisse.
De iuiubes.
De houblon.
De meurte.
De mercuriale.
Des deux & des cinq racines.
De sabor composé.
De scolopendre.
De scabieuse.
De suc de veronique.

De ces Syrops les vns preparent ou cuisent la pituite, & les autres la bile noire, & les autres la bile iaune.

Ceux qui preparent la pituite sont en general.

Syrops

{ Des deux & des cinq racines.
De Menthe grande & petite.
De Stœchas simple & composé.
De Marrube.
De pivoine.
D'hyssope.
De betoine simple.
De calament composé.
D'armoise.
D'absinthe.
D'escorce de Citron.
D'aigremoine.
De garence.

Auec eaux

De Fenoil.
D'ache.
D'absinthe.
De sauge.
D'herbe aux chats.
De menthe.
De persil.
De basilic.
Do mariolaine.
& de semblables.

Voicy à peu pres ceux qui digerent l'humeur melancholique.

Syrops.
{
Fume-terre.
Houblon.
Suc de bourrache.
Suc de buglosse.
Scolopendre ou ceterach.
Cheveux de Venus.
Syrop Bizantin.
Thym.
Epithym.
Pommes
}

Auec ceux de

{
Pommes de renette.
Buglosse.
Bourrache.
Houblons.
Fume-terre.
Melisse.
Scolopendre.
Fleurs de Suzeau.
Geneft.
}

Ceux qui cuisent la bile iaune.

violettes.
Infusion de roses.
Suc de violettes.
Ozeille.   { Simple.
                                { Composé.

Syrops de
Suc d'Oseille.
Endiue.
Suc de chicorée.
Suc de cerises.
Suc de pourcelaine.
Meurthe.
Limons.
Ius de citron aigret.
Aigras.
Espine-vinette.
Coins.
Nenuphar Simple.
Nenuphar Composé.
Syrop aceteux.
De grenades.
De pauot.

Auec eaux.

De l'aictiue.
De nenuphar.
De roses.
De violettes.
De pourcelaine.
D'ozeille.

De coins.
D'endiue.
De courge.
De chicoree.
De morelle.

Entre les syrops qu'auons maintenant de
scrits, les vns agissent plus doucement en preparant la matiere, les autres plus violemment:
à sçauoir, selon qu'vn humeur est plus crasse, visqueuse & gluante, ou qu'il est moins
conuenable à preparer, attenuer & liquefier:
Car comme vne pituitte est plus claire, l'autre
plus espesse & plus gluante, ainsi l'humeur melancholique est, aqueuse ou ichoreuse, comme
veut Hipocrate, ou bien elle est pleine de lie
ressemblant au tartre ou marc du vinaigre, côme l'atrabiliaire. Dôcques selon la diuerse nature des humeurs, il conuient se seruir de syrops
ayans moindre ou plus grande vertu d'operer.
Ce que le medecin doit remarquer & necessairement cognoistre : en premier lieu, pour
ordonner vn remede propre à preparer l'humeur. Nous donnerons à entendre cecy plus
clairement, par exemple du moyen qu'on doit
suiure à preparer la cholere.

Car comme ainsi soit que la bile boüille
quelquefois de telle sorte qu'elle ronge & con-
somme le corps, suiuant l'opinion de Galien:
& aucune fois s'eschauffe & s'espessit tellement qu'elle deuient semblable au moyeu d'vn
œuf: autre fois s'attenüe telle qu'est celle qui
est palle, ainsi qu'enseigne le mesme Galien en

Commens.
in Aphoris.
16. 2. pro-
gnostic lib.
de nat. for.
2. & 1 de la
bile noire.

plusieurs endroits le deuoir d'vn bon & expert Medecin sera d'employer contre les incommoditez de ladite bile des syrops tantost refrigeratifs & adoucissans, tantost, attenuans & incrassans, pour inciser la crasse d'icelle & l'espessir contre sa trop grande liquidité.

Digestion. ou preparation de la bile. Pour contemperer l'ardeur de la bile, sera conuenable le syrop de suc de violettes, de suc d'ozeille, de suc de pourcelaine, l'aceteux simple de limons, de grenades auec eaux de pourcelaine, de laictüe, de melons, de fraises, & autres de mesme sorte, auec lesquelles on pourra composer les Iuleps.

Si par excés de chaleur, comme il aduient souuentefois és fieures ardentes, la bile vient à s'espessir tellement qu'elle resemble au iaune d'vn œuf, & cause des obstructions au foye, *Syrops attenuans la bile.* mesentere & autres parties: faudra se seruir de syrops attenuans & aperitifs, qui toutesfois n'eschauffent pas beaucoup, à quoy seront ordonnés les syrops d'endiue & d'ozeille composez, le syrop aceteux rosat descrit par Mesué, le syrop Bizantin simple & composé, & autres semblables. auec les eaux d'Agrimoine, d'Absinthe, de Houblon, de Fumeterre, de Scolopendre, de dent de Chien, de Valeriane, &c.

Syrops espessis sans la bile. De mesme, pour espessir la bile trop claire, sont merueilleusement propres les syrops de Pauot, de pourcelaine, de Nenuphar, de grains de Meurte. d'Aigras, d'espine-vinette, de grenades auec eau de laictüe, de melons, de Pourcelaine, de Nenuphar.

Il nous suffira d'auoir fait ce petit discours, touchant les syrops conuenables à la preparation des humeurs.

D'auantage est à noter, que tous lesdits syrops sont appropriez à certains membres du corps. Car aucuns sont appellez Cephaliques, estans appropriez aux maladies du cerueau, tels que sont les syrops de Bethoine, de Stœchas, de peuoine, de Melisse, &c.

Syrops Cephaliques.

Quelques vns sont thoraciques ou pectoraux, comme les syrops de Iuiubes, de Pauot sauuage, de suc de Scabieuse, de pas d'Asne, de cheueux de Venus, de Reglisse, de Marube, d'Hyssope, & de semblables: dont les vns espessissent les humeurs claires & liquides, les autres attenüent les humeurs crasses & visqueuses, & par vn mesme moyen l'anacatharse ou expectoration.

Pectoraux.

Les autres sont cordiaux, comme les syrops de ius de Citron, de Limons, de suc d'oranges acides, de Cerises & de Grenades, de suc de Buglosse, de Bourrache, &c.

Cordiaux.

Les syrops de Menthe, petite & grande, d'absinthe, de suc d'ozeille, de Roses seiches, de Marrube, de Meurte, &c. sont stomachaux: Dont les vns fortifient l'estomac languissant de trop grande froidure, & détergent & purgent les impuretez cruës & mucilagineuses qui sont attachees aux rayes d'iceluy, & dissipér les ventositez tout ensemble; mais les autres seruent à contemperer la bile & corroborent l'estomac, irrité & affoibly par son acrimonie trop grande, en le resserrant.

Stomachaux.

Hepatiques. Les fyrops Hepatiques font ceux de fuc de chicoree, de fuc d'Endiue, le Bizantin fimple & compofé, l'acereux Rofar: dont les vns moderent & reftraignent l'ardeur du foye, les autres defopilent & oftent les obftructions d'iceluy, qui font ordinairement la fource de plufieurs maux, & des fieures mefmes le plus fouuent.

Spleniques Ainfi conuient à la rate les fyrops de Scolopendre, de Houblons, de Fumeterre, de pommes, &c.

Nephritiques. Sont propres aux douleurs de reins les fyrops de Guimauue & de femences de Baguenaudes.

Hyfteriques. Mais pour fecourir la matrice font conuenables les fyrops d'Armoife, de Mercuriale, & cet.

En vn fi grand nombre de fyrops, il s'en trouue plufieurs qu'on peut approprier aux vfages fufdits & à mefmes parties : beaucoup qui eftans fuperflus, par tout hors d'vfage, & peu neceffaires, doiuent eftre retranchez des dif-

Il y a és bou- penfaires : outre plus il s'en rencontre aucuns
tiques plu- qui iufques ores n'y ont efté defcrits, à la dif-
fieurs fyrops penfation defquels toutesfois l'induftrieux
non necef- Apothicaire fe doit employer & les tenir prefts
faires. en fa boutique, pour la grande vtilité, car ce font remedes fpecifiques à beaucoup de maladies fort-grieues. Vne partie d'iceux nous a efté communiquée, par gens tres-doctes & fort experts en l'Art de Medecine tant de noftre que d'autre païs: mais la plufpart eft de noftre inuention & artifice propre: dont nous voulons

liberalement faire participant le public apres
les auoir esprouuez & fait approuuer par certaine experience.

S'ensuit le Catalogue des syrops dont nous parlons.

Syrops.

- Violat fait en trois manieres.
- Mucharum, ou syrop d'infusion de Roses.
- De coins sans sucre.
- De pommes auec sené.
- Trois syrops magistraux & preparez auec eaux cuites & auec sucs.
- De fleurs de souci.
- De fleurs de Tillet arbre.
- De petit Muguet.
- De suc de Nicotianne, ou d'herbe à la Royne. ⎰ Simple. ⎱ Compose.
- De suc de lierre terrestre.
- De suc de Pauot sauuage.
- De suc de Scordium.
- De fleurs de Mille pertuis.
- De petite Centaurée.
- De fleurs de Canelle.
- De fleurs de Suzeau.
- De grains meurs de Suzeau.
- De fleurs d'Hieble.
- De semence d'Hieble.
- De grains de Lierre.
- De suc de Concombre sauuage.
- De petit escule.

De fleurs de Geneſt. { *Simple.* { *Compoſé.*

De fruits de Senelles. { *Simple.* { *Compoſe.*

De ſuc des fueilles de Mercuriale.
De ſuc d'Alchimille.
D'ortie morte.
De Plantin.
De Saniclet.
De fleurs de Manue { *Simple.*
croiſſant en arbre. { *Compoſé.*
De ſuc de racines de vigne blanche
ſauuage.
Nous y adiouſterons les ſyrops
De coraux.
De perles

Suiuant la preparation deſquels tout expert
Medecin, & qui ſoit tãt peu verſé en la Philoſophie & Medecine Hermetique (car elle apporte beaucoup d'ornement à la Dogmatique)
pourra compoſer infinïs autres Syrops, eſquels
l'Hyacinthe, la Grenate, & autres pierres precieuſes ſeruiront de baſe, & dompteront pluſieurs longues maladies.

Il nous ſemble bon de mettre maintenant en
lumiere publique & d'enrichir noſtre Pharmacopée de tels Syrops, non triuiaux ny conneus
du public : dont la faculté & vertu ſpecifique
eſt fort-puiſſante & efficacieuſe à toutes les
maladies du corps vniuerſel, comme nous ferons veoir incontinent.

Outre ce, pour donner plus de grace à noſtre
œuure

œuure, felon la promeſſe qu'auons fair cy deuant, nous y adiouſterons routes ſortes de ſyrops non vulgaires, preparez d'aromates & de
ſimples odoriferans, dont ſe peuuent extraire
des huilles tels que ſont

Les Syrops

- De canelle.
- De girofles.
- De noix Muſcade.
- De graine de Baume.
- De Poiure.
- De bois d'Aloës.
- De racines d'Angelique.
- De Zedoaire.
- De ſemence de Fenoil.
- D'Anis.
- De Piuoine.
- De bayes de Laurier
- De geneure.
- De fueilles & fleurs de ſauge.
- De Roſmarin.
- D'Hyſſope.
- De Thym.
- De Serpolet.
- De Marjolaine.
- D'ecorces de Citron.
- D'Oranges, & ſemblables.

Syrops d'a-
romates &
de choſes
odoriferan-
tes.

De tous leſquels n'y a qu'vne meſme preparation, & icelle bien aiſée, par laquelle les
ſyrops ſont impregnez & imbus de routes les
proprietez & vertus des corps ſimples, beaucoup plus parfaitement qu'il n'aduient d'ordinaire en la preparation vulgaire des ſyrops.

R

Nous adiousterons d'auantage la maniere de tirer les teintures de beaucoup de fleurs, & la façon d'en compoſer des ſyrops & Iuleps.

Preparations, proprietez & uſages des ſyrops de noſtre deſcription, à la reigle deſquels on pourra en reformer pluſieurs qui ſont vulgaires.

Nous ne nous arreſterons icy long temps à deſcrire les formulaires des ſyrops vulgaires ſoit qu'ils ſoient chauds, ſoit qu'ils ſoiét froids ou temperez: car il ne ſont que trop vſitez, vulgaires & notoires, meſmes au moindre apprentif de Pharmacie. Ils ſont auſſi contenus en grand nombre dans les diſpenſaires, où nous r'enuoions le Lecteur.

Notables operations de l'Art Spagirique

Nous amplifierós donques noſtre Pharmacie en y adiouſtant quelques ſyrops non vulgaires & l'enrichirons d'aucuns ornemens emprútez de l'Art Spagyrique, qui enſeigne à cuire les choſes cruës, adoucir les ameres, contemperer les acides & acres par la ſeule digeſtion & putrefaction, meſme ſans y adiouſter du ſucre. Les remedes bien preparez ſelon cette methode, adminiſtrez meſmes en plus petite quantité, ſont plus vtiles & plaiſans au gouſt, voire parfont leur operation auec les trois conditions qui ſont recommandées & requiſes par Hippocrat, à ſçauoir, ſoudainement, ſeurement & doucement.

A preparer les Syrops en general, feruent principalement les racines, femeces, fueilles & fleurs des vegetables. Le fuc s'exprime des fueilles & des fleurs, comme des plus moles parties des plantes: des racines & femences, fe font le plus fouuent des decoctions & infufions, qu'on reduit puis apres en fyrops, les faifans cuire auec certaine quantité de fucre.

On a depuis peu defcouuert vne certaine methode nouuelle de compofer des fyrops, retenans leurs propres couleurs & odeurs: touchât lefquelles n'eft faicte aucune métion és Pharmacies des anciens, ny mefme des modernes. Artifice dont nous enrichirons ceftuy noftre œuure. Pour exemple nous prendrons le fyrop de violettes, & enfeignerons quelques moyens de le preparer, par lefquels nous conferuerons tout enfemble l'odeur fouefue defdites fleurs & leur belle couleur.

Pour faire que les fyrops retiennent la faueur & odeur de leurs fimples & quelquesfois auffi la couleur d'iceux.

Syrop violat violet.

I. MANIERE.

Prenez fleurs de violettes quand elles font en vigueur, les ayant foigneufemét efpluchées fueille à fueille, faudra en feparer exactement ce qui y fera de blanc & de verd, tellemét qu'il n'y refte rien qui ne foit violet, auffi ne deura-on efpargner icy la peine en chofe belle & vtile. Ayant cueilly affez bonne quantité de fleurs bien nettoyées, qu'on les pile dans vn mortier

Quelques façons de fyrop violat

de marbre auec vn pilon de bois, ainſi qu'on a accouſtumé de faire en preparant les côſerues. Prenez de ces fleurs ainſi pillées ℥ iiij. de ſuccre (parfaictement cuit ſelon l'Art comme le ſuccre Roſat) ℔ j. verſez le ſucre ainſi cuit, & encore boüillant dans le mortier où leſdites fleurs ſont contenuës, meſlez bien le tout enſemble & le laiſſez en l'infuſion par 24. heures : puis l'ayant vn peu eſchauffé, exprimez le par la preſſe, & aurez ainſi vn ſyrop violat violet.

II. MANIERE.

Ou ſi voulez, vous tirerez deſdites fleurs pilées & miſes ſous la preſſe vn ſuc : duquel prenez ℥ iiij. de ſucre fin ℥ vj. le tout meſlé & mis dans vne courge de verre, demeure au bain Marie boüillant par deux heures, iuſques à tant que le ſucre ſoit bien fondu & cuit en conſiſtence de ſyrop. S'il y a quelque eſcume, vous l'oſterez auec vne ſpatule, & vous aures vn ſyrop excellent & ſingulier.

III. MANIERE.

Ou bien prenez des fleurs bien eſpluchées, comme cy deſſus ℔ j. eau de pluye, ou de violettes ℔ ij. laiſſez-les macerer vingt-quatre heures durant, puis les exprimez par la preſſe : adiouſtez à l'expreſſion meſme quantité, à ſçauoir ℔ j. de meſmes fleurs bien recentes, & les faites macerer par meſme eſpace de temps, le-

quel escoulé, finalement on les exprimera: la
mesme operation soit reiterée quatre ou cinq
fois: Tant plus de fois on la reparera, tant meilleure sera: à la derniere expression reduité à, ou
4. liures, on peut adiouster sucre ℔ xij. & le
tout mis dans vn vaisseau de verre ou destain,
soit laissé dans le bain Marie chaud iusqu'à ce
qu'il soit cuit en deuë consistence de syrop.

Si vous desirez que la vertu & faculté de ce
syrop soit plus excellente & ait plus d'efficace,
de sorte qu'il purge doucement & benignemét
en lieu d'eau commune, ou de violettes, faites
infusion auec deux ℔. ce suc violat: & si auez
intention de preparer ledit syrop en moindre
quantité, vous diminuerez les doses susdites autant qu'il vous plaira.

Voyla les trois manieres, suiuant lesquelles
vous composerez les syrops, non seulement de
violettes: mais aussi de toutes autres fleurs, qui
soient impregnez & teincts de leur propre saueur & odeur, esquelles qualitez consistent la
vertu & l'esséce principal de toutes les choses.

Donques puisque nous sommes sur les infusions & comme ainsi soit qu'on se serue grandement en Pharmacie du syrop des neuf infusions de roses pales, dit mucharum, nous ne
nous esloingnerons point de nostre subiet, si
nous en adioustons icy vn ou deux formulaires
de nostre description: car par le moyen de l'Art
Spagyrique, les syrops acquierent tant de forces qu'ils deuancent de bien loin les syrops
vulgaires. A l'exemple de ceux cy, on pourra
en composer plusieurs autres. Et cette refor-

mation ne doit eftre mife au rang des moindres
qui ont amplifié & fait croiftre ceftuy noftre
œuure.

Mucharum ou Syrop d'infufion de Rofes de Duchefne.

Prenez de fuc de rofes palles, ou fuc de rofes
rouges (côme plus propres à caufe de leur propre & naturelle faculté d'aftraindre, par laquelle eft corrigée la vertu laxatiue des remedes cô-
pofés de rofes palles) ℔ vj infufez-y rofes palles
mediocrement pilées ℔ iij. que lairrez enfemble dans le bain Marie par 24. heures: puis foit
faicte expreffion du tout, y adiouftant nouuelles rofes palles pilées ℔ iij. Le tout foit digeré
dans le bain Marie par 24. heures : puis exprimé y adiouftant derechef nouuelles rofes palles ℔ iij. & reiterant toutes les infufions: digeftions, & expreffions iufqu'à neuf fois ou d'auantage, fi voulez rendre plus efficacieufe la
faculté laxatiue qui y eft. La derniere expreffiô
foit verfée en vn ou plufieurs matras pour eftre
digerée au bain Marie tiede par vingt-quatre
heures, ou dauantage: iufques à ce qu'il apparoiffe au fond du vaiffeau certaine hypoftafe ou
fediment efpés & craffe : & que le refte commence à fe clarifier & rougir côme vn rubis, ou
foit tel que du vin fort rouge. Vous feparerez
le pur d'auec l'impur par inclination, c'eft à
dire, le clair du trouble, ou de la lie, que referuerez à part: ayant remis ce qui vous femblera

Digeftion des fyrops.

clarifié & depuré, dans vn autre vaiſſeau neuf
& capable, laiſſez-le digerer de rechef au bain
Marie tiede l'eſpace de 24. heures, & de rechef
vous apperceuerez vn affaiſſemết qui s'abaiſſe-
ra au fond, mais qui ne ſera tout de meſme que
le premier. Separez encore le pur de l'impur,
& verſez la ſubſtance craſſe qui reſte au fond
deſſus la premiere : puis mettez de rechef en vn
vaiſſeau nettoyé & laué ce qui eſt plus exactement depuré auec le premier : & continuez ſans
ceſſe la meſme operation iuſqu'à tant qu'on
n'apperçoiue plus aucune lie au fond : ce qui eſt
indice d'vne parfaite dépuration.

De ceſte eſſence dépurée à perfection & miſe dans vn alembic, ayant le col adapté auec ſon
recipient, vous extrairez vne eau mercuriale,
ou vne eau de roſe fort-excellente. Le reſte
s'eſpeſſira en cuiſant & ſe formera en ſyrop
doux, lequel eſtant pris auec ſon eau propre,
iuſques à ℥ ß. ou ſix dragmes au plus, purgera doucement & à profit. Tels remedes ne ſe
font pas ſans longue eſpace de temps, ny ſans
labeur & induſtrie. Mais que trouuera icy de
laborieux celuy qui aura eſgard à leurs grandes
commoditez ? Car la ſanté (qui eſt telle qu'il
n'y a rien de plus pretieux, ny de plus noble en
la vie humaine) eſt par iceux entretenuë &
maintenuë en eſtat de mediocrité : Dauantage
telles preparations mieux polies & plus ſubtiles conuiennent aux perſonnes d'authorité, &
principalemết à ceux qui ſont d'vne nature de-
licaté & tendre & qui ne peuuent qu'à peine
ſupporter ny meſme prendre les purgatifs tant

*Eau de roſe
dépurée par
infuſion.*

R .iiij

vſitez & peu priſez qu'on fait prendre en trop
grande & faſcheuſe doſe.

Mais ſi dudit ſuc vous auez deſir de compoſer vn ſyrop qu'on gardera plus long temps &
qu'on fera prendre en moindre quantité que
n'eſt prins communement le ſyrop roſat laxatif
& qui neantmoins ſans grande difficulté operera auec bon ſuccés, comme l'experience le
pourra facilement verifier: faudra mettre ℥ iiij.
ou vj. de ſucre fin auec xvj. onces de ce ſuc
tres-bien eſpuré, & les mettre digerer au bain
Marie boüillant, l'eſpace de 24. heures: & vous
aurez vn ſyrop cuit à iuſte conſiſtence & doüé
d'excellentes vertus, dont auons nagueres fait
mention.

Que ſi aymez mieux euiter le trop grand labeur, & accourcir le temps, apres les neuf premieres infuſions & expreſſiós & pour le moins
vne ou deux digeſtions & depurations au bain
Marie chaud, pour oſter la lie plus eſpeſſe, ce
que nulle clarification auec l'aubin d'vn œuf
n'effectuera iamais: adiouſtez viij. ou x. ℥ de
ſucre à ſeize onces de cette matiere dépurées
tant ſeulement à la groſſe mode: Puis faites-le
cuire à la maniere accouſtumée, & vous aurez
vn excellent ſyrop, qui eſtant donné ſeulement
en quantité d'vne once, aura plus d'effect que
celuy qui eſt preparé d'vne façon vulgaire:
Quoy qu'on en face prendre iuſques à ij. ou
trois ℥.

Notable addition touchant les Syrops dont à esté parlé iusques icy.

Si apres les premieres infusions, digestions, & expressions, vous adioustez au Syrop de roses quelques gouttes d'esprit acide ou de vitriol, ou de soulphre, (or le pouuez vous adiouster quand le Syrop est ia parfaictement preparé)la couleur de Syrop n'apparoistra pas seulement plus belle & plus rouge comme vn rubis : mais acquerra aussi vn goust plus plaisant, & vne efficace beaucoup plus grande, mesme à purger le corps.

Esprits de vitriol & de soulphre doiuêt estre meslez ès Syrops pour les rendre acides.

D'abondant les Syrops violats violets reduits à vne mediocre & plaisante acidité, par le moyen des liqueurs susdites (icy le goust est seul iuge du poids) se teignent en vne couleur pourprée & fort excellente tout ensemble. On les peut prendre auec vne cuillier, ou seuls ou auec ptisanne, ou auec eau, qui se colorera cóme vin fort rouge, & representera vne saueur fort aggreable. Ce medicament esteint toutes ardeurs fiéureuses & inflammations internes, preserue de toutes corruptions, appaise la soif tant ardente soit-elle, prouoque l'appetit, & pour comprendre beaucoup en peu de paroles, c'est vn remede tres-excellent & vniuersel, qui estant preparé selon cette methode, fera seul l'office de tous les Syrops aceteux, de suc d'ozeille, de suc de limons, de ius acide de citron de grenades, d'aigras, que nous estimons deuoir

eſtre quelques fois preferez à tous les autres
dont on vſe en toute la Medecine, & les iugeōs
plus neceſſaires.

Il s'en va maintenant temps que ſuiuāt la methode qu'auons ſuiuie iuſques icy, nous deſcriuions brieuement & ſuccinctement les formulaires de Syrops, dont les Boutiques ſont ordinairement deſtituees: de l'addition plantureuſe & digne ornement deſquels nous auons deliberé d'amplifier & embellir noſtre Pharmacopee, afin qu'elle ne ſemble ſe vanter fauſſement
d'vn vain & ſterile tiltre de *reformee*.

Les digeſtions, depurations, & ſeparations
du pur d'auec l'impure, deſquelles nous n'auons
que trop expoſé les conditions és preparations
inutiles des Syrops violats & roſats; ces operations diſ-ie nous ſeruent maintenant d'exemplaire à la reigle duquel nous toucherons en
moins de paroles les diuerſes façons de Syrops
qu'il nous faut deſcrire à preſent.

Syrop de coins ſans ſucre

On fait doncques par cette digeſtion depuration & ſeparation du pur d'auec l'impure, vn
excellent Syrop du ſuc des coins, la vertu duquel eſt admirable : car outre ce qu'il fortifie
l'eſtomac, il prouoque auſſi l'vrine & la ſueur,
laſche le ventre & eſt vn remede tres-excellent.
Or toute l'operatiō de magiſtere ſe fait au baiu
Marie afin qu'il ne ſente le bruſlé, ſi voulez adiouſter à j. ℔. ij. ou iij ℥. de ſucre, le ſyrop aura
meilleur gouſt, ſans que la vertu d'iceluy en

ſoit aucunement diminuee.

Auec les Syrops ſuſdits ie mettray le Syrop de pommes odoriferantes auec ſené de noſtre deſcription, lequel eſt agreable au gouſt & vtile pour toutes les affectiõs atrabiliaires ou melancholiques qu'on pourra faire prendre commodement en toute ſaiſon à tous, meſme à céux qui n'vſent de medecine ſinon auec grande peine, comme aux femmes enceintes & aux petits enfans.

Syrop de pommes auec ſené, deſcrit par Du cheſne.

Prenez eau de pommes odoriferantes ℔ j. ß. meſlez auec ſucs de citron ou de limons nouuellement extraicts & depurez ℥ iiij. ou autant qu'il ſuffit pour rendre ladite eau acide, adiouſtez-y.

> Fueilles de ſené eſpluchees ℥ ij. ß. ou iij.
> Canelle concaſſee ℨ j.
> Fleurs de violettes recentes ou deſſeichees & bien mondees p. ij.
> Fleurs de bugloſſe p. j. ou la conſerue d'icelle ℨ vj.

Le tout ſoit maceré dans vn bain tiede par deux iours continuels, & ladite eau ſe teindra en tres-belle couleur de pourpre, & attirera les vertus des ſimples qu'on y aura adioints: coulature & expreſſion en ſoit puis apres faicte y adiouſtant

> ſuc de pommes odoriferantes nouuellement

extraict ℥ vj.
sucre violat ℥ x.

Le tout bien agité auec vn ou deux aubains d'œufs, soit clarifié, puis cuit à petit feu en consistence de Syrop, lequel estant fort plaisant & à la veüe & au goust surpassera facilemét tous les autres purgatifs & Syrops de ce rang par son excellence & vtilité de nature & de qualité: à l'exemple d'iceluy on en pourra composer plusieurs autres.

Notez que telles choses acides qu'on y mesle seruent à attirer les proprietez & teintures des choses, ce qu'on doit tenir pour vn singulier & grand secret. Mais si en lieu de suc de citron vous rendez acide vostre eau auec la liqueur acide du Sel marin, où du soulphre, ou du vitriol, il deuiendra beaucoup plus excellent.

Syrop magistral colagogue preparé auec eaux.

Prenez eau de fumeterre, centauree petite, eupatoire ou aigremoine de chacun ℔ j. suc de limons ℥ iiij. esquels faictes macerer à petit feu dans le bain Marie par deux iours, fueilles oriétales ℥ iij. poudre de sommirez de fumeterre & de petite cétauree de chacun ʒ j. ß. fenoil doux, canelle de chacun ʒ j. ß. puis soit faite legere ebullition, expression & colature, dans laquelle clarifiee adioustez rheubarbe maceree separement en eau de chicoree, & exprimee ℥ j. suc de roses palles depuré ℥ vj. sucre violat suf-

fisante quantité pour estre vn Syrop mediocrement cuit, la dose sera ℥ ij. le Syrop guarit merueilleusement toutes maladies bilieuses.

OBSERVATION.

Les sommitez de fumeterre & de petite centaurée soient cueillies en la saison qu'elles flo-
rissent : soient sechées au Soleil & puluerisees
grossierement : Ces poudres ainsi preparees,
purgent l'vne & l'autre bile & sont en quelque
sorte aussi excellentes que les vertus de la rheubarbe & du sené.

Syrop magistral phlegmagogue auec decoctions.

Prenez racines d'aulnée ℥ ß. Polypode de
chesne, moüelle de semence de carthame de
chacum M.j, Germandrée, Yue muscate, ou ar-
thretique, & toutes les capillaires de chacun
M. ß. fenoil, anis, chardon benit, citron &
escorce d'iceluy de chacun ʒ iij. Fleurs de stœchas arabique, primeueres, rosmarin p. j. les
trois fleurs cordiales de chacun p. ij. Cuisez-
les en hydromel simple. Prenez de leur colature clarifiee ℔ ij. ß, dans lesquelles macerez
& faictes cuire fueilles orientales ℥ iiij. Agaric
nagueres trochisqué ℥ j. Mechoacam, hermodactes blancs de chacun ℥ j, girofles, noix muscades de chacun ʒ ß. en l'expression clarifiee,
vous adiousterez sucs de vincetoxicum & d'eu-

patoire de mesme espurez de chacun ℥ iij.
sucre fin autant qu'il suffit pour en faire vn Syrop: la dose pesera ℥ j. ß. ou ij. Il est grandement propre à toutes maladies pituiteuses &
froides.

Syrop magistral menalagogue auec sucs.

Prenez sucs depurez de buglosse, de fumeterre & de pommes de reinette de chacun ℔ j.
esquels faictes macerer l'espace de vingt quatre
heures Turbith gommeux ℥ j. fueilles de sené
℥ ij. ß. myrobolans de toutes sortes de chacun
℥ ij. Epithym p. j. Macis, canelle de chacun ʒ j.
puis qu'on les cuise, exprime & clarifie. Adioustez y grand Oxymel de Iulian & sucre en
suffisante quantité & les cuisez en Syrop qui
sera merueilleusement bon aux maladies procedantes de matiere tartarée, de bile crasse &
aduste, & de melancholie.

Syrop de mucilages descrit par du Chesne pour moderer & appaiser toutes fer- ueurs internes.

Prenez semence de pauot blanc de laictue
de chacun ℥ j. ß. fleurs de blanc d'eau p. j. esp.
de diatragacant froid ℥ ß. eaux de laictue, de
violettes & de manue de chacun ℔ ß. qu'elles
soient macerees, vn peu cuittes & espreintes

en ℔ j. ß. de leur colature clarifiées, adiouſtez
ſuc de pourcelaine ʒ j. mucilage de ſemence
d'herbes aux puces, de coings, de guimaue, eau
de roſes extraicte de chacun ʒ j. ſucre violat &
roſat autant qu'il en faut pour compoſer vn Syrop. C'eſt vn bien excellent remede aux vlceres, tant des reins que de la veſſie, & à l'inflammation d'vrine, voire qui plus eſt à la gonor-
rhee ou flux de ſemence corrompue.

Syrop de fleurs de ſoucy.

Pour faire vn Syrop de fleurs de ſoucy, prenez leur ſuc que depurerez au bain Marie par
trois ou quatre iours, ſeparant touſiours le pur
d'auec l'impur, ſelon l'inſtruction qu'auons
donnee cy deſſus. A ce ſuc ainſi preparé adiouſtez ſucre fin ℔ j. Cuiſez-le en conſiſtence de Syrop dans le bain Marie, ſuiuant
l'art.

Ou ſi le voulez compoſer par maniere d'infuſion, propoſez-vous pour exemple le Syrop
violat faict par infuſion, la deſcription duquel
eſt cy deſſus.

Ie m'eſmerueille icy que les anciens n'ont
daigné ſe ſeruir en Medecine de cette fleur qui
eſt fort iolie & du tout ſemblable au Soleil,
ny en compoſer Syrops, conſerues & ſemblables remedes, comme il eſt certain qu'ils
ont fait de pluſieurs autres fleurs de moindre importance : car elle eſt ſi excellente
qu'au milieu de l'Hyuer, meſme quand les

autres font languiffantes & amorties, elle eft vigoureufe & floriffante, ce qui eft vn certain indice d'vne vertu balfamique (dont elle a plus grande abondance que les autres & qui la preferue de l'iniure du temps) & pourtant eft-il impoffible qu'elle ne les furpaffe en vertus fort puiffantes.

Cette fleur neantmoins s'eft donnee à cognoi-ftre par l'efficace & vertu infigne qu'elle a de corroborer les facultez, à fçauoir animale & vitale, & par certaine vertu fpecifique qui la rend propre aux paralyfies & conuulfions, ne plus ne moins que l'hyacinthe entre les pierres pre-cieufes : C'eft auffi pourquoy nous eftimons qu'on doit prifer d'auantage noftre Syrop que celuy des fleurs de primeuere, lequel toutesfois peut eftre femblablement reformé pour l'vfa-ge fufdit.

Les Syrops de fleurs de lauande, de fleurs de tillet arbre, & de petit muguet, font doüés d'vne faculté fpecifique eftans preparez felon la mefme methode : le premier contre l'apo-plexie, les deux derniers contre toute forte d'epilepfies.

Simple Syrop de Nicotiane ou herbe à la Reine de noftre defcription.

Prenez fuc. de Nicotiane ℔ iiij.

Hydromel

Hydromel simple ℔ j.
Oxymel simple ℥ iiij.

Le tout meslé ensemble, soit digeré par deux
ou trois iours au bain Marie, dans vn matras de
verre capable, cependant le plus espais du marc
paroistra au fond du vaisseau : alors separerez
fort soigneusemét par inclination le pur d'auec
l'impure, c'est à dire, le marc espais d'auec la
claire & transparente liqueur : laquelle vous
ferez encores digerer de nouueau, & pour-
suiurez au demeurant, comme cy dessus, iusques à tant que la matiere soit esqurée de toute
ordure : adioustez y puis apres sucre ij. ℔. & le
faictes en consistence de Syrop.

CAVTION.

Le suc de Nicotianne a besoin d'vne exacte
& subtile digestion, par le seul moyen dela-
quelle on parfaict les vrayes corrections, dul-
corations, & contemperations de toutes choses. Ioint qu'elle separe & oste les qualitez
acres, malignes & venimeuses. Dequoy nous
auons vn euident tesmoignage en l'hellebore,
tithymale, & petite esule ou resueille matin
des vignes : dont se composent diuers remedes fort salutaires, en ceste màniere seulement.
Dauantage, cela se verifie manifestement au
suc de Nicotianne, lequel ayant puissance de
prouoquer le vomissement, & de troubler le
corps haut & bas : Neantmoins, par le moyen
de la digestion, il se conuertit en syrop tres excellent contre tous maux astmatiques, esquels

S

les arteres du poulmon sont tellement farcies
de pituite crasse & visqueuse, que la respira-
tion estant retenue ou empeschée, on est en
danger d'estre incontinent suffoqué. En tel
cas cedit syrop bien preparé & administré, fera
merueilles : en outre, il deliure le cerueau de
catarrhes ou defluxions sereuses & froides.

La dose d'iceluy est demy cuillerée tant seulement, où toutesfois il est besoin de circonspe-
ction au commencement : Mais puis apres faudra augmenter la dose. Outre ce qu'il purge la
poitrine à merueilles par crachement, il euacue aussi puissamment par le bas.

Syrop de Nicotiane composé.

Prenez suc de Nicotiane depuré, comme dict
a esté cy dessus, ℔ ij. ß.
Hydromel simple ℔ j.

Esquels macerez par deux ou trois iours à la
chaleur du bain Marie

Hissope.
Polytrich.
Cheueux de Venus, de chacun M ß.
Fleurs de pas d'asne.
De stœchas.
De Violettes.
De Buglosse, de chacun p. j.
Semences de Cotton.
D'Ortie.
De Chardon benist, de chacun ℥ j.
Fueilles de Sené ℥ iij.
Agaric recentement trochisqué ℥ j.

Canelle.

Macis.

Girofles, de chacun ʒ j.

Qu'elles foient en apres exprimées & de rechef digerées, iufques à parfaicte depuration des lies; en ℔ j ß. de la colature adiouftez fucre ℔ j ß. & les cuifez en fyrop.

C'eft vn excellent remede pour les pouffifs & aftmatiques, voire contre toutes maladies des poulmons caufées d'humeurs froides & craffes, qui eftans attachées aux arteres des poulmons engendrent la toux inueterée, où mefme la difficulté de refpirer. La dofe eft j. ʒ. ou ij. ʒ. pour le plus.

L'vfage a mefmes affections;

Syrop de fuc de Lierre terreftre.

Prenez fuc de Lierre terreftre ℔ ij. ß.

Qu'il foit digeré & purifié à la chaleur du bain Marie, comme deffus: auec lequel fuc ainfi parfaictement efpuré, mettez

Sucre rofat ℔ i.

Penides ʒ iiij.

Et les cuifez en Syrop. C'eft vn finguliere remede pour les vlceres des poulmons. Quand vouderez en faire prendre, donnez en vne cuillerêe.

Par la mefme methode on preparera le Syrop de pied de chat, remede fort vtile aux fufdites affections de la poitrine. Ou bien vous le ferez auec les fleurs de ladite herbe macerées, cuites & exprimées: adiouftant fuffifante quantité de fucre à l'expreffion clarifiée.

Le syrop resomptif ou des tortues, se faict de chair de tortues & d'escreuisses de mer, cuite en eau d'orge, y adioustant reglisse, raisins secs, iniubes, herbes capillaires, scabieuses, pas d'asne, semences froides grandes, fleurs de buglosse & violettes. La coulature clarifiée suffisammét auec sucre se cuit en syrop : lequel est fort conuenable aux exulcerations des poulmons.

Syrop de suc de Pauot sauuage.

Prenez suc de pauot rouge, croissant & florissant aux champs dans les bleds enuiron le mois de Iuillet iiij ℔. Qu'on le digere & depure separément au bain Marie, comme le suc de violettes cy dessus : y ayánt puis apres adiousté deux liures de sucre & autant de penides, le tout soit reduit en syrop.

On peut aussi preparer ledit syrop (si on veut) par infusion de fleurs auec leur propre eau, qu'on fera en apres cuire en syrop auec pareille quantité de sucre candi & de penides.

L'vsage és inflámatiös des poulmös

Ce syrop est vn singulier remede en toutes inflammations de la poitrine, és affections des poulmons, & aux pleuresies ou douleurs de costé : faut donner parfois vne cueillerée d'iceluy, ou seul ou auec eau de scabieuse & de chardon benit, & vous en verrez des effects admirables.

Syrops de scordium & scorzionaire cordiaux

Les syrops simples des sucs de scordium ou germandrée de marets & scorzionera, preparez en mesme façon que dessus, sont cordiaux, & donnent secours és maladies pesti-

lentieules, lipothymies, & toutes sortes de ve-
nims.

Le syrop de scordium composé, est aussi doüé
d'admirables vertus, & se faict en cette maniere

*Prenez suc de Scordium ou Germandrée des
marets depuré ℔ iij.*

Suc de limons espuré ℔ j.

Suc de scorzionera ℔ ß.

esquels lairrez macerer,

Racines d'Angelique.

*De Zedoaire grossierement conquassé, de
chacun ℥ j.*

Fueilles de Dictam M. ß.

Chardon benit ℥ j.

Grains de Kermes ℥ ß.

Conserues de fleurs de bugloße.

De Rosmarin, &

d'Aulnée, ae chacun ℥ vj.

Canelle ℥ j.

Safran ℥ ß.

Camphre ℈ j.

Le tout mis dans vn matras soit digeré au
bain Marie boüillant par 24. heures ou d'a-
uantage, puis exprimé & clarifié auec l'aubin
d'vn œuf. Mais pour mieux depurer le tout,
l'ayant derechef mis digerer, on l'y lairra iufqu'à tant qu'on n'apperçoiue plus aucunes lies
se separer de la matiere. A ce suc preparé de
la sorte, faut adiouster du sucre iusqu'au
poids d'vne quatriesme portion ou d'vne cinquiesme pour le plus, & en faire vn syrop, dont
on en fera prendre vne ou deux cueillerées ou
simplement, ou auec eau d'vlmaria, & ce pour

L'vfage és maladies veneneufes.

preferuer de toutes fortes de maladies venimeufes & peftilentieufes, comme aufli pour en
guarir, ainfi que cy deflus a efté dit.

Il prouoque mediocrement la fueur, & pouffe tous les venins loing du cœur, & des parties
qui font aux enuirós d'iceluy: Pourtát aufli conuient-il aux maladies & diuerfes epilepfies des
petits enfans, & autres maux accompagnés d'v-
ne qualité maligne. Chacun Apoticaire deuroit
pluftoft tenir preft en fa boutique quelque Syrop femblable, que plufieurs autres du tout
inutiles, & dont la plus grande partie ne fert
prefque à autre chofe qu'à l'ornemennt exterieur & à vne friuole & vaine oftentation.

Syrop de fleurs de millepertuis & de cen-taurée mi-neure, côtre la corrup-tion du vé-tricule.

Les vers.
Les fieures.

Les obftru-ctions.

Quant aux Syrops de fleurs de Millepertuis
& de Centaurée petite, les boutiques n'en deuroient iamais eftre vuides à caufe de leur grande vtilité & neceflité: Le premier, à l'exemple
du baufme refifte aux corruptions de l'eftomac,
& des autres vifceres ou entrailles, & eft vn medicament fingulier & fpecifique contre les vers
& toutes fortes de maladies vermiculaires: Le
dernier, reprime la violence des fieures prouenantes de bile, & les dompte fans beaucoup de
difficulté, euacuant doucement iceluy fuc bilieux: Dauátage, il ofte les obftructions du foye
& des autres entrailles, & eft duifant à toute
forte de iauniffe. Ce Syrop contient en foy fa
propre rubarbe, tellement qu'il n'eft pas neceffaire d'y en adioufter, ainfi qu'il eft requis au fyrop de Chicorée auec reubarbe: Car la centaurée dont il eft compofé, eft aufli nommée Sel de
de terre & chaffe fieure. En fin foit qu'on le pre-

parc auec fuc ou bien par infufion, il a mefme rapport auec ceux defquels nous auons ja faict mention cy deffus.

Les Syrops de fleurs de Camomille & de Su- *Les ſyrops* zeau dont auffi l'vfage n'eft frequent, ains eft *des fleurs de* fort rare s'ils font preparez par infufion: (Car *Camomille* ces fleurs n'abondent pas beaucoup en fuc) font *& de Su-* de tres bons anodins pour affoupir toutes dou- *zeau, ſons* leurs, foit qu'elles prouiennent de ventofitez, *anodins.* foit qu'elles procedent d'ailleurs, foit en l'efto- mac, foit dans le ventre.

Les Syrops de femences d'Hieble preparez *ſyrops d'hie-* par infufion, font des remedes nompareils en *ble contre* l'hydropifie pour purger les humeurs fereu- *l'hidropiſie.* fes.

Le fyrop des grains de Lierre ainfi preparé, fe *Syrops de* donne aux mefmes fins, la dofe contiendra feu- *Lierre.* lement vne cuillerée.

Les fyrops de fuc de concombre fauuage & *Syrop de ſuc* de fuc de petite efule ou refueille matin des vi- *de concōbre* gnes, fe font auec les fucs d'icelles mefmes bien *ſauuage.* depurez, clarifiez & cuits en fyrop auec fucre, ils font propres à faire fortir les eaux des hy- dropiques.

Le fyrop fimple des fleurs de Geneft, qu'on *Syrop de* peut compofer ou auec fuc ou par infufion, & *fleurs de ge-* ce fuiuant la methode qu'auons prefcripte: duit *neſt ſimple.* pour euacuer l'humeur melancholique, pour *obſtructiōs* ofter l'obftruction, l'inflammation & la dureté, *de la rate.* defquels maux la rate eft fouuent & fort mo- *Syrop de* leftée. *geneſt cōpo-* *ſé plus effi-* Le compofé a des forces beaucoup plus effi- *cacieux* cacicufes pour purger le fuc atrabiliaire, à *aux meſ-* *mes maux.*

deſopiler la rate & reſoudre les dures tumeurs d'icelle : la maniere de les compoſer eſt telle qu'il s'enſuit,

Syrop de fleurs de Geneſt compoſé.

> *Prenez ſuc de fleurs de Geneſt* ℔ iij.
> *ſuc de ſommitez de Freſne.*
> *De fueilles de Fumeterre, de cha-*
> *cun* ℔ j.

Adiouſtez y

> *Hepatique.*
> *Ceterach, de chacu M. j.*
> *Fleurs de Bourrache.*
> *De Bugloſſe.*
> *De Violettes.*
> *D'epithym, de chacun p. i.*
> *Semences de Fenoil.*
> *d'Anis.*
> *De chardon benit, de chacun* ʒ vj.
> *Canelle* ʒ ij.

Laiſſez-les macerer à la chaleur du bain Marie boüillant, puis les exprimez fort: & en l'expreſſion, adiouſtez de rechef & macerez comme auparauant l'eſpace de trois iours à la meſme chaleur du bain Marie,

> *Poypode de Cheſne pilé* ℥ j. ß.
> *Poulpe de Tamarins* ℥ ij.
> *Fueilles de Sené* ℥ iiij.

Qu'on les exprime bien fort & clarifie auec aubin d'œuf, y adiouſtant ſucre bien blanc ℔ ij. & ſyrop ſimple de pómes de bonne odeur ℔ j. dont ſoit faict vn ſyrop ſelon l'art, qui aura vne

merueilleufe vertu aux vfages fufdits. Le poids
de la dofe fera d'vne à deux onces fimplemene
dás vne cuillier, ou auec eau de fleurs de geneft.

Ce fyrop en outre eft propre à la melancho- *Melancho-*
lie hypocondriacque, & à toutes maladies qui *lie hypocon-*
procedent d'humeur falée ou de bile, il guarit *driaque.*
la galle, la gratelle, les dartres, comme auffi la
gangrene.

Le fyrop de fenelles ou de fruict de houx, fert *Syrop de fe-*
auffi bien à preferuer du calcul qu'à en guerir, *nelles con-*
il purge les reins de grauelle & d'humeurs tar- *tre le calcul*
tarées & vifqueufes, lefquelles y eftans defcen-
dues par les emunctoires, entretiénent la caufe
efficiente du calcul: Ce fruict a vne faueur douce & acide, & eft de couleur rouge: l'vne &
l'autre, à fçauoir, tant la faueur que la couleur
monftrent fuffifamment en iceluy vn efprit vitriolic, conuenable à diffoudre toute fubftance
folide & craffe : dont on collige facilement que
c'eft vn fpecifique remede du calcul.

Syrop de Senelles fimple, defcrit par Du chefne.

Prenez eau de Senelles diftillée en Automne,
ou pendaut qu'elles font en maturité iiij. ℔. ou
dauantage fi en voulez faire beaucoup: finon,
prenez comme dit a efté, quatre liure d'icelle
eau, dans laquelle il faut premierement verfer
la liqueur acide de vitriol ou de foulphre, pour
la faire participare d'vne acidité plaifáte. Quelque Cenfeur groffier & materiel, qui ne veut,

ventre, principalement aux dyfenteries.

Finalement, les fyrops de fuc de mercuriale & de racines de couleuurée, ou vigne blanche fauuage, compofez felon la mefme & fufdite methode, ceft à dire digerez, parfaictemét depurez & cuits auec bonne quantité de miel ou fucre, purgent & mondifient la matrice pleine d'impuretez malignes& puantes, auffi conuiennent-ils au flux menftrual des femmes.

Petit fyrop Helleborat, defcrit par Du chefne.

Prenez filets de racines d'Hellebore non bien choifi ʒ x.

Agaric nouuellement trochifqué ʒ ij.

Fueilles de Sené mondées ʒ ij.

Turbith.

Hermodactes, de chacun ʒ j.

Anis.

Fenoil.

Efcorce de Citron, de chacun ʒ j.

Girofles.

Macis,

Canelle, de chacun ʒ ij.

Mettez-les en fuffifante & pareille quantité d'Oxymel fimple, de vin de maluoifie & d'eaux de meliffe, de fumeterre, le vaiffeau bien bouché foit mis à macerer par quatre iours dans le bain Marie mediocrement chaud : ayant en fin augmenté la chaleur on le fera boüillir vn peu, & exprimera-on ce qui eft dedans le vaiffeau. Le tout foit de rechef maceré au mefme bain

Marie tiéde l'espace de deux iours pour le cuire
dauantage, & depurer de ses lies. Auec ceste
matiere depurée & clarifiée, mettez syrop de
pommes odoriferantes laxatif, & syrop de roses palles, sucre rosat & violat, de chacun iiij.
℥. dont ferez vn syrop, cuisant le tout lentement, iusqu'à tant qu'il soit pris & conioint ensemble.

Il est merueilleusement vtile à toutes maladies, qui prouiennent de matiere tartarée &
gluante, de phlegme, de bile adufte ou de melancholie, au chef, en la poitrine, en l'estomac,
au foye, en la rate, dans le ventre, & és iointures mesmes.

Grand syrop helleborat de Quercetan.

Prenez racines d'Hellebore noir, vray & d'es-
lite ℥ j. ß.
Polypode de Chesne.
Semence de Carthame, de chacun ℥ ij.
Guy de Chesne.
Coryll. de chacun ℥ j.
Turbith gommeux.
Agaric trochisqué.
Cabaret, de chacun ʒ vj.
Semences de Peuoine.
D'Anis.
De Citron.
De Chardon benit.
D'Ozeille, de chacun ℥ ß.
Dictam de Cret.
Fleurs de Tillet arbre.
De soucy.

De petite centaurée.

De Mille pertuis , de chacun p. ij.

Fleurs de Violettes.

De Buglosse.

De Nenuphar ou blanc d'eau de cha-
cun p. ʒ. ß.

Macerez-les en suffisante quantité d'Oxymel scillitique & d'eau de fumeterre, & les ayãt premierement mises dãs vn vaisseau de verre bien bouché au bain Marie , & ce deux iours durant pour le moins. Puis exprimez & clarifiez le tout. En ij. ℔. de cette colature faictes en apres macerer & digerer à la mesme chaleur du bain Marie, par quatre iours

Racines d'Hellebore noir , vraye & choi-
si. ʒ j.

Fueilles de Sené ℥ ij.

Macis.

Cloux de Girofles.

Canclle , de chacun ʒ j.

Qu'elles soiét encores exprimées & purifiées au possible l'espace d'vn ou de deux iours, audit bain Marie, cõme il appartiét à l'art, ostant vne ou deux fois le iour au moins les lies qu'appercenrez s'abaisser au fond du matras, purifiãt de nouueau ce qui est plus pur, & reiterant iusqu'à ce que la matiere n'enuoye plus de lies au fond du vaisseau. Cela estant faict, adioustez sucre violat autant qu'il en sera besoin, & les cuisez en consistence de syrop, y meslant sur la fin de la coction reubarbe macerée separémét en suc de roses palles & exprimée : dont soit faict vn syrop moyennement cuit. La dose sera ℥ j. ou

℥ ij. on le fera prendre ou feul ou auec eau de petit muguet, adiouftant roufiours à la potion quelques goutes defprit de vitriol preparé felon l'art. Et ceftuy eft vu de nos fyrops purgatifs antepileptiques, dont l'vfage eft libre à tous indiferemment, foient enfans, foient femmes, foient ieunes, foient vieux, foient gras, foient maigres, foient de tel temperament qu'on voudra: en faifant prendre chafque fois autant que pourra fupporter la nature foible ou robufte de chafque patient. Le mefme remede eft fouuerain aux apoplexies, à la paralyfie & melancholie, & autres telles maladies qui font mefmes enracinées bien auant.

Syrops de Canelle de fa propre eau.

Prenez Canelle pilée groffierement ℥ iij. ou iiij. mettez les dans vn alembic, verfant pardeffus eau de fontaine à fuffifãce, faictes les macerer en lieux froids par deux ou trois iours, puis les diftillez. De cette eau diftilée prenez ℥ j.

Sucre ℔ ſſ.

En cefte façon fe peuuent faire les fyrops de toute efpece d'Aromates ou efpices, de toutes femences, herbes & fleurs ayans faculté defchauffer, ainfi que ja a efté dit cy deuant au Chapitre des Eaux.

Syrop fimple de Canelle auec vin.

Prenez Canelle aucunement côquaffée ℥ iiij. macerez les en vin de maluoifie ℔ ij. par trois

iours, & ce en vn vaisseau de verre à petit feu,
Qu'on les coule, & à la coulature soit adioustée
sucre ℔ j.ß. faictes cuire le tout lentemennt, &
en faictes vn syrop comme requiert l'art. Si d'a-
uenture le vin de maluoisie vous manque, au
lieu d'iceluy on pourra substituer de bon vin
blanc. Ce syrop pour son agreable goust & vtilité, vaut mieux que toutes eaux de canelle qui
sont appropriées au cœur, & conuenables à
plusieurs autres maux.

Confort cordial.

Le syrop de noix muscade sert à l'estomac ou
ventricule.

Le syrop de Poiure est bon pour les fieures
quartes.

Le syrop de cloux de Girofles duit aux lipothymies, aux defaillances de cœur, & aux affections lethargiques.

Contre les tranchées du ventre & la colique
passion, se faict vn simple syrop d'Anis en cette
maniere.

Simple syrop d'Anis auec vin.

Prenez Anis pilé iiij ʒ. laissez les tremper en
bon vin blanc ij. ℔. trois iours durant, coulez
les, & à la coulature vous adiousterez sucre j. ℔
& la cuirez aussi en syrop.

Le syrop de Fenoil preparé en mesme maniere, est plaisant au goust, il dissipe tous vens &
flatuositez quelconques, & outre ce il esclaircit
merueilleusement la veuë.

Syrops de semences.

Ainsi pourra-on cõposer des syrops d'autres
semences, cõme de la semẽce de Peuoine cõtre
l'epilepsie,

l'epilepſie, de bayes ou grains de laurier & de
geneure contre les ventoſitez & la grauelle.
Tout de meſmes compoſerez vous les Syrops
des racines d'âgelique, de zedoaire, d'yſſope, de
thym & des fleurs chaudes, pour diuers maux.

Syrop ſimple de fleurs de Roſmarin auec vin.

Prenez fleurs de Roſmarin ℥ ij. vin & ſucre
meſme quantité; & ſuiuez au ſurplus la methode n'agueres preſcrite en faiſant vn Syrop.

On pourra ſemblablement faire des Syrops
& Iuleps auec vins medicamenteux, qui ſeront
propres à pluſieurs maladies : pour exemple,
prenez vin d'abſinthe ℥ ij. mettez auec iceluy
ſucre ℔ j. ß. & faictes vn Syrop ou Iulep les
cuiſant au bain Marie ainſi que dit a eſté touchant les autres. Par cette methode ſe pourront
compoſer Syrops de diuers genres, qui ſeront
appropriez aux meſmes affections que les vins
dont ils ſont compoſez. En outre auec vins purgatifs, y adiouſtant bonne quantité de ſucre
ainſi que deſſus, on compoſera diuers Syrops
purgatifs.

Syrops de vins medi- cameteux.

Arnault de ville-neufue, comme nous auons
declaré aillieurs, ſouloit compoſer certaine eſpece de Iulep ou de Syrop auec le ſeul vin blâc,
& iceluy fort excellent & tres-bon, qu'il pre-
ſentoit afin de reſtaurer & corroborer les eſprits : il eſt auſſi conuenable à l'eſtomac debile, aux cruditez & flatuoſitez, maux auſquels

Syrop de ſeul bon vin d'Arnault de Ville- neufue.

la plus part des vielles gens est ordinairement
subiecte; si vous y adioustez vn peu d'aromates
vous la rendrez plus excellente & meilleure.

On compose aussi des Syrops purgatifs auec
vins & eaux meslez ensemble, dont les descriptions se voyent en la pratique de Iean Stockere, laquelle sorte de Syrops ie n'improuue
point, ains ay accoustumé d'en vser souuentesfois auec heureux succez. Car le vin ne leur
impartit pas seulement vn goust plaisant & delectable, mais rend aussi leur efficace & vertu
de fortifier plus grande en estant doüé excellemment. Il sert aussi comme de chariot par le
moyen duquel lesdits Syrops sont plus soudain
transportez aux veines, & ainsi leurs actions &
operations sont auancees.

Syrop d'eaux & de vin ensemble.

Prenez eau commune (ou de telle autre que
voudrez, de pommes de renette, de fu-
meterre, de buglosse, de chicoree, & c.)
Vin blanc genereux, de hacun ℔ ij.

Faictes-les boüillir ensemble à bien petit feu
afin qu'on les escume mieux, la despumation
exactement accomplie adioustez y j. ℔ de bon
miel de Narbonne ou d'Espagne grenu, cuisez
le tout encore vne fois & l'escumez iusqu'à parfaicte depuration, & diminution de moitié. A
cét hydromel vineux preparé de la sorte & mis
dans vne phiole de verre capable, adioustez

Fueilles de sené mondees ℥ iiij.
Turbith gommeux.

Hermodactes, de chacun ℥ j. ß.
Escorce de raclure de bois de gua-
iac ℥ j.
Canelle ℥ ß.
Cloux de girofles.
Semence d'anis, de chacun ℥ ij.

Le vaiſſeau bouché & non rempli iuſqu'au
ſommet, afin que la matiere ait eſpace & lieu
pour s'eſleuer, ſoit poſé en vn poëſle ou en
quelque autre lieu tiede, & dans deux ou trois
iours la matiere commencera à boüillir & ſe
cuira d'elle meſme, l'ebullition venant à ceſſer,
ce qui eſchet ordinairement le ſixieſme ou hui-
ctieſme iour apres. Le tout ſoit paſſé à trauers
la chauſſe à l'hyppocras & reſerué, on le donnera en quantité de ij. ou trois ℥. Cette ſorte de
Syrop n'eſt mal plaiſante au gouſt, l'vtilité auſſi en eſt ſi grāde qu'elle faict merueilles en toutes maladies chroniques ou temporelles, dont
les cauſes ont leur racines plus profondes, telles que ſont les fieures quartes, les cachexies
ou mauuaiſe diſpoſition du corps, les paralyſies
& le mal de Naples recent.

Mais il faudra continuer l'vſage de ces medicamens iuſques à vingt ou vingt cinq iours,
obſeruant touſiours la doſe ſuſdite. Car ainſi
qu'auons dit en vn autre lieu, telles maladies
ont accouſtumé d'eſtre finalement ſubiuguees
& totalement extirpées par cette voye, & par
l'vſage continuel de ces remedes. Il y a encore vne autre methode pour compoſer deſdits aromates & ſemences exceſſiuement chaudes des Syrops qui duiſent aux maladies qui

procedent de cause froide & esquelles il est besoin de fortifier & restaurer promptement les
esprits, soit à raison de quelque maladie, soit
à cause de l'aage comme en la vieillesse. Pour
exemple nous descrirons icy seulement vn ou
deux formulaires autant faciles qu'vtiles, selon
lesquels on fera les Syrops tant simples que
composez.

Syrop simple de Canelle faict auec eau de vie.

Prenez Canelle (ou tel autre aromate qu'il
vous plaira deux ou trois ℥. plus ou moins, selon la quantité que voudrez composer : l'ayant
conquassée grossierement on la mettra dans vn
matras capable ou en quelque semblable vaisseau de verre conuenable, versant dessus esprit
de vin tres-fort en telle quantité que la matiere
surnage trois ou quatre doigts, le vaisseau bien
clos, le tout soit maceré par trois ou quatre
iours en vn lieu froid, afin que l'esprit du vin
ne s'exhale, & ce pendant l'eau s'emparera,
teindra & impreignera des proprietez & vertus
de la Canelle : alors versez ce qui sera teint &
clarifié, à huict onces d'icelle liqueur, adioustez trois ou quatre onces de sucre candi puluerisé. Puis ayant mis le feu dessous, faictes dissoudre le sucre en ladite liqueur, & ayant enflammé du papier, transportez le feu & l'appro-
chez de l'esprit de vin ou eau de vie qui s'en-
flammera à l'instant, pourueu qu'elle soit bon-

ne & separée de tout phlegme, comme son excellente condition le requiert : le tout ce pendant soit agité sans cesse auec vne longue spa-
tule, iusqu'atant que l'eau de vie soit entierement consommée par ce bruslement, & le Syrop demeuré au fond : le goust en est certes
fort agreable, & les vertus & proprietez d'iceluy sont tellement efficacieuses & excellentes
qu'elle deuancent de bien loing les meilleures
eaux de Canelle. Si voulez rédre ses vertus plus
fortes conuiendra suffoquer l'eau de vie auec
vn plat d'argent quelque peu deuat qu'elle soit
toute bruslee, ou bien l'euaporation se pourra
faire auec vne assiette d'argent, & l'air estant
enclos entre deux, l'eau de vie sera suffoquée en
vn moment, & par ce moyen le Syrop acquerra
beaucoup plus de force & sentira le goust de
Canelle.

Pour dose suffit vne demi cuillerée en toute
defaillance de cœur, lipothymie, imbecillitez,
cruditez & flatuositez du ventricule ou estomac, qu'vn tel remede guarit promptement.
Ce medicament est aussi singulier pour auancer
l'enfantement és femmes enceintes : si de ce
Syrop simple vous desirez en faire vn composé
qui soit propre à certaine maladie comme à cô-
battre l'epilepsie : adioustez & faictes macerer
ensemble auec ladite Canelle la semence de peuoine, les fleurs de tiller arbre desseichees, &
choses semblables, procedant au surplus comme cy-dessus. On donnera de ce Syrop au petit
enfant ou à l'adolescent quand l'epilepsie le sai-
sira, & les effects en seront merueilleux. Pour

l'apoplexie & paralyſie macerez auec Canelle, cloux de gyroſles, fleurs de roſmarin, de ſauge & de ſoucy ſeichees, & procedez au demeurant comme deſſus. Ainſi cóſequemment on pourra cópoſer diuers Syrops pour diuerſes maladies. Pour fin nous ioindrons icy encores vn formulaire de Syrop antepileptique compoſé ſuiuant ladite methode, lequel nous auons auſſi ia déſcrit en noſtre Tetrade, pag. 309.

Syrop antepileptique.

Prenez racines de peuoine.
　　　Guy de cheſne, de chacun ℥ ſſ.
　　　De la meilleure canelle ʒ vj.
Fleurs de ſoulci.
　　De petit muguet.
　De tillet arbre,
　　De lauande, de chacun p. j.
　　　Roſes rouges p. ij.

Or les faut-il prendre toutes ſeiches & arides & non pas recentes, puis coupper la racine de peuoine en petits lopins. Mais le reſte ſoit mis dans vn matras qu'on appelle, de iuſte grandeur ainſi qu'il eſt ſans le conquaſſer : ſur tout cela verſez bonne quantité d'eaux de vie, de ſauge, & de geneure, (ſi on la peut auoir, comme en Allemagne.) Deſquelles ſi eſtes depourueu faudra prendre eau de vie extraicte de tresbon vin, tant qu'elle ſurpaſſe la matiere de quatre doigts. Le vaiſſeau bien clos, en ſorte que rien n'en reſpire, ſoit mis au bain Marie ou expoſé aux rayons du Soleil trois ou quatre iours durant, apres lequel temps conuiendra separer l'eau d'auec les lies par legere inclination, & adiouſter ſucre blãc reduit en poudre iij. ou iiij. ʒ à dix onces de ladite eau qu'on agitera tout enſemble auec vne cuilliere d'argẽt pour faire fondre le ſucre daⁿs vh plat d'argent, puis faudra mettre le feu en l'eau de vie auec papier enflammé afin qu'elle s'embraſe, tournant ou remuant touſiours la matiere auec vne cuilliere d'argent, & l'eau bruſlera tant que le Syrop ſemble eſtre aſſez cuit, ou plus ou moins fort: car alors qu'il ſera temps on deura eſteindre la flamme de l'eau de vie, la ſuffoquant auec vne aſſiete ou tranchoir d'eſtain ou d'argent: Et ce Syrop faict à la mode des Hermetiques deuiendra vn excellent antepileptique, duquel ſuffira faire prendre la meſure d'vne demie cuilleree, ſoit pour preſeruer, ſoit pour guarir de maladie. A meſme fin ſert la maceration des fleurs de ſoucy, de lauande & de petit muguet faicte en noſtre hydromel de maluoiſie l'eſpace d'vn mois, laquelle maceration ſera priſe le matin en doſe de j. ou ij. ʒ.

Pour concluſion de ce petit traicté de nos Syrops reformez, ie ne puis nullement oublier ny paſſer ſous ſilence les Syrops de coraux & de pierres pretieuſes, l'inuention deſquels ie m'attribue à bon droict: car i'ay le premier experimenté leurs inſignes & admirables effects. Il nous plaiſt bien de les deſcrire maintenant icy pour l'vtilité & profit du public: & ce afin que les autres incitez à mon exemple produiſent

T iiij

& mettent en auãt ce qu'ils ont de rare & d'excellent, & preferent toufiours le biem public à leurs propres commoditez.

Syrop de coraux par Du chefne.

Faut exprimer, filtrer, & depurer le plus exactement qu'il fera poffible le fuc defpinevinette ou de limons au temps de leur parfaicte maturité. Car tels fucs acereux & acides tans plus on les depure parfaictement & tant plus on les fepare d'auec la fubftance craffe & terreftre, dont ils font pleins, tant plus font ils commodes & efficacieux pour diffouldre les coraux puluerifez groffierement, d'entre lefquels pour compofer ce Syrop vous deuez choifir le plus rouge & le plus beau, lequel mettrez dans vn matras de verre capable, verfant deffus quelqu'vn defdits fucs bien depurez, en forte qu'il apparoiffe par deffus la matiere quatre doigts ou vn peu d'auantage, le col dudit matras fera bouché auec liege ou cire d'Efpagne, & colloqué dans vn bain vaporeux & bouillant, c'eft à dire que le matras ne toucheras point à l'eau : mais les vapeurs qui s'efleuent de leau bouillante l'enuironneront & frapperont de tous coftez. Pourtant eft il neceffaire que le vaiffeau contenant l'eau foit bien muni & boufché de toutes parts, afin que les vapeurs ne s'exhalent. Or le moindre des chymiftes fçait bien ce qu'on entend par bain vaporeux lequel i'ay bien voulu expliquer icy feparement en faueur de ceux qui font apprentifs en cette matiere. Par la chaleur de ce bain qu'on entretiendra l'efpace de trois iours & trois nuits entieres, le corail apparoiſtra preſque tout fondu, & ce de couleur rouge & de faueur douce. Verſez par inclination tout ce qui ſera fondu, adiouſtant au marc, ſi bon vous ſemble, nouueau ſuc depuré: au reſte vous procederez comme deſſus.

A ℔ j. dudit ſuc, bien impregné de l'eſſence du Corail, ſuffira d'adiouſter ſix onces de ſucre Candi, &, de cuire le tout à conſiſtence de ſyrop dans le bain Marie vaporeux, qui toutesfois ne ſoit clos, mais ouuert: & pour vaiſſeau faut prendre vn alembic, ou ſemblable vaiſſeau, le col & la bouche duquel ſoient aſſez amples.

Il eſt beſoin d'vn artifice & dexterité ſinguliere pour bien cōpoſer tels ſyrops, de peur que l'eſſence coraline ne ſoit ſeparée deſdits ſucs: enquoy eſt requiſe vne grande vigilance & experience: & on ne doit trouuer eſtrange, ſi quelcun a eſté parauenture fruſtré de ſon intention à la premiere fois. Pour laquelle cauſe ie veux bien que chacun ſçache par cet aduertiſſement, que i'ay ſelon ma capacité propoſé aſſez amplement & clairement en mes eſcrits, toutes manieres d'operer quelconques, mais neantmoins que la demonſtration oculaire eſt beaucoup meilleure que tout cela. Il y a à Paris vn certain ieune & expert Apoticaire (nommé Ladier) qui par noſtre inſtruction manuelle a

appris le vray moyen de composer ce Syrop,
Chez luy se vendent tels syrops de coraux preparez, le plus soigneusement & exactement
qu'il est possible : Ce syrop a des proprietez admirables pour la restauratió des facultez naturelles, & pour la guerison de toutes maladies,
qui naissent de la corruption & imbecillité du
foye : Outre ce, il est bon à tous flux hepatiques, dysenteriques & lienteriques. Par le
moyen d'iceluy, comme du principal secours
apres Dieu, La tres Illustre Dame & Duchesse
de Suilly a esté dans peu de iours totalement de-
liurée d'vn flux hepatique inueteré, & qu'on e-
stimoit incurable. I'auois desja auparauant esprouué les mesmes effects de ce remede à l'endroit d'vne ieune Damoiselle fille de monsieur
Garrot Conseiller en la Cour de Parlement de
Paris, subiette audit flux hepatique, laquelle
abandonnée de ses Medecins) respiroit encores
vn peu quand i'entrepris de la guarir : de quoy
estant encores en vie, elle peut rendre tesmoignage auec son Pere. Par mesme moyen nous
auons guary plusieurs autres personnes, entre
lesquelles est vn Escuyer de nostre Royne, nó-
mé Philippe le Guagneur, qui auoit esté tourmenté d'vne dysenterie plus de huit mois, &
n'auoit peu estre soulagé par aucuns autres remedes : Iceluy toutesfois par l'vsage de ce remede & de quelques autres conuenables, recouura entierement sa santé, dans l'espace de
trois semaines.

En lieu des sucs dissolutifs d'espine-vinette
& de Limons, on se pourra seruir de liqueurs

acides diſtillées de Geneure ou de Guaiac,
doüées d'vne vertu tres-efficacieuſe pour diſ-
ſouldre les pierres pretieuſes. Les Chymiques
ne craingnent point d'vſer en lieu d'iceux de
leur vinaigre de montagne exactement & dextrement dépuré.

En meſme maniere & façon ſe fait le Syrop
de Perles, qui eſt vn remede fort excellent en
toute defaillance de cœur : il conuient en outre par ſa proprieté ſpecifique aux phryſiques
& amaigris.

Comme auſſi les Syrops d'Hyacinthe d'Eſmeraude & de Saphyr en general, ſeruent à reſtaurer les eſprits naturels, vitaux & animaux;
mais en ſpecial, le preſnier eſt propre aux con-
uulſions : le ſecond, aux epilepſies : le troiſeſ-
me, à toutes affections melancholiques & atrabiliaires. Iuſques icy nous auons déſcrit les Syrops : paſſons aux purgatifs.

Des Purgatifs.

CHAP. XIII.

IVſques à ce lieu, nous auons produit & reduit en ordre les deſcriptions & compoſitions des eaux, decoctions, vins, oxymels, hydromels & ſyrops : auec leſquels ſi nous auons
par fois meſlé en paſſant quelques purgatifs, en
cela ſemblerons nous auoir ſuiuy la methode

des autres, qui ioignent auffi fouuente-fois aux
decoctions & fyrops deftinés feparement à l'alteration & preparation, les remedes qui feruent proprement à l'euacuatiõ qu'on doit commencer apres que les humeurs font en fin preparées, comme enfeigne Galien Comment.14.
aphorif. lib.1.

Deux for-
tes de pur-
gatifs. liu.
5.c.20.des
fimples

Cette euacuation donques fe fait par medicamens purgatifs, lefquels felon le mefme Galien, font de deux natures, les vns en general
font dits purgatifs, qui purgent les excremens
de l'homme pefle-mefle tant feulement & fans
difference : les autres proprement ainfi nom-
més & par excellence, à caufe d'vne certaine
faculté ou proprieté, ou bien, comme on veut,
pour ce que leur fubftance eft toute femblable,
ont vne vertu efficace d'entrainer & vuider les
humeurs, dont les vns font fortir les fucs pituiteux, les autres les bilieux & les autres les melancholiques & aduftes, ou par vomiffement,
ou par felle, & ce, ou doucement, ou violemment ou mediocrement.

D'où vient que les fufdits medicamens font diuifez en trois claffes ou bandes.

I. En benings & moderés, tels que font.
  La caffe.
  La manne.
  Le fuc de pommes douces.

Le syrop de violettes.

Le petit laict, & semblables.

Lesquels remedes sont alimenteux, c'est à dire, qu'ils se conuertissent facilement en aliment. Galien & ses imitateurs estiment qu'on doit commécer toute curatió de maladies par iceux comme estant plus legers.

II. En mediocres, tels que sont

La rubarbe.

L'agaric.

Le sené.

L'aloë.

Le turbith.

L'hermodacte.

Le polypode.

Les myrobolans,

III. En violens, comme sont

La coloquinte ou courge sauuage.

La scammonée.

Le suc de concombre sauuage, dit Elatere.

Le peplium,

L'hellebore.

La thymelée.

La chamelée ou bois gentil.

La thapsie.

L'espurge, & autres especes de tithymale.

De tous lesdits simples, propres à purger diuerses humeurs du corps humain, on fait des medicamens composez, qui purgent ou la bile, ou la pituite, ou la melancholie, ou les humeurs crasses, visqueuses & aqueuses ou se-

reuſes : tantoſt vne ſeule , tantoſt deux ſeparement, tantoſt toutes enſembles : c'eſt pourquoy tels remedes ſont appellez cholagogues,
phlegmagogues & hydragogues.

*Formes di-
verſe de
purgatifs.* Les meſmes remedes different auſſi en conſiſtence : les vns tenans le milieu entre le dur
& le mol , ſont dits electuaires liquides, les autres ſont de conſiſtence ſolide & ſeiche. Deſquels on en forme encores trois ſortes, à ſçauoir les electuaires ſolides , les pouldres & pilules, ainſi nommées, à raiſon de leur figure rõ-
de, comme qui diroit petites pelotes, ou bales,
elles ſont appellées καταπότια par les Grecs, ayans
eſgard à la maniere de les prendre.

Ce ſont icy les principales formes & eſpeces
de tous les purgatifs compoſez , dont nous parlerons cy apres, comme de matiere qui eſt principalement neceſſaire en Pharmacie, & a grand
beſoin de reformatiõ, où nous ſuiurons la voie
large & commune, autant que faire ſe pourra:
Que ſi par aduanture nous tournons en vn autre, par laquelle nous puiſſiõs paruenir pluſtoſt,
plus droict & plus facilement à noſtre intention, & ce auec plus de profit , nous affermons
conſtamment que cela ſe fera pour le ſeul ad-
uancement du bien public, car c'eſt noſtre fin,
but & ſeule intention.

Pour doncques ſuiure noſtre ordre: entre les
purgatifs nous aſſignerons le premier lieu aux
Electuaires mols & liquides, & deſcrirons icy
ceux dont on a accouſtumé de ſe ſeruir, principalement ceux qui ſont plus conuenables
à purger les humeurs acres & bilieuſes, les au-

tres a éuacuer les pituiteuses, & les autres les melancholiques.

Remedes lenitifs & purgeans la bile.

Lenitifs cholagogues.
- Casse extraite simple & composée.
- Diaprunum lenitif, ou diadamascenum de Nicolas.
- Antidote vniuersel de Nicolas Preuost.
- Electuaire diasebesten de Montagnagna.
- Electuaire lenitif auec manne de Nicolas Alexandrin.

Voyla les purgatifs eccoprotiques, qu'on appelle propres a purger la premiere region du corps. Tous les Autheurs les mettent au rang des plus benings, cõme ceux qui éuacüent doucement les humeurs, en les humectant & amolissant, on les ordonne aussi és fieures chaudes, bilieuses & ardentes, qui sont ordinairemét accõpagnées d'vne soif insatiable, où il est requis d'humecter beaucoup & d'eschauffer bien peu.

Vrais cholagogues.
- Diaprunum laxatif de Nicolas.
- Electuaire de suc de roses de Nicolas
- Elect. de roses de Mes. & de Montag.
- Elect. d'herbe aux puces dite psyllium, de Mesué.
- Electuaire de Citron.

Le diaprunum laxatif, qui se fait du seul lenitif y adioustãt la scammonée preparée, c'est à dire, reduire en trochisque auec suc de coins & escorces de mirobolãs citrins & mastic, est vn singulier remede contre tous maux causez de bile. Aucuns toutes fois craignent d'é vser és fieures

tierces, à cause de la trop grande & excessiue
chaleur de la scammonée. Mais nous enseignerons cy dessous a tellemét preparer la scammonée que sa chaleur excessiue en soit contem-
perée: aussi ferons nous certaine description de
diaprunis solutif, qui estant ainsi preparé, seruira grandement & pourra estre donné commodément & sans danger en toutes fieures bilieuses & ardentes.

Electuaire de suc de roses de Nicolas. L'Electuaire de suc de roses de Nicolas, duit
à toutes maladies qui procedent de bile iaune
ou de serositez bilieuses superflues : c'est pourquoy il est bon aux fieures tierces, simples &
doubles, aux autres fieures ardétes & aux maux
qui prouiennent de bile & de chaleur. Il est
aussi plus rafraichissant & desseichant que le
diaprunis laxatif, dont il a aussi vne plus grande vertu de reserrer & corroborer les entrailles
trop lasches, & ainsi conuient mieux à toutes
maladies excitées par defluction chaude, comme en la podagre & chiragre, c'est à dire, en la
goutte des pieds & des mains, & aux douleurs
des iointures causées d'humiditez bilieuses &
sereuses, car il descharge ensemble & tout à la
fois telles humeurs vicieuses, fait tomber la defluction, & fortifie les membres en les adstrein-
gnant & reserrant.

Electuaire rosat de Mesué. L'Electuaire de roses de Mesué est duisant
aux mesmes maladies que celuy de Nicolas, ce-
luy là toutes fois purge plus facilement & auec
moins de douleur : & trouble moins le corps
que celui-cy.

Electu. de psyllium. L'Electuaire de psyllium, ou herbe aux puces
de Mesué

de Mefué, éuacüe la bile & iaune & rouffe.
Pourtant croit-on qu'elle eft fort propre à toutes fieures fufcitées par l'vne & l'autre bile, foit
ardentes, foit lentes & difficiles à guarir, & que
finalement rendent hidrotiques ceux qui en
font detenus. Outre plus il fert grandement à
la iauniffe & au foye trop efchauffé, côme auffi au tournement du cerueau & aux douleurs de
tefte engendrées par éuaporations bilieufes.

L'electuaire de Citron remedie aux mefmes
maladies.

L'Electuaire de pfyllium de Montagnagna a
prefque femblables vertus de guarir les affections bilieufes, que l'electuaire de pfyllium de
Mefué: mais c'eft vn affez puiffant remede pour
éuacuer diuerfes humeurs meflées enfemble,
fur tout la pituite craffe meflée auec bile: pourtant eft il conuenable aux tierces batardes, &
à telles maladies qui prouiennent d'humeurs
meflées.

Les remedes purgeans les humeurs craf-
fes, vifqueufes & pituiteufes, font :

phlegma-
ogues.
{
Diaphenic de Mefué.
Diacarthame d'Arnaud de ville neuf.
Grand diaturbith de Pierre de Tuffig.
Benite laxatiue de Nicolas.
Grand electuaire indien de Mefué.
Hiere piere de Galien auec agaric.
Hiere de Pachius.

Le diaphœnicum tire la pituite vifqueufe &
craffe des parties mefmes les plus efloignées. Il

V

remedie aux fieures côpofées & de long traict, efquelles beaucoup d'humeurs craffes & vifqueufes font meflées. Il eft merueilleufement vtile aux douleurs de l'eftomac prouenans de cruditez, & auffi aux coliques paffions & autrs maux engendrez d'humeur crüe.

Diacarthame. Le diacarthame d'Arnaud eft eftimé profitable aux mefmes maladies procedentes de caufe vifcide & craffe, comme aux fieures quotidiennes, à la paralyfie, &c.

Diaturbith Le grand diaturbith de Pierre de Tuffignan, la defcription duquel fe trouue dans le difpenfaire de Valere Corde, attenüe les humeurs craffes ou pituiteufes, les digere, chaffe & fait fortir tout enfemble.

Benedicte laxatif. La Benedicte laxatiue de Nicolas, attrait & éuacuë à merueilles les humeurs pituiteufes, ou qui font tombees fur les iointures, ou qui font contenuës és reins & dans la vefcie : foit qu'on la prenne par la bouche, foit qu'on l'introduife par clyfteres.

L'Indien euacuer. Le grand electuaire Indien purge l'eftomac, le foye & les autres membres qui feruent à la nutrition d'excremens cruds, pituiteux, pourris & corrumpus : Pourtant foulage-il ceux qui font atteints du mal de Naples, comme auffi il eft conuenable aux cachexies, inflâmations du ventricule, & coliques paffions : Car tout ainfi qu'il purge les excremens pituiteux & cruds, auffi fait il refoudre les vents & les diffipe par mefme moyen.

L'hiera picra de Gal- L'Hiere Picre de Galien auec Agaric fortifie l'eftomac, le deliure & repurge des impuretez

mucilagineufes qui font attachées à fes tuni-
ques ou membranes, & dechaffe les ventofitez
mefme.

Scribonius Largus dit merueilles, touchant *L'Hiera de*
l'Hiere de Pachius, comme nous auons ja efcrit *Pachius.*
en noftre Diætetic. & donne des loüanges tref-
grandes à cette compofition pour fes vertus &
fon efficace à guarir vn nombre infini de maladies defefperées. Car elle eft merueilleufement
conuenable à toutes conuulfions & retiremens
de nerfs, aux douleurs de l'efpine & des reins,
à l'eftourdiffement de tefte, à l'epilepfie, paralyfie, longues maladies de tefte, incubes, & à
toutes foudaines fuffocations.

Finalement ceux qui attirent & pur-
gent le fuc melancolique, font

Melana-
gogues. {
{ *La grande & petite confection de Hamec*
{   *de Mefué.*
{ *Le Diafené de Nicolas.*
{ *La Triphere Perfique d'Alexandre.*

La confection d'Hamech eft vn fort bon re- *Confection*
mede pour guarir les fieures de l'Automne, *d'Hamech.*
principalemét les quartes & toutes autres maladies nées d'humeurs tartarées, craffes, fales,
arides & melancholiques : elle donne vn merueilleux fecours côtre la lepre, le cancre, la gratelle, la galle, en fomme à toute infection de la
peau qui s'engédre d'humeurs falées & aduftes.

Le diafené allege ceux qui font trauaillez de *Diafené.*
melancholie, manie, fieure quarte : voire remedie à tous maux de rate & melancholie.

V ij

La Triphere perſique ſe peut approprier aux
ſieures ardentes, aux inflammations du foye &
du ventricule, à la iauniſſe, & à toutes maladies
cauſees de bile noire: elle eſtanche auſſi la ſoif,
& preſerue de maladies aduſtes.

Ce ſont les principaux Electuaires purgatifs
en forme d'opiäte, ou d'vne conſiſtence moyé-
ne entre le dur & le mol, deſquels on ſe ſert
communement, & dont les boutiques doiuent
eſtre garnies pour l'vſage neceſſaire. Entre leſquels aucuns ſont reduicts en forme ſolide &
en tablettes, pour en vſer commodement, &
les rendre plus agreables au gouſt.

Le Diaphœnique eſt redigé en forme ſolide
par ce moyen, comme auſſi l'Electuaire de ſuc
de roſes, le Diacarthame & le Diaturbith: on
meſle leurs eſpeces auec ſuffiſante quantité de
ſucre fondu en lieu de miel, & les fait on cuire
en Electuaires ſolides, ainſi que requiert l'art.

De propos deliberé i'obmets icy les deſcriptions & formulaires de ces remedes: Car on les
peut voire dans les Autheurs meſmes qu'auons
cité, voire en tous les Antidotaires & Diſpenſaires des Pharmaciens, tant anciens que modernes: auſſi ſeroit il ſuperflu de repeter ſi ſouuent vne meſme chanſon, & de remettre au
pot vn chou tant de fois cuit & recuit.

Beaucoup moins taſcheray-ie de changer
meſme vne ſeule lettre és ſuſdites compoſitiós,
à fin qu'on ne m'accuſe d'audace & de temeri-
té, comme ſi i'eſtois celuy qui cognoiſſant ma
petiteſſe oſerois m'oppoſer & contredire aux
opinions & doctes eſcrits d'hommes ſi excel-

lens, nos Anceſtres & Peres, que l'antiquité a reçeu & approuué comme bons & vtiles, & qui ont eſté confirmez iuſques icy par longue experience. Nous toutesfois comme petits nains aſſis ſur les eſpaules des Geans & par leur moyé eſleuez en lieu plus haut, nous diſ-ie apperçeuons &,voyons de loin les choſes beaucoup plus exactement que les anciens meſmes: veu principalement qu'il eſt aiſé d'adiouſter aux inuentions, & de iour en iour les embellir & enrichir de quelque addition, tant petite ſoit-elle. Parquoy la dignité & bonne renommée des anciens demeurant ſaine & entiere, ie n'eſtime pas qu'on me doiue pourtât blaſmer, ny que ie face choſe eſloignée de mon deuoir, ſi en ceſtuy noſtre œuure nous entreprenons auec telle reuerence & modeſtie qu'il eſt conuenable, de reformer les purgatifs, ſur leſquels nous ſômes à preſent, & qui meritent principalement d'eſtre reformez en beaucoup de choſes.

Icy donques ſeront adiouſtees & pour le bien public miſes en lumiere, côme tres neceſſaires & vtiles, quelques deſcriptiós & formulaires de tels remedes, leſquels nous auons de noſtre induſtrie & artifice propre inuété & par l'art chymique rendu plus exquis & plus amples. Ce que toutesfois, quoy que ce ſoit, nous ſubmettons au iugement des plus doctes, qui en iugeront ſagement ſelon la modeſtie dont ils ſeront doüez. Or tant s'en faut que la preparation des medicamens ſoit paruenuë au dernier degré de ſa perfection, qu'au contraire pluſieurs compoſitions ſe rencontrét és boutiques, qui ſont en-

cores pleines d'erreurs: voire mefmes celles-là
dont l'vfage eft tres frequét & prefque iourna-
lier, fe compofent diuerfement; de forte qu'à
peine touuerez-vous deux Pharmaciens, qui en
les compofant fuiuent vne mefme methode, de
quoy nous auons vn euident tefmoignage au
Diaphœnic de Mefué: car vous y verrez côbien
cet electuaire defcrit dans le difpéfataire de Va-
lerius Cordus eft different de celuy qui fe trouue dans l'Antidotaire des Florentins & en la
Pharmacopée d'Aufbourg.

Plufieurs fe rencontrent, qui s'emploient
foigneufement à monftrer & faire veoir telles
erreurs : Mais iceux feroient mieux s'ils appli-
quoient leur eftude à vne plus exacte preparation de ces compofitions,& rendroient les operations d'icelles plus feures, & plus vtiles, en
forte qu'elles vinffent à exercer lenr vertu auec
vne puiffance d'agir plus foudaine & plus commode, & deuinffent plus aggreables au gouft.
Car par ce moyen ils foulageroient les pauures
malades & les penferoient felô la reigle d'Hippocrate feurement , foudainement & doucement: Nous trauaillerons donques cy apres à
telles operations plus fubtiles & en embellirôs
noftre Pharmacopée, adiouftans auffi quelques
purgatifs de noftre compofition & defcription
propres à diuerfes intentions de cures à l'exemples defquels on pourra en compofer beaucoup
d'autres.

Catholicon antidote vniuerfel. Or nous conuient-il commencer par le Ca-
tholicô ou anthidote vniuerfel, qui purge dou-
cement toutes malignes humeurs, felon le formulaire duquel on en preparera auffi d'autres.

Catholicon de Quercetan.

Prenez suc de chicorée.

Fumeterre,

De houblon de chacun ℔ ß.

Suc de roses pales ℔ ij.

Suc de limons ℔ j.

Tous ces sucs soient parfaictement dépurés au bain Marie, iusqu'à tant qu'il n'apparoisse plus aucunes lies, comme nous auons enseigné au Chapitre des Syrops: adiouftez y

Fueilles de séné mondées ʒ vj.

Agaric nouuellement trochisqué ʒ iij.

Macis,

Canelle,

Fenoil doux de hacun ʒ i

Le tout soit mis dãs vn Matras ou autre vaisseau de verre capable, laissez le en infusion dans le bain Marie bouillant par trois iours. Puis exprimez le tout par la presse, & l'expression soit mise de rechef en vn vaisseau conuenable dans le bain Marie, pour y estre digerée de nouueau cuite & depurée selon l'Art ainsi que nous auôs dit au Chap. des Syrops, tandis que ceste digestion se fait. Prenez aussi separement.

Poulpe de casse.

Poulpe de tamaris, de chacun ʒ vj.

Faites-les dissoudre en suffisante quantité d'eau de violettes, de mauue, & de citroüilles, ou en vne decoction lenitiue bien clarifiée : le tout mis ensemble dans vn matras de verre soit semblablement encores digeré par deux ou trois iours, tant que la matiere apparoisse tres-claire

V iiij

Prenez à part ce qui fera dépuré & le meſlez auec la premiere infuſion depuree : adiouſtez y

Manne de Calabre ß ℔.

Sucre bien blanc ℔ ij.

La manne & le ſucre ſoient fondus en bonne quantité d'eau, & dépurez auant que les meſler auec ces deux infuſions : puis cuiſez le tout à feu lent iuſqu'à ce qu'il ſoit autant ou plus eſpez & ferme que le miel : eſloignez-le du feu, & ſur la fin, mettez auec

Poudre de ſené.

Reubarbe, de chacun ℥ ij.

Eſpeces de diatragacanth froid.

Anis de chacun ℥ ß.

Meſlez bien & long temps le tout auec vn pilon de bois & en faites vn electuaire à iuſte cōſiſtence : c'eſt aſſez d'en donner aux plus robuſtes pour doſe vj. ʒ. & aux autres ß ℥. On peut faire prendre ce general & bening purgatif en tout temps, ſoit pour preſeruer, ſoit pour deliurer de fieures & autres maladies du corps. En lieu de ſuc de limons, vous pouuez ſubſtituer le ſuc de pomme de grenade : nous y adiouſtons exprez ces ſucs, d'autant que par leur acidité vitriolée ils aident beaucoup à extraire les teintures & eſſences de tous les vegetables, & qu'en tout purgatif doüé de grande chaleur, il ſert de vray correctif Cette acidité a en outre beaucoup d'efficace pour faire fermenter toutes choſes : ce qu'on doit remarquer fort ſoigneuſement.

Cholagogues de Du chesne.

Prenez sucs parfaictement espurés
    De petite centauree.
    De roses rouges,
    De roses palles de chacun ℔ j.
    Suc de racines d'oxylapathum ou
    Parelle pareillement depuré ℔ ß.

Esquels macerez à la chaleur du bain Marie
l'espace de trois iours,
    Rheubarbe eleuë ℥ ij.
    Fueilles de sené ℥ iiij.
    Canelle.
    Santal rouge.
    Anis de chacun ℥ ß.

Le tout mis dans vn vaisseau de verre, soit
maceré & digeré par trois iours, puis en soit
faicte expression & colature, à laquelle vous
adiousterez
    Poulpe de prunes douces ℔ ß.
    Sucre ℔ j.
    Syrop de neuf infusions de violettes &
    Mucilages, semence de psyllium ou d'her-
    be aux puces de chacun ℥ iiij.

Faictes les cuire à petit feu iusques à consistence de miel, à quoy faut adiouster
    Scammonée preparee selon l'enseignemēt
    qui en sera donné ℥ j.
    Poudre de reubarbe & de
    Fueilles de sené de chacun ℥ j. ß.
    Poudres du diatrasenal & de
    Trochisque d'espinene-vinette, de chacun

ʒ iĳ.
semence de scariole.
De pourcelaine.
De laictue de chacun ʒ ĳ.

Vous ferez aussi cét electuaire sans scammonée (si bon vous semble), lequel toutesfois a-
pres sa vraye preparation, estant priué de sa
chaleur n'est nullement nuisible, ains faict penetrer la vertu & l'efficace des autres remedes à
euacuer commodément les humeurs sereuses
& bilieuses. En lieu doncques de la preparation
vulgaire auec suc de coins, escorce de myrobolans & mastic, la meilleure & plus excelléte preparation d'icelle se doit faire auec vinaigre de
montagne, ou auec suc de limons, ce que nous
enseignerons ailleurs plus amplement.

Electuaire purgeant la pituite descrit par Du chesne.

Prenez racines d'aulnée ʒ j.
De polypode.
Semences de carthame de chacun ʒ ĳ.
De germandrée.
D'arthetique ou iue muscate.
De thym.
D'hyssope de chacun M. j.
Semence de fenoil.
D'anis de chacun ʒ ß.
Fleurs de stœchas.
De betoine de chacun p. j.
De soucy.

De millepertuis p. j.

Faictes-les cuire en eau de betoine, puis les
exprimez & coulez, prenez de la colature
℔ ij.

> *Sucs depurez de coins & de roses de*
> *Damas de chacun* ℔ j.

Esquels meslez, faictes macerer à la chaleur du
bain Marie, chaud comme dessus.

> *Agaric recentement trochisqué* ℥ ij.
> *Turbith gommeux* ℥ ij. ß.
> *Feuilles de séné* ℥ ij.
> *Cabaret* ℥ j. ß.
> *Scammonée preparé* ʒ vj.
> *Cloux de girofles.*
> *Canelle.*
> *Zinzembre de chacun* ℥ ß.

En apres soit faicte expression forte & defe-
cation ou depuration, comme ia nous auons
donné aduis de faire, & finalement transcola-
tion, auec laquelle mettez manne de grenade
purifiee ℔ j. penides ℥ iiij. Cuisez le à petit feu
iusqu'à ce qu'elles soient reduites à bonne consistence d'electuaire, la dose ℥ ß. ou ʒ vj. pour
les plus robustes.

Il subuient aux fieures longues meslees de
pituite & de bile, voire il dissipe & desracine
les excremens pituiteux, espés, cruds & mucilagineux qui ont accoustumé d'exciter des flatuositez & tourmens és enuirons de l'estomac,
des intestins & des reins.

Electuaire purgeant la melancholie & bile noire.

Prenez racines d'hellebore noire non sophisti-
quée ℥ ij.
Polypode de chesne ℥ j. ß.
Escorces de cappres.
Tamaris ou bruyere de chacun ℥ j.
Sommitez de melisse.
De thym.
Epithyme de chacun p. j.
Fueilles de sené ℥ iiij.
Turbith gommeux ℥ ij. ß.
Myrobolans de toutes sortes, de chacun
℥ ß.
Agaric recentement mis en trochisques
℥ j. ß.
Semences de flambe.
De chardon benit.
De fenoil.
D'anis de chacun ʒ vj.
Cubebes.
Canelle.
Macis.
Girofles de chacun ʒ ij.
Conserue de fleurs de buglosse.
De violettes.
De nymphee de chacun. ℥ j.

Le tout conquassé & meslé soit mis à macerer dans suffisante quantité de petit laict & de
sucs bien depurez de fumeterre, de buglose,

de pommes odoriferantes, & ce au bain Marie
vaporeux dans vn vaiſſeau bien clos, quatre
iours durant : puis en ſoit faicte expreſſion, colature & depuration ainſi que ia nous auons enſeigné, adiouſtez-y

>*Manne de grenade.*
>*Sucre violat.*
>*Poulpe de tamarins &*
>*Poulpe de raiſins nouueaux preparée com-*
>   *me nous enſeignerons, de chacun*
>   *℥ vj.*

Faictes les cuire à petit feu iuſqu'à conſiſtence de Syrop parfaictement cuit, ſur lequel eſpandez peu à peu les poudres ſuiuantes, remuant le tout inceſſament auec vne ſpatule.

>*Poudre de diaſené de noſtre deſcription ℥ ij.*
>*Poudre de trochiſques de rheubarbe.*
>*D'eupatoire.*
>*De capres de chacun ℥ ß.*
>*Scammonée preparée ainſi qu'auons ia*
>   *enſeigné ʒ vj.*

Meſlez tout & en faictes vn electuaire comme
il appartient à l'art.

C'eſt icy l'vn de nos melanagogues qui o-
pere auec moins de violence qui l'hiere de coloquinte de Paccius ou de Logadius : il mondifie auſſi merueilleuſement toute la maſſe du
ſang, & eſtant donné iuſqu'à ℥ ß. tant ſeulement, oſte à puiſſance les maux procedans de
l'vne & l'autre bile, & meſme de la pituite ſalée. Pourtant eſt ce vn ſingulier remede contre toutes affections melancholiques, fiéures
quartes, cachexies, oppilations de rate & de

meſentere, epilepſies, voire contre la morphée, la gratelle & le cancre: c'eſt en outre vn
ſpecifique & excellent purgatif pour pluſieurs
ſortes de melancholie & de manie, y ayant adiouſté l'eſſence de lazur en ſuffiſante quantité:
comme nous enſeignerons en ſon lieu la maniere de le preparer, auec la methode d'extraire
la poulpe des raiſins, laquelle extraction eſt appellée des François *Reſinée*. On la peut preparer
ſeulement en la ſaiſon de l'Automne.

ADVERTISSEMENT.

Pluſieurs auiourd'huy oyans nommer l'hellebore ſont à l'inſtant eſtonnez, veu toutesfois
qu'il eſt certain qu'ils ne peuuent iamais rien
faire qui ſoit digne de recit & loüange auec
leurs eccoprotiques ſans l'ayde d'iceluy, principalement és maladies chroniques & difficiles qui ſont attachees & enracinees plus auant
és membres du corps: mais en icelles les helle-
borats pourueu qu'ils ſoient bien preparées,
font ſans violence ny douleur paroiſtre des vertus beaucoup plus penetrantes que la coloquinte, thymelée, chamelée, peplium & ſemblables: comme nous auons ia ailleurs demon-
ſtré clairement en nos eſcrits, & fait veoir enſemble combien grand cas iadis les anciens &
meſme Hippocrate ont fait de l'hellebore, auquel ils ont donné de grandes louanges en conſideration de ſa grande vertu & efficace.

Electuaire lenitif antinephritique de Du chefne.

Prenez racines de guimaune.
 Polypode de chefne.
Semence de carthame de chacun ℥ j. ℈.
Racine de laicteron.
 D'afperge.
 De perfil.
 De fenoil.
 De panicaut de chacun ℥ j.
 Iuiubes.
 sebeften de chacun par. vj.
 Chicoree.
 scariole.
 Aigremoine.
 Pimprenelle.
 Saxifrage.
Herbes capillaires de chacun M j.
Les quatre grandes femences froides.
Semences de laictue.
 De pourcelaine.
 De maune.
 De pauot blanc de chacun ℥ ij.
Semences d'Anis.
 De fenoil.
 De bardane.
 De gremil ou d'herbe aux puces.
 De faxifrage de chacun ℥ ℈.
Fruicts de bagnenodes.
 Senelles.

Prunes de Damas de chacun xxiiij.

Feuilles de geneſt,

De violettes &

De blanc d'eau de chacun p. ij.

Cuiſez-les ſelon l'art en ſuffiſante quantité d'eau auec j ℔ ß. de la colature clarifiée, mettez ſuc de limons bien eſpuré iiij ℥. eſquels laiſſez macerer par 24. heures au feu du bain Marie

Feuilles de ſené ℥ iij.

Macis.

Canelle de chacun ʒ ij,

Cela faict exprimez les bien fort, & en l'expreſſion faictes macerer de nouueau & vn peu cuire feuilles orientales j ℥ ß. adiouſtez à la coulature

Penides.

Sucre violat de chacun ℥ iiij.

Poulpe de caſſe.

Tamarins extraicts auec eau de violettes de chacun ℥ iij. cuiſez-les en conſiſtence de miel, y adiouſtant poudres de ſené ℥ ij.

Cryſtale de tartre ℥ j. ß.

Poudre de diatragacant froid ℥ ß.

Meſlez bien le tout enſemble & en faictes vn Electuaire ſuiuant l'art, la doſe ſera de ß ℥. ou de vj. ℥.

Il eſt excellent pour ſe preſeruer du calcul, eſtant pris en doſe de ℥ ß. au decroiſt de la Lune, il purge doucement & à profit, aux plus robuſtes ſuffit d'en donner vj ℥. en forme de bol. Dauantage l'vſage d'iceluy ſera tresvtile

és

és remedes purgatifs , & és clysteres qu'on voudra employer aux douleurs nephritiques.

Electuaire hysterique , descrit
par du Chesne.

Prenez sucs bien depurez de Mercuriale.
  De Bete.
  De Fumeterre , de chacun ℔ j ß.
Sucs aussi bien depurez.
  D'Armoise.
  De Matricaire.
  D'Hieble.
  De petite Centauree , de chacun ℔ ß.
Fueilles De Sené ʒ iiij.
Semences , De Fenoil.
  De Penoine.
  D'Anis , de chacun ʒ j.
Semences de Guymaune ʒ ß.
Fleurs , De Violettes.
  De Camomille.
  De Suzeau.
  De Millepertuis , de chacun p. ij.
Decoction , expression & collature en soit faite:
à quoy vous adiousterez
  Poulpe de Prunes.
  Poulpe de Casse , de chacun ʒ vj.
  Manne.
  Sucre , de chacun ʒ viij.
Reduisez le tout en Electuaire, le faisant cuire
lentement , & y adioustant vers la fin poudre
bien menue de fueilles de Sené ij ʒ. ß.

X

Marc de Couleurée. ℥ j.
semences d' Anis.
De Fenoil doux.
Canelle ,de chacun ℥ ß.

Meſlez & en faictes electuaire : la doſe ß ℥.

Cet Electuaire eſt efficacieux à la ſuffocation de matrice, à l'epilepſie, tournement ou eſtourdiſſement de teſte , melancholie hypocondriaque, Cardialgie, & à diuerſes autres maladies qui dependent d'icelles pour la purgation ſpecifique de ces maux : on peut en faire prendre par la bouche ß ℥. en forme de bol , iuſqu'à vj.ʒ. és clyſteres.

A la regle & forme de ces deux Electuaires, on pourra en compoſer pluſieurs autres : ou auec decoctions , ou auec ſucs depurez , qui ſoient conuenables aux maladies que voudrez combatre. C'eſt pourquoy nous nous deporterons maintenant de deſcrire icy beaucoup d'autres Electuaires mols purgatifs.

Viennent maintenant en leur rang les purgatifs de conſiſtence plus ſolide , tels que ſont les Pilules auſquelles nous aſſignerons preſentement le premier lieu apres les Electuaires.

Des Pilules ou Catapoces.

CHAP. XIV.

EN pratiquant auiourd'huy la medecine on se sert ordinairement & souuent de certains remedes purgatifs, que les Latins appellét Pilules, à raison de leur figure ronde, cóme qui diroit des petites bales ou esteufs. Elles sót dites par les Grecs καταπότια en consideration de la façon de les prendre. Aussi y a il plusieurs personnes qui ayment mieux en vser que des boles & electuaires. Car sous cette figure ronde elles sont aualées & portées dans l'estomac auec moins d'ennuy & en plus petite dose : C'est pourquoy nous demeurerons plus long temps sur tels remedes, & sous iceux comprendrons mesme cy apres les extractions purgatifs, comme propres à estre formées en pilules pour la pluspart.

Cette façon de remedier par le moyen de Pilules, a jadis esté aussi familiere & ordinaire aux anciens cóme on peut voir par les escrits de Galien li. 9. selon les lieux, ch. 1. Ité au ch. 14. du li. 5. & au chap. 8. du liure de la meth. de Medecine.

En outre, tels remedes seruent non seulement à l'intention de purger, mais leur vsage s'estend beaucoup plus loing : Car selon la diuerse cause & condition des maladies, ils sont aussi appropriez à diuers vsages, qui toutesfois se peuuent reduire principalement à ces cinq : sçauoir est, à euacuer diuerses humeurs vitieuses & mali-

Differences de Pilules.

X ij

gnes à appaiſer les douleurs, à faire dormir, à
preſeruer de defluxions & de toux, & finalement à eſtancher la ſoif.

Or pour ſuiure l'ordre qu'auons commencé,
& ne nous en point eſloigner, nous traitterons
en ce lieu des Pilules purgatiues tant ſeulement,
reſeruans à parler des autres en leur lieu.

Pilules Cho
lagogues.　Par ainſi quelques vnes d'entre icelles purgent la bile, comme ſont les Pilules dorees,
d'Hiere auec Reubarbe, les grandes d'Eupatoire de Meſué.

Pilules Phle
gmagogues.　Les autres la Pituite, comme les Cochies, les
Fetides grandes de Meſué, d'Agaric, d'Hiere
auec Agaric, de Sarcocolle ou colle de Taureau, de Coloquinte.

Melanago-
gues.　Les autres euacuent le ſuc melancholique &
la bile noire comme les Pilules dictes Iudæ Haly
de Meſué, de Lazur, de pierre Armenienne.

Panchyma-
gogues.　Mais aucunes d'icelles chaſſent toutes les humeurs enſemble, telles que ſont les pilules Ara-
biques de Nicolas, *ſine quibus eſſe nolo* dudit Nicolas, Pilules aggregatiues grandes de Meſué, &
les Pilules d'Opoponax de Meſué.

Les autres font vuider enſemble deux humeurs, comme les petites Pilules aggregatiues,
de Hiera auec Reubarbe & Agaric, les Pilules
ſtomachiques ou pectorales d'Alkindi, deſcrites par Meſué.

De toutes leſquelles Pilules, aucunes purgent
moins, les autres plus, & les autres mediocrement.

Les Pilules qui purgent moins ou plus doucement ſont celles de Reubarbe, d'Agaric, de
Hiera.

Les pilules d'Euphorbe, d'Opoponax, euacuët plus violemment, les autres mediocrement.

On peut aussi faire vne autre diuision des Pilules, par laquelle aucunes sont conuenables à certains membres & maladies particulieres : à sçauoir, quand les vnes sont destinées au chef, comme les petites pilules Cephaliques de Galien.

Les autres aux yeux, telles que sont les optiques ou lucis, qui fortifient & conseruent la veüe, & arrachent du cerueau & des yeux les excremens pituiteux.

Les autres purgent la region où l'endroict de la poitrine, à sçauoir les bechiques, les pilules d'Aloë & de Mastic de NicolasMyreps, de Hiera picra de Galien, comme aussi les elephangines sont pectorales, & duisent aux maux du ventricule, & en euacuent doucement la pituite, voire la bile mesme, corrobore l'estomac tout ensemble & tout à la fois, seruent à la concoction, & excitent l'appetit.

Les pilules de Mezereon sont bonnes pour faire sortir les eaux des hydropiques.

Les pilules de Castoreum ou Bieure sont hysteriques, & subuiennent aux maladies de la matrice.

Les pilules pestilentielles d'Auicenne, & celles de Ruffi, qui sont composées presque de mesmes especes, remedient aux maladies pestilentieuses.

Les pilules Arthritiques de Nicolas, & les grandes pilules d'Hermodactes de Mesué, tirent les humeurs pituiteuses & sereneuses des parties les plus esloignées, & sont merueilleu-

ſement bonnes côtre la podagre & autres douleurs de iointures.

Les pilules de Fumeterre d'Auicenne, conuiennent aux maux engendrez d'humeurs aduſtes & de pituite ſalée, dont procedent la morphée, la gratelle & demangeaiſon, la galle &
ſemblables ſymptomes ou accidens.

Voila en ſomme le denombrement de toutes
les pilules qui auiourd'huy ſont en vſage, & ſe
vendent és boutiques les plus fameuſes, lequel
nous auons icy propoſé par vne methode di-
ſtincte ſelon leurs proprietez & vertus purgatiues, tant generales que ſpeciales.

Ie ne rempliray point icy ma Pharmacopée
de tant & ſi grand nombre de formulaires ſeruans à preparer les pilules nagueres recitées:
Car les autres n'en ont que trop traitté en leurs
eſcrits, où nous renuoyós le Lecteur, mais nous
l'ornerons pluſtoſt, & l'enrichirons de quelques
pilules non vulgaires, qui neantmoins ſont fort
vtiles & ſpecifiques à pluſieurs ſortes de maladies tres-grieues, & qui eſtans dónées en moindre quantité qu'on ne faict prédre les vulgaires,
euacuent puiſſamment de noſtre corps toutes
malignes humeurs, ſans toutesfois les troubler
ny moleſter aucunement. Cette eſlite de pilules
non vulgaires (la pluſpart deſquelles nous attribuons de droict à noſtre inuention; Quant aux
autres nousles auons appris par mutuelle com-
munication auec gens fort ſçauans, ça & là par
toute l'Europe) Ce chois, diſ-je, de pilules, fera
qu'à mon exemple les autres viendront à enrichir & embellir leurs Pharmacies de remedes

bien choifis, non pas de triuiaux & vulgaires:
Mais ja n'aduienne que cela foit dit par enuie:
Car ie trauaille au feul auancement de l'vtilité
publique, mefprifans toufiours la vaine gloire.

Or comme ainfi foit qu'entre les principaux
ingrediens de ces pilulés, l'Aloës tiét le premier
rang, & qu'en iceluy gife principalement le
nœud de l'affaire; Nous defcrirons en premier
lieu la preparation.

Vraye preparation de l'Aloës.

Prenez Aloës fuccotrin bon & tres-pure de
vefcie vj ℥, ou ℔ ß. ou autant qu'il vous plaira,
& l'ayát reduit en poudre, mettez le dans vn matras ou courge de verre, verfez deffus eau d'endiue ou d'ozeille, tát qu'elle furpaffe de quatre
ou cinq doigts, pofez les dans le bain chaud &
prefque boüillant, le vaiffeau eftant bien boufché auec liege ou cire d'Efpagne. Cuifez les en
tel eftat par deux ou trois iours entiers, & vous
ferez vne eau teinte de l'effence de l'Aloës &
auffi rouge qu'vn Rubis, laquelle vous feparerez lentement de fa lie par inclination, afin que
ce qui eft craffe ne forte enféble, mettez à part
& gardez ce qu'aurez ainfi extraict dans vn alébic de verre bien boufché. Verfez deffus la matiere d'autre eau d'endiue, mais non pas en fi
grande quátité que la premiere fois. Derechef,
faictes les digerer cóme auparauant, feparez la
coulature & la mettez auec la precedéte, verfez
encores d'autre eau, iufqu'à tant qu'elle n'attire
plus aucune couleur, & le refidu qui eft au fond,
paroiftera cóme grauier ou cédre en affez gráde

abondance. D'vne demie liure resterôt deux ou
trois onces : Or le marc d'Aloë est inutile, & ne
se digere point en eau : Distillez par l'alébic toute l'eau teinte, ou la faictes exhaler en vn grand
plat d'argent sur la braise ou cendres chaudes,
iusqu'à ce que la matiere demeure espesse comme miel; laquelle reluira comme vn Rubis, &
sera preparée auec plus d'artifice & de iugemêt
qu'elle n'est ordinairement auec vn simple lauement, quand mesme on la laueroit cent fois.

Cest Aloës ainsi preparé seruira de base à faire
plusieurs pilules, aussi est-ce vne excellente medecine quand on la faict prendre separément ou
seule, iusqu'à vn scrupule pour dose.

Pour former aussi plusieurs pilules, on prend
la gomme Ammoniaque, le Bdellium, l'Opoponax, la Myrrhe, la Scammonée; Lesquels ingrediens ont aussi besoin d'estre premierement preparez, comme estans encores pleins de beaucoup de lies crasses & inutiles.

Preparatiõ Parquoy auãt que d'employer la gomme Am-
des Gõmes. moniaque, le Bdellium, l'Opoponax, & semblables especes, il conuient les dissoudre en vinaigre rosat ou en vin blanc, & les passer à trauers
ou par l'estamine.

Preparatiõ Faut aussi dissoudre la Myrrhe en du vin ou
de la Myr- bain Marie, & estant encores chaude, la passer à
rhe. trauers vn linge.

Preparatiõ La vraye preparation de la Scammonée se fait
de Scam- auec suc de limons depuré, & ce au bain Marie
monée. chaud : dans lequel on fera dissoudre & la passera
on aussi par vn linge estant encores boüillante,
& par ce moyen, sa substance crasse & impure
qui ne fait que nuire, en sera separée.

Les Chymiques, qui inſtruits par certaine &
infaillible experience, ont appris le moyen d'extraire les excellentes & ſingulieres proprietez du
Vitriol qui ſont cachées ſecrettement en iceluy,
ne feront point difficulté de preparer & diſſoudre la Scammonée, la Myrrhe, & les Gommes
meſmes, auec phlegme de Vitriol impregné entierement de ſon eſprit : Car en iceluy ſeul giſt
occultemét la vraye preparation deſdits ſimples,
leſquels eſtans participans d'vne chaleur ou faculté d'eſchauffer exceſſiue, ſont par ceſte voye
exactement & parfaictement corrigez : Cet eſprit auſſi eſt le vray correctif de l'Euphorbe, duquel au demeurât i'eſtime qu'on ſe doit abſtenir
du tout, ſoit en compoſant les pilules d'Euphorbe, ſoit en preparant d'autres remedes auec iceluy, ſinon qu'il ait eſté premierement preparé
ſelon la vraye methode c'uauons ia enſeigné.

Tout cecy a eſté dit iuſqu'à preſent, afin que
s'il nous aduient de faire cy apres mention de
l'Aloës, Gomme, Myrrhe & Scammonée preparées, le Lecteur preuenu de cet aduertiſſement,
entende & comprenne les vrayes preparations
nagueres expoſées.

Le temps requiert que ie vienne maintenant à
la deſcription de mes pilules Panchymagogues :
la preparation deſquelles pourra ſembler à quelques vns de trop longue durée : ce qui toutesfois
eſt peu conſiderable en choſe ſi difficile & precieuſe, inuentée pour la ſanté du corps.

Pilules Panchymagogues, deſcrites par du Cheſne.

Prenez Aloës preparé comme deſſus ß ℔. ou
d'auantage ſi bon vous ſemble, verſez les puis
apres dãs vn vaiſſeau de verre fort ample & capable (tel que ſont ceux eſquels on conſerue ordinairemét la pluſpart des conſerues) enſemble
auec ſuc de violettes qu'aurez premieremét depuré par diuers coctions & ſeparations du pur
d'auec l'impure au bain Marie chaud, & qui ſera
tellement cuit, qu'en fin il puiſſe eſtre reduit à
conſiſtence de ſyrop, ſans y adiouſter ny miel
ny ſucre : La maniere de preparer dont nous
auons ſuffiſamment parlé cy-deſſus au Chapitre
des Syrops. Ainſi procederez vous auſſi en preparant les autres ſucs. Ce ſuc ainſi preparé ſoit
meſlé auec ledit Aloë, & le vaiſſeau de verre
dans lequel eſt contenue la matiere, ſoit expoſé
aux rayons du Soleil durant la ſaiſon de l'Eſté,
ou à chaleur ſemblabe cõme de poiſle, & ledit
ſuc s'eſpeſſira, & en peu de iours ſe meſlera tellement auec l'Aloë, que le tout ſemblera eſtre
reduit en vn corps & en vne conſiſtence.

Notez : chacun iour on remuera bien la matiere auec vne verge ou ſpatule de bois, afin que
le tout ſoit bien meſlé enſemble : auquel meſlã-
ge adiouſtez en leur ſaiſon

　　　　　Sucs de fleurs de Primeuere.

　　　　De Peſcher.

　　　　De Roſes pâlles.

　　　　De Chicorée.

　　　　De Bugloſſe, & de Mille pertuis, tous
　　　　　　preparez à la façon des ſucs de Vio-
　　　　　lettes, de chacun ℥ iiij.

Et ainſi dans quatre ou cinq mois (lequel

temps est requis à la perfection de cet œuure, à cause des fleurs qui naissantes en diuers temps & saison, ne peuuent estre cueillies ensemblement) vous trouuerez la demie liure de vostre aloës augmentée iusques à vne liure & demie: tous les sucs sont parfaictemét incorporez auec iceluy: à vne liure & demie de cette matiere adioustez encoces essence ou extraction

De Sené ℥ iij.
Extraict de Reubarbe.
Agaric , de chacun ℥ ij.
Canelle.
Pouldre de Fenoil doux.
d'Anis de chacun ʒ j.
Espices de Diatrasantal Ɔ iij.

Reduisez le tout à bonne côsistéce de pilules, qui estans dónées iusqu'à j Ɔ ß. purgent toutes humeurs en general, voire mesme le sang : C'est pourquoy il m'a semblé bon d'appeller ce remede Panchymagogue. Ces pilules, sans addition d'extraicts purgatifs, sont d'elles mesmes fort excellentes pour conseruer la santé du corps , à cause de la vertu balsamique : Parquoy aussi elles empeschent la generation des vers: En somme elles euacuent toutes humeurs corrompuës , malignes & superfluës, purifient toute la masse du sang , & sont propre à guarir plusieurs autres maladies. Outre ce, elles seruét de base à côposer diuers & specifiques remedes contre la fieure quarte, & toutes obstructiôs de la rate, y adioustât suffisante quantité de gôme Ammoniaque, de Bdelium preparez ainsi qu'auons escrit; Vous rendrez leur vertu de purger

plus efficacieuſe, mettant auec la Scammonée
preparée comme deſſus.

　　Chaque Pharmacien ou Apothicaire, deuroit
ſelon la methode ſuſdite preparer enſemble
grande quantité de ladite eſſence d'Aloës, laquelle ſe peut garder pluſieurs années: Car eſtất
donnée toute ſeule, elle purge le ventricule des
impuretez mucilagineuſes, qui ſont attachées
& adherentes aux tayes d'iceluy : elle le corrobore auſſi & ſert à la digeſtion. D'abondant l'v-
ſage frequent de ce ſingulier remede balſamique prolonge, entretient la ſanté, & preſerue
la vie de pluſieurs maladies, pourueu qu'il ſoit
bien preparé. Celſus preſche à merueilles les
loüanges dudit Aloës, & non ſans cauſe, car il a
de grandes vertus, leſquelles acquierent enco-
cores beaucoup plus d'efficace par la ſuſdite digeſtion & depuration.

　　Si quelqu'vn en veut faire vn remede ſimple
qui purge la bile, à quatre onces d'Aloës preparé comme deſſus, luy conuiendra adiouſter vne
once d'eſſence ou extraction de Reubarbe, ou
bien vne once d'extraction d'Agaric ou de Turbith, s'il veut purger la bile, ou meſme doſe de
l'extraction d'Hellebore noir & de Sené, s'il a
intention d'euacuer la ſeule melancholie : vous
n'auez icy beſoin de correctifs (qui augmentent
pluſtoſt la maſſe corporelle en pluſieurs medicamens que d'amoindrir leur vertu de purger
exceſſiue) vous les verrez toutesfois adiouſtez
au Chapitre des Extraicts, où il ſera traitté de
la vraye preparation & correction deſdits ſimples.

Si voulez compofer quelque remede general
pour purger toutes humeurs enfemble, ainfi
qu'il eft conuenable, Meflez enfemble tous
lefdits extraicts, augmentant la dofe d'Aloës à
proportion d'iceux.

Si aucun fe plaint du trauail & du trop long
temps, & fe veut contenter de quelque preparation defdits remedes plus groffiere : Faut
qu'iceluy mefle auec lefdites quatre onces d'A-
loës preparé de Reubarbe mife en pouldre bien
menuë j ℥. Canelle ij ℈. Safran j ℈. efpic. Dia-
triafantal ß ʒ. du tout foient formées pilules
pour purger la bile.

Pour chaffer la pituite, adiouftez au mefme
poids d'Aloës, Agaric trochifqué, & reduit en
pouldre j ℥. Maftic j ʒ. Sel Gemme ß ʒ. ou bien
en lieu d'Agaric trochifqué, adiouftez y efpic.
Diacarth. x ʒ.

Pour faire vn Melanagogue fimple, adiouftez
Sené mis en pouldre bien menuë j ℥. Anis, Fenoil, Epithyme, de chacun ß ʒ.

Le temps eft venu qu'il nous faut icy propofer
& mettre en auant les formulaires de nos Cholagogues, Phlegmagogues, Melanagogues, fuiuant la promeffe qu'auons faicte cy deffus.

Pilules Cholagogues de Centaurée, de du Chefne.

Prenez fucs bien depurez de petite Centaurée.
Rofes palles.

Eupatoire de Mesué , & racines d'Oxy-
lapathum ou Parelle, de chacun ℥ iiij.
en quoy adioustez d'Aloës preparé
comme dessus ℥ vj.

Faictes les digerer au feu du bain Marie, par
douze heures, afin que la dissolution & mixtion
soient parfaictes : puis le tout soit cuit en consistence de miel, à quoy vous adiousterez,

Pouldre de Reubarbe ℥ j.

Bois d'Aloës.

Mirrhe , de chacun ʒ ij.

Safran.

Canelle, de chacun ʒ ß.

Espic. Diatriasantal.

Trochisques diarrhodon, de chacun, ʒ j.

Meslez & faictes vne masse de pilules : la dose
sera de j ℈ ß. ou ij ℈.

Elles sont bonnes à toutes fieures bilieuses,
à la iaunisse & à la cachexie. Elles subuiennent
aussi merueilleusemét aux obstructions du foye,
& des autres membres destinez à la nutrition.

Pilules phlegmagogues d'Absinthe , in-
uentées par du Chesne.

Prenez espices de Hiera simple de Galien
℥ j. ß.

Trochisques alhandal ʒ vj.

Agaric nagueres trochisqué ℥ ij.

Semences de Carthame.

Hermodactes.

Cabaret.

Turbith gommeux , de chacun ℥ j.
Myrrhe esleuë ʒ vj.
Canelle.
Macis.
Poiure.
Semence de Fenoil , de chacun ʒ ij.

Macerez les en j ℔. ß. de ſuc d'Abſinthe bien
depuré, & j ℔. de bon vin blanc, & ce dans vn
vaiſſeau de verre bien clos au feu du bain Marie
aſſez clair, l'eſpace de trois iours: puis la matiere encores boüillante ſoit paſſée par l'eſtamine, adiouſtez y Aloës preparé comme deſſus
iij ℥. Finalement le tout ſoit cuit à la chaleur des
cendres, iuſqu'à tant qu'il ayt acquis iuſte conſiſtence de pilules. De ces pilules preparées à la
façon des extractions, ſuffira de faire prendre
pour doſe j. Ꝺ. ou j Ꝺ ℥. au plus, elles purgent
doucement & attirent la pituite du cerueau, de
la poitrine, du ventricule & des autres parties
dediées à la nutrition, & les excremens ſereux
des parties, meſmes les plus profondes & ner-
ueuſes. Et pourtāt elles ſont vtiles à toutes maladies qui prouiennent de cauſe froide, comme
à Cephalalgie,, Apoplexie, Paralyſie, aux cruditez d'eſtomac ; Auſſi ne donnent elles pas peu
de ſecours és douleurs de iointures ſoit pour en
preſeruer, ſoit pour en deliurer.

Pilules tartarées Melanagogues , deſcrites par du Cheſne.

Prenez criſtal ou cremeur de tarte ℥ ij.

Polypode de Chefne ℥ ij.

Raifins de Corinthe ℥ j ß.

Myrobolans de toutes fortes, de chacun ℥ ß.

Fleurs de Buglofe.

De Bourrache.

De Blanc d'eau, de chacun p. j.

Qu'on les cuife en fuffifante quantité d'eaux de Fumeterre & de Scolopendre, tant qu'elles foient diminuées de moitié. De cefte decoction vn peu aigre ou acide & agreable au gouft, bien depurée & clarifiée prenez ij ℔. de fuc bien efpuré de pommes odoriferantes j ℔. efquels adiouftez

Fueilles de Sené mondées ℥ iij.

Turbith.

Racine de vray Hellebore noir, de chacun ℥ j ß.

Myrrhe efleuë ℥ j.

Macis.

Girofles.

Canelle.

Epithyme, de chacun ℥ ß.

Faictes les macerer & digerer à la chaleur du bain Marie quatre iours durant, & ce en vn vaiffeau de verre bien clos: puis tandis que la matiere eft encores boüillante exprimez les & les paffez à trauers l'eftamine, & à l'expreffion vous adioufterez Aloes preparé comme deffus iiij ℥. le tout foit fuffifamment caillé à feu lent: y adiouftant fur la fin quand la matiere fera prefque refroidie efpic. de Diarrhodon abb. Letifiant de Galien, Trochifques dialacca de chacun ʒ j. Sel d'Abfinthe & de Frefne, de chacun ʒ ij. Effence de Safran Ɔ ij. Huile d'Anis d'Anis quelques gouttes. Reduifez-les en deüe confiftence de pilules.

La dofe de ces pilules eft auffi j Ɵ ou j Ɵ ß. au plus, leur vertu admirable ne peut eftre affez prifée: Elles purgent l'vne & l'autre bile, elles attirent & defracinent toutes humeurs craffes, tartarées, falées & mucilagineufes, des parties mefmes les plus profondes: fubuiennent à diuerfes maladies maniaques & melancholiques, aux fiéures quartes, guariffent la galle, le cancre, la lepre, & le mal de Naples, d'autât qu'elles purifient toute la maffe du fang de plufieurs corruptions qui font caufes efficientes de beaucoup de maux. Parquoy ceux qui fe portent bien en doiuent eftre purgez tous les mois vne fois pour eftre preferuez de plufieurs maladies. On les peut prendre le matin ou le foir apres auoir fort peu fouppé, deuant que de dormir, & vous verrez fortir à merueilles des lies & ordures noires, ou vn humeur atrabiliaire, qui eftant la pire de toutes celles qui font en tout le corps, fe dompte fort difficilement: aux mefmes pilules on adiouftera par fois effences d'aloës & de fcammonée, effence de rheubarbe de chacune j ʒ ß. effence de fené j ʒ & effence de trochifques alhandal ß. ʒ ou d'auantage. Par ces effences preparées ou feules, ou toutes enfemble, ie rend la vertu purgatiue defdites pilules beaucoup plus efficacieufe, & alors ie les appelle polychreftes à raifon de leur grande vtilité à guarir plufieurs maux, & de leur finguliere proprieté, par laquelle elles entrainent toutes humeurs enfem-

Y

ble ; desquelles quand mesmes vous ne donne-
riez qu'vn seul scrupule, vous apperceurez vne
operation excellente, & du tout admirable:
Mais quand nous les preparons ainsi, & les faisons prendre en si petite quantite, aucuns censeurs peu versez en l'extraction des essences
purgatiues des choses, & n'ayans nulle cognoissance de la vertu balsamique, penetratiue, ope-
ratiue & actiue, prennent de là occasion de les
appeller Mercuriales & Antimoniales, par lesquels deux tiltres mortels & pestiferez, ils estiment que mes pilules puront incontinent &
seront soupçonnées d'estre veneneuses, comme
si elles estoient faictes de venin, & par consequent dignes d'estre condamnées & releguées
en perpetuel exil iusques aux Anticyres & aux
Garamantes. Mais la lumiere de verité dissipera
aisément le nuage de ce friuole & faux soup-
çon, comme aussi l'experience mesme, sur laquelle seule estant fondé, ie prends vne portion
de mes pilules polychrestes, & autant de mon
Mercure de vie; & les ayant bien meslez ensemble auec quelque Syrop, i'en compose mes
Pilules be- pilules benedictes que i'estime deuoir estre ain-
nedictes de si appellées à raison des tres-excellens & du
du Chesne. tout merueilleux effects qu'elles font paroistre
en la cure de la grosse verole tant inueterée soit-
elle, & accompagnée de cancre, pustules, nœuds,
douleurs, & semblables pernicieux & griefs
symptomes: ces pilules en outre parfont leurs
operations sans prouoquer le vomissement ny
troubler le corps; de sorte que les petits enfans
& les femmes grosses les peuuent aualer seure-

ment: continuant à en vfer de deux iours l'vn
l'efpace de quinze, voire de vingt iours, tant
que telles maladies foient totalement arrachées
& domptées, fans ietter aucune faliue par la
bouche, mais feulement aucunesfois par l'vrine; ce qui eft ordinairement la vraye crife en
telles maladies. Ie pourrois icy produire des
Medecins & Chirurgiens fans nombre, voire
plufieurs autres perfonnes qui confirmeroient
la verité de mes propos: Mais la chofe parle
affez elle-mefme, tellement qu'il n'eft befoin de
paroles où les chofes rendent tefmoignages.
D'auantage tous les vrais & fages Medecins qui
fçauent auffi bien que moy les fouueraines &
admirables vertus que le Mercure tient cachées en foy, ne feront aucun fcrupule d'y adioufter foy.

Mes pilules benites m'ont contraint de fortir
hors de propos pour parler aucunement &
comme en paffant du Mercure de vie: car au
furplus nous voulons ce lieu eftre dedié à remplir & orner noftre feule Pharmacopée de diuers remedes. Quant aux autres chofes beaucoup plus admirables (i'entens parler de la preparation des medicamens) nous les referuons
pour amplifier & embellir noftre Pharmacopée
fpagyrique, laquelle nous auons communiquée
au public il y a prefque trente ans.

Mais reprenons noftre courfe, & auant que
mettre fin à ce chapitre des pilules, adioignons
aux pilules qu'auons defcrites cy-deffus comme
generales, quelques autres non moins excellentes qu'vtiles, approuuées par certaine expe-

rience, & particulieres à certaines maladies.
Ainsi les pilules d'Ammoniac sont bonnes à la
fiéure quarte, la description desquelles ensuit.

Pilules d'Ammoniac.

Prenez Aloës preparé comme dessus ℥ iiij.
  Gomme Ammoniaque destrempée en vinai-
   gre scillitique & passée par l'estamine ℥ vj.
Myrrhe preprré ℥ ß
Mastic.
Espices de diatriasantal de chacun ʒ j. ß
Safran Ɔ ij.
Sel de fresne ou
D'absinthe Ɔ iiij. auec
Syrop de Stœchas ou
Suc de roses soit faicte vne masse de pilules.

Les excellentes forces & vertus de ces pilules ne se peuuent assez publier selon leur merite, tant elles purgent abondamment & à profit
le tartre & toute matiere du corps feculente,
sans aucune douleur, fascherie & émotion, aussi sont elles propres contre les cachexies, opila-
tions de rate, & contre les duretez & tumeurs
d'icelle: elles ostent les fiéures quartes & quotidiennes inueterées, elles sont aussi fort excellentes pour purger les humeurs charnus & ple-
thoriques: Il suffira d'en faire prendre vne ou
deux pilules au moins, à ceux qui ne peuuent
sinon à peine vser ou de bols ou de potions, ou
de tels autres medicamens, qui par leur saueur
mal plaisante donnent appetit de vomir. On

les pourra auſſi preparer ſans l'extraction de
ſcammonée, & les trochiſques d'Alhandal.
Car elles purgent aſſez d'elles-meſmes, &
chacun pourra ſans incommodité, & auec heureux ſuccez vſer d'icelles eſtans preparées en
telle ſorte.

C'eſtoit certes l'vn des principaux purgatifs
de Monſieur de la Riuiere, n'agueres premier
Medecin de noſtre Roy inuincible. Ie ſçay toutesfois qu'aucuns ne peuuent aſſez ſeſmerueil-
ler icy, que nous y ayons adiouſté la gomme
Ammoniaque, pource qu'à leur iugement elle
eſt participante d'vne chaleur immoderée &
exceſſiue, & pourtant croyent-ils fermement
que tels remedes doiuent eſtre mis au rang des
poiſons mortels, à l'occaſion de cela meſme
certaines perſonnes gens de grande authorité
ſe ſont tranſportées vers moy, demandans ſi
i'approuuois auſſi telles pilules, leſquelles aucuns Medecins fameux auoient improuué, &
du tout condamné en leur preſence, comme
pernicieuſes & mortelles. Auſquelles ie fis
reſponſe que par meſme ſentence faudroit auſſi
condamner preſque toute la multitude des autres pilules qui auiourd'huy ſe trouuent deſcrites és diſpenſaires pour l'vſage commun, pourueu auſſi qu'en la plus part d'icelles on adiou-
ſtaſt leſdites gommes, meſme ſans aucune preparation: Or ayant prins les diſpenſaires ie leur
fis veoir à l'œil combien eſt grand le nombre de
telles pilules, qui ont iuſqu'à preſent retenu
leur nom & appellation deſdits remedes gommeux, comme ſont les pilules de ſagapenum,

d'opoponax, de bdellium, de farcocolle, &
qu'on admettoit lefdites gommes en la compofition de plufieurs autres, comme font les pilules d'agaric de Mefué, de coloquinte de Iean
Damafcene, les fetides, celles d'hermodactes,
de nitre d'Alexandre Trallian, efquelles auffi
entre autres ingrediés on adioufte le plus chaud
de tous, à fçauoir l'euphorbe qui eft mis au
rang des venins ou poifons. Ce qu'ayant tout
demonftré affez euidemment, iceux trompez
de la forte concluoient facilement que tels cenfeurs auoient oppugné ces pilules (qui n'admet-
tent finon la feule gomme ammoniaque fort
bien preparée) ou par enuie ou par ignorance
aueugle, comme n'ayans fueilleté ny regardé
leurs difpenfaires d'vne veuë affez aiguë.

En confideration des vertus excellentes &
efficacieufes dont telles pilules font doüées par
excellence, ie ne lairray de publier icy les pilules furnommées de fagapenum, defquelles m'a
faict participant en mon dernier voyage d'Italie
Monfieur Camillus nobre Patrice & tres-
celebre Medecin de Gennes, lefquelles entre
autres il recommandoit fort pour combatre la
fiéure quarte.

Pilules de fagapenum de Camille.

Prenez fagapenum gommeux preparé ʒ vj.
Ammoniac fouuentesfois bien preparé ʒ iij.
Extraict trochifques alhandal ʒ j.
Scammonée preparée ʒ ß.
Sel gemme ʒ j. ß.

Auec fyrop violat aigret & teint faictes en vne maffe dont vous formerez des pilules comme des poix ou poix ciches.

Faudra donner tant feulement vne pilule au commencement du paroxyfme ou accés de fiéure, continuant quelque nombre de iours. Mais auant que d'en vfer il conuiendra preparer les humeurs auec nos decoctions preparatiues menalagogues & fyrops de pommes de reinettes, & de fumeterre.

Quelque peu deuant ou apres l'engloutiffement de ces pilules fera bon d'oindre le chainon du col, le col & toute l'efpine du dos auec vn liniment compofé de Theriaque, d'au de vie, de fauge ou de genéure, ou auec vn vulgaire, & vn peu d'huile laurin ou d'afpic.

Par cefte methode entreprife à l'imitation de Camillus, i'ay par la grace de Dieu guary plufieurs quartes, lefquelles eftans prouennës d'impuretez gommeufes & vifqueufes collées à noftre corps, ne font point diffolues & liquefiées par autre moyen que par lefdites gommes : car le foulphre faict refoudre les chofes oleagineufes & fulphurées : car en toute action il eft befoin de meflange qui fe faict par chofes femblables, ainfi que nous auons plus amplement & clairement demonftré ailleurs; auffi eft il conforme à la raifon que les gommes foiént attenuées, diffolues & liquefiées par gommes à elles femblables, & par confequent foient renduës propres à l'expulfion & à l'euacuation. Ce que les autres medicamens foit preparatifs, foit

Y iiij

eccoprotiques ou laxatifs n'effectueront iamais : dont aduient que tant de maladies demeurent incurables.

La grandeur, longueur & frequent accés de ceste fiéure, qui est comme l'opprobre des Medecins, & vn tourment perpetuel dont ils ne se peuuent depestrer, m'ont occasionné de faire digression pour descrire icy les pilules de sagapenum, les effects desquelles sont admirables en la cure des fiéures quartes, en procedant comme dessus ; faut semblablement continuer l'vsage d'icelles quelque espace de temps, & deux ou trois heures apres les auoir deuorées ou auallées, le malade prendra quelque boüillon ayant vertu d'humecter, dans lequel on aura faict cuire d'entre les herbes la bourrache, buglose, thym, & les racines aperitiues ensemble, auec vne pomme de court-pendu couppée en roüelles.

Pilules hydragogues de du Chesne.

Prenez sucs tres-bien depuré
 De sommitez de fresne ℔ j.
 Valeriane.
 Petite centaurée de chacun ℥ ß.
En quoy macerez & faites digerer au bain M.
 Fueilles de sené oriental ℥ iij.
 Hermodactes.
 Turbith.
 Cabarét de chacun ℥ j.
 Canelle.
 Santal citrin.

Espi de nard de chacun ℥ ß.

Puis exprimez les bien fort & les cuisez iusqu'à
consistence de miel, adioustez-y

> *Aloës preparé* ℥ iij.
>
> *Facula brioniæ.*
>
> *Facula iridis, de chacun* ℥ j.
>
> *Scammonée preparée.*
>
> *Extrait de trochisques alhandal, de chacun*
> ℥ iij.
>
> *Elatere preparé comme il sera enseigné* ℈ j.
>
> *Sel de ceterach.*
>
> *Sel de prunelle, de chacun* ℈ j. ß.
>
> *Trochesque d'eupatoire* ℈ j.

Auec Syrop rosat laxatif en soit faite vne masse: la dose aura le poids de j ℈ ß. Ce remede est
tres excellent pour oster l'obstruction des
viscéres ou entrailles & éuacuer les eaux: bref
aux cachexies & à toute sorte d'hydropisie.

Voyez la preparation d'Elatere au Chapitre
des extractions purgatiues: & au Chapitre des
sels; ce que nous entendons par sel de prunelle
qui se tire d'entre les mineraux.

Les pilules d'Euphorbe qu'on ne fait prendre sinon és maladies croniques & extremes, où
il est besoin d'attenuer, de liquefier & d'éuacuer: & ce à cause de certaine matiere si gluante, visqueuse & reuesche qu'elle reiette la vertu des autres medicamens, comme vaine & in-
suffisante: Ces pilules, dis-ie, esquelles on adiouste l'Euphorbe tout crud, & sans preparation, m'ont tousiours esté suspectes: & si on
s'en rapportoit à mon iugement, difficilement
en pourrois-ie approuuer l'vsage: Car vn tel

remede qui n'a esté premierement corrigé par
quelque preparation artificielle, ne peut estre
introduit au corps qu'il n'y excite quand-&-
quand vne euidente & excessiue chaleur, &
sans y esmouuoir sedition. Et à la mienne volonté que ceux qui condamnent & descrient si
estrangement l'antimoine, consideraßent vn
peu plus soigneusement la grande difference
qui est entre ces deux remedes, & reconnußent
que Dioscoride & les autres ont mis l'Euphorbe au nombre des venins, & non pas l'antimoine, ainsi qu'auons ja monstré plus amplement
en vn autre lieu.

Mais cependant on fait dudit Euphorbe corrigé & preparé artificiellement, de si excellens
purgatifs & sudorifiques contre les fiéures
quartes, & semblables maux indomptables, &
contre la peste mesme, qu'à ceste cause plusieurs Medecins, gens fort graues & très doctes, ayans par certaine experience approuué
les vertus d'iceluy, ont iugé qu'on s'en deuoit
seruir en Medecine, & ont redigé par escrit
ses vertus.

Ainsi par occasion i'ay bien voulu introduire
ledit Euphorbe en ma Pharmacopée, y adioustant quand-&-quand la vraye & naïue correction & preparation, par laquelle i'oste sa vertu
veneneuse & pernicieuse, & puis i'en compose
& propose vne medecine très-vtile & fort salutaire à plusieurs grandes maladies.

Pilules d'Euphorbe admirable contre tou-
tes sortes de fieures chroniques inter-
mittentes & quartes, voire contre tou-
tes Cachexies, l'Hydropisie, Paralysie,
& Coliques passions.

Prenez Euphorbe preparé comme incontinent sera
enseigné ʒ ℥.
Espi de Nard.
Mastich, de chacun vj ʒ.
Opoponax.
Sagapenum preparé.
Bdellium, de chacun ß ℥.
Agaric trociſqué &
Trochiſque alhandal, de chacun ij ʒ.
Syrop violat aigret & teint en couleur de
pourpre

Autant qu'il en faut, & en faictes vne maſſe de
pilules: la doſe ſera de j. à ij. Э.

Preparation d'Euphorbe.

Auant toutes choſes, nettoyez-le bien de toute ordure : puis reduiſez le en petits morceaux,
deſquels auec limons ou citrons couppez en
roüelles enſemble auec leurs eſcorces, ſoit faiɛ
S. S. S. en ſorte que la premiere & la derniere
couche ſoit faiɛe de roüelles de limons, & enueloppez tout cela auec paſte en forme de pain,
qui ſera cuit au four moyennement eſchauffé,

& ce à la maniere du bifcuit, c'eft à dire, ce pain
qui aura efté cuit vne fois, foit remis au four &
cuit de rechef.

Ce qu'ayant faict, ouurez le pain & en tirez
hors l'Euphorbe le mieux qu'il vous fera poffible, enfemble auec les roüelles de limons aufquelles il adherera ou fera attaché, & il paroiftra quand & quand fort blanc, ayant qùitté &
perdu toute fa vertu veneneufe.

Cefte preparation d'Euphorbe, que i'ay appris d'autruy ne me contente point encores,
mais preparé de la forte, ie le iette dans vn matras, ou vaiffeau de verre capable & conuenable, verfant deffus du fuc de limons ou de grenades aigres bien depuré, tant qu'il furnage de
trois ou quatre doigts: puis ie mets le tout au
bain Marie boüillant à puiffance, pour y eftre
digeré iufqu'à ce que lefdits fucs ayent fait diffoudre l'Euphorbe, & le tout paffé par vn linge,
feparez en apres les fucs par euaporation, &
l'Euphorbe demeura au fond tres bien depuré,
comme eftant defpoüillé entierement de toute chaleur exceffiue & qualité veneneufe: Mais
pour addreffer nos propos aux Chymiques, la
preparation dudit Euphorbe, fera encores
beaucoup plus excellente, fi on la fait auec
phlegme de vitriol impregné totalement & entierement de fon efprit, ou auec eaux de coins
ou de pommes de court-pendu teintes & aucunement enaigries auec l'efprit acide du foulphre ou de vitriol fufdit. Quoy qu'ailleurs nous
ayons ja dit mefme chofe, ie ne lairray toutesfois de la repeter en paffant.

Doncques pour compofer des pilules auec Euphorbe de grande efficace contre la pefte, faudra proceder ainfi qu'ils'enfuit :

Pilules d'Euphorbe contre la pefte, inuen-tées par du Chefne.

Prenez Euphorbe preparé comme deffus j ℥.
 Extraict de noix vomique.
 Extraict de fafran oriental, de chacun ij ℥.
 Extraict de racines d'angelique &
 De tormentille, de chacun j ß. ℥.
 Extraict de theriaque ij ℥.
 Confection d'Alkermes &
 D'Hyacinthe, de chacun j ℥.
 Effence de coraux j ℈ ß.
 Praye terre feellée fuffifante quantité,

& les reduifez en confiftence de pilules: la prife fera j ℈ ß. Ceux qui feront attaincts & frappez de pefte en prendront le matin mefme dofe que deffus, beuront incontinent apres eau benite ij ℥. & eftans bien couuerts dans le lict fueront en abondance. Par quoy le venin fera chaffé du centre vers la circonference, & le remede pa-roiftra admirable.

Pilules admirables contre le tremblement & conuulfion.

Prenez Caftoreon.
 Pyrethre, ou pied d'Alexandre.

Bois de caſſe, de chacun iij ℥.
Sagapenum preparé comme nous auons en-
ſeigné.
Extraict de trochiſques albandal &
de Hiera picra Galeni, de chacun ß ℥.
Meſlez-les & en faires vne maſſe de pilules.

Pilules peſtilentielles d'Albert, Duc
de Bauieres.

Prenez ſafran.
Myrrhe.
Camphre.
Os de cœur de cerf.
Spodium, de chacun j ℥.
Bois d'aloës.
Beon blanc, de chacun ß ℥.
Vraye terre ſeellée ij ℥.
Fleur de ſoulphre j ℥.
Eſcorce & ſemence de citron.
Gyrofles.
Gingembre blanc, de chacun ij ℈.
Ambre j ℈.
Fragmens d'hyacinthe.
D'emeraudes.
De grenats, de chacun j ℈ ß.
Agaric oſteu.
Bonne rheubarbe, de chacun ß ℥.
Aloës ex veſica, peſant autant que tous les
ingrediens ſuſdits.
Meſlez-lez, & en faictes vne maſſe : la doſe
ß ℥.

Si en lieu de ces ingrediens preparez à la grosse mode tant seulement, on se sert de leurs extractions, ce remede deuiendra beaucoup plus excellent & plus vtile, i'ay receu ces pilules comme quelque grand secret de monsieur Brikman, personnage tres-docte, & Medecin tres-celebre de la ville de Cologne, duquel ie fais tousiours mention & icy & ailleurs, en tesmoignage de l'honneur & de l'amitié que ie luy porte.

CHAP. XV.

Des poudres purgatiues.

LEs poudres purgatiues sont diuisées en telle sorte que les vnes purgent simplement quelque humeur que ce soit toute seule ou separement, à sçauoir la bile, la pituite, & le suc melancholique, les autres en euacuent, ou deux au moins, ou toutes ensemble; mais les autres sont propres, & appropriées à purger certaines parties du corps, comme le chef, l'estomach, le ventre, la rate, d'vn amas d'ordures, de pourriture & corruption: desquelles poudres purgatiues, nous traiterons icy seulement afin de n'extrauaguer pas loin de nostre sujet, ausquelles, si nous adioustons quelques poudres particulieres & specifiques à certaines maladies, ce sera daurant que par certaine experience elles ont esté pieça esprouuées & approuuées de nous, mesmes comme fort singulieres & dignes de voir le iour pour le bien & vtilité publique. Touchant les autres poudres, tant alteratiues que corroboratiues, & adaptées à diuers autres intentions de Medecine, nous aurions bien grande occasion d'en parler icy : mais nous les remettrons au Chapitre des Confections aromatiques, où nous deuons traiter de la pluspart d'icelles : or en auons nous ja espars & mis en auant plusieurs autres çà & là en mes escrits.

Poudre Cholagogue.

Prenez rheubarbe choisie iij ℥.
Fleurs de violiers ij ℥.
　Roses pales.
　Mille pertuis, de chacun j ℥.
Espices de diatriasantal.
　Mastich.
　Canelle, de chacun ß ℈.
　Scammonée preparée j ℈.
　Sucre violat ß. ℥.

Meslez & en faites poudre, qu'on prendra dans vn boüillon en dose de j ℥.

Poudre phlegmagogue.

Prenez espices de diacarthame ij ℥.
　Agaric trochisqué ß. ℥.
　Turbith.
　Hermodactes, de chacun j ℥.

Meslez les, la dose sera ij ℈. auec vn boüillon, ou du vin.

Poudre Melanagogue descrite par du Chesne.

Prenez sené j ℥.
   Anis.
   Fenoil doux, de chacun j ℥.
   Canelle ij ℈.
   Cristal de tartre vj ℥.
   Succre j ℥ ß.

La dose ij ℥.

Ceste poudre n'est point mal-plaisante à gouster: elle purge en outre les humeurs acres, salées, brulées & melancholiques: nettoye le ventricule de matiere visqueuse & mucilagineuse, & par mesme moyen le fortifie. Si vous adioustez à ceste poudre vne ou deux dragmes de nostre Aigle celeste (laquelle estant du tout insipide ne laisse toutesfois de purger doucement le corps de toutes humeurs corrompues & pourries, pourueu qu'on en mesle & face prendre auec du vin le poids de dixsept grains) vous aurez vn excellent remede, mesme contre la verole, à sçauoir, en adioustant à la dose susdite gomme Arabique iij ℥.& reduisant ainsi le tout en poudre: dont il suffira de presenter pour dose iiij ℈. humant vn boüillon incontinent apres, & elle fera de merueilleux effects. Faut continuer à en prendre 12. ou 15. iours de suite : la premiere espece de verole est facilement vaincuë par icelle methode: mais si elle est inueterée, chanchreuse, noüeuse ou

Z

pleine de nœuds, compliquée de douleurs, & autres faſcheux ſymptomes : le malade ayant vſé de ladite poudre, boira encores de quelque decoction hidrotique de noſtre deſcription iiij ou v ℥. ſuera au lict vne heure apres, & ſera bien frotté de linges, & ce tant auant qu'apres diſner. Cela eſtant faict il apperceura les puiſſans & merueilleux effects que produira ceſte poudre, qui éuacuera par le bas toutes humeurs malignes & venimeuſes, leſquelles au demeurant ne ſe pourroient iamais dompter par autres remedes.

La preparation de noſtre Cryſtal de tartre ſera enſeigné au Chapitre des ſels : & la deſcription de noſtre Aigle celeſte eſt contenuë en noſtre Tetrade, au Chapitre du Mercure.

Poudre panchymagogue.

Prenez Cryſtal de tartre j ℥.
　Sené x ℥.
　Hermodactes.
　Turbith, de chacun ℥ ß.
　Rheubarbe.
　Agaric trochiſqué, de chacun iij ℥.
　Scammonée preparé ij ℥.
　Macis.
　Canelle.
　Galange, de chacun j ℥ ß.
　Sucre violat quantité égale de tous les ſuſdits
　　ingrediens.
La doſe j ℥. auec vn boüillon.

Autre.

Ayez fueilles de fené j ℥ ß.
   d'Epithym.
   Rheubarbe, de chacun iij ʒ.
   Bois d'aloës.
   Macis.
   Zinzembre, de chacun ij ℈.
   Sel d'abfinthe j ʒ ß.
   Efpices de diatriafanthal j ℈ ß.
   Turbith.
   Hermodactes, de chacun ʒ ß.
   Sucre quantité égale à tout ce que deffus.

Meflez tout, & en faictes poudre : la prife eft
demy cuillerée d'argent, beuuant en apres vn
boüillon.

Poudre purgatiue, qui fubuient à toutes maladies froides du cerueau.

Prenez Cryftal de tartre.
   Feuilles de fené, de chacun j ℥.
   Hermodactes.
   Turbith, de chacun ℥ ß.
   Poudres de fueilles de Nicotiane iij ʒ.
   Rofeau aromatique.
   Zedoaire, de chacun j ʒ.
Semence de peuoine.
   De fermontain.
   De fenoil.

D'anis.

D'ammi.

De nard Indien, de chacun iiij ℈.

Corail preparé.

Perles preparées, de chacun j ℨ.

Cubebes.

Macis.

Cloux de girofles, de chacun ß ℈.

Sel d'euphraise.

Betoine, de chacun j ℨ ß.

Succre anthosat, poids esgal aux susdites drogues.

Meslez-les, & en faictes poudre. La dose pesera j ℨ. beuuez bien tost apres vn boüillon.

Ceste poudre estant prise le matin, descharge le ventre deux ou trois fois, deliure le chef des humeurs nuageuses & crasses, qui troublent le cerueau. Est merueilleusement propre à esclaircir & affermir la veuë, soulage la memoire, & est vn specifique remede aux epilepsies, apoplexies & paralysies, de laquelle faudra vser de deux iours en deux iours par vn long espace de temps, afin d'estre guary & preserué desdites maladies & symptomes.

Poudre purgeant les eaux des hydropiques.

Prenez racines de cabaret.

Mechoacam, de chacun ij ℨ.

Esule preparée.

Soldanelle, de chacun j ℨ.

Espices de diachartame j ʒ ß.
 scammonée preparée.
 Fecule de couleurée &
 De glaieul, de chacun iiij Э.
 Trochisques de rheubarbe.
 D'eupatoire, de chacun ij Э.
Espices de diatriasantal.
 Canelle.
 Macis, de chacun j Э.
 Crocus de mars ʒ ß.
 Succre rosat, le poids de tout ce que dessus.

Faictes meslange & poudre : La dose aura le poids de j ʒ. auec vn boüillon, ou du vin de Geneure.

Ceste poudre est vn remede fort commode & particulier à toutes sortes d'hydropisies, purge les eaux à merueilles, & par mesme moyen corrobore le foye.

Poudre pour chasser les vers & faire vuider leur seminaire.

Prenez poudre.
Fleurs de mille pertuis.
 Centaurée petite, de chacun ij ʒ.
 Corne de cerf preparée.
 Corail, de chacun j ʒ.
Semence de pourcelaine.
 De citron, de chacun ß ʒ.
 Coralline.
 Gentiane.

Dictame, de chacun j ꝫ

Reubarbe.

Cabaret, de chacun iiij ꝫ.

Myrrhe.

Saffran.

Scammonée preparée.

Trochisques d'alhandal, de chacun j ꝫ.

Canelle.

Coriandre, de chacun ij ꝫ.

Sucre en petite quantité pour la bonté du goust
seulement.

La dose sera j ꝫ.

Ceste poudre est aucunement desagreable
au goust, mais sa vertu est si grande, à chasser les
vers & vermines du corps, qu'elle n'en laisse
pas mesme vn seul dans le corps, aussi par mesme moyen elle pousse hors les humeurs corrompuës & pourries, causes de leur generation:
on en formera aussi auec quelque Syrop vne
petite pilule du poids d'vn scrupule, y adioustant vn peu de sucre, laquelle sera facilement
aualée, tant par les hommes que par les femmes
ja aagées & trauaillées de tels maux, adioustant
en lieu de trochisques d'Alhandal, Scammonée preparée j ꝫ. poudre de nostre Aigle celeste mesme quantité: & ainsi ce sera vn vray specifique qu'on pourra faire prendre mesme aux
petits enfans, meslant ceste poudre auec vne
pomme. Le principal & le plus facile remede
de tous contre tels maux, se faict des vers que
les petits enfans iettent par le fondement, ou
mesme des vers terrestres, qu'il faut premierement lauer auec vin blanc, puis les mettre dans

vn pot de terre verny, lequel bien bouché
conuiendra les faire tellement seicher au four
dans lequel on aura cuit du pain, qu'ils puissent
estre reduits en poudre. De ceste poudre ainsi
faicte, vous donnerez j ʒ. ou le poids d'vn
escu pour le plus, soit toute seule, soit auec
vn boüillon, ou auec du vin, & vous en verrez
merueilles.

Autre poudre facile à preparer, pour faire vuider les mesmes vers des petits enfans.

Prenez poudre de vers, preparée comme dessus
iij ʒ.
Reubarbe.
Corne de cerf preparé.
Spodium.
Corail rouge, de chacun j ʒ.
Semence d'ozeille j ℈.
Coriandre preparée ij ℈.
Mesle-les: la dose j ʒ. ou j ʒ ß.

Poudre Cachectique de du Chesne.

Prenez limaille d'acier reduite en alkool fort
menu par eau simple, ou calcinée auec soulphre, comme il appartient à l'art j ʒ.
Fecules de racines d'aron j ʒ ß.
Ambre gris j ʒ ß.

Z iiij

Essence de coraux & de perles, de chacun ij ℈.
Vnicorne.
Ambre preparé.
Canelle, de chacun iiij ℈.
Sucre autant que besoin en sera, pour faire vne
poudre agreable au goust.

La dose est de demy cueillerée d'argent au matin.

Ceste poudre est vn remede souuerain à toutes palles & mauuaises couleurs, comme aux cachexies, tant des filles, femmes que des hommes, ieunes & vieux : bref de quiconque est suiet à telles maladies : lesquelles selon Auicenne & Aurelian sont le plus souuent cause antecedente de l'hydropisie : Mais ie ne viens point à m'en seruir qu'auparauant ie n'aye preparé & repurgé le corps auec mon crystal de tartre, & auec mes pilules polychrestes, puis apres ie fais prendre ceste poudre iusqu'à quinze iours continuels : & apres la 3. ou 4. dose, on se purge par le ventre, & iettant certaine matiere crasse & noire comme poix, laquelle humeur atrabilaire, comme seminaire de ces maux, sera continuellement euacuée iusqu'au terme de parfaicte guarison. En pensant toutes cachexies, i'ay veu des experiences admirables de ceste poudre, & l'vsage d'icelle ne m'a iamais frustré de l'esperance que i'auois conceu du bon progrés & succés de la curation : Cela mesme n'occupe pas le dernier lieu entre mes secrets medicinaux, & toutesfois ie ne laisse d'en faire participant le public. Or mettez tout vostre soin

principalement à bien preparer voftre limaille
d'acier : car en icelle confifte la bafe & l'entier
fondement du remede.

Nous enfeignerons en vn autre lieu la preparation de la racine d'Àron ou vit de chien.

Des Vomitoires.

CHAP. XVI.

L'Art doit fuiure la nature en routes chofes:
or la nature de fon propre mouuement fait
au corps humain toutes fortes d'euacuations
tant generales que particulieres , haut & bas ,
c'eft à fçauoir par fiente, par vrine, par fueur &
par vomiffement, qui font les purgations generales d'icelle : mais les particulieres dont elle
vfe , font, quand elle repurge le cerueau & le
ventricule de plufieurs excremens que l'homme iette par les narines en fe mouchant, & par
la bouche en bauant & crachant ; en ces euacuations doncques tant vniuerfelles que particulieres l'art imite & enfuit la nature.

Doncques les purgations vniuerfelles fe font
par fientement & vomiffement, comme enfeigne Galien. Mais touchant celles qui fe font
par fientement nous en auons ia traicté cy-deffus au chapitre des Electuaires , pilules & poudres: or fous iceux remedes font auffi compris
les clyfteres defquels il nous faudroit parler en
ce lieu: toutesfois pource que nous auons ar-

resté de pourfuiure diftinctement & premierement les remedes purgatifs qu'on faict prendre
par la bouche ; nous mettrons à prefent les vomitoires deuant les clyfteres.

La purgation qui eft faicte par le vomiffement eftoit iadis beaucoup moins vfitée qu'elle n'eft maintenant parmy nous. Aucuns des
Medecins modernes femblent l'improuuer, à
caufe qu'à leur iugement il émeut & trouble le
corps plus qu'il n'eft de befoin, & qu'il engendre plufieurs fymptomes fort facheux, allegans
outre ce ces petites raifons, à fçauoir que nos
contrées font beaucoup plus froides que celles
des Grecs : nation de laquelle Hippocrates
eftát il vfoit fort fouuent de ladite euacuation,
& apres luy infinis autres autheurs Grecs, fuyuans l'exemple d'iceluy ; ils adiouftent auffi que
les hommes de nos quartiers font beaucoup
plus pituiteux, & moins enclins à vomir. Mais
chacũ voit qu'il y a peu de poids en ces raifons,
à raifon dequoy on les reiettera comme friuoles, veu qu'au rebours l'vfage de cefte euacuation eft tres-vtile & grandement neceffaire
pour deftruire plufieurs maladies tres-grieues
& defefperées ; iaçoit qu'on la doiue prouoquer
auec les remedes dõt ces timides & fcrupuleux
Medecins ont feulemét horreur d'oüir parler.
Mais comment fe vantent-ils d'eftre amis de la
nature, veu qu'ils en font pluftoft ennemis, reiettans les chofes qui excellent en grande vertu
& puiffance d'agir, & qu'ils n'ofent experimenter ? Car en ce faifant ils font flateurs de la nature tant feulement, eux qui f'efforcent en vain

de la defendre par raifons trop foibles, & ne
penfent à enuahir le tres-fier ennemy d'icelle
auec armes fuffifantes, lequel cependant comme inuincible a en rifée & reiette tous leurs eccoprotiques, voire vomitifs pleins de douceur
& flatterie, lefquels eftans brifez à peine ofent-
ils pour la feconde fois recourir à tel fecours.

Or nous aduoüons qu'en l'vfage de tels remedes eft grandement requife la grande prudence & circonfpection du Medecin, lequel
auant toutes chofes doit fonder fi la nature du
malade eft aifée à faire vomir ou non. Car on fe
doit abftenir de vomiffement trop laborieux &
difficile, tel qu'il aduient couftumierement &
fouuent à ceux qui ont vne côtenance de corps
plus charnue, fuiuant le precepte d'Hippocrate liu. 4. Aphorif. 7. A ceux auffi qui ont le col
long, la poitrine eftroite, & par confequent qui
font difpofez à deuenir ectiques, le vomiffemét
ne doit eftre permis finon que l'extreme neceffité contraigne à ce faire, mais beaucoup moins
à ceux dont le ventricule eft trop imbecille, &
qui font fubjects à inflammations & abfcés de
gorge, comme auffi aux douleurs d'oreilles &
d'yeux. D'auantage le vray Medecin fuiura facilement en cela les preceptes & la doctrine
d'Aëtius cap. 100. ferm. 3. liu. 1. voire plufieurs
autres Grecs: il cognoiftra & fondera tant la
nature du malade, que les vertus & proprietez
de font medicament, dont il vfera puis apres
auec prudence & grande difcretion felon la
grandeur & vehemence de la maladie qu'il
voudra combatre.

Les remedes doncques qui ont accouftumé de prouoquer le vomiffement font communément appellez vomitoires, la qualité d'iceux qui prouient de l'art, doit eftre recherchée par les caufes qui naturellement prouoquent à vomir. Ce qu'eftant ainfi, le vomiffement naturel eft vn œuure & bon office de la faculté expulfiue du ventricule, lors qu'ayant referré fes parties inferieures & eflargy celles d'enhaut, com-

me dit Galien en plufieurs endroits, elle pouffe auec violence & impetuofité par l'entrée du ventricule les chofes qui luy font contraires & nuifibles à caufe de leur quantité pefante, ou de leur qualité maligne, ou de leur fubftance veneneufe & du tout eftrange. Les vomiffemens excitez par art font de telles fortes, ou qu'ils trauaillent l'eftomach preffé de la trop grande abondance & quantité, foit de vin, foit d'eau, foit de quelque bruuage femblable, ou bien le poignent, deuoyent, & ainfi le prouoquent à vomir par leur qualité afpre & mordante, ou luy font totalement contraires en leur fubftance entiere, telles que font les chofes qui font nombrées entre les venins.

D'icy prennent leur fource les trois differences de medicamens vomitifs non plus ne moins que les purgatifs cy-deffus : or ils font ou benins, ou mediocres, ou violens, c'eft à dire qui font vomir auec grande violence, lefquelles trois differences de remedes vomitoires fe peuuent mefme tirer des efcrits dudit Galien liu. 1. des alimens, chap. de Sefamo, & liu. 15. cap. 4. de l'vfage des parties, où nous renuoyons le lecteur.

La matiere doncques dont ces trois sortes de vomitoires sont composées, doit aussi estre necessairement de trois sortes.

Pour faire les benings suffira l'eau tiede auec Syrop aceteux, ou oxymel simple, ou huile d'oliues, ou d'amendes douces qu'on doit faire prendre en assez bonne quantité.

Les mediocres aiguillonnent & irritent vn peu d'auantage la faculté expulsiue du ventricule, esquelles on met seulement vne simple decoction auec racine & semence de raue ou raifort, d'arroche, de roquette, de cresson alenoix, d'oignon, à quoy on peut adiouster ou vn Syrop aceteux composé, ou vn oxymel scillitic, ou quelque hydromel composé auec racines de cabaret, selon que voudrez rendre vostre vomitif plus ou moins efficacieux.

Est icy à noter que les vomitoires susdits du premier & second rang peuuét estre employez quand il conuient euacuer les humeurs superflues & malignes qui adherent aux tayes de l'estomach, & qui engendrent d'autres cruditez, dont s'ensuiuent la debilité d'estomach, les ventositez, la maigreur & semblables symptomes, comme leurs adioints inseparables, esquels remedes faudra tousiours adiouster les ingrediés detersifs auec les purgatifs destinez à ceste fin.

Les susdits vomitoires tant benins que mediocres peuuent estre commodément donnez quand le ventricule est trop remply, ou de vin ou de viande, & est molesté & greué par l'excessiue quantité d'iceux, ainsi que dit elegamment Hippocrate, liu.3. de la diette, & ailleurs.

Quant à la troifiefme efpece de vomitoires, ce font les remedes violens, comme l'hellebore blanc. Touchant leur qualité qui eft totalement ennemie du ventricule, & luy eft directement contraire, nous en auons cy deuant parlé à fuffifance : car ainfi que dit Celfus, faut fçauoir que tous tels medicamens (parlant de l'hellebore) qu'on donne à boire, ne duifent pas toufiours aux malades, mais nuifent toufiours aux fains. Parquoy fi quelqu'vn eftant côtraint par neceffité penfe à les ordonner & faire boire aux malades, il doit auparauant confiderer plufieurs circonftances. Car la premiere region du corps doit eftre purgée premierement : il conuient incifer & attenuer les humeurs craffes & vifqueufes, & les rendre plus propres à eftre euacuées par vomiffement : faut ouurir tous les pores ou paffages du corps, & bien nourrir & humecter le corps, tant par alimens de bon fuc que par bains & fomentations particulieres, comme l'enfeignent clairement Hippocrate & Galien. Aphorif. fect 5.6. Epid. aphorif 9. liu. 2. & 14. & Celfus liu 2. chap. 13.

Or les anciens faifoient iadis tels violens vomitoires, le plus fouuent de l'vn & l'autre hellebore, & principalement du blanc, de thymelée, chamelée, peplium & femblables purgatifs violens & veneneux que i'improuue entierement, comme auffi l'hellebore, mefme le blanc qui excite des conuulfions. Car fi quelqu'vn en vfe fans preparation, de laquelle les anciens n'ont eu aucune cognoiffance, finon

que parauenture ils l'ayent celée, il encourra
vn grand danger.

On a inuenté de noſtre aage, comme auec le *Nouueaux*
fertil progrés du temps la nouuelle inuention *vomitoires*
des choſes prend accroiſſemét de iour en iour, *inuentez*
des vomitoires beaucoup plus excellens & plus *par les mo-*
ſeurs, l'vſage deſquels eſt auiourd'huy frequent *dernes,*
en la cure de pluſieurs grieues maladies, y eſtans
auſſi compriſes celles où le vomiſſement eſt tenu pour nuiſible & dangereux : comme pour
exemple és plureſies, en la pluſpart deſquelles
le vomiſſement eſt fort neceſſaire, comme és
peſtilentielles, & en celles qui ſont accompagnées de vers ou vermines, nous en auons faict
mention cy deſſus au chap. des eaux, où nous
auons deſcrit noſtre eau benite purgatiue.

Mais d'autant que tant d'infinies & belles
experiences ſe trouuent deſcrites és centuries
de M. Roland Medecin tres-expert & fort docte, l'effect deſquelles il attribuë auſſi à ſon eau
benite vomitiue purgatiue, voire à d'autres
potions vomitoires qu'il deſcrit, pour deſtrui-
re pluſieurs maladies, & oſter la meſme plure-
ſie : il ne ſera pas hors de propos de confirmer
noſtre opinion par ſon authorité, & de faire
veoir combien grandes commoditez prouiennent des vomiſſemens.

Parmy les vomitoires qu'il employoit ordinairement, i'en trouue ſeulement vn qu'il tire
des vegetables, & le compoſe d'vne dragme &
demie de racine de cabaret, y adiouſtant eau
d'hyſſope, marrube, meliſſe, chardon benit de
chacun j ℥, par fois il n'y met rien ſinon eau de

chardon benit v ou vj $\mathfrak{Z}$, & en telle forte il fait vn vomitoire fudorifique qu'il donne auec tres heureux fuccés en la difficulté d'haleine, diarrhée, mefme és fiéures quotidiennes & tierces, comme on peut veoir en la centur. 6. curat. au chap. 5. & en la centur. 8. chap. 95. & 97.

La portion eftant prife, il faict coucher & bien couurir fon malade dans vn lict, le faict bien fuer, & finalement vomir, parquoy elle releue & deliure de fiéure en vn moment.

Es centuries dudit Roland fe trouuent encores cinq ou fix autres vomitoires qui femblent eftre pris des metaux, le principal defquels eft *Eau bene-* fon eau benite à laquelle il attribue beaucoup *dicte de* de merueilleux effects qu'il a experimenté en *Roland.* penfant diuerfes maladies, & principalement és plurefies, foit compliquées de vers, foit au- *Vomitoire* tres. Il appelle ce remede vomitoire Ruptif: *ruptif du* car il rompt & ouure les abfcés & apoftemes *mefme.* efquels degenerent fouuent, & foudain les inflammations; il f'en fert auffi en la cure de l'angine ou fquinance. Voyez Centur. 1. curat. 14. chap. 14. centur. 2. chap. 52. 53. 62. centur. 2. chap. 18. centur. 4. chap. 11. & 16. centur. 9. chap. 14. 35. 36. où vous trouuerez quand & quand annotez, le lieu, le nom, le fexe & l'aage de ceux qu'il a guary de tels maux defefperez, voire en fort peu de temps, à fçauoir deuant le feptiefme iour, & le plus fouuent fans faignée. Ainfi par apres quand il efchet que l'vfage requiert tels remedes, iceluy fe contente de fadite eau vomitiue purgatiue, ou de fon vomitif

uif ruptoire, qu'il appelle.

Ailleurs ladite eau benite guarit heureuſement pluſieurs maladies fort grieues, telles que ſont les douleurs & inflammations du ventricule, la iauniſſe, les fieures tierces & quotidiennes, Centur.1.chap.8.Centur.2.chap.31.34. 65. Et on peut veoir en la Centurie 9. chap.51. combien merueilleuſes loüanges il donne à ſadite eau benite, & à ſemblables vomitoires purgatifs, tant pour preſeruer que pour guarir la podagre meſme.

Il ſe ſert en outre d'vn autre vomitoire qu'il *Eſprit d'or* nomme eſprit d'or, par le moyen duquel il a *de Roland.* facilement, & auec loüable ſuccez guary deux femmes. l'vne deſquelles eſtoit âgée de ſoixãte ans ou enuiron, l'autre de cinquante: celle-là hydropique, icterique, aſmatique: mais ceſtecy affligée d'vne difficulté de reſpirer, ſuffocatiue & mortelle. Il faict mention de ces cures en la Centur. 25. & 35.

Dans le meſme Roland, on trouue encores vne autre eſpece de vomitoire qui eſt ſudorifique, lequel eſt nommé d'iceluy, eau de terre *Eau de ter-* Sainĉte, dont il a auſſi recueilly de tres belles *re ſaincte* & ſingulieres experiences és epilepſies, ſtran *de Roland.* guries & eſchuries. Voyez ſa Centurie quatrieſme, chapitre 31. & 33.

Au meſme lieu ſe rencontre auſſi vne cer *Calice ou* taine coupe chymique, laquelle (à mon opi *coupe vo-* nion) doit eſtre faiĉte de verre d'Antimoine, *mitoire.* ou bien de chaux, de plomb vitrifiée auec cailloux, qui eſtant verſée en quelque modele ſe forme en certaine coupe ou vaiſſeau, dans le .

quel faut macerer ou vin ou quelque autre liqueur, iufqu'à iiij ou v ℥. breuuage qui en
apres fera donné au malade le matin, & l'ayant
pris il fera prouoqué à vomir beaucoup plus
doucement que par le verre d'Antimoine. Et
eft à noter, qu'vn tel vaiffeau demeure toufiours propre à mefme vfage fans diminution
de poids ny de vertus. De laquelle forte de purgation nous auons ja traicté ailleurs en nos efcrits.

　　En fin fe trouue encores vn autre vomitif
dans le mefme Roland, qui eft fon Crocus de
Metaux, dont il prend feulement la groffeur
d'vn pois qu'il fait macerer par 24. heures, en
quatre ou 5. onces de vin blanc : le coule tout,
& en fait prendre. Il l'appelle purgatif vomitoire Pantagogue, il s'en fert contre le de-
gouft, l'indigeftion & le fpafme. Voyez fa Cen-
tur.v. Chap.13.

Vomitif
Pantagoge
de Roland.

Crocus des
Metaux.

　　Cedit Crocus de metaux eft, fi ie ne me
trompe, la bafe de fon eau benite : I'ay certes
accouftumé d'en compofer la mienne, ainfi
que i'ay cy-deuant efcrit vers la fin du Chapitre des eaux, où i'ay auffi enfeigné la maniere
de faire ledit Crocus, quoy qu'en termes vn
peu obfcurs, lefquels toutesfois peuuent eftre
facilement compris & entendus par le moindre Chymifte.

　　Son eau de terre Saincte, vomitoire fu-
datiue, comme auffi fon efprit d'or purgatif,
vomitif, font à mon iugement les remedes
metalliques, à fçauoir du Mercure & de l'Antimoine deuëment preparez : defquels l'expert

Medecin fçait tirer des vomitoires qui par
leur vertu penetrent iufques aux racines &
mines du mal : & neantmoins font moins nuifibles & pernicieux que ces Hellebores anciens, Remedes jadis tant celebrez & vfitez. Il
nous faudra parler de tels medicamens en noftre Pharmacopée Spagyrique, comme en leur
propre lieu. Nous auons cependant mis en
auant quelques belles preparations en noftre
Tetrade, Chap. du Mercure & de l'Antimoine,
où nous renuoyons le Lecteur. Il me doit fuffi-
re d'inferer icy en noftre Pharmacopée vn vomitif tant feulement, lequel fe faict auec fel de
Vitriol, duquel prendrez 7. 8. ou 10. grains, felon les forces du malade, le ciffoudrez & ferez
prendre à ceux qui en auront befoin, & il produira des effects merueilleux.

Sel de Vi-
triol vomi-
tif.

Outre plus, afin qu'on cognoiffe combien
grands & admirables effects prouiennent de
cefte maniere de purgation efmeuë par vomitoires conuenables & qui defracinent le mal
plus auant, Il me femble bon de raconter icy
deux hiftoires dignes de recit.

Hiftoires
notables.

La premiere eft de Monfieur de Luynes, &
de Fourmentieres, qui eftoit homme de grande & venerable authorité, de bonne memoire
Confeiller du Roy au Parlement de Paris : Iceluy aagé de quarante ans, ainfi qu'il me difoit
fonuentesfois, fut faifi d'vne grieue & longue
maladie, accompagnée quant & quant d'vne
fieure lente & languiffante, qui luy auoit rendu
le corps tellement fec, qu'il fembloit eftre
prefque du tout confommé de maigreur, &

A a ij

combien qu'il fe fuft feruy du confeil, & infinis remedes desMedecinsdeParisl'efpace d'vn
an & demy continuel, il n'en auoit toutesfois
receu aucun fecours ny foulagement. Iceux
doncques l'ayant abandonné comme incurable, Madame de la Noüe (femme qui a le renom d'eftre remplie de toutes vertus, & qui
eftant encores viuante, rendra elle mefme tefmoignage de ces chofes) luy prefenta vne tablette compofée de fleurs blanches d'Antimoine & de Sucre, l'exhorta à en vfer, & luy
predit quant & quánt la vertu & l'operation de
ce remede. Dont Monfieur de Luynes ja reduit
à l'extremité fe hazarda & print ladite tablette
qu'on luy prefentoit. Quelques heures apres le
vomiffement fortit d'vne impetuofité fi grande
qu'il en eftoit prefque tout efperdu : Mais à la
feconde fois, il vomit certaine matiere blan-
chaftre & vifqueufe, de forme ronde & maf-
fiue, ayant prefque vn pied de long, & eftant
efpeffe comme vne canne ou rofeau : apres
quoy, foudain il f'efcria qu'il eftoit guary,
comme auffi eftoit il, & ainfi peu de iours
apres eftant guary parfaictement, & fe portant
bien, il alla remercier ladite Dame, & luy
demanda le fecret du remede, lequel il ob-
tint : dont l'occafion fe prefentant, il a fouuentesfois experimenté la mefme chofe à
l'endroit de plufieurs autres malades. Et depuis lequel temps iufques à fa mort il s'eft fort
addonné à rechercher les plus fubtils fecrets
de nature.

Lautre hiftoire d'vne cure admirable eft,

d'vne certaine Dame de la Prouince de Poictou, touchant la maladie & symptomes de laquelle dont elle estoit fort affligée durant le
mois de Iuin dernier passé, on m'escriuit : Or
ils estoient tels, vne frequente lipothymie &
defaillance de cœur, douleurs de teste, estour-
dissemens, conuulsions, vomissemens, douleurs d'estomac, diarrhée & infinis autres : Et
ce qui merite d'estre remarqué durant l'aigreur & vigueur de ces symptomes, elle vo-
missoit par fois & interualles quantité de poils
fort deliez ou de cheueux, l'vn desquels me
fut enuoyé dans vne lettre. Touchant lequel
mal tres-grief, & des pires, ie priay d'entrer
en consultation auec moy, Monsieur Turquet,
personnage fort sçauant, Medecin du Roy, &
mon tres cher collegue & amy. Doncques
suiuant le commun aduis de luy & de moy,
nous luy enuoyons quelques remedes Chymiques non vulgaires, auec vn escrit : Car
en vain & sans aucun auancement, elle a-
uoit iusqu'icy long-temps vsé d'autres medicamens qu'on luy faisoit prendre suiuant
l'ordonnance des principaux Medecins de
Poictou. Entre les susdits remedes estoit aussi
nostre Mercure de vie en tablettes, lequel
est vomitif & purgatif : Comme aussi nos
pilules polychrestes, nostre Laudanum
ou Nepenthes & autres semblables, qui ne
se trouuent chez les Pharmaciens vulgaires,
lesquels nous luy enuoyasmes auec le regime
& la maniere d'en vser. Desquels remedes parut soudain vn tres-heureux succez :

Car ayant pris nos tablettes purgatiues vomi-
tiues, elle ietta tant par le haut que par le bas,
vne matiere si puante & corrompuë que les af-
sistans en furent infectez. En la seconde & troisiesme prise desdites tablettes, dôt elle auoit ja
receu vn grand soulagement, elle fut tourmen-
tée & assaillie de ces symptomes beaucoup
plus qu'elle n'auoit iamais esté : Car les racines
du mal auoient ja commencé à ceder à la force
du remede & à estre extirpées, & vomit si grâde
quantité de cheueux, qu'elle croyoit en deuoir
estre suffoquée, & ce par deux ou trois iours entiers. Ayant finalement pris ledit remede, elle
sentoit vne certaine masse collée à sa gorge qui
la piquoit & poignoit fascheusement, maisvn
peu apres le vomissement prouoqué, sortit vn
ver de merueilleuse grosseur & longueur, qui
estoit encores vif: quelque peu de temps apres
elle vomit encores quelques cheueux qui sem-
bloient se mouuoir d'eux mesmes, & estoient
semblables à vne creste ou bouquet de plumes
agencé distinctement d'vn & d'autre costé : Le
lendemain luy ayant fait prendre encores vne
desdites tablettes, elle ietta encores trois cheueux tant seulement, & ainsi la cause du mal
estant arrachée, elle recouura sa santé : Vn certain Apoticaire nômé A. Mayaut, qui l'auoit se-
couruë pendant la curation entiere, m'a clairement escrit ainsi touchant les circonstances de
ces choses, & le succez des remedes, & ce lors
que i'estois en deuoir de raffermir la santé à cet
excellent & grand Seigneur de Villeroy, Conseiller d'Estat, & premier Secretaire du Roy,

personnage certes, qui non seulement a fait
grand plaisir à la France, & à tout le Royau-
me, comme à son pays : mais aussi qui est fort
celebre parmy les nations estrangeres à cause
de son sçauoir, integrité & prudence singuliere, & pour sa dexterité à manier les affaires du
Roy, accompagné d'vne excellente candeur
d'esprit. Estant, dis-je, au Chasteau magnifique
de ce grand personnage, (mon Mœcenas) appellé vulgairement de Ville-Roy. Et comme
l'estudiois plus librement esloigné du tumulte
de la Cour & ville de Paris, on m'apporta les
nouuelles de cet accident merueilleux & son
heureuse issue. Auquel lieu semblablement ie
veillois & trauaillois à composer ma Pharmacopée, traictant ce mesme Chapitre des vomitoires purgatifs : dont par occasion ie trou-
uay bon d'adioindre ceste histoire à la precedente, afin que les effects admirables de ceste
euacuation par vomissement estans mis en
veue publique fussent notoires à tous, & que
par mesme moyen ceux qui par ie ne sçay quelle crainte plus que leporine condamnent ladite maniere de purger, vinssent à recognoistre
leur erreur.

Nous enseignons la preparation de nostre
Mercure de vie en nostre Tetrade : En bref on
le prepare de deux substances metalliques, l'vn-
ne desquelles est prise du reigler de la Magnesie ou Antimoine, l'autre du Mercure de la
mesme Magnesie, reduit en meteores meslées
également, dont il faut extraire à la chaleur du
feu par vne retorte vne liqueur gommeuse

qu'on iette en eau froide en forme de cresme
ou fleur de laict, laquelle liqueur priuée de son
acidité, & addoucie par plusieurs lauemens, se
conuertit en poudre blanche comme neige, laquelle on fait prendre iusqu'à 4. ou 5. grains
pour le plus, elle se peut aussi donner (si voulez)
reduire en tablettes auec succre, ou mesme
auec quelque liqueur ou autrement, car elle
surpasse en excellence tous les autres vomitoires & purgatifs, plus qu'on ne sçauroit dire ou
penser, & produit des effects du tout merueilleux en la cure de diuers maux. L'excellence
d'vn si notable remede a comme par force ex-
torqué de nos mains vne plus claire description d'iceluy, par laquelle i'ay bien voulu
clorre ce Chapitre, de peur qu'autrememement il
ne semblast parauenture mutilé & imparfaict.

Des Clysteres.

CHAP. XVII.

AYANT acheué nostre Traicté des purgatifs generaux, qu'on fait prendre par la
bouche : Maintenant il semble estre conuenable que suiuant l'ordre qu'auons commencé,
nous parlions aussi des purgatifs liquides &
propres à repurger le corps d'excremens & de
mauuaises humeurs, estans introduits par le
fondement. Or tels remedes sont appellez
d'vn nom commun, Clysteres : Aucuns les appellent Enemes, c'est à dire, infusions & immis-
sions selon Celsus.

Celsus cha-
pitre 12.
liure 1.

Le mot de Clyſtere eſt doncques general, & ſe prend pour diuers remedes à donner & à employer : Car ſelon la diuerſe ſituation du membre mal diſpoſé ou malade, pour lequel le remede eſt employé & mis en vſage, il reçoit vne differente appellation de nom : d'où vient que les Clyſteres ſont les vns auriculaires, appellez des Anciens, Orenchytes, les autres Clyſteres de la veſcie, dicts Syphons ou Catheteres, par leſquels nous faiſons entrer ce que nous voulons dedans la veſcie.

Les autres vterins, ſurnommez Merenchytes.

Tels remedes ſeruent à medeciner les diuers maux, deſquels ces trois nobles membres ſuſdits ſont trauaillez. Toutesfois nous remettons à traicter de ces meſmes remedes en vn autre lieu.

Ce nous ſera aſſez de parler ſeulement des vrays Clyſteres, tels que ſont ceux qu'on nomme ainſi en general, & qu'on introduit par le fondement, l'vſage deſquels, ſelon Pline, nous a eſté premierement enſeigné par vn oiſeau appellé Ibis, lequel auec ſon long bec ſemble ſe donner vn clyſtere par le bas.

Galien au Commentaire ſur l'Aphoriſme 36. Sect. 2. liure 6. Epidem. met en auant pluſieurs differences & compoſitions de clyſteres : dont les vns amoliſſent le ventre trop ſec, & eſueillent la faculté expulſiue aſſoupie.

Les autres amoliſſent & purgent enſemble, non ſeulement les communs excremens du

ventre à l'imitation de la nature (qui prouoque & incite la faculté expultrice à l'euacuation naturelle des excremens, quand le fiel ou
la bile vient à regorger dans l'inteftin dit *Ie-
iunum*) comme enfeigne Galien au liure 5. de
l'vfage des parties : mais auffi euacuent & arrachent les humeurs pituiteufes, bilieufes &
autres fuperflues & malignes, qui s'arreftent
tant és inteftins qu'en tout le mefentere, &
és enuirons du foye, ainfi que Galien efcrit
au Commentaire 17. fur fes Aphorifmes 6.
Aphorifme. A cefte heure nous traicterons
feulement des clyfteres, par le moyen defquels
nous facilitons la feule euacuation naturelle,
comme d'vne chofe qui importe grandement
au but de la purgation : Nous y adioindrons
auffi les decoctions, foit carminatiues, foit lenitiues, foit deterfiues & telles autres qui feruent à autres intentions de medecine, à fçauoir
quand il fera befoin, ou d'euacuer ou d'arra-
cher, ou d'efcouler les humeurs peccantes &
malignes : mais toutesfois ayans memoire de
noftre fujet nous n'extrauaguerons hors d'iceluy outre mefure.

Clyfteres   Les clyfteres mollificatifs ou amolliffans, qui
mollifans. humectent la matiere fecale du ventre recuite
& endurcie, font compofez de racines & fueil-
les de Guymauue, de Manne, Violiers, branche
vrfine, Bete, aufquelles on adioufte les huiles,
le beurre ou autres graiffes, le feul jus des inteftins & tefte de mouton, & auffi deftiné à
Clyfteres mefme vfage.
anodins.   Pour augmenter la vertu anodyne, s'il ef-

cher que les intestins soient empeschez &
trauaillez d'vne humeur acre, mordicante, salée, soit pituiteuse, soit bilieuse, faut adiouster
à la decoction les semences de Lin, de Fene-
gret, de Guymauue, d'herbes aux Puces, fleurs
de Camomille, Melilot, Suzeau, & de semblables.

Que si la douleur est accompagnée ou mesme excitée de flatuosité & d'humeur crasse &
pituiteuse : on y adiouste les semences carminatiues, sçauoir est, le Cumin, l'Anis, bayes de
Laurier, herbes d'Origan, Calament, Rue, sommitez d'Anet.

Carmina-
tifs.

Or d'autant que telles douleurs prouiennent le plus souuent ou d'vne humeur subtile,
acre & bilieuse, ou bien d'vne crasse mucilagineuse & pituiteuse, salée & vitrée ; faut euacuer la bilieuse par le moyen d'vn looch de
Casse, d'vn dia prunis Catholicon, lenitif, electuaire de psyllium & de semblables Cholagogues legers : mais la pituiteuse doit estre exter-
minée auec l'Hiera picra de Galien, le Diaphœnic, le Diacartame, la benite laxatiue : &
par fois quand l'humeur estant trop visqueuse,
froide & gluante, il est besoin d'attraction &
purgation plus forte, on prend l'Hiera diacolo-
locynthidos, ou de Coloquinte : faut y mesler
des huiles propres à addoucir l'acrimonie de
l'humeur, celles qui sont chaudes & lenitiues,
sont moins conuenables à l'humeur bilieuse,
comme l'huile de Violettes, l'huile de Lys, de
Lin & de Camomille : Mais quant à l'huile Laurin, de Geneure, de Sesame, d'Anet, de Suzeau,

de Ruë, de Glayeul, conuiennent à l'humeur
pituiteuse, & quand il est besoin de plus grande attenuation, resolution, fomentation ou
eschauffement.

Mais si telles douleurs naissent (comme il es-
chet souuent) de quelque inflammation des intestins ou des parties circonuoisines, c'est à sçauoir de la vescie, de la matrice ou des reins, le
Medecin peu expert doit soigneusement &
exactement considerer ce qui est à faire: Car
ces maladies sont tousiours coniointes auec
fieure. Ayant doncques faict sortir les plus
crasses excremens du ventre auec quelque clystere amollissant, faudra vser des clysteres lenitifs & rafraichissans, faits de laict, dans lequel
auront esté cuites semences de laictuë, d'herbes aux puces, & de guymauue, afin qu'il deuiennent mucilagineux & anodins. Quelquesfois on composera vne iniection du seul huile
de violettes, dans lequel peuuent estre cuites
quelques testes de pauot. Mais touchant ces
choses que les ieunes Medecins voyent & suiuent le conseil d'Aetius ch.4.16 & 26.Serm.liu.
3. faut voir en outre ce que Galien escrit des
clysteres faicts du seul petit laict, 10. simpl.
Chap.du petit laict: lequel il recommande fort
pour deterger le pus ou boue, appaiser la douleur & reprimer l'acrimonie des humeurs.

Cela soit dit en passant: Car nostre but est,
ainsi qu'auons ja protesté, de discourir en ce
lieu des seules iniections purgatiues.

Aux susdits emolliens, lenitifs & anodins
communs & vulgaires, Ie pourrois en adiouster

quelques autres de mesme rang pour embellir
cet œuure, si ie n'auois deliberé d'annoter au
Chap. des Extractions plusieurs extraits purgatifs, simples & composez: comme aussi plusieurs extraicts lenitifs, anodins, carminatifs, &
diuers autres conuenables à toutes intentions
curatiues, qui suffiront grandement pour composer toutes sortes de clysteres.

Car pour exéple, s'il faut cóposer vn clystere
pour dissiper les vens, l'extraict carminatif ja
preparé sera tout prest, lequel se gardera long-
temps, doüé de toutes les vertus & proprietez
des bayes ou grains de laurier, & de geneure,
des semences de fenoil, d'anis, d'anet, de cumin
& pastenaille sauuage, des herbes seiches de
rue, calament, pouliot, origan, des fleurs de suzeau, camomille & de semblables, dót nous descrirós les diuerses sortes de cópositions (cóme
aussi des extractiós lenitines & anodines) & duquel suffiront deux ou trois dragmes meslées
parmy quelque boüillon, ou auec eau ou vin
chaud, selon qu'il sera expedient: Suiuát ceste
methode, on fera soudain & sans beaucoup de
peine vne decoction carminatiue de clystere,
dans laquelle vous ferez dissoudre vn extraict
purgatif, cóuenable à la maladie qu'il faut dó-
pter, ainsi qu'il aparoistra par les diuers formulaires que no⁹ descrirós au chap. des Extractiós.
De sorte que pour soulager les Apoticaires
d'vn labeur superflu, nous dónerons aussi plusieurs façons d'huiles, qui seront participantes
d'vne faculté anodine, lenitiue, carminatiue &
purgatiue. En lieu d'exemple nous produirons

icy noſtre huile carminatiue de Coloquinte;
Quoy qu'en la ſeconde ſection de noſtre Pharmacopée au Chapitre des Huiles, nous en de-
uions mettre en auant pluſieurs formulaires.

Huile de Coloquinte carminatiue pur-
gatiue, inuentée par du Cheſne.

Prenez herbes ſeiches de Rue.
   De Calament.
   D'Origan, ou
   Marjolaine ſauuage.
   De Pouliot, de chacun M.j.
Semences de Paſtenaille ſauuage.
   De Cumin.
   De Fenoil.
   Bayes de Laurier, de chacun ℥ j.
   Huiles d'Oliues ℔ ij.
   Vin Rouge ℔ j.

Cuiſez les tant que le vin ſoit conſommé:
auec cet huile ainſi preparé, faictes cuire poulpe de Coloquinte ij ℥. Mettez les digerer au
bain Marie chaud par douze heures, puis qu'elles boüillent l'eſpace de deux heures iuſqu'à ce
que l'huile ait attiré toute la vertu de la Coloquinte, puis on les exprimera & coulera.

Ceſte huile ſe peut faire és boutiques, & s'y
conſeruer long-temps, la doſe ſera j ℥. ou ij ℥.
ſelon qu'on aura beſoin d'vne operation plus
efficacieuſe, meſlée auec vn boüillon gras, ce
ſera vn remede ſouuerain contre toutes maladies aſſoupiſſante, l'Apoplexie, Lethargie, &
ſemblables.

De la fufdite Coloquinte cuite auec huiles lenitiues de vers, de Lin, de Lis, de guy de Pommier, & de Camomille: on peut compofer vne huile compofée lenitiue purgatiue, à la façon de l'huile carminatiue purgatiue, laquelle eftât meflée auec vn boüillon de refte de mouton, eft vn medicament fingulier pour toutes douleurs. Car l'huile attrempe merueilleufement l'acre & veneneufe qualité de la Coloquinte, de forte qu'eftant ainfi preparée, elle n'eft aucunement nuifible ny dommageable aux inteftins, aux tayes defquels autrement elle a accouftumé de s'attacher toufiours quelque peu, combien mefme qu'elle foit puluerifée bien menue & reduite en trochifques: Incommodité que nous retranchons par cefte preparation, & par le meflange des huiles auec l'effence & proprieté d'icelle ; Et ainfi elle deuient vn remede moins dangereux que le Diaphœnic & la benite laxatiue : dont il eft bon d'vfer en compofant diuers clyfteres, & il fera paroiftre d'excellens effects auec heureux fuccez, en appaifant fur tout les infupportables douleurs & paffions coliques, qui le plus fouuent font caufées d'vne pituite vitrée dans les boyaux, efquels les feuls lenitifs purgatifs eftans introduits, fe monftreront n'auoir aucune efficace ny valeur.

Pour fin, i'adioufteray icy encores vne autre defcription d'huile purgatif, qui eft fort excellente pour empefcher la generation des vers, & pour faire vuider les humeurs corrompues, pourries & mauuaifes dont ils s'engen-

drene, autrement ils causeroient infinis autres
maux : Car nous en voyons plusieurs, tant
hommes que femmes, ieunes que vieux estre
sujets à ces maux : ausquels nous auons donné vn soulagement agreable & indubitable,
par le moyen de ceste huile appliquée, soit
au dedans en forme de clystere, soit au dehors.

> *Prenez Aristolocheronde.*
> *Gentiane, de chacun ʒ ß.*
> *Tormentille ʒ j.*
> *Herbes, Petite Centaurée.*
> *Sommités d'Oliuier.*
> *Marrube.*
> *Absinthe pontic.*
> *Persicaire.*
> *Houblon.*
> *Dictam, de chacun j. m.*
> *Semences, De Polium montagneux.*
> *De Pourcelaine.*
> *De Citron.*
> *De Chardon benit.*
> *De Houblon, & de la semence contre les vert,*
>   *de chacun ʒ j.*
> *Amandes ameres ʒ iij.*
> *Fleurs, De Pescher.*
> *De Mille pertuis.*
> *De stœchas, de chacun p. ÿ.*
> *Myrrhe ʒ ß.*
> *Turbith.*
> *Hermodactes, de chacun ʒ j.*
> *Pouppe de Coloquinte, ÿ ʒ*

Pilez les choses qu'il faut piler, & les meslez
auec

aueciiij. ℔ d'huile d'oliue & j ß. ℔ de bon vin
blanc : puis faictes les bouillir tant que le vin
foit confommé, y adiouftant fur la fin deux ou
trois fiels de bœuf qu'aurez premieremēt bien
depurez au bain Marie, & en faictes huile. Cefte huile meflée auec laict ou quelque bon
bouïllon en fuffifante quantité, pour en faire
des iniections, fera vne medecine fouueraine
contre toutes fortes de vers : Il fuffira d'en faire prédre aux petits enfans de 3. ou 4. ans, pour
dofe ß ℥. ou vj. ʒ auec laict, ou v. ℥ pour en
faire vn clyftere comme deffus : à ceux qui font
moyennement robuftes, ce fera affez j. ℥ mais
aux plus forts j. ℥ ß voire dauantage.

Ladite huile eft auffi fort excellente contre
les vers, en oignāt de quelques gouttes l'orifice
de l'eftomac & la region du nombril : les admirables effects de ces deux huiles n'agueres defcrites, fe dōnerōt à cognoiftre & paroiftrōt de
iour en iour & de plus en plus par l'experience.

Mais pour amplifier vn peu dauantage ce chapitre, inferons y encores vn ou deux remedes
tirez de la bande des minerauz : lefquels medicamens deuancent de bien loin les autres
purgatifs qui entrent en la cōpofition des clyfteres, foit pour appaifer & addoucir les douleurs fufcitées par caufes froides, cruditez, vé-
tofitez, & humeurs mucilagineufes, tartarees
& areneufes ou graueleufes, foit à chaffer les
vers, euacuer la puante ordure & corruption
des humeurs, ou pour mieux purger les humeurs, fanstoutesfois échauffer par trop, ainfi
qu'ont accouftumé de faire l'Hiera Logadij ou

Bb

Diacolocynthides Pachij, la benite laxatiue &
autres femblables dont plufieurs fe feruët pour
éueiller les malades és maladies & fymptomes
a maigriffans & affoupiffans, la vertu defquels
toutesfois la chaleur exceffiue de tels medicamens augmente dauantage, remplit & fatigue
le cerueau de plus grande quantité de vapeurs
qu'elle ne les diminue en les diffipant:cela n'aduient point és autres remedes qui produifent
pluftoft des effects formels & fpirituels que

Crocus des materiels. Le medicament duquel ie parle eft le
metaux és crocus des metaux dont auons faict mention
clyfteres.] ailleurs, & auons monftré les merueilleufes o-
perations qu'il produit eftant pris,mefmement
par la bouche.

Si quelque Medecineau fort timide & peu
expert n'approuue l'vfage de ces remedes dont
il n'a aucune cognoiffance, fi on les prend par
la bouche, ie ne croy pas toutesfois qu'il ait vn
efprit fi ftupide qu'il ofe les mefprifer eftans
admis és clyfteres, principalement fi les grands
effects qui à la verité prouiennent d'iceux be-
nignement, & tres-efficacieufement, luy font
venus à notice, lefquels ne moleftent aucunement ny d'eux mefmes, ny par accident ou par
autre chofe que ce foit, comme il arriue fouuent & ordinairement és vulgaires. Leur prix
auffi n'excedera 3. fols: comme ainfi foit que
chaque des autres fe vende pour le moins feize
ou mefme vingt fols. Car vne demi dragme dudit remede ou vne dragme au plus eft fuffifante, lequel faut macerer en 4. ou 5. onces de
quelque bonne eau ou vin l'efpace d'vne nuict

entiere ou dauantage, & ainſi cette maceration
doit eſtre meſlee auec autant de ius qu'il ſera
beſoin pour en faire vn clyſtere. Vous pouuez
ſi voulez garder cette maceration faicte en eau
ou en vin, & en faire grande quantité, augmentant la doſe de chacun ingredient, laquelle
vous conſeruerez long temps & l'approprierez
à l'vſage ſelon qu'il ſera expedient, obſeruant
touſiours la doſe ſuſdite.

En lieu de crocus des metaux vous pourrez
vſer, quoy qu'auec moins de profit, de l'Antimoine vitrifié, lequel toutesfois eſtant infus,
coulé & donné en clyſteres apporte moins de
nuiſance que le diaphenic, & par meſme moyé
faict veoir des effects beaucoup plus vtiles &
efficacieux. Mais quand ie propoſe ces remedes aux Dogmatiques, ie laiſſe à chacun ſon iugement libre, ſoit qu'il s'en veuille ſeruir ou
non, ſeulement puiſ-je bien dire & affermer
qu'en les deſcriuant ie ſuis appuyé ſur le ſolide
& ſeur fondement de l'experience, qui ne pourra eſtre abbatu ny renuerſé par aucunes machines de ſubtilitez que quelque moqueur auroit
attrainé.

Quoy qu'il en ſoit, vn chacun aduoüera finalement, ſinon qu'il ſoit le plus ingrat homme
du monde, qu'il eſt content de ces ornemens
& fleurs des Hermetiques dont nous ampli-
fions noſtre Pharmacopée: & iaçoit que nous
les ayons en grande eſtime, & les cheriſſions le
plus entre les fruicts de nos trauaux & veilles,
neantmoins nous les communiquons volon-
tiers & liberalement à tous.

Ie pourrois y adioindre pluſieurs autres formulaires de diuers clyſteres eſchauffans & re-
froidiſſans, deterſifs & conſolidans, fermans
la playe, reſtreignans, corroboratifs, & alimenteux, & ſeruans à pluſieurs autres intentions de Medecine : mais pource qu'ils ſont
trop vulgaires & deſcrits par tout és antidotaires, nous nous deporterons de les annoter
maintenant en ce lieu.

I'adiouſterois outre ce beaucoup de clyſteres
particuliers auriculaires qui ſubuiennent aux
douleurs, inflammations, abſcés, vlceres, cor-
nemens, tintemens & ſurdité d'oreilles : voire
meſme des clyſteres yterins qui ſeruent contre
l'inflammation, les vlceres, tumeurs, ſuffocation de matrice, ſuppreſſion de mois, leur flux
immoderé & blanc, la trop grande humidité,
ſiccité, humeurs corrompues & ſterilité d'icelle matrice. Ie pourrois en fin commodément
adiouſter icy les clyſteres ou iniections particulieres propres aux affections de la veſcie & à
l'ardeur, inflammation, vlceres & petits morceaux de chair d'icelle, à la gonorrhée, ſtran-
gurie, iſchurie ou ſuppreſſion d'vrine, & à diſſoudre & briſer le calcul. Mais nous reſeruons
tous leſdits clyſteres particuliers & ſpecifiques
aux maladies des trois membres ſus mentionnez pour la troiſiéme & quatriéme ſection de
cette Pharmacopée, où nous traicterons de
toutes les maladies du corps humain, tant internes qu'externes, & y enſeignerons auſſi l'v-
ſage des principaux & plus excellens remedes
qui ſont contenus en cét œuure.

Des purgations du cerueau & errhins.
CHAP. XVIII.

Nous auons iufqu'icy difcouru de toutes les efpeces de purgations generales: Il eft requis par bon ordre que nous parlions main-tenant des particulieres qui les doiuent enfui-ure, ainfi qu'enfeigne Galien liu. 2. ch. 2. felon les lieux. Or commençons par la purgation du cerueau, comme eftant la plus haute & la plus humide de toutes les parties du corps, laquelle a principalement befoin de plus d'vne forte d'euacuation.

Cette noble partie a obtenu par deffus les au-tres certains emunctoires particuliers, par lef-quels elle fe defcharge d'excremens fuperflus, au nôbre defquels font principalement les na-rines, dont l'vfage eft deftiné par la nature non feulemét à l'infpiration & refpiration, & à l'at-traction des odeurs, mais auffi à l'euacuation des excremens plus efpés: comme dit Galien liu. 8. de l'vfage des parties, chap. 6. & 7.

L'art doncques imitateur de la nature fait for-tir & vuider les mauuaifes humeurs dôt le cer-ueâu eft rempli outre mefure par les mefmes voyes ou canaux ordinaires: & ce auec l'ayde des remedes propres & conuenables.

Tels remedes font appellez generalement des Medecins Purge-chefs, mais Galien au liu. des fimples les furnomme errhins qui font de diuers genres.

Car ou ils font infus & attirez liquides,

Ou ils font mis dedans les narines formez en fi-
gure longue.

Ou les narines en font frottées en forme de lini-
ment,

Ou ils font introduits par vn inftrument qu'on ap-
pelle rhinenchyte.

Ou bien ils font fouflez dans les narines eftans fecs.

Galien pofe vne reigle touchant les purgatiós
du cerueau, par laquelle il confeille de commencer toufiours par les plus legers, & d'auoir
en fin recours aux plus forts fi befoin eft. Nous,
fuiuant ladite reigle defcrirons icy aucuns formulaires fort vtiles & grandement neceffaires
qui font propres & appropriez à diuerfes maladies, le fiege defquelles eft principalement
au cerueau.

Purge-chef en la premiere forme.

Les purge-chefs ou errhins de forme liquide
font faits d'eaux ou fucs, ou bien auec decoctiós
de racines, d'herbes & fleurs conuenables.

A cette fin feruiront principalement les eaux
de marjolaine, de fauge, de rofmarin, de betoine, d'hyfope, de peuoine, & autres cephaliques,
deux ou plufieurs defquelles eftans meflees enfemble & tiedes font infufes és narines, à quoy
on adioufte vne quatriefme ou fixiefme partie
de vin pour penetrer plus foudain. Tels & femblables remedes font les plus doux de tous.

Pour les rendre plus attractifs, adiouftez aux
eaux fufdites, les fucs depurez de marjolaine, de
morgeline ou mourron, le Syrop de ftœchas, &
l'oxymel fcillitic s'il eft befoin de plus forte at-

traction & euacuation : macerez les racines de pain de pourceau, & vne ou deux feuilles de nicotiane feiches, puluerifees & mifes dans vn noüet, & ainfi aurez vn infigne remede, qui defchargera le cerueau de vapeurs nuageufes & troubles: le mefme cõuiendra auffi aux tournemens de tefte, lethargies & epilepfies, y adiouftant les ingrediens fpecifiques à ces maladies, tels que font en l'epilepfie le guy de chefne, la racine de peüoine, les fleurs de tillet, &c.

Ce font icy les formulaires des purgations du cerueau ou errhins liquides, tant benins que mediocres & violens.

Purge-chef en la 2. forme.

Prenez poudre d'herbe d'abfinthe.

> *De mariolaine.*
> *De morfure de poule.*
> *De betoine.*
> *De fauge.*
> *De dictam de chacun ʒ ij.*

Semence de nielle.

> *D'ammi.*
> *De rue de chacun ʒ j.*
> *Trochifques alhandal Э iiij.*

Faictes les cuire auec fuc de betes & de mercuriale tant que lefdits fucs foient confommez : puis incorporez-les auec terebenthine, & en faictes errhins longs comme vn doigt que mettrez dans les narines liez d'vne petite corde.

Purge-chef 3. faict en forme de liniment.

Prenez poudre de fleurs de fouci.

> *De lauande.*

De tillet arbre de chacun ʒ j.

Poudres de sené.

De panoine.

De melle.

De sermontain de chacun ʒ ß.

Coüillon de bieure Ɔ j.

Hellebore ʒ j.

Poiure gr. vj.

Bois d'aloës Ɔ ß.

Musc.

Ambre de chacun gr. vj.

Huile de terebenthine &

Cire quantité suffisante pour en estre fait vn liniment.

Mettez auec le petit doigt vn peu d'iceluy bien auant dans les narines & vous verrez de merueilleux & souhaittables effects à purger le cerueau ; c'est aussi vn remede fort propre aux tournemens de teste, aux epilepsies, & mesmement à purger le cerueau és petits enfans subiects & enclins à ces maux, lequel cerueau est souuent empesché d'humeurs acides & sereuses d'où prennent leur source les maux susdits.

Autre purgation du cerueau pour destourner & purger par les narines les humeurs qui descendent du cerueau en la poinctrine.

Prenez gomme ammoniaque ʒ j.

Pyretre mis en poudre bien menuë ʒ iij.

Incorporez-les bien auec suc de racines de glaïeul en consistence d'onguent : mettez vn peu de ce meslange au bout d'vn baston approprié à cela, poussez le au fond des narines & verrez incontinent distiller grande quantité d'eau sereuse.

Si le remede liquide ne peut estre bien attiré sinon qu'il entre plus auant dans les narines, on en preparera vn selon la quatriesme forme des Errhins, qui s'introduisent par l'instrument dit Rhinenchyte, comme dessus.

A le composer seruiront les eaux & decoctiós de racines d'herbes, de semences & fleurs conuenables à cette fin, comme nous auons ja dit.

Combien que tels remedes soient en general mis au nombre des purgations du cerueau: toutesfois ils sont employez en special, pour faire esternuer, & ce tousiours à l'exemple de la nature. Car comme l'esternuëment est prouoqué de nature, selon Galien, ou par rarefaction & dissolution des humeurs sereuses & acres qui sont contenuës dans le cerueau, ou par la vertu de nature, qui s'efforce de ietter & pousser hors ce qui porte dommage aux narines & leur est contraire : De mesme aussi l'art a trouué vn moyen de prouoquer l'esternuëmét, par lequel la purgation du cerueau est auancée, & ce par medicamens, ou qui eschauffent le cerueau, incisent, liquefient les humeurs crasses, dont il est rempli, & ainsi les rendent plus propres à estre euacuées, ou ils mordent & poignent les narines, ou font l'vn & l'autre ensemble, & par ce moyen excitent l'esternuement, d'où

viét que la matiere des sternuatoires est pour
la pluspart chaude, seiche, acre, piquante & de
parties subtiles, il ne sera mal à propos d'en
proposer icy quelques formulaires.

Poudre faisant esternuer.

Prenez racines de glaieul.
Feuilles de Marjolaine, de chacun ꝥ ʒ.
Semence de seneué.
De cubebes.
Cloux de gyrofles.
Poiure blanc, de chacun ꝥ Ɔ.
Coüillons de bieure Ɔ ß.

Meslez, faites poudres, & en souflez vn peu
dans les narines.

Ou bien,

Prenez poudre de racines de pain de pour-
ceau.
De marjolaine.
D'hysope.
Semence de nielle.
De pyretre ou pied d'Alexandre, de
chacun ꝥ ʒ ß.
Macis ꝥ Ɔ.
Hellebore blanc Ɔ ß.
Musc. vij. ℈.

Meslez & en faites poudre.

Nous y adioindrons vn certain sternutatoire
de monsieur Roland Medecin fort expert, descrit en ses centuries, auquel l'Autheur attribuë
d'excellens effects.

Prenez semence de nielle.

Hellebore blanc, de chacun ʒ Ʒ.

Marjolaine.

Rosmarin.

Sauge, de chacun ʒ ß.

Musc. ʒ ℈.

Nous vsons d'vne autre forme de sternutatoire qu'on ne souffle point és narines, comme poudre, qui peut au surplus endommager le cerueau, pour estre composée d'hellebore.

Prenez pied d'Alexandre ou pyretre ℈ ß.

Hellebore noir ʒ ʒ.

Nasitort ʒ ß.

Puluerisez & enueloppez tout dans vn noüer, qui sera maceré en eau de roses, & approché du nez pour le flairer, il prouoque l'esternuëment sans douleur, moyen qui est beaucoup plus seur que les autres.

Auicenne se sert aussi d'vn certain sternutatoire vaporeux, fait de tres-fort vinaigre, dans lequel il dissout vn peu de castoreum, la vapeur d'iceluy venant à entrer dedans les narines fait esternuer auec grande vehemence.

Aucuns desdaignans l'vsage de ces remedes croyent que le flux des humeurs en est plustost augmenté, qu'arresté : Aussi n'en vsent ils point ny des purgations generales, sinon que la necessité les y contraigne.

Mais selon mon iugèment ils se trópent lourdement, puis qu'auec bon succés, on fait commodement prendre tels remedes és grandes defluxions suffocantes & qui suruiennent en vn moment. Car la nature a destiné les canaux ou

conduits des narines à l'éuacuation du cerueau
que l'Art à l'imitation d'icelle, auance tellement que le paffage eftant ouuert & libre, le
cours des humeurs fereufes s'acheue par la
mefme voye: & ainfi font empefchées de tomber és parties nobles d'en bas, fçauoir eft, la
poictrine & l'eftomac. Semblablement lefdits
remedes font employez contre les epilepfies,
lethargies, affoupiffemens, apoplexies, & telles maladies froides, ainfi que Galien efcrit liu.
de l'inftrument de l'odorat, & apres luy Oribafius liu. 10. chap. 3.

Auffi leur vfage fuccede heureufement en la
fuffocation de matrice, difficulté d'enfanter,
& en la retention de l'arrierefais, de quoy font
tefmoins Hippocrate & Galien liu. Aphorif.
aphorif. 31. & 35.

Les purge-chefs ou Errhins dénombrez cy
deffus, ne purgent pas feulement & euacuent
le cerueau, mais il y en a quelques autres fer-
uans auffi à ofter l'intemperie chaude d'iceluy,
à arrefter l'hemorragie ou diftillation de fang
par les narines, à contemperer les humeurs
acres & propres à l'exulceration : pour faire
perdre la puanteur des narines & le poupe pro-
uenu dans icelles, & ce fans douleur. Mais de
tous tels remedes fpecifiques nous en traicterons plus amplement en la troifiefme partie de
noftre Pharmacopée, où nous enuoyons le
Lecteur.

Des Apophlegmatifmes & Eclegmes.

CHAP. XIX.

NOftre methode requiert qu'ayans mis fin aux purgations particulieres du cerueau, qui font adminiftrées par les narines, nous traictions maintenant des remedes appropriez, tât à la vuidange du cerueau, qu'à celle de la poictrine, & qu'on doit prendre par la bouche.

De ces remedes, les vns font appellez apophlegmatifmes, que nous expedirons feulement en particulier & en peu de paroles : car il n'y femble pas auoir beaucoup de chofes à expofer.

L'apophlegmatifme donques, ainfi que baille à cognoiftre fon nom & etymologie, & comme l'enfeigne Galien liure 2. chap. 2. felon les lieux, eft vn remede qui attire & fait vuider la pituite & l'humeur fereufe amaffée dans le cerueau, & ce en mafchant, dont aucuns l'appellent d'vn nom barbare mafticatoire.

Outre plus ces mafticatoires attirent les humeurs, les vnes plus, les autres moins. Et font ou fimples ou compofez.

Les mafticatoires fimples & moins attractifs font le feul maftic, ou les feuilles de fauge, ou de laurier qu'on doit mafcher au matin & bien agiter dedans la bouche.

Ou le pyretre eſt meſlé auec le maſtic, comme il s'enſuit.

Prenez Maſtic.

Pyretre, de chacun ʒ ß.

y ayant adiouſté de la cire, faites-en des petits morceaux gros comme noiſettes, on les maſchera, en crachant touſiours l'eſpace de demy heure : & ce par quatre iours, ou dauantage.

Les plus forts & compoſez, ſont ceux qui s'enſuiuent.

Prenez ſemences de ſtaphiſagre ou herbe aux poux.

De roquette.

De ſeneué, de chacun ɥ ʒ.

Poudres de fleurs de betoine.

D'hyſope, de chacun ɉ Э.

Sec ammoniac ʒ ß.

Pyretre ɉ ʒ

Maſtic &

Cire autant qu'il ſera beſoin.

Faicte en des trochiſques ſemblables en forme à vne feue, ou à vne petite aueline, l'vn deſquels ſoit mis, retenu dans la bouche & maſché en crachant ſans ceſſe la ſaliue, & ce le matin à ieun : il prouoque le crachat à merueilles & purge le cerueau d'excremens humides, & eſt vn ſingulier remede contre le tournement de teſte & l'epilepſie.

Masticatoire diuulsif contre la Paralysie.

Prenez diatragacant chaud ij ʒ.
   Maſtic ʒ ß.
   Staphiſagre.
   Pyretre.
   Grains de paradis.
   Zingembre.
   Herbe du coq ou poiurette,
     de chacun j ʒ.
   Poiure long.
   Cloux de gyrofles, de chacun j Ɔ.
Poudres de racines de glaieul.
   De turbit gommeux, de chacun ʒ ß.
Diſſoudez-les auec ſyrop de ſtœchas, & en faites maſticatoires, dont faudra vſer, comme cy deſſus.

Si voulez compoſer, pour les delicats, vn maſticatoire qui offenſe moins la bouche par ſa chaleur, faut proceder ainſi.

   Prenez racines de Pyretre macerées en oxymel,
     ſeichées & pulueriſees.
   staphiſagre.
   ſuccre candi, de chacun ʒ ß.

Incorporez-les auec mucilage & gomme de tragacant, & en faites vn maſticatoire.

Ces purgations particulieres du cerueau doiuent eſtre adminiſtrées apres l'euacuation generale : elles ſont propres à diuertir les defluxions, & principalement aux maladies

qui affoupiffent, felon Galien, à la douleur &
pefanteur de tefte.

En l'vfage de ces medicamens, faut prendre
garde que celuy qui en vfe, tienne fa bouche à
demy ouuerte, pour attirer la faliue, & que les
reliques de la matiere exceffiuement chaude &
afpre, telles que font celles qui reftent ordinairemét en la bouche aprés l'vfage des plus forts,
foient oftées par lauement d'eau tiede, d'hydromel, de vinaigre rofat, ou de laict. Voyez ce
qu'en dit Oribafius liu. 8. collect. chap. 10.

Faut en outre fçauoir, qu'il n'eft permis d'en
vfer à ceux qui ont quelque inflammation à
l'entour de la gorge, du palais ou de la langue,
ou de quelque autre parcelle de la bouche que
ce foit, comme efcrit Galien liu. 3. de la methode chap. 1.

Refte que nous parlions des mafticatoires
côuenables aux poulmons & à purger la region
de la poictrine : lefquels n'ayans fi grande vertu d'attirer & de purger, que les precedens, dôt
auons nagueres faict mention, peuuent à cette
caufe eftre nombrez entre les purgatifs, pris &
employez en abondance : puis qu'en incifant,
attenuant, detergeant, ou decraffant, ils émeu-
uent la nature & luy aydent à reietter plufieurs
fuperfluitez excrementeufes à elle contraires
& nuifibles : mais d'autant que fouz les purgations particulieres, Galien côprend telles euacuations des fuperfluitez de la poictrine & des
poulmons excitées naturellement par la toux,
les remedes auffi adminiftrez par l'art femblent
pouuoir eftre compris en mefme rang.

Ces

Ces remedes ont esté appellez des Anciens Arteriaques, & des Modernes Bechiques & Eclegmes; des Arabes Loch & Looch, à raison qu'on les auale peu à peu.

On les peut distinguer en deux bandes, sçauoir est, en eschauffans, attenuans, incisans, detergeans les humeurs froides, lentes, visqueuses & crasses, qui sont contenuës dedans le creux de la poictrine : ou en refroidissans, incrassans & adoucissans les humeurs chaudes, acres & claires, qui sont causes d'erosions & d'exulcerations. Les exemples de l'vne & de l'autre sorte se prendront de Galien liure 7. selon les lieux. Dauantage de ces deux especes de remedes se compose vn troisiesme qui tient le milieu entre l'vn & l'autre, incrassant & attenuant tout ensemble : Il conuient aussi tant à la cause conioincte qu'à l'antecedente, c'est à sçauoir à l'humeur crasse ja amassée és poulmons, qu'il faut inciser & deterger : & à l'humeur subtile découlante és poulmons par l'aspre artere, qu'il faut incrasser : ce que nous monstrerons brieuement par exemples.

Les Eclegmes, ou Loochs incisifs & detersifs sont,

Le looch de suc de squille simple de Galien.
Le looch sain & expert de Mesué.
Le looch de pin de Mesué.
Le looch de marrube de Paul.
Le looch d'orobe du mesme Paul.

Cc

Le looch de Carthame de Mesué.

Tous ces Eclegmes ou succemens sont de mesme espece que ceux qui attenuent & detergent beaucoup la matiere crasse contenuë dans la poictrine ou és poulmons. Ils subuiennent à ceux qui ont la toux, aux asthmatiques & poussifs, pour l'abondance de la pituite boüeuse & gluante qui empesche de respirer.

Ceux qui incisent & detergent moins, sont

Le looch passulat.
Le looch de pas d'asne.
Le looch de choux de Gordon.
Le looch de poulmon de Renard de Mesué.

Ceux qui incraffent ou espeffissent le plus, sont

Le looch de panot.
Le diacodion simple de Galien.
Le diacodion de Iean Baptiste de la Montagne.

Iceux sont employez en toutes distillations du cerueau en l'aspre artere, qui empeschent de dormir par vne toux continuelle. Aussi donnent-ils allegement en la toux & aspreté du gosier, causée par subtile distillation ou catharre : Car ils espeffissent, addoucissent & disposent à estre purgées telles humeurs decoulantes : parfois aussi on les faict prendre és

fiéures ardentes & és inflammations de la poitrine.

Les moins incraſſans ſont,

Le looch de pſyllium.
Le looch de pourcelaine.
Le looch de tragacant.

Ceux-cy ſont en recommendation contre le
crachement de ſang : les deux derniers eſtans
compoſez en partie de choſes aſtringentes &
conſtipantes, conuiennent à reſerrer & reioin-
dre les ruptures des veines.

Faut rechercher les formulaires des remedes
ſuſmentionnez és Autheurs meſmes que nous
auons cité, & en tous les Diſpenſaires & Antidotaires communs. Il nous doit ſuffire d'inſerer icy tant ſeulement ceux des noſtres qui ne
ſont point vulgaires, & toutesfois ſont duiſans
aux Aſthmatiques, Phtiſiques & autres maladies des poulmons tres-grieues & preſque incurables.

Looch de Guimauue de du Cheſne.

Prenez racines de Guimauue bien mondées
ſ ℔. ou tant que voudrez, faictes-les boüillir
en hydromel commun iuſqu'à tant qu'elles
ſoient cuites à ſuffiſance : Cela faict qu'elles
ſoient pilees & paſſées à trauers l'eſtamine : prenez de leur mucilage ij ℥.
Eſpices de diatragacant.

De diaire, de chacun ij ℥.

sucre candi.

Penides, de chacun ℥ ß

Fleurs de soulphre bien preparées, ainsi qu'enseignerons cy dessous ij ℥.

Syrop de capilli veneris.

De pas d'asne, de chacun suf. quant.

Reduisez le tout en forme de looch, duquel faudra vser souuent auec vn baston de Reglisse.

C'est vn excellent remede contre toute toux inueterée, soit qu'elle prouienne de cause froide, soit qu'elle procede de chaleur : Contre l'asthme, l'orthopnée & dyspnœe & autres maladies des poulmons : on s'en sert aussi pour appaiser la pleuresie & attraire le crachat : ainsi que la principale cure de ces maux se doit commencer par crachement.

Looch Passulat descrit par du Chesne.

Prenez racines de pas d'asne.

Reglisse, de chacun j ℥.

Racines d'aulnée ℥ ß.

De scabieuse.

Herbes capillaires.

Hysope, de chacun j. M.

Fleurs de pas d'asne.

De violettes.

De buglose.

De blanc d'eau, de chacun j p.

Semence d'anis vj ℥.

Cuiſez-les en hydromel ſimple, & prenez de
la colature clarifiée iiij ℔. eſquelles faites cuire

Raiſins ſecs purgez de leurs pepins ℔ ß

iujubes.

ſebeſten, de chacun ij ʒ.

Cuiſez-les tant que la moitié en ſoit diminuée,
puis les exprimez-bien dans la preſſe, y adiouſtant

Sucre candi.

Penides, de chacun iiij ʒ

Qui ſeront cuits iuſqu'à conſiſtence de miel : à
quoy vous adiouſterez

Fleurs de ſoulphre ʒ ß.

Meſlez & faictes vn looch.

Contre les ſuſdites affections des poulmons,
i'ay accouſtumé de preſenter ſouuent l'vn ou
l'autre de ces loochs, que ie fais prendre le matin, apres diſner, ſur les quatre heures, à l'heure du dormir, & aux premieres veilles de la
nuict. Ce ſont des remedes excellens pour tels
maux, ainſi qu'auons dit : car on ne ſçauroit aſſez priſer les fleurs de ſoulphre, que nous y adiouſtons, comme eſtans le vray bauſme des
poulmons, ſelon qu'en auons ia eſcrit ailleurs.

Des ſuſdites fleurs de ſoulphre meſlees auec
le ſeul beurre & quelque mucilage de ſemences de coins, de guymauue, ou de lin, y adiouſtant quelque ſyrop de capilli veneris ; de violettes, de roſée ſolaire, ou de pas d'aſne, vous
ferez vn bechique ou looch tres excellent aux
meſmes fins que deſſus.

Contre la phtiſie & les affections exulcerees,
ou purulentes des poulmons, on peut auſſi faire

vn autre looch de tres-facile preparation, lequel i'ay souuentesfois & auec heureux succés esprouué à l'endroit de plusieurs, & par ce moyen ay trouué que c'est vn tres-puissant & souuerain remede.

> *Prenez syrop de suc de lierre terrestre, de*
> *nostre description ij ℥.*
> *Fleurs de soulphre quantité suffisante pour*
> *reduire tout en looch.*

Dont les Empyriques vseront quatre fois le iour, & ce l'espace de quelque peu de iours, non sans effects merueilleux. I'ay certes auec ce mesme remede guari plusieurs malades, de la santé desquels on n'auoit plus aucune esperance & disoit-on qu'ils estoient incurables.

Auec deux onces dudit syrop de lierre terrestre, vous pourrez mesler quatre ou six gouttes de nostre rubis de soulphre, la description duquel se trouue dans nostre Pharmacopée spagyrique, laquelle nous auons mise en lumiere il y a plusieurs années : par lequel meslange le medicament operera plus seurement & promptement contre lesdites maladies.

Ainsi le bausme, le beurre, le laict doux ou la cresme du soulphre estans meslez auec quelque syrop, ou dónés simplemét, sôt propres ausdites maladies par vne proprieté singuliere & specifique : de tous lesquels ingrediés nous enseignerons la preparation incontinent. Car le soulphre deüement preparé est le vray bausme des poulmons, le vray bechique, le vray loch sain & expert propre & salutaire à tous maux de poulmons, qui pour ses vertus & effects admirables doit eftre preferé à ce looch fain & à tous tant qu'il y a de bechiques vulgaires.

Des confections aromatiques, ou des Efpices ou Poudres fortes, Tablettes & Trochifques.

CHAP. XX.

NOus auons fuffifamment traicté iufques icy des remedes preparatifs & purgatifs & auffi des attractifs & deriuatifs : l'ordre veut que nous parliós à cette heure de ceux qui font propres & conuenables à corroborer ou fortifier les facultez des parties nobles, à fçauoir, animales & vitales, & à celles qui font dédiees à la nutrition. Comme auffi de ceux qui corrigent la quantité maligne ou l'intemperie des parties mal difpofées, & qui fubuiennent à diuers fymptomes ou accidens d'icelles outre nature. Or plufieurs medicamens feruent à ces indications de cures, tels que font,

1. *Les confections aromatiques, les efpices, ou poudres cordiales.*
2. *Les trochifques.*
3. *Les tablettes.*
4. *Les opiates.*
5. *Les confitures.*
6. *Les conferues.*
7. *Toutes fortes d'Antidotes.*

Donques pour mettre fin à la premiere section
de nostre Pharmacopée, reste que nous discou-
rions encores des especes de remedes susmen-
tionnées, & disions qui sont les plus necessaires
d'entre elles, soit qu'on les ayt preparées à la façon vulgaire, soit par artifice chymique: commençant par les confections aromatiques, les
vnes desquelles sont chaudes, les autres froides, les autres temperées.

Les chau
des sont

- L'*Aromatique Gyroflat de Mesué.*
- L'*aromatique rosat de Gabriel.*
- Le *diamargaritum chaud d'Auicen.*
- Le *letifiant de Rhasis.*
- Le *diambre de Mesué.*
- Le *diamoschum doux de Mesué.*
- La *confection cordiale d'Alexandre Be-*
  noist, & la confection cordiale des-
  crite par Fuschius 2. comp. med.
  sect. 4.
- Le *diacalament de Galien.*
- Le *diacinnamomum de Mesué.*
- Le *dianthos de Nicolas.*
- Le *diagalanga de Mesué.*
- Le *diahyssopum de Mesué.*
- Le *diairis de Nicolas.*
- Le *diatrionpipereon de Mesué.*
- Le *diacumin de Nicolas.*
- Le *diaprassium de Nicolas.*
- Le *diaxyloaloës de Mesué.*
- La *rosate nouuelle.*

Les froi-
des.

- Le *diamargariton froid.*
- Le *diatragacant froid.*
- Le *diapenidium.*

Les tem-
perces.
{
Le diatriasantolon.
Le diarrhodon.
Le diacurcuma.
Le dialacca maior.
}

Voyla les confections aromatiques dont on
vse ordinairement & le plus souuent, les formulaires desquelles compositions sont si communs qu'ils se trouuent descrits en tous les dis-
pensaires. Il nous suffira d'expliquer icy par ordre les proprietez & facultez de chacune rant
seulement: où se pourra veoir que les vnes có-
uiennent particulieremét aux maux de teste, les
autres aux maladies des poulmós, de la poitrine,
de l'estomach, du foye, de la rate, des reins, de la
matrice & d'autres parties du corps humain.

L'aromatique gyroflat est le principal & singulier corroboratif du cœur & du ventricule:
il sert à faire vomir, preserue de pourriture les
membres seruans à la nourriture, & dissipe à
merueilles les vents & flatuositez.

L'aromatique rosat subuient à l'imbecillité
de l'estomac, auance la digestion, prouoque
l'appetit, & est principalement commode à
ceux dont la chaleur naturelle esbranlee par
quelque longue maladie, languit mesme apres
que le mal est vaincu.

Le diamargaritum chaud d'Auincenne est
tenu pour vtile contre les lipothymies, syncо-
pes & defaillances de cœur, bref restaure & re-
pare toutes les forces abbatuës, est profitable à
la suffocation de matrice: aux asthmatiques,
tabides, & duit aussi aux cruditez & imbecillitez du ventricule.

L'electuaire letifiant de Rhafis vaut contre la palpitation ou batement de cœur, contre toutes fortes de melancholie hypochondriaque:& d'autant qu'il donne liefle & ioye, on l'a appellé letifiant. Or ceux-là fe trompent qui eftimét que Galien eft l'autheur de cette defcription, à raifon de quoy ils l'appellent letifiant de Galien, ce que nous auons dit ailleurs.

Le diambra & diamofchum doux defcrits tous deux par Mefué, & femblablement les côfections cordiales tant d'Alexãdre Benoift que de Fufchius font les meilleures & plus falutaires de toutes les poudres & confections, ayans auffi prefque de mefmes effets & energies: elles font en eftime contre tous maux peftilentieux, maladies froides du cerueau, paralyfies, tournemens de tefte, epilepfies, côuulfions & melãcholies, elles recreét en outre & reftaurét principalement la faculté vitale, fortifient le ventricule & autres parties qui feruent à la nutrition.

Le diacalament de Galien eft duifant à toutes maladies de poitrine & d'eftomac caufées de cruditez & froidure : il attenuë mérueilleufement toutes humeurs craffes & tartarees, diffipe tous les vents, fubuient à ceux qui font trauaillez de fiéure quarte : & finalement prouoque les mois & l'vrine.

Le diacinnamomum de Mefué, le dianthos de Nicolas, & le diagalanga de Mefué font compofitions qui pour leur finguliere connenance font appropriees à mefmes vfages, c'eft à dire qu'elles feruét à toutes maladies froides, à l'intemperie du cerueau, du ventricule & des au-

tres parties qui aydent à la nutrition, sont dige-
stiues, subuiennent aussi aux cardiaques & defaillances de cœur, & restaurent à merueilles
les forces espuisees.

Le diahyssopum de Mesué, le diatragacant
chaud de Nicolas, & le diairis de Salomon Nicolas ont grâde correspôdance les vns auec les
autres au regard de leur côposition:aussi dônét-
ils allegemét en toutes maladies des poulmons
procedantes d'humeurs froides & visqueuses,
telle qu'est ordinairement & le plus souuent la
condition des asthmes & toux inueterees.

Le diazingébre de Nicolas, & le diatriôpipe-
reon de Mesué, remediét aux cruditez du vétre
& aux imbecillitez du vétricule, attenuét & incisent les humeurs mucilagineuses attachees
aux tayes du ventricule & qui ont leurs racines
fort profondes: D'où viét qu'ô les ordóne en la
fiéure quarte apres les purgations generales.

Le diacumin & le dianis de Nicolas & de
Mesué, tous deux presque de mesme composition, sont tres-propres à dissiper les flatuositez
de l'estomac engendrees d'humeurs crasses &
pituiteuses.

Le diathamarum de Nicolas conuient fort
bien à ceux qui ne respirent qu'auec grande
peine, qui ont la toux, & aux poussifs, voire
qui plus est à l'imbecillié des reins.

Le diaprassium de Nicolas sert particulierement à toutes les deflexions qui causent la
toux, comme aussi à toutes difficultez d'haleine vehementes & aux dispnœes.

Le diaxyloaloés de Mesué est employé à tou-

tes incommoditez d'eſtomac prouenantes de
crudité: il eſt en outre côuenable pour en chaſſer & faire ſortir les vers & les humeurs corrompues, il ayde à digerer, & rend ioyeux l'eſprit de l'homme.

La roſate nouuelle de Nicolas a vertu d'empeſcher le vomiſſement : auſſi eſt-elle bonne
contre les foibleſſes d'eſtomac & les lipothymies ou defaillances de cœur,& pour remettre
en leur entier les forces debilitées par vne longue maladie.

Le diamargaritum froid de Nicolas eſt fort
commode & recommandé en toutes fiéures ardentes & peſtilentielles pour recreer le cœur
& la faculté vitale.

Le diapenide & le diatragacant deſcrits par
Nicolas ſont vtilement donnez contre toutes
affections chaudes & acres des poulmons, contre la toux ſuſcitée d'humeur ſalée & ſereuſe,
& pour prouoquer l'anacatharſe & l'expectoration aux pleuretiques & pulmoniques.

Le diatriaſantal & le diarrhodon de l'Abbé,
ſont propres à contemperer les intemperies
chaudes des entrailles qui ſeruent à la nourriture, duiſent à la iauniſſe , à l'opilation du foye
& de la rate , & aux autres maladies chaudes
deſdits viſceres, qui par meſme moyen en ſont
auſſi corroborez & affermez.

Le dialacca maieur & le diacurcuma ou dia-
crocum de Meſué ont ſemblables proprietez,
auſſi leurs deſcriptions ſont peu differentes les
vnes d'auec les autres,on les faict prendre és intemperies froides des membres ſeruans à nour-

rir pour defopiler les obſtructions & amollir
les duretez d'iceux, ou le foye ou la rate ſont
quant & quant fortifiez par meſme moyen, &
pourtant conuiennent leſdits remedes à toutes
cachexies & hydropiſies, auſſi n'ont-ils pas peu
de vertu à prouoquer l'vrine.

Iuſques ores nous auons ſuffiſamment parlé
des vertus & proprietez des poudres denom-
brees cy deſſus, faut chercher leurs deſcriptiós
és antidotaires où elles ſe trouuent toutes rap-
portees & ramaſſees des eſcrits des anciens: car
ie n'eſtime pas qu'il ſoit vtile & neceſſaire de
m'employer à les transcrire icy de nouueau:
toutesfois comme nous auons deſcrit cy deſſus
quelques poudres purgatiues n'eſtans vulgaires, auſſi auons nous trouué bon d'embellir icy
noſtre œuure d'aucunes côfections ou poudres
cordiales ſpecifiques à pluſieurs maux, leſquelles ou eſtans de noſtre deſcription, ou nous
ayans eſté communiquées d'ailleurs par gens
doctes, eſprouuées & approuuées par longue
& frequente experience, elles, diſ-ie, ſont dignes d'eſtre miſes en lumiere publique.

Dragee contre toutes les maladies froides de la teſte.

Prenez poudre de racine d'acore ou glaïeul
iaune des marets vj ʒ.
Corail preparé ij ʒ.
Poudre de fleurs de ſouci.

De betoine.

De stœchas.

De giroflee de chacun ij ℈.

Coriandre preparé.

Noix muscade.

Canelle de chacun ℥ ß.

Semences d'anis.

De fenoil doux.

De peuoine.

De sermontain de chacun iiij ℥.

Cardamome.

Cloux de gyrofles de chacun ij ℥.

Sucre anthofat quantité suffisante.

Pour en estre faicte vne poudre aggreable au goust, la dose sera demi cuillerée d'argent au matin.

Ceux qui pour auoir le cerueau trop humide & nubileux sont la plus part engourdis, pesans & oublieux : ceux aussi qui sont subiects à l'apoplexie, paralysie & autres maladies induisantes à dormir, ceux-là dis-je s'estans purgez premierement auec pilules cephaliques & conuenables, vseront tous les matins de la poudre susdite, & ce l'espace de plusieurs iours dont ils ne seront peu allegez de leur mal.

Dragee capitale de Langius contre le tournement de teste & l'apoplexie.

Prenez poudres de marjolaine.

Fleurs de betoine.

De sauge.

De rosmarin.

De lauande.

De melisse.

De stœchas de chacun ɉ Ɔ͡s

Noix muscade.

Canelle.

Coriandre preparé de chacun iɉ ʒ.

Cubebes.

Cardamome.

Galange.

Poiure long.

Semence d'oruale.

Grains de peuoine de chacun ɉ ʒ.

Gyrofles.

Macis.

Zedoaire.

Zingembre.

Fenoil.

Fruict de bausme.

Bois d'aloës de chacun ʒ ß.

sucre ɉ ℔. meslez & faictes poudre.

Dragee contre le tournement de teste, esprouuee de Crato.

Prenez vermillon non falsifié, mais vray mineral ʒ ß

Corail rouge preparé.

Perles preparees de chacun ɉ Ɔ͡s

Saffran.

Feüilles d'or nom. xv.

Le tout ſoit pilé bien menu ſur marbre, & meſlé : la doſe de x. xij. ou xvj. gr. auec eau de petit muquet prouoque les ſueurs. C'eſt vn remede excellent & approuué par longue experience contre le tournement de teſte.

Il me ſouuient d'vn remede fort aiſé à preparer pour meſme effect, par l'vſage duquel vn certain perſonnage de grande authorité, & qui a faict tres-grand ſeruice à toute la France, fut heureuſement guari de certain grief tourment de teſte ſcotomatique : Or il ſe faict de fiente de paon maſle pour les maſles, laquelle faut ſeicher & pulueriſer, puis en macerer vne dragme par vne nuict entiere en du vin blanc : le tout paſſé à trauers vn linge ſoit donné au vertigineux & ce continuellement depuis la nouuelle iuſqu'à la pleine Lune, ou meſme dauantage ſi beſoin eſt. L'autheur de ce remede eſt vn certain villageois qui a remporté de ceſte cure vne loüange & honneur ſingulier par deſſus pluſieurs autres Medecins tres-fameux. D'où ſe peut recueillir que la perfection de Medecine n'eſt pas ſi exacte que nous n'ayons beſoin d'apprendre quelque choſe de iour en iour, meſme du moindre & plus abiect homme du monde.

Dragee antepileptique de du Cheſne.

Prenez eſſences de coraux.
De perles de chacun iiij Э.
Ongle de vray Alcé.
Corne de Licorne de chacun з ß.

sel de Crane humain ℥ ß j.

Poudres, de fleurs de petit Muguet.

De Soulci.

De Tillet, arbre.

De rosmarin, de chacun j Э ß.

Semences, de Peuoine.

De ruc.

De guy de Chesne, de chacun Э ij.

Pierre de vray Bezoard.

Ambre gris, de chacun j Э.

Canelle.

Cardamome.

Bois d'Aloës, de chacun j ʒ.

Camphre Э ß.

Succre Antosat, quantité suffisante.

L'Epileptique, apres vne purgation generale & conuenable, prendra demie cueillerée de
ceste dragée, continuant l'espace d'vn mois
entier, ce qu'ayant faict, il boira incontinent
vne ou deux onces de nostre eau Antepileptique cy dessus descrite au Chapitre des Decoctions. Et quant au reste, il tiendra vn bon regime de viure.

Dragées contre toutes les mauuaises dispositions de la poitrine.

Prenez espece de Diairis.

Diatragacant froid, de chacun j ß ʒ.

Poudres de racines de pas d'Asne.

De sommitez d'Hysope.

Semence d'Ortie, de chacun iiij Э.

D d

Poulmon de Renard preparé ß ʒ.
Essence de Perles.
Corail, de chacun ꝫ ʒ.
Succre Violat quantité suffisante.

Meslez & en faictes poudre, ou si voulez en composer vn Electuaire par tablettes, faire le pourrez.

C'est vne poudre fort excellente contre toutes maladies de poulmons, & contre l'asthme mesme, & difficulté d'haleine : outre plus, elle est efficacieuse contre la toux inueterée & aussi contre la phtysie & vlceres de poulmons.

Dragée Antipleuretique.

Prenez Sel de grande consoulde (que les vrais Chymistes appellent mineral au din) ꝭ ʒ.
Poudre de fleurs de Panot sauuage.
De Corail rouge, de chacun ꝫ ʒ.
succre Violat ß ʒ.

Reduisez les en poudre : la dose aura ij ʒ beuuant par dessus vn peu d'eau de Panot sauuage, ou de Chardon benit. C'est vn singulier remede contre la pleuresie, les excellens effects duquel i'ay veu de mes propres yeux.

Poudre admirable contre tous les maux du ventricule.

Prenez petite Serpentine ou vid de chien preparé, comme il sera enseigné ꝭ ʒ.

Poudres de racines d'Acore vulgaire.
De Pimprenelle, de chacun ꝫ ʒ.
D'yeux d'Escreuisse.
De Canelle iij ʒ.
Sel d'Absinthe, & de Geneure, de cha-
cun ꝫ ʒ.
Sucre Rosat, quantité suffisante.
Qu'on en face vne poudre de bon goust.

OBSERVATION.

Le ventricule est si fort allié & a vne si grande conuenance auec les autres parties de tout le corps, que s'il est tant soit peu desuoyé, il tire incontinent apres soy iusqu'aux plus petites parcelles, & ainsi s'engendrent presque infinis maux : De là vient que la medecine des mauuaises dispositions de l'estomac, comprend ensemble la cure de plusieurs autres maux. L'efficace merueilleuse de cette poudre, me donne occasion de dire cela : laquelle estant facile à composer, & n'estant preparée auec grand nombre & quantité d'ingrediens & aromates ; est neantmoins employée, non seulement à fortifier l'estomac ; auquel elle conuient proprement, mais aussi aux maladies du chef, aux migraines fort aiguës, tournement de teste, melancholie hypocondriaque, cachexies & semblables maux. On la faict aussi prendre contre là grauelle & la fiéure quarte : Car elle a vne faculté de desopiler le foye, la rate, & tout le mesentere, & de dissou-

Malancho-
lie Hypo-
chondria-
que.

D d ij

dre & liquefier le tartre glutineux , qui est
cause de plusieurs maladies : à quoy sert particulierement le Sel picquant & piperin, que la
racine de petite Serpentine represente assez
bien par sa qualité acre & mordicante , estant
la base & fondement de ce remede. Içéluy m'a
esté communiqué par Monsieur Birkman Medecin tres-excellent , duquel nous auons ja
faict ailleurs mention honorable. Iceluy faisoit toutes & chacunes années plus de soixante
ou quatre-vingts liures de ceste poudre : Il en
faisoit si grand cas pour l'vsage de medecine,
qu'il luy donnoit aussi lieu entre ses secrets de
medecine , dont il auoit grande abondance,
comme estant l'vn des premiers ou principaux
Medecins de son aage.

Poudre de
M. Birk-
man.

Preparation de la racine de petite Serpentine.

Faut cueillir ceste racine quand elle commence tant soit peu à germer parmy les buis-
sons, & deuant que la vertu d'icelle s'espan-
de en fueilles , on la doit aussi bien monder
& lauer : puis estant couppée en roüelles, l'infuser auec vin & le macerer en lieu froid par
vingt quatre heures : en sorte que le vin surnage de deux doigts de trauers : Ledit temps escoulé , versez & separez le vin par inclination,
& remettez encores dessus de bon vin blanc,
reiterant la maceration mesme par douze heures, afin que l'acrimonie trop grande, & la for-

ce picquante dudit Sel aromatique soit addoucie, laquelle autrement faict naistre des clo-
ches ou pustules és mains de celuy qui le touche, & entame la peau d'icelles. Mais toutesfois en iceluy Sel acre, est cachee ceste vertu
dissolutiue, qu'on en doit extraire par vray artifice, c'est à dire, qu'on la doit rellement addoucir qu'elle ne picque pas la langue dauantage que le poiure mesme, sans aucune exulceration : ce qui s'apperçoit aisément par le
goust. La racine doncques soit seichee à petit
feu, à sçauoir au four, dans lequel aura nagueres esté cuit du pain : puis reduisez-là en
poudre pour le mesme vsage que dessus.

Pour donner plus clairement à cognoistre
les vertus excellentes de ceste racine, l'adiouste seulement icy en passant, que d'icelle
mondée & couppée en roüelles sans cousteau
de fer, & seichée à l'ombre, afin que rien ne
soit perdu de son sel, on faict vne poudre qui
est le vray contrepoison du venin arsenical du
cancre, principalement si on y mesle vn peu
d'Arsenic fixe : duquel nous parlerons plus au
long en la seconde section de cét œuure, où
nous traitterons des remedes externes.

Dragée contre les maladies du foye.

Prenez Corail rouge preparé.
   Spode.
   Espec. de Diatragacant, de chacun ij ʒ.
   Poudre d'Hepatique.
Semence d'Ozeille.
   De Pourcelaine.
   D'Espine-vinette, de chacun j ʒ.
   Crocus de Mars bien preparé ij ß ʒ.
   Crocus d'huile de soulphre suiuant l'enseigne-
   ment qui en sera donné, ij Ə.
   Conserne de Roses seiches ou succre rosat, au-
   tant qu'il vous plaira.

Meslez les & faictes poudre : la dose j ʒ.

Cette poudre est admirable contre toutes obstructions, imbecillitez & intemperies de foye,
qu'elle remet en ses premieres forces : elle est
en outre singuliere contre tous flux hepatiques
& dissenteriques, & à peine trouuera on aucun
remede plus excellent contre les cachexies, hydropisies & iaunisses : apres qu'on aura pris ladite poudre conuiendra humer vn boüillon.

Nous enseignerons pareillement cy apres au
Chap. des Extractions quelque nombre de preparations Chymiques, entre lesquelles nous
donnerons le moyen de preparer tant le crocus
de Mars, que celuy d'huile de soulphre, c'est à
dire, la maniere de conuertir ladite huile en
poudre & Crocus qui representera le vray Crocus de Mars. Mais il surpassera de beaucoup
les forces d'iceluy.

Tout ainſi que nous auons enſeigné cy
deſſus la maniere de preparer facilement vne
poudre de fiente de Paon, contre le tournement de teſte : De meſme auſſi mettrons nous
icy en auant les autres poudres qu'on peut
preparer des excremens des autres animaux,
leſquelles ſeront propres & conuiendront à
pluſieurs ſortes de maladies. Ces remedes à la
verité peuuent eſtre faicts par artifice le plus
facile & ſimple qu'on ſçauroit deſirer, & par
le plus idiot ou ignorant qu'on ſçauroit trouuer : Neantmoins, leurs effects ſe monſtrent
beaucoup plus certains & plus excellens à medeciner pluſieurs maux que ces diuerſes poudres Aromatiques, leſquelles eſtans compoſées trop ſcrupuleuſement ſelon des longues
& ennuieuſes deſcriptions de receptes qu'on
appelle, ſont reſeruées en boites d'orées plus-
toſt pour oſtentation que pour quelque bon
vſage.

Dragée contre la iauniſſe.

L'vn de ces remedes ſe faict de fiente ou
excrement d'Oiſon, qui ſe repaiſt d'herbes
en la ſaiſon du Printemps : l'ayant pris & mis
ſeicher au Soleil ou en autre lieu moyennement chaud, faudra le pulueriſer & en faire
prendre ß ʒ. ou j ʒ. ſi le mal eſt inueteré, ou
ſeul ou auec vin blanc. Il n'y a aucun mal
de iauniſſe qu'on ne deſracine & arrache par
ce medicament, & ce à la troiſieſme ou

quatriefme prife , vous pourrez y adioufter
autant de Canelle & de Succre que bon vous
femblera.

La fiente blanche de poulfins ou de poules, recueillie feparément , eft vn fouuerain
& tres-feur remede contre la mefme iauniffe : Vous ferez prendre la poudre d'icelle
en dofe de ß ʒ. le matin , continuant à ce
faire par quatre ou cinq matins, vous verrez
merueilles. Ladite poudre eft employée pour
brifer & chaffer le calcul , & contre la fup-
preffion d'vrine.

ADVERTISSEMENT.

On ne doit icy auoir en admiration les
effects fouuerains & tres certains , que font
veoir les excremens de tels oifeaux & autres
animaux , à dompter lefdites maladies : Car
les excremens de ces animaux aëriens , dont
la nature eft fort chaude , font pleins de nitre
& de foulphre , telle qu'eft auffi la fiente
de pigeons , dont on extraict grande quantité de foulphre , ainfi qu'auons remarqué
ailleurs.

D'où vient que cefdits excremens ont vne
merueilleufe vertu d'incifer , d'attenuer , &
diffoudre , & retiennent les vertus des fimples
dont iceux animaux font nourris , lefquels
par digeftion & concoction fe changent
comme en quintes effences dans le ventre de
ces animaux aëriens : De là procede qu'ils
excellent en puiffance d'agir tant efficacieu-

se contre plusieurs & diuerses maladies. Camillus à Camillis, Medecin de Gennes fort celebre, duquel auons faict mention cy deuant, asseuroit que les excremens de cailles viuantes d'hellebore (qui leur sert d'aliment comme escriuent quelques vns) par certaine proprieté singuliere conuenoient aux epilepsies, ce que toutesfois ie n'ay point experimenté. Mais pour le rapport de ces choses, Ie veux donner occasion aux autres qui sont doüez d'vn esprit mieux poly & plus exquis, d'examiner & cognoistre iusqu'au fond par meditation philosophique & subtile, la nature & condition de chasques alimens dont les Paons, Oisons & Poules se repaissent & nourrissent, afin qu'ils comprennent plus facilement la cause & raison des effects si grands que produisent ces excremens.

Dragee contre la rate.

Prenez racines de petite Serpentine, preparée comme dessus.
Graine de Bausme.
Bois de Bausme.
Zedoaire, de chacun ʒ 3.
Poudre de fleurs de Genest.
Semences de Nasitort, ou Cresson alenois.

De Roquette.

De Chardon benit.

De Fenoil.

D'Anis, de chacun j ß ʒ.

Cloux de Girofles.

Zingembre.

Cubebes, de chacun ß ʒ.

Canelle j ʒ.

Sel de Fresne.

Tamaris.

Ceterach, de chacun iiij Ɔ.

Succre anthosat, le poids de tous les susdits ingrediens.

Meslez & faictes poudre, la dose de deux
cueillerées d'argent, est bonne contre les obstructions & dures tumeurs de la rate, comme
aussi contre les autres maux qui en prouiennent.

Dragée Antinephritique & pour la colique passion.

Prenez taye interieure du ventre d'une poule,
& la fiente blanche d'icelle, de chacun ß ʒ.

Poudre de la pellicule ou petite peau, qu'on trouue dans les coques d'œufs ij ß ʒ.

Herniere.

Canelle, de chacun iiij Ɔ.

Noiaux de Nesles ij ʒ.

Semences, d'Anis.

De Fenoil, de chacun j ʒ.

Reduifez les en poudre bien menue, & les
meſlez : la doſe peſera ß ʒ. ou j ʒ. au plus, auec
vin blanc.

Vous apperceurez que les effects de cette
poudre ſont plus aſſeurez & beaucoup plus efficacieux à briſer & chaſſer le calcul, que n'ont
accouſtumé d'eſtre ceux que produiſent les autres poudres de gremil, des ſimples eſpeces
de l'Electuaire lithontribon de Iuſtin, de Cigales, de liéure bruſlé & ſemblables, dont on vſe
vulgairemét pour briſer le calcul. Nous auons
certes deſcrit ailleurs en noſtre aduis touchant
le calcul, pluſieurs autres poudres antinephri-
tiques : Mais nous eſtimons la precedente plus
excellente que les autres.

Dragée Hyſterique.

Prenez bois de Caſſe, ou Camelle.
 Roſeau aromatique, de chacun ß ʒ.
Semences, d'*Agnus caſtus.*
 De Paſnets.
 De Rue.
 De Peuoine.
 D'*Anis.*
 De Fenoil, de chacun ij ʒ.
 Cardamome.
 Macis.
 Canelle.
 Cloux de Girofles, de chacun j ʒ.
 Marc de Couleurée, ou Vigne blanche ſau-
  uage j ß ʒ.

Sucre Anthosat, le poids du tout,

Meslez & faictes poudre : la dose sera de j ʒ
ß. elle sert aux fleurs blanches des femmes,
& à la suffocation de matrice.

La seule semence de Pastenades franches ou
domestiques seichée, mise en poudre, & prise
iusqu'au poids de ß ʒ. auec vn peu de vin, ou
quelque bonne eau hysterique, est aussi vn particulier & specifique medicament contre ladi-
re suffocation de matrice.

Dragée de grains de Suzeau, pour la dysenterie.

Exprimez le suc des bayes de Suzeau
meures, à sçauoir pendant l'Autonne, auec
iceluy & farine de seigle, faictes vne paste ou
masse bien pestrie, dont formerez des petits
pains qui seront cuits au four, tant qu'ils
soient aussi durs que biscuit, & se puissent
rediger en poudre bien menuë : laquelle
poudre soit de rechef meslée auec ledit suc,
& le tout encores reduit en paste, qu'on fera
cuire dans le four en forme de biscuit : ce
qu'on reiterera pour la troisiesme fois. En fin
du tout bien cuit & seiché, soit faict vne
poudre bien menuë qu'on gardera fort long
temps. C'est vn secret specifique contre les
dysenteries. Prenez-en j ʒ. & autant de noix
Muscade, le tout bien meslé ensemble soit
incorporé auec vn œuf quelque peu cuit : &

ainſi le tont ſoir donné à humer, ou bien meſlé
& beu auec ſuffiſante quantité de l'eau dyſenterique qu'auons deſcrit cy deſſus.

Nous appellons ce remede Dragée de grains
d'Actes, c'eſt à dire de Suzeau, comme l'appelloit & nommoit celuy qui nous l'a communiqué, à ſçauoir, Monſieur Volſius perſonnage tres-docte, Profeſſeur tres-celebre de l'illuſtre Academie de Marbourg, & Medecin
ordinaire de l'Illuſtriſſime Prince le Landgraue de Heſſe, duquel comme auſſi de ſes deux
autres Collegues, ſçauoir eſt, Monſieur Moſan & Monſieur Hartman, perſonnages fort
celebres, & auſſi Medecins dudit Prince tres-illuſtre, ie confeſſe auoir appris encores pluſieurs autres ſecrets de Medecine, rares & excellens : Par l'authorité deſquels hommes,
nous auons bien voulu donner plus de grace & d'ornement à certuy noſtre œuure, &
ce pour leur grande bien-veillance enuers
moy, & à cauſe de la ſinguliere & fraternelle affection que ie leur porte reciproquement.

Dragée contre l'enfleure de goſier.

Prenez Eſponges ou excroiſſances ſpongieuſes, comme celles qui ont accouſtumé de
croiſtre és eſglantiers ꝭ ℥.

Esponges de Mer , tout autant.

Ces Esponges soient reduites en cendres toutes ensemble selon l'art.

Prenez cendres de ces Esponges ʒ ℥.

Cendres de Papier cendré bruflé ij ʒ.

Canelle ß ℥.

Corail rouge puluerifé j ʒ ß.

Meflez tout enfemble & en faictes poudre. C'eft vn remede tres-affeuré & fort excellent côtre l'enfleure de gofier : Et jaçoit que ce mal foit commun aux habitans de certains lieux tãt feulement, comme aux Morianes, demeurans és montagnes de Sauoye : Neantmoins il s'en trouue plufieurs autre part , fur tout des ieunes filles, que cette facheufe tumeur de gofier rend du tout difformes : aufquelles on peut fubuenir indubitablement par ce feul remede comme bien approuué : Pourtant ne l'ay-ie pas voulu paffer fous filence, afin que le public en fift fon profit.

La maniere d'en vfer eft, qu'il faut mettre j ℥ ß. ou ij ℥. de ladite poudre, ou dauantage fi on veut, dans vne bouteille pleine de vin blanc, & la faire macerer lefpace de deux ou trois iours auant qu'en vfer. Mais le malade doit choifir le temps de la pleine Lune, & quand elle commence à decroiftre il boira dudit vin ij ℥ ou trois tous les matins, continuant iufqu'à tant que la Lune ne decroiffe plus, ains commence à recroiftre, où il conuiendra ceffer iufqu'à l'autre pleine Lune, & icelle venant à decroiftre, faudra reïterer l'vfage de ce vin pour quinze iours, fi d'auenture

il n'eſtoit entierement guary à la premiere
fois: & à meſure que la Lune decroiſt : ainſi
la tumeur viendra à ſe diminuer & conſom-
mer.

Mais on deura premierement vſer de quelque purgatif conuenable audit mal : à cette
fin les remedes faiᶜts de Mercure ſont les plus
commodes de tous.

Poudre à toutes ſortes de Hargnes, & à l'enfleure meſme de la caillette.

> *Prenez poudres de racines de grande conſoulde*
> *℥ ß.*
> *Poudre de Herniere j ℥.*
> *Poudre d'Eſponges croiſſantes és eſglantiers*
> *ij ℥.*
> *Eſſence de Corail.*
> *Eſſence de Perles, de chacun ij ℥ ß.*
> *Magiſtere de pierre ſanguinaire iij ℈.*
> *Spodium.*
> *Terre Seellée, de chacun ij ℥.*
> *Canelle.*
> *Fenoil doux, de chacun j ℥.*
> *Succre Roſat autant qu'on voudra, dont ſoit*
> *faiᶜte poudre.*

Le Hernieux en vſera le matin durant quelques iours, & cependant ne lairra de ſe ſeruir
touſiours de ligamens commodes, & ſur tout
de noſtre bauſme Diakibric, extrémement
chaud, deſſeichant & reſerrant, ou reſtreignant

les parties membraneufes trop humides & laf-
ches.

OBSERVATION.

On a fouuentesfois guary des hergnes fort
grieues, par le moyen de cette poudre approuuée par longues experiences : Elle m'a efté
communiquée par Monfieur Genand, perfon-
nage fort renommé, & premier Medecin du
Duc de Sauoye. L'Herniere, qui eft du nombre des principaux ingrediens dont eft compofée cette poudre n'a pas efté ainfi appellée fans
raifon : car elle met en auant des effects excellens & rares en chaffant ces maux. Ledit Genand prefentoit auffi la poudre de ladite herbe
Herniere, & la mefloit auec du pain. La mefme herbe duit auffi au calcul.

Nous pourrions certes introduire icy beaucoup de tels remedes, pour l'embelliffement
de noftre Pharmacopée, mais le Lecteur de
bonne volonté fe contentera des dragées qu'a-
uons defcrites iufques icy, c'eft à dire, des poudres corroboratiues & propres à diuers maux,
lefquelles annexées au catalogue des ancien-
nes confections Aromatiques feront receuës
de bonne part.

Pour donner meilleur gouft aufdites poudres
Aromatiques, voire aux autres on les forme
en Electuaires folides, ou en tablettes qu'on
appelle : & ce auec fuccre premierement
diffout & cuit à perfection en quelque eau
conuenable : à huict ou dix onces d'iceluy,
on ad-

on adioufte vne once de poudre, cuifant &
meflant le tout enfemble felon l'art. En mefme façon fe preparent les tablettes de diatria-
fantal, l'aromatic rofat & toutes telles autres
qui feruent à mefmes intentions de Medecine
que les confections & poudres dont elles font
faictes.

On forme auffi defdites poudres plufieurs
fortes de trochifques comme on les appelle,
propres à diuerfes indications de cures.

Des poudres purgatiues dont nous auons
parlé cy deuant, fe font des trochifques alhandal, de rheubarbe, d'agaric, & autres féblables.

Se compofent auffi des confections corroboratiues, plufieurs trochifques pour diuerfes
intentions curatiues à quoy elles feruent.

Les vns d'iceux font appellez adftringeans
tels que font les trochifques

De fpodium.
De terre feellée.
De Karabe ou ambre iaune.
Deramich.

Les autres fortifient les parties nobles: les
trochifques de galle mufquée corroborent le
chef.

Les trochifques bechiques blancs & noirs,
la poitrine.

Les trochifques de camphre & de diarrhodon, le ventricule trop chaud.

Outre ce des confections lefquelles nous a-
uós dit eftre propres à defopiler les entrailles, fe
font des trochifques qui fót appropriez à mefmes vfages, & que les Grecs appellét αφεξηπιχοὶ

Ii ς

Pour l'obstruction du foye sont propres les trochisques.

De reubarbe.
D'absinthe.
D'eupatoire.
De lacca.

A celle de la rate, les trochisques de cappres.

Mais à l'opilation des reins conuiennent les trochisques de baguenaudes, autrement dites d'alkekenge.

Les trochisques de myrrhe conuiennent particulierement à la matrice: il s'en trouue plusieurs autres, mais ce nous est assez d'auoir icy denombré les principaux qui sont plus vsitez: celuy qui en desirera plus grand nombre, lise la section 8. de l'antidotaire de Mesué.

Des confitures, opiates & conserues.

CHAP. XXI.

LE mot de confiture a double signification en Medecine, à sçauoir estroite & ample. En la premiere signification il denote certaine

composition faicte d'espices ou poudres corroboratiues & de conserues propres aux maladies
que voudrez surmonter, & ce en forme de poudre grenue qui se donne en cuillier d'argent: &
que les Medecins modernes appellent proprement conserues.

Mais en l'autre signification ample & generale, il se prend pour tout remede qui est confit auec sucre & miel, soit fruicts, soit racines
ou fleurs, afin qu'ils deuiennent plus agreables au goust, & soient rendus plus propres
à estre long temps conseruez. D'où vient
que les conserues sont par ce moyen nombrées entre les confitures : Touchant icelles
voyez Mesué section premiere de son Antidotaire.

Les opiates sont de mesme composees desdites conserues & de plusieurs sortes de poudres qu'on adapte à diuerses fins d'indications proposées au Medecin : mais leur consistence est aucunement plus molle : c'est
pourquoy on y adiouste quelques syrops. Or
comme ainsi soit que les poudres & conserues sont les bases de ces remedes & que nous
auons ja cy dessus traicté suffisamment de toutes sortes d'espices & confections, il reste que
nous parlions seulement des conserues que
nous expedierons brieuement, pource qu'à
nostre iugement il n'y a pas beaucoup de choses à reformer. *Opiates.*

Doncques entre les conserues qui seruent
à fortifier les parties & à oster les malignes
qualitez de la maladie, les vnes sont cepha- *Differenceś des conseŕ-mes.*

Ee ij

liques ou capitales pour le cerueau, les autres thoraciques ou pectorales, les autres font deſtinées au cœur, au ventricule, au foye & autres parties nobles.

Les capitales font, les conſerues de roſmarin, de lauande, de ſouci, de marjolaine, de Meliſſe, de primeuere ou coquu, de peuoine, de petit muguet, de tillet arbre, d'euphraiſe, de betoine & de ſauge.

Les vnes d'icelles capitales font ſpecifiques contre l'apoplexie, comme les conſerues de lauande, de ſauge & de roſmarin, les autres contre la paralyſie, telles que font les conſerues de fleurs de ſouci: & les autres à l'epilepſie, comme les conſerues des fleurs de tillet arbre, de petit muguet, de peuoine: quant à celles d'euphraiſe elles conuiennent particulierement aux maladies des yeux.

Les pectorales font, les conſerues de racines & fleurs de violettes, de capilli veneris, de pauot ſauuage, dont les vnes font conuenables aux maladies chaudes de la poitrine, les autres aux froides.

Les cordiales font, les conſerues de fleurs de bourrache, de bugloſe, d'ozeille, de racine d'angelique, & d'eſcorces de citron.

Les ſtomachales font celles de racine d'acore, d'orenges, de mente, de cotignac ou de coins confits: deſquelles les vnes corroborent ledit ventricule debilité par cruditez ou cauſes froides: les autres oſtent l'intemperie chaude : le moindre apprentif en pharmacie fçait mefme leurs differences, deforte qu'il n'eft pas befoin de nous y arrefter plus long temps.

Les conferues de fleurs de chicorée, d'efpine vinette, de grofeilles rouges, & de rofes rouges fubuiennent principalement au foye.

Les conferues de ceterach duifent à la rate.

La conferue de grande confoulde à vne finguliere proprieté contre les vlceres des reins : mais en general elle arrefte & empefche tous trop grands flux foit de fang, foit d'autres humeurs.

Les preparations des conferues fufdites ne font point de telle importance qu'il foit befoin d'en parler beaucoup.

Pour l'ornement de ce chapitre nous adioufterons feulement quelques formulaires de preparer les conferues, qui ne font tant triuiaux & vulgaires, & defcrirons en outre aucunes compofitions qu'on appropriera aux principales & plus grieues maladies du corps dont le lecteur debonnaire fe feruira auec plaifir & vtilité.

Pour exemple nous produirons les conferues d'aucunes fleurs, racines & fruicts, à la maniere & façon defquelles on pourra en compofer beaucoup d'autres.

La premiere preparation de conferues *Maniere de* n'eft pas vfitée par tout, ains feulement en *faire con-* certains lieux d'Allemagne ; faut premiere- *ferues.*

E e iij

ment faire prouifion d'vn vaiffeau de verre
propre à garder conferues capable & ample,
dans lequel on fera vne couche de fucre puluerifé efpés d'vn doigt de trauers : efpandez
deffus les fleurs que voudrez confire felon la
quantité de la mefme mefure. Or il faut cueillir les fleurs alors qu'elles font efchauffées
des rayons du Soleil, & priuées d'humidité
fuperfluë, puis fur cé lict de fleurs conuient
mettre nouueau fucre, & encores d'autres
fleurs, & ainfi qu'on face S. S. S. & que
la derniere couche foit faicte de fucre, le
vaiffeau de verre bien bouché auec cuir ou
parchemin vn peu efpés, foit expofé pendant
l'Efté à l'ardente ferueur du Soleil, par trois
fepmaines ou vn mois, durant lequel efpace
de temps la matiere s'endurcira aucunement &
fe confira fort bien pour eftre long temps conferuée.

De mefme auffi fe prepareront des conferues de toutes fleurs purgatiues, de rofes pales, de violettes, de fleurs de pef-
ché, de fleurs de centaurée, de mille-pertuis, & de prunes fauuages, lefquelles pur-
geront & feront commodément prifes par
les petits enfans & autres qui ont en horreur les Medecines ou potions medicamen-
teufes.

L'autre preparation des conferues qui
n'eft pas vulgaire ny commune & par laquelle les fleurs ne demeurent pas feulement entieres, mais qui plus eft retiennent leurs couleurs, odeurs, & faueurs entierement, (cho-

se certes fort excellente & de bonne grace)
se faict comme il s'ensuit.

Prenez fleurs (telles que voudrez employer *Autre ma-*
à faire conserues) bien mondées & desseichées *niere meil-*
quatre onces, meslez les auec sucre chaud *leure.*
& cuit à perfection, (ne plus ne moins qu'on
a accoustumé de faire cuire le sucre rosat)
j ℔ : ledit sucre boüille de rechef meslé auec
les fleurs iusqu'à ce qu'il semble estre parfaictement cuit, le signe de laquelle perfection
est, s'il faict comme des feüilles de metaux
estant ietté hors auec l'espatule : adonc le
vaisseau d'airain où la matiere est contenue
soit esloigné du feu, en le remuant auec vne
petite roüe, tant qu'il se reduise ou soit reduit en poudre, & que les fleurs y adioustées
s'en puissent separer, & demeurer toutesfois
confites en conserues, qui retiennent encores leurs couleurs, odeurs & saueurs : voyla l'autre preparation des conserues de toutes fleurs, laquelle est d'autant plus excellente que les autres vulgaires & preparées
par simple contusion & meslange, qu'elle
est facile & de bon goust: or elle se faict en
cette maniere.

Prenez fleurs choisies, mondées & pilées
j ℔.
sucre broyé ij ℔.

Du tout pilé & meslé ensemble soit faicte
conserue.

Nous fuiuons vne autre voye & methode à confire les fruicts & racines : mais nous rapporterons feulement vn ou deux formulaires des plus elegants & excellents pour l'vfage de Medecine : afin que ne femblions auoir icy introduit telles delicieufes friandifes , pluftoft pour delecter le palais qu'afin d'amplifier la Medecine : lefquelles friandifes doiuent eftre appareillées pluftoft par les femmes que par les Apothicaires, n'y ayant rien finon de vulgaire & commun.

Nous amenerons pour exemple d'entre les fruicts , les citrons , limons & orenges , & d'entre les racines , celle d'angelique : & ce pour la finguliere vertu & excellence d'elles toutes , en quoy elles excellent à diuers vfages: auffi en faict-on grand cas en Medecine pource qu'on en compofe des medicamens propres tant à fortifier le cœur & d'autres membres qu'à preferuer de pefte.

Prenez doncques vn ou deux citrons bien iaunes , l'efcorce defquels (eftant la plus fulphurée , odoriferante & cordiale de toutes) foit tellement ratiffee par deffus qu'il ny refte rien de iaune : la quantité de la racleure qu'on recueillera de chaque citron (mefme de bonne groffeur) fera au plus ß ℥.

Pour rendre ladite racleure plus menuë & delicate faut la bien piler dâns vn mortier de marbre , en forte qu'elle deüienne totalement impalpable , voire fi bon vous femble paffez la à trauers le fas comme la caffe.

Faites cuire vne liure de fuccre diffout auec

vn peu d'eau de rofes à la maniere de fuccre
rofat, c'eft à dire parfaictement : dans lequel
bien cuir de la forte meflerez j ℥ de ladite racleure de citron : le fuccre boüille encores vn
peu de temps en meflant bien la racleure auec
iceluy : puis verfez le tout, ainfi qu'on faict
ordinairement en la conferue de fleurs feiches, & par ce moyen fera faicte vne confer-
ne de citron fort aggreable & plaifante au
gouft.

Cette eft la premiere methode de faire des
conferues de citrons, de limons & d'orenges,
c'eft à dire des racleures de leurs efcorces.

Conferues de citrôs & limons.

La ratiffeure d'orenges eft quelque peu plus
amere que les autres, c'eft pourquoy on la ma-
cerera par vn ou deux iours en vin blanc, puis
la faudra bien effuyer : à vne once d'icelle faut
adioufter vne liure de fuccre cuit à perfection,
comme deffus.

L'autre partie des efcorces plus charnues e-
ftant feparée des fucs & moüelles interieures,
(car elles s'oftent facilement) foit mife en eau
feule ou meflée auec vn peu de vin blanc pour
y boüillir l'efpace d'vne ou deux heures, iufqu'à tant que par l'attouchement on la fente
fort molle & bien cuite : puis en ayant feparé
l'eau, pilez dans vn mortier de marbre, & paffez à trauers l'eftamine cefdires efcorces, dont
vous aurez exactement effuyé auec linges l'humidité fuperfluë. Adiouftez quatre onces de
la pafte de ces efcorces à vne liure de fuccre cuit
parfaictement : le tout bien meflé & pilé enfemble, foit cuit à petit feu, iufqu'à tant que la pafte

ne s'attache plus au vaiſſeau d'airain : puis ſoit
verſé ſur charte moüillée , pour en former, ſi
bon vous ſemble des tablettes , ou des roüelles
en forme de biſcuit. Cette confiture eſt vn ſingulier cordial, & n'abonde tant en chaleur que
l'autre de racleure des meſmes fruicts.

Afin que telles conſerues ſoient de meilleur
gouſt, plus cordiales & medicamenteuſes, on
adiouſtera j ʒ. de canelle bien pulueriſée xij g̃.
de muſc, viij g̃. d'ambre, à vne once de l'vne &
l'autre paſte ſuſdite, qu'on eſloignera du feu
puis apres, & eſtant ſur le poinct de la verſer,
vous y adiouſterés encores quatre goutes d'huile d'ánis : & ainſi aurez vne conſerue plaiſante au palais & duiſante à corroborer le cœur &
autres parties nobles. C'eſt auſſi vn fort bon
preſeruatif contre la peſte, pourueu qu'en preniez vn peu tous les matins auant que ſortir de
la maiſon.

Pour confire les racines, faut tenir preſque
la meſme methode : pour exemple, Prenez autant qu'il vous plaira de racine d'angelique :
faites-la cuire tellement, qu'on la puiſſe bien
broyer & reduire en paſte : à deux onces de
cette paſte qu'aurez premierement paſſé par
l'eſtamine, faudra adiouſter

> Confection d'*Alkermes* ij ʒ.
> Confection d'*hyacinthe* j ʒ.
> *Coraux preparez*.
> *Perles preparées de chacun* ʒ ß.
> *Poudre de pierre de vray bezoard* j Ꝺ.
> *Ambre* xij g̃.

Preſeruatif. Le tout bien meſlé enſéble & mis en x ou xij ʒ.

de fuccre diffout auec vn peu d'eau de canelle, *fingulier & cuit à perfectió foit cuit derechef tant que la* *contre la pefte.* pafte n'adhere plus au vaiffeau d'airain, laquel-le verferez fur charte moüillée, ou fur du mar-bre, en telle forme que bon vous femblera: c'eft vn excellent preferuatif contre la pefte, duquel faudra prédre au dedans le poids d'vne dragme chacun iour au matin : vous cuirez auffi, fi vou-lez, la feule & fimple racine d'angelique & en ferez pafte, que vous confirez en obferuant la mefme preparation de fucre que cy deffus és conferues des fruits. La feule Zedoaire fe peut auffi confire en mefme maniere : & telles con-fitures feruiront aux pauures contre la pefte.

A l'exemple des conferues fufdites on pour-ra en compofer beaucoup d'autres, contre di-uerfes maladies du corps, felon la diuerfité des poudres & chofes cordiales qu'on y aura ad-ioufté. Mais d'autant que nous auons dit que les conferues font les bafes & fondemens des remedes qui font appellez vulgairement opia-tes & confitures : Nous ioindrons à la fin de ce Chapitre deux formulaires, l'vn d'opiate bon-ne poudre pour le ceruean, l'autre de confiture propre à fortifier le cœur.

Opiate Capitale.

Prenez conferues de fleurs de rofmarin.
De fauge.
De betoine.
De fouci, de chacun j ℥.

Confection anacardine.
Diacastoreon.
Diacoron, de chacun ß ʒ.
Espices de diamoschum doux.
De diambre, de chacun j ℈.

Faites-en opiate auec syrop de conserue de citron, dont faudra prendre la grosseur d'vne
noisette.

Pour l'epilepsie, on y adioustera la conserue
de peuoine, guy de chesne, ongle d'aleé, sel
de crane humain, & tels autres ingrediens specifiques à ce mal. Ainsi pour diuerses indications curatiues, l'addition sera de choses differentes. Car pour corroborer les parties nobles,
comme pour fortifier le cœur faut y adiouster
les ingrediens cordiaux, pour l'estomac, les
stomachaux, pour le foye, les hepatiques, &
ainsi iugera-on des autres : sy meslant ensemble
vn peu de syrop, afin que le remede dict opiate
deuienne en forme d'Electuaire liquide. De
mesme sera faite la confiture, à sçauoir, en meslant & conquassant grossierement les conserues auec poudres & confections cordiales, ainsi qu'on verra par le formulaire suiuant.

Confiture pour fortifier le cœur.

Prenez, conserues d'escorces de citron, confit
comme dessus j ʒ.
Conserues de fleurs de buglose.
De violettes, de chacun ʒ ß.
Confection d'Alkermes j ʒ ß.

La confection Liberantis.

    La cordiale.

    L'electuaire de gemmis, de chacun ℥ ß.

Espices d'aromatic rosat.

    De dianthos, de chacun j ℈.

    Corail preparé.

    Perles preparées, de chacun j ℥.

    Os de cœur de cerf.

    Corne de licorne, de chacun j ℈.

    Pierre de bezoard ß ℈.

    Ambre x ℥.

    Quelques feuilles d'or.

Le tout soit pilé & meslé, dont on fera confiture: la prise de laquelle sera vne cuillerée: elle duist à toutes lipothymies, defaillances de cœur, fieures pestilentieuses & à la peste mesme. En cette maniere pourront estre composez infinis autres remedes pour diuerses intentions de medecine.

Des Antidotes liquides fortifians, & duisans à la guarison de plusieurs maladies, mesme de la peste.

CHAP. XXII.

LE mot d'Antidote est Grec & fort general: ayant mesme signification que celuy d'Electuaire en Latin, comme qui diroit remedes d'eslite & plus excellens, par lesquels la san-

Nostres preseruatifs ou remedes contre le venin.

té eft conferuée & la maladie chaffée:

Sous ce genre de remedes on comprend les electuaires mols purgatifs, & les confections ou dragées aromatiques & cordiales, dõt nous auons ja traicté. Maintenant doncques il refte que nous parlions feulement de ceux qui en confiftence molle font appropriez à diuers vfages.

Au nombre de tels Antidotes ainfi nommez en general font contenus

Laurea Alexandrina.

La confection Anacardine.

Le diamofchum doux & amer.

Le diacorum.

L'electuaire de diapæonia.

Lefquels nous difons conuenir en general aux maladies froides du cerueau tant feulemét. Car ce feroit chofe trop longue & prefque de nulle vtilité, de reciter par le menu les proprietez qu'on leur attribuë à tous, puis que l'vfage d'iceux mefmes n'eft beaucoup frequent en la plufpart des boutiques.

L'electuaire refomptif fert à la poictrine.

Pour fortifier le cœur, on faict grand cas

Des confections d'hyacinthe &

D'alkermes.

L'vfage defquelles eft tres-frequent par tout.

Au ventricule.

L'electuaire de citron de Mefué.

efchauffe l'eftomac.

Le cotignac &

Le mina, ou fuc de coings

le refroidiffent.

Contre l'opilation du foye, l'intemperie froi-
de d'iceluy, & contre la iauniſſe, ſont en eſtime
  Le diacoſtum.
  Le diamoruſia.
  La confeſtion rauedſeni.

A l'obſtruction & dureté de la rate & autres
maux d'icelle, ſont bons
  L'eieEtuaire d'eſcume de fer.
  Le diacapparis.
  Le triophyllon de Nicolas.

Contre les maladies de la matrice, & ſur tout
pour l'eſchauffer, ſont efficacieux
  L'eleEtuaire du Duc &
  D'aſa.

Aux genitoires & pour donner abondance
de ſemence virile, on priſe fort
  Le diaſatyrion de Nicolas, &
  Celuy de Meſué.

A toutes maladies froides & melancholiques
de telles parties du corps qu'on voudra, eſt propre la grande Tryphere ſpecifique, premierement aux maladies des femmes procedées de
froidure, elle rend dauantage la couleur du
corps vermeille, belle & delicate : à raiſon de
quoy elle a obtenu ce nom de Thryphere, c'eſt
à dire, delicate. Elle arreſte auſſi les trop grands
flus de ventre & de mois.

La grande Tryphere Phenonienne de Meſué, corrobore le ventricule, le foye, & les autres parties deſtinées à la nutrition.

La Tryphere Sarrazine de Meſué, aide la digeſtion du ventricule par ſa chaleur, elle con-
ſomme les humeurs pourries & cruës qui ſont

en l'eſtomac & diſſipe les flatuoſitez.

La Tryphere Perlique de Iean Damaſcene, ſubuient à toutes inflammations : vaut contre toutes fieures aiguës, à toutes intemperies du foye & du ventricule, & donne alegement en toutes maladies, qui prouiennent d'humeurs aduſtes.

Le diacodion de Meſué arreſte tous catarrhes ou defluxions du cerueau.

La Myclere de Nicolas & le Diacodion d'Actuarius remedient aux flux dyſenteriques & lienteriques.

Pour diſſiper toutes ventoſitez & appaiſer les coliques paſſions, eſt conuenable l'electuaire de bayes ou grains de laurier.

Pour diſſoudre & briſer le calcul, & contre les douleurs de reins, ſont commodes les Electuaires de Iuſtin, du Duc, lithontribon, l'Electuaire de Cigales de Manilius, de lieure bruſlé de Montanus, le nephrocatharctique de Nicolas.

L'electuaire de Guidon, qu'aucuns appellent Electuaire contre la peſte.

L'electuaire contre la peſte de l'Empereur Ferdinand.

L'electuaire d'œuf de l'Empereur Maximilian premier.

Le diaſcordium de Hierome Fracaſtor.

Ces quatre ſuſdits ſont des remedes ſinguliers contre la peſte, tant preſeruatifs que curatifs, auſſi peuuent-ils eſtre pris au dedans en toute ſeureté & ſans aucun danger par les petits enfans

fans & femmes groſſes, qui autrement ne peuuent ny doiuent vſer de theriaque.

Mais pour l'embelliſſement de ce Chapitre
il nous ſuffira d'adioindre ſeulement quelques
antidotes, qui ſont propres à fortifier les principales & nobles parties du corps, & ſpecifiques aux tres-grieues maladies dont elles ont
accouſtumé d'eſtre trauaillées.

Or comme ainſi ſoit qu'entre tous les maux
qui moleſtent le corps humain, il ne s'en trouue aucun pire que la peſte, enuoyée de Dieu ſur
le genre humain comme peine ſinguliere, l'hor-
rible cruauté de laquelle n'a meſme eſpargné
noſtre grande & plantureuſe ville de Paris durant cette année en meſme temps que i'entre-
prenois de mettre la main à la compoſition de
cét œuure : ie me prepareray pour inſerer icy
quelques Antidotes fort vtils, tant à ſe preſeruer, qu'à ſe deliurer de ce tres-cruel mal, leſquels nous auons faict approuuer par experience tres-certaine, ſoit qu'en partie nous les
ayons inuentez par noſtre induſtrie & trauail,
ſoit qu'en partie ils nous ayent eſté communi-
quez d'autruy, à ſçauoir, d'aucuns perſonnages de grand ſçauoir.

Grand Antidote cephalique.

Prenez grand extraict cephalique ij ℥.
Magiſtere de craze humain j ℥ß.
Sel de crane ij ℨ.
Eſſence de caſtoreon iiij ℈.
Eſpices de Diambre.

De *diamoschum doux*, de chacun ʒ ʒ.
Huiles de cloux de gyrofles.
De *noix muscades extraites chymiquement*,
de chacun x. gouttes.
Syrop de conserve de citron, suffisante quantité.

Pour en faire vn Antidote ou electuaire de consistence molle : la dose duquel aura le poids de j ℈. vous en formerez, si voulez vne petite pilule, ou dissoudrez vn peu d'iceluy en eau cephalique côuenable au mal que voudrez combatre. Cet Antidote sert principalement à toutes maladies du cerueau, & corrobore à merueilles la substance & faculté animale d'iceluy, est bon contre les apoplexies, paralysies, tournemens de teste : Il chasse & dissipe les fumées vaporeuses qui souspenduës en la haute region du cerueau, causent l'endormissement, l'engourdissement & l'estonnement : il affermit la memoire, esclaircit la veuë, conuient au tintement & surdité d'oreilles, attenue & dissipe les humeurs lentes & crasses, comme causes antecedentes de ces maux : mais neantmoins l'vsage des generaux doit tousiours preceder.

ADVERTISSEMENT.

Quelqu'vn aura par aduenture en admiration cette nouuelle prescriptió de formuliares qui commêce par le grand extraict cephalique & par les magisteres ou essences, soustenant de plus que pour comprendre le sens de ces paro-

les, on auroit befoin d'vn Oedipe : Mais pour
luy fatisfaire, nous donnerons tantoft des amples & claires defcriptions defdits remedes, &
defcrirons au Chapitre des extractions, le Magiftere de crane humain, & l'effence de Caftoreon: & au Chapitre des fels, la preparation du
fel de crane. De peur toutesfois qu'aucun ne
vienne à s'ennuyer du labeur, tant peu foit-il
fafcheux : nous auons trouué bon de depeindre
icy la compofition de cét extraict majeur : afin
que voyant n'eftre icy obmis les principaux remedes cephaliques ny ceux qui font fpecifiques & appropriez aux grieues maladies du
cerueau, on face mefme iugement des autres
extractions qui feront defcrites cy apres, &
que nous accommoderons pareillement à confirmer les autres parties nobles, à corriger leurs
intemperies & à dompter les maladies & fymptomes qui en defpendent.

Partant le grand extraict cephalique fe prepare auec

    Racine d'acore.
     De peuoine.
     Guy de chefne.
     Bois d'aloës.
     Bayes de geneure.
    Semence de peuoine.

De tous lefquels ingrediens pilez & meflez
enfemble, fe faict vn extraict, comme nous enfeignerons. On tire de mefme vn extraict des
aromates, à fçauoir,

    De canelle.
    Cloux de gyrofles.

Macis.

Noix muscades.

Cardamome, &

Fruicts anacardins.

Comme aussi des fleurs

De rosmarin.

De sauge.

De prime-vere.

De penoine.

De souci.

De betoine.

De lauande.

De stœchas Arabic.

De fleurs de petit muguet.

D'euphraise, &

De tillet arbre.

De ces trois sortes d'extractions preparées à part, se faict (par mixtion) vn extraict majeur, c'est à dire, que du tout se tire vne vraye & essentielle vertu d'agir & d'operer, qui comme vn noyau est beaucoup plus excellent & plus noble que son escorce : ainsi que chacun peut facilement recognoistre, sinon que par aduenture il en soit empesché par stupidité d'esprit, ou grossier d'entendement : d'icelle grande extraction se compose ledit grand Antidote, en y adioustant les magisteres, essences & autres remedes susdits. Le petit Antidote cephalique admet seulement en sa composition les extraicts d'herbes & fleurs de melisse, de betoine, de Penoine, de Sauge, de Rosmarin, & les extraicts de quelques semences & aromates cephaliques : laquelle preparation n'est point

d'vn artifice si exquis, difficile & laborieux, &
n'a tant d'efficace à tant de maladies du cerueau, qu'a l'autre Antidote majeur : Comme il
apparoiſtra bien toſt, par la diuerſe compoſition de l'vn & l'autre. C'eſt pourquoy nous
eſtimons qu'il faut obſeruer meſme difference
en iceux qu'és autres petits : leſquels ainſi
qu'on pourra veoir : nous adapterons au reſte
des nobles parties du corps, où il n'eſt beſoin
d'artifice tant precis, ny de deſpenſe ſi grande,
ny meſme d'vn ſi long eſpace de temps qu'és
autres, leſquels nous voulons eſtre appropriez
ſeulement pour les riches : comme les petits
aux pauures, ou gens de baſſe condition : aduertiſſement qu'auons bien voulu donner ſeulement en paſſant.

Vers la fin de ce premier liure de noſtre
Pharmacopée, nous enſeignerons par vn ordre & methode facile, les preparations des extraicts, eſſences, magiſteres & ſels, dont nous
compoſons nos Antidotes. Il faut auſſi noter
en paſſant que tels Antidotes ſont beaucoup
plus propres à eſtre long temps conſeruez que
ne ſont les autres vulgaires. S'enſuit maintenant la deſcription ou formulaire de noſtre
petit Antidote capital.

Petit Antidote cephalique pour le menu peuple.

Prenez petit extrait cephalique ij ℥.

Diacore.

Confection anacardine , de chacun ꝵ ℥.
Huile de noix muscade ꝵ Ə.

Et les meslez : la prise pesera ß ℥. ou ꝵ ℥. & se
prendra le matin.

Il esclaircit le cerueau nubileux, & subuient
à toutes les maladies froides d'iceluy , il purifie
& subtilise grandement toute la masse du sang
& les esprits, principalement les animaux : De
là vient qu'il est merueilleusement bon pour
restaurer tous les sens , tant interieurs qu'externes, & sur tout la memoire.

Grand Antidote pectoral dedié aux riches.

Prenez grand extraict pectoral iꝵ ℥.
Extractions de poulmons de renard
& de lieure preparez ensem-
ble ꝵ ℥.
Beurre ou laict de soulphre ß ℥.
Rubis de soulphre terebenthiné
ꝵ ℥.
Syrop de lierre terrestre suffisante
quantité.

Et en faites Antidote : la dose ꝵ Ə.

La preparation de nostre grande extraction
pectorale, comme aussi de l'extraict des poulmons de Renard & de Lieure : celle du beurre ou laict de soulphre, du bausme ou rubis d'i-

celuy , se trouueront descrites cy apres : car ils
sont preparez selon diuerses methodes & façons d'operer : Neantmoins tous & chacun
d'iceux sont grandement propres & specifiques
aux maux deplorables des poulmons , tels que
sont la phtysie, l'empyeme, l'asthme, la dyspnée
& orthopnée : en l'extirpation desquelles maladies desesperées & presque incurables , nostre grand Antidote fera merueilles.

Petit Antidote pectoral pour les gens de basse condition.

Prenez, petit extraict thoracique ij ℥.
Fleurs de soulphre bien preparées ij ℥.
Espices de Diairis simple j ℥.
Espices de diatragacant froid j ß ℥.
　　　Poulmon de Renard vulgairement
　　　preparé.
　　　Electuaire resomptif &
　　　De diapapauer , de chacun iiij Ɔ.
　　　Dont soit faict vn Antidote auec
　　　syrop violat.

La dose j ℥ ß. ou ij ℥.

Il est aussi fort bon contre tout mal de poï-
ctrine : il addoucit , humecte & conforte les
poulmons, pour exciter l'anacatharse, ou faire
cracher : allege tousiours les tousseux , donne
merueilleux soulagement à ceux qui en tous-
sant iettent hors des humeurs purulentes :
Comme aussi aux extenuez & hectiques, il ar-

reſte de plus les defluxions & prouoque le ſommeil.

Grand Antidote cordial pour les riches.

Prenez grand extraict cardiaque ij ℥.
    Magiſtere de coraux.
    Magiſtere d'hiacinthes, de chacun ij ℥.
    Eſſence de fruicts anacardins ß ℥.
    Eſſence de ſaffran ij ℈.
    Eſſence de camphre j ℈.
    Pierre de vray bezoard.
    Corne de licorne, de chacun j ℨ.
    Ambre gris ß ℨ.
    Huile d'eſcorce de citron &
    De canelle.
    Extraicts chymiquement, de chacun xij
      gouttes.
    Eau theriacale cordiale, ou elixir de vie,
      ſuffiſante quantité.

Pour en faire vn Antidote: la doſe j ℈.

L'efficace de cét Antidote eſt admirable contre tous maux de cœur, ſyncopes, lipothymies, cardialgies. Il garantit le cœur de tout venin & eſt vn remede fort excellent, tant pour eſtre preſerué que pour eſtre guari de peſte, ſoit qu'on le prenne au dedans, ſoit qu'on l'applique par dehors à l'endroit du cœur en forme d'epitheme: diſſoudant vne ou deux dragmes d'Antidote dans quelque eau theriacale ou cordiale.

Petit Antidote cordial pour les pauures.

Prenez petit extraict cardiaque iij ℥.
  Confection d'hyacinthe.
  Confection d'Alkermes , de chacun iiij ℥.
  Electuaires de gemmis , &
  De dianthos de chacun ij ℥.
  Diambre.
  Dimoschium doux de chacun j ℥.
  Perles preparées.
  Coraux preparez.
  Os de cœur de cerf , de chacun j ℥ ß.
  Trochisques diarrhodon &
  De camphre de chacun ℥ ß.
  Syrop de conserue de citron , quantité suf-
    fisante.

Et en faictes Antidote : la dose j ℥ ß. ou ij ℥.

Il est vtile ausdites maladies de cœur , mais il n'a pas vne vertu si puissante & efficacieuse que le precedent.

Grand Antidote stomachal pour les plus riches.

Prenez grande extraction stomachale ij ℥.
  Extraict des petites peaux qu'on trouue
    dans l'estomac des poulles.
  Extraict de grains de geneure &

De tous les myrobolans de chacun ß ℥.

Rosate nouuelle j ℥.

Huile de noix muscade extraicte à la chymique ß ℥.

Huiles de gyrofles, &

D'escorces de citron preparées aussi chymiquement de chacun j Ɔ. & auec

syrop de coraux, en soit faict Antidote, la dose ß ℥.

Il subuient à tous maux & imbecillitez d'estomac, & l'affermit contre le vomissement & toute intemperie froide causée par humeurs pituiteuses & mucilagineuses qui s'attachent aux-tayes d'iceluy : de là vient qu'il oste les cruditez, dissipe les flatuositez & ventositez & par vn mesme moyen ayde à merueilles la digestion des viandes.

Petit Antidote stomachal pour le commun peuple.

Prenez petit extraict stomachal ij ℥.

Espices d'aromatic rosat ij ℥.

Electuaires de diagalanga.

Dianisum.

Diacinnamomum, de chacun ij ℥ ß.

Ambre gris j Ɔ.

Meslez-les auec syrop de conserues de citron, ou de menthe pour en faire Antidote.

La dose j ℥. ou j ℥ ß.

Il est aussi excellent à toutes affections du ventricule procedantes de cause froide.

S'il est besoin de fortifier & d'astreindre tout ensemble, ainsi qu'il est requis és diarrhées, vous y adiousterez miue ou suc de coins, electuaire de cormes & de grains de meurte autant qu'il vous plaira.

Grand Antidote hepatique pour les riches.

Prenez petit extraict hepatic iij ℥.
   Extraict de tous les sentaux vj ℥.
   Extraict d'esclaire ℥ ß.
   Extraict de foye de veau j ℥.
   Secret de tartre ij ℥ ß.
   Magistere de coraux iij ℥
   Huile de soulphre conuertie en crocus, comme nous enseignerons j ℥.
   Huile de Mars j ℥.
   Syrop de coraux quantité suffisante.

Dont sera faict vn Antidote : la dose pesera j Ə. & se prendra seule ou auec vn boüillon, vin, ou quelque liqueur conuenable.

Les Hermetiques me pardonneront si ie me sers de leurs secrets & magisteres à polir & embellir la Pharmacopée des Dogmatiques, le defaut des autres remedes m'a induit à ce faire, veu qu'on ne trouue aucun medicament plus excellent que celuy-cy pour corroborer le foye & la faculté naturelle laquelle il renforce & conserue tellement que ceux qui ayans le foye

imbecille font enclins à l'hydropifie (à fçauoir
quand fa vertu fanguifique gaftée, produit tant
feulement des humeurs fereufes dont prouient
l'origine & la fource de ce mal) en reçoiuent
& apperçoiuent vn fort prompt fecours & al-
legemens , comme auffi tous cachetiques &
icteriques: Le mefme remede par fa proprieté
fpecifique deliure le foye d'amas d'humeurs,
& eft profitable à toutes dyfenteries , lienteries
& flux hepatiques , auffi fon efficace fouueraine ne fe peut affez prifer comme fes effects
merueilleux le tefmoigneront amplement.
Touchant la preparation de tous lefdits extraicts comme du magiftere de coraux & de tels
autres remedes fpecifiques entrans en l'Anti-
doté fufdit & nullement vulgaires, il en fera
parlé cy deffous à la fin de ce liure, fuyuant la
promeffe qu'en auons faict cy deffus.

Petit Antidote hepatique pour gens de moyenne condition.

Prenez petit extraict hepatique iiij ℥.
Trochifques diarrhodon.
Corail preparé de chacun ß ℥.
Trochifques d'eupatoire.
Trochifques de rhenbarbe , de chacun
ij ℥.
Efpeces dialacca petit.
Diacucurma petit , de chacun iiij ℈.
Crocus de Mars bien preparé ij ℥.

Teinture de roſes quantité ſuffiſante.
Pour faire Antidote, la doſe j ʒ ß. ou ij ʒ.

Il eſt auſſi excellent contre toute debilité & obſtruction de foye, d'où procedent
ordinairement les hydropiſies, cachexies,
flux hepatiques, & pluſieurs maux ſemblables : mais toutesfois il n'approche pas du
grand Antidote precedent au regard de ſon
excellente vertu. Car à perſonnes communes
& vulgaires conuiennent remedes communs
& vulgaires.

Grand Antidote ſplenitique ou pour la rate.

Prenez grande extraction ſplenitique ij ʒ.
Extraict de rate de bœuf j ʒ ß.
Extraict ou marc de racines de petite ſerpen-
tine ij ʒ.
Sel de Ceterach.
Sel de freſne de chacun j ʒ ß.
Crocus de Mars preparé auec ſoulphre
comme il eſt requis ſelon l'art iiij
Ɔ.
Vin chalybeat quantité ſuffiſante.
Faictes-en electuaire, la doſe ß ʒ. ou j ʒ.

Il eſt noble & fort bon à toutes duretez
& oppilations de rate & de tout le meſentere, à toutes ſortes de maux & ſymptomes
qui en peuuent naiſtre, tels que ſont les cachexies, les fiéures quartes, la iauniſſe rouſ-

ſe , les ſuppreſſions de mois & ſemblables.

Antidote ſplenitique petit.

Prenez petit extraiſt Splenitique iiij ʒ.
Electuaire diacapparis ſs ʒ.
Electuaire d'eſcume de fer vj ʒ.
Diacoſtum ij ʒ.
Diatrionpipereon iiij ℈.
Syrop de pommes odorantes , quantité ſuf-
fiſante.

Pour en faire Antidote.

Il eſt auſſi vtile aux duretez & obſtructions
de rate , & ſur tout à la fieure quarte.

Grand Antidote nephritique.

Prenez grand extraiſt nephritique ij ʒ.
Extraiſt d'yeux d'eſcreuiſſe.
Extraiſt de coques d'œufs , de chacun
ij ʒ.
Magiſtere de pierre Iudaïque.
Magiſtere de pierre de lynce , de chacun
j ℈.
Huile de therebenthine xx. gouttes.

Meſlez & faictes Antidote : la doſe ſera ſs ℈.
ou j ℈. au plus auec eau antinephritique , ou
auec vin blanc.

C'eſt vn admirable remede pour briſer ,
diſſoudre & chaſſer hors le calcul des reins ,
auſſi le faict-on prendre contre toute reten-

tion d'vrine, la prouoquant soudain. Il en
faut prendre bien peu: Car en la plus forte suppression d'vrine suffisent deux ou trois grains
au plus du seul magistere de pierre Iudaique ou
de pierre de lynce, tant sont abondans tels remedes en vertu & faculté penetratiue. Car il
n'y aura aucune ischurie ou suppression d'vrine tant forte soit-elle que l'Antidote precedent
ne puisse lascher & vaincre: Or la maniere de
preparer ces extraicts & magisteres, sera enseignée cy apres en son lieu.

Petit Antidote nephritique.

Prenez petit extraict nephritique iij ℥.
  *Poudre de la petite peau qui se trouue de-
    dans les coques d'œufs.*
  *Poudre de la pellicule qu'on trouue dans
    le ventricule des poulles, de chacun
    ij ℥.*
  . sel d'areste-bœuf.
  sel de prunelle, de chacun j ℥ ß.
  suc de limons quantité suffisante.
Afin d'en faire Antidote: la dose ß ℥, ou j ℥.

Cét Antidote est aussi fort excellent aux
mesmes effects que le precedent, excepté
qu'il faict paroistre des operations plus foibles & tardiues duquel aussi on vse en des
maux extremes, c'est à dire quand l'vn &
l'autre des reins sont constipez par calcul,
grauelle & semblable matiere tartarée, de
sorte que l'vrine estant du tout supprimée, le

maladie crie perpetuellement d'angoisse &
douleur, & est en grand danger de perdre la
vie. On peut neantmoins esprouuer ce petit
Antidote nephritique, comme celuy qui certes est beaucoup plus efficacieux aux maladies
susdites, que n'est l'electuaire de Iustin, Lithontribon, de Cigales, & tels remedes nephritiques vulgaires dont mention a esté faicte
cy dessus, aussi a il esté dit cy dessus ce qu'on
entend par sel de prunelle.

Antidote hysterique.

Prenez petit extraict hysterique & grand, de
    chacun iiij ℥.
Extraict de matrice de lieure j ℥.
Extraict ou marc de couleurée ß ℥.
Extraict de coüillon de bieure ij ℥.
Huile de iayet distilé & rectifié auec col-
    cothar ß ℥.
Huile d'ambre iaune j ℥.
Nostre nepenthes hysterique j ℥ ß.
Syrop de canelle quantité suffisante.

De quoy ferez Antidote, la dose j ℈. ou ß ℥,
auec boüillon ou quelque autre liqueur conuenable.

Il est merueilleux en general à tous maux
de matrice : mais en special il remedie à toute
suffocation de matrice, soit epileptique ou
d'autre sorte, aussi est-il bon aux blanches
fleurs des mois, aux cruditez, flatuositez &
aux douleurs qui en prouiennent, il duit sem-
           blablement

blablement pour faire conceuoir & engendrer les femmes steriles : à sçauoir, en y adioustant l'extraict de l'arriere faix de quelque
femme fertile. La preparation duquel, &
touchant la maniere de preparer la matrice
de lieure, il sera traicté en leur lieu.

Doncques apres auoir discouru iusqu'icy
des Antidotes qui sont propres & conuenables à corroborer les principaux membres du
corps, & à exterminer les maladies & symptomes dont ils sont trauaillez. Il reste, a-
uant que mettre fin à ce Chapitre qu'ayons
souuenance de nostre promesse, & parlions
maintenant des Antidotes propres & commodes, tant à preseruer qu'à deliurer de peste, s'il escher que Dieu permette à ceste hor-
rible maladie d'auoir cours parmy nous. Et
combien qu'à mesme intention nous ayons
ia descrit d'autres remedes tels que sont les
eaux Theriacales, les Syrops, Confections &
Electuaires secs : Toutesfois il nous a semblé bon d'adiouster encores au nombre &
catalogue d'iceux quelques Antidotes : Car
le mot d'Antidote pris en sa propre signification ne veut rien dire autre chose que medicament destournant & chassant hors les venins ou poisons.

Grand Antidote contre la Peste.

Prenez racines d'Angelique,
Zedoaire,

G 5

Scorzionera.

Tormentille.

Bardane grande.

Santal rouge.

Bois d'Aloës, de chacun iij. ou quatre ℥.

Du tout grossierement pilé, faictes-en vn extraict auec suc de limons selon l'arr, & comme il sera enseigné au Chapitre des Extraicts.

ITEM.

Prenez escorce de Citron ℥ iiij.

semences, de Chardon benit.

De Rue.

D'Ozeille.

Bayes de Geneure.

Fueilles, de Dictam.

Canelle.

Macis, de chacun ℥ ij.

Fleurs, de Romarin.

De Buglosse.

De Mille pertuis, de chacun p. ij.

Espices, de Gemmis.

Diambra.

Diamoschum.

Dianthos, de chacun ℥ ij.

Du tout pilé & meslé ensemble dans vn vase conuenable, soit faicte vne extraction auec eau de vie de Geneure, ou eau de vie commune selon l'art, & comme il sera donné à entendre cy-dessous.

Ces deux extraicts soient fort exprimez
dans la presse, qui à cause des dissoluans
contenus en iceux serout fors liquides : faictes vn meslange de tous deux, & en separez
la liqueur ou eau par le moyen de l'alembic,
à la chaleur du bain Marie vaporeux, iusqu'à
tant que la matiere estant au fond ait acquis
consistence d'Electuaire d'vne forme moyenne, entre le dur & mol : En apres l'eau distillée soit mise & conseruée à part, laquelle
seruira à composer les autres extraicts ; &
estant prise simplement sera vn souuerain remede cordial. A quatre onces dudit extraict
vous adjousterez

> *Magistere de Perles.*
> *Magistere de Coraux.*
> *Essence de safran, de chacun ʒ ij.*
> *Essence de Camphre ʒ j.*
> *souphre doré Diaphoretique.*
> *Baufme de laict de souliphre.*
> *Sel de Prunelle, de chacun ʒ ß.*

De tous lesquels ingrediens soit faict Antidote d'vne vertu admirable pour guarentir de peste, si vous en prenez tous les matins la grosseur d'vn poids auec la pointe
d'vn cousteau : Mais celuy qui est desja frappé de peste en prendra ß ʒ, ou j ʒ, le dissou-
dant en ij ʒ. de sa propre eau distillée, &
comme dessus reserué à part : ou de quelque
eau Theriacale, de Chardon benit, ou d'Vlmarie. Il fait suer à merueilles, & fortifie
le cœur contre tout venin, le tirant du centre
vers la circonference. Entre les meilleurs An-

Gg ij

tidotes, deftinez à cefte pernicieufe maladie,
Celuy-cy tient facilement le premier lieu.
la grande vertu & excellence duquel recom-
penfera d'vn grand intereft & profit la perte
de labeur & de temps que parauanture on
pourroit pretendre auoir faict à le preparer.
Nous baillerons la defcription du foulphre
doré en fon lieu.   De mefme auffi referuons
nous à traicter ailleurs la maniere de faire le
magiftere de pierres precieufes , le magiftere de Coraulx , de Baufme & laict de Soulphre ; Et auffi l'effence de Safran & de Camphre.   En l'appareil de tels remedes , qui
font prefcripts aux riches pour la conferua-
tion de leur vie & fanté , Il ne faut efpargner aucune defpenfe.   Quant aux pauures,
& gens de petits moyens, ils fe contenteront
du petit Antidote, La defcription duquel fuit
immediatement : il eft pareillement fort fingulier , tant pour fe preferuer que deliurer
de pefte.

Petit Antidote contre la pefte pour le commun du peuple.

Prenez fuc de fcordium,
De Rue.
Chardon benit,
Vlmarie,
Mente crefpue,

de sauge, de chacun ℥ iiij. plus ou moins.

Tous ces sucs mis dans vn alembic ou dans vn matras de verre capable, soient digerez au bain & depurez : en separant plusieurs fois la crasse terrestre, & les lies qui resteront au fond, ainsi qu'auons ja clairement enseigné ailleurs au Chapitre des Syrops.

A dix onces de ces sucs bien depurez, ioignez

Racines d'Angelique.
  De Zedoaire, de chacun ℥ j.
  De Dictam.
Semence de Chardon benit.
Escorce de Citron, de chacun ℥ ß.
  Canelle ʒ vj.
  Myrrhe ℥ ij.
  Saffran ʒ iij.
  Camphre ʒ j.

Le tout pilé & meslé ensemble auec les sucs precedens, soit digeré au bain par deux ou trois iours : Apres lequel temps exprimez bien le tout par la presse estant encores chaud. Et en l'expression adioustez de nouueau

Bonne Theriaque ℥ j ß.
Confection d'Hyacinthe, &
d'Alkermes, de chacun ℥ ß
Perles preparées.
Coraux preparez.
Corne de Cerf preparée.

Gg iij

Especes, de Diambre.

De Gemmis, de chacun ʒ ĳ.
Vnicorne ʒ ß.
Pierre de Bezoard ʒ ĳ.

Le tout soit encores digeré au bain Marie par deux ou trois iours : puis distillerez toute la liqueur à la chaleur du bain vaporeux, iusqu'à tant qu'vne consistence ne molle ne dure demeure au fond : Et ainsi ce sera vn Antidote fort excellent, duquel faudra prendre au matin la grosseur d'vne petite aueline. Mais pour la guarison, le poids d'vne dragme ou d'vne & demie, la delayant en deux onces de sa propre eau qu'en aurez distillée & gardée : laquelle seule est des-ja efficacieuse & souueraine contre ledit mal, & à toutes corruptions & venins qui s'engendrent dans le corps. Outre tels remedes communs, il ne s'en trouue aucun plus aisé à faire, ny plus excellent en vertu que celuy cy : La dispensation duquel sera facilement ensuiuie de tout Apothicaire, tel qu'il soit.

❋

Autre Antidote de grains murs de Geneure, dit la Theriaque d'Allemagne, pour la populace.

Ayez grande quantité de grains de Geneure meurs, à sçauoir six, sept, viij, ou dix ℔. les ayant infusez & macerez en excellent vin blanc, ou dans hydromel vineux, faictes

les boüillir vn peu fur le feu, puis les con-
quafferez, pafferez par l'eftamine à la maniere de la caffe, & en ferez extraict : Ou bien
faictes ledit extraict fuiuant quelque autre methode, ou ainfi qu'il fera monftré au Chapitre
des Extractions.

A vne liure du fufdit extraict de Geneure,
ioignez

  Poudre de racine d'Angelique ʒ vj.
  Poudre de Dictam.
   Canelle, de chacun ʒ ß.
   Terre Scellée.
   Coraux preparez,
   Perles preparées.
   Corne de Cerf auſſi preparée, de cha-
    cun ʒ j.
   Electuaire de Gemmis.
   Diambra, de chacun ʒ j. ß.
   Safran ʒ j.
   Camphre Э ij.

Reduifant le tout auec quelque eau theriacale en forme d'Electuaire mol ou d'Antidote, qui fera vn fouuerain preferuatif &
curatif contre la pefte : On le faict prendre
iufqu'à ij ʒ. Le fel extraict de Geneure fans
addition d'autre ingredient, eft fort commode à mefme intention. Outre les autres
adionctions fufmentionnées, aucuns y mettent autant de Theriaque ou Mithridat que
bon leur femble.

Electuaire d'œuf.

Puis que cet Electuaire ou Antidote d'œuf

fort celebre contre la peste ne se trouue descrit en aucunes Pharmacopées, sur tout en
nostre France : Ie mettray icy en auant la description d'iceluy, telle qu'elle est contenuë
au dispensaire d'Ausbourg : en la composition duquel, Adolphus Occo Medecin tres-
fameux, a soigneusement & heureusement
employé son estude, & ce à l'ayde & par le
consentement de ses Collegues, gens aussi
fort celebres : selon que l'Allemagne s'attribue de droict ceste prerogatiue de gloire, à
sçauoir, qu'elle est vraye nourrice de personnages de grand sçauoir & renom, & mere tres-
fertile & bien heureuse à enfanter vn nombre infiny d'excellens remedes, comme nouueaux fruicts d'esprit : partant descrirons ledit Antidote d'œuf, qui se fait comme il
s'ensuit.

Electuaire d'œuf, de l'Empereur Maximilian premier.

Prenez vn œuf de poulle recent, & en
tirez le blanc par le petit bout, ce qui sera
vuidé soit remply de safran oriental non puluerisé : en apres bouschez le encores auec vne
autre coque, afin que rien n'en respire, &
le faictes cuire en vn petit pot de terre à
petit feu, ou derriere la fournaise, iusqu'à

tant que la coque de l'œuf commence à deuenir entierement noire, prenant soigneusement garde que le safran ne soit bruslé : la matiere tirée hors de la coque soit tellement seichée qu'on la puisse exactement piler dans vn mortier & la reduire en poudre : y adjoustant poudre de Roquette ou de moustarde, autant que poisent les deux autres ingrediens : Puis

Poudres, de racine de Dictam blanc.
    De Tormentille, de chacun ℥ ij.
Poudres, de Myrrhe.
    De corne de Cerf.
    De Noix vomique, de chacun ℥ j.
Poudres, de racines d'Angelique.
    De Pimpernelle.
    De grains de Genieure.
    De Zedoaire.
    De Camphre, de chacun ℥ ß.

Meslez tout ensemble dans vn mortier, & finalement y apposez autant de Theriaque que pese le tout, & les ayant derechef pilez & meslez en les agitant par trois heures entieres, faictes en vn Electuaire comme il appartient selon l'art.

L'vsage en est excellent durant la peste, & pour se preseruer de venins mortels.

En l'Antidotaire d'Vvecker homme fort sçauant, & bien versé en Medecine, ainsi que tesmoigne amplement son bel & docte œuure, en iceluy, dis je, se trouuent d'au-

tres formulaires de deſcriptions touchant l'E-
lectuaire d'œuf d'Anthoine Chalmetee, perſonnage de grand ſçauoir, comme auſſi de
pluſieurs autres.

Mais pour dire franchement l'opinion
que i'ay, il n'eſt pas croyable qu'il en puiſſe
prouenir des effects tant ſinguliers: Si en lieu
de l'aubin extraict on remplit l'œuf de ſafran
tant ſeulement, & puis eſtant bien couuert, on
fait cuire le tout iuſqu'à tant qu'il ſe puiſſe reduire en poudre.

La vertu de tout le ſecret ſemble conſiſter
en cela, que le ſafran & le iaune d'œuf ſoient
reduits en poudre, à ceſte condition; toutesfois que rien n'en expire du tout. Autrement
ce ne ſeroit pas vn grand myſtere de ſçauoir la
maniere de compoſer ceſte poudre de moieu
d'œuf & de ſafran: Car les autres meſlanges
de certaines poudres ne ſemblent eſtre ſinon
vulgaires, tels qu'ils ſont en effect.

I'aduoüe toutesfois qu'on peut faire de
l'œuf vn ſouuerain & tres-efficacieux remede
contre la meſme peſte, & ce ſuiuant la methode que nous baillerons incontinent: Car
les eſſences qui entrent dans l'œuf ſe meſlent

Maniere
de de Chef-
ſe.

parfaictement auec le iaune d'iceluy: lequel
autrement eſt doüé d'vne nature ſulphurée, &
a vne grande vertu de penetrer & de nourrir:
par laquelle la faculté des autres ingrediens
eſt tellement amplifiée qu'elle penetre & eſt
tranſportée és veines beaucoup plus ſoudainement. Ioignez à cela que par la meſme
ſorte de coction les eſſences ſpirituelles des

chofes retiennent leur force & vertu en beaucoup plus grande perfection. Ie defire toutesfois que ces propos foient pris en bonne part,
& ne veux pas qu'aucun fe perfuade que ie
tasche d'acquerir icy paraduanture quelque
vaine gloire, en me ventant plus qu'il n'est raifonnable : Car mon intention en est du tout
efloignée, auffi ne vife-elle à autre but qu'à
fidelement auancer le bien public.

Grand Electuaire d'œuf pour les riches, de du Chefne.

Prenez vn ou deux œufs frais de poule, &
oftez de l'vn d'iceux le fommet de la coque,
auec vn artifice tant fubtil que la coque eftant
vuidée on la puiffe commodément remettre
en fon premier lieu, pour y eftre aggluciné
auec quelque colle ou boüe, fi induftrieufement que rien ne s'en exale: ayant doncques
feparé l'aubin, meflez auec le moien d'œuf
reftant

> Laict ou beurre de Soulphre ʒ j. ℞.
> Soulphre d'or Diaphoretic.
> Effence de fafran, de chacun ʒ j.
> Poudre d'Anodin mineral, c'eft à dire,
> de fel de prunelle ʒ ℞.
> Ambre gris Ɔ j.
> Pierre de Bezoard Ɔ ℞.

Meflez tout enfemble auec ledit iaune
d'œuf, en forte qu'il foit bien incorporé : puis
remettez fort proprement le fommet de la

coquille en son lieu, le liant auec fil de lin bien
par deſſus delié, ou l'enduiſant de colle faicte
auec aubin d'œuf & fleur de farine, de ſorte
que l'œuf eſtant fort exactement bouſché, rien
n'en puiſſe reſpirer.

En meſme façon ſe peuuent appareiller &
accommoder pluſieurs œufs, ſelon que voudrez compoſer enſemble grande quantité de
cet Electuaire.

Autrement, adiouſtez à vn ou pluſieurs
œufs, dont aurez ſeparé l'aubin, les ayant
ouuert par meſme artifice que deſſus, egale
quantité de Theriaque, de confections d'Alkermes & d'Hyacinthe : où de tous ces ingrediens faictes vn meſlange, & metrez d'i-
celuy dans l'œuf ou és œufs autant qu'ils en
pourront tenir : bouſchant en apres le petit
trou auec ſa coquille propre, & l'enduiſant
de colle, comme cy-deuant, en ſorte que rien
ne s'en puiſſe exhaler.

Ceſdits œufs ainſi preparez, ſoient poſez
dextrement en vn vaiſſeau de terre capable,
qui eſtant bouſché de ſon couuercle, ſera
mis & remis dans vn four, où depuis peu
aura eſté cuit, & d'où n'agueres on aura tiré du pain, iuſqu'à ce que le tout ſoit reduit en vne maſſe qu'on puiſſe mettre en poudre.

Qu'on prenne vn œuf preparé ſelon la
methode premiere, & vn ſuiuant l'autre :
ou bien deux ou trois œufs, de l'vne & l'autre preparation, ſelon qu'on aura intention de
faire grande ou petite quantité d'Electuaire.

Tout ce qui est contenu esdits œufs soit pilé & bien meslé ensemble dans vn mortier de marbre, pour l'humecter en apres auec vn peu d'eau theriacale contre la peste, ou auec quelque elixir de vie, duquel nous auons donné cy-dessus plusieurs sortes de descriptions: Tellement que tout soit reduit en forme d'Electuaire, qui se gardera l'espace de plusieurs années : pour dose suffit j Ɔ tant pour preseruer que pour deliurer de peste.

Petit Electuaire d'œuf, pour le vulgaire.

Prenez racines d'Angelique.
  Zedoaire.
  Canelle, de chacun ℥ j ß.
  Girofles.
  Macis, de chacun ℥ ß.
  Myrrhe.
  Noix vomique.
  Carline, de chacun ʒ iij.
  Grains de Genieure ℥ j.
  Crocus de Camphre.
Espices, de Diambre.
  De Gemmis, de chacun ʒ iij.
  Theriaque Alexandrine iij ℥.

Les ingrediens à piler soient pilez, & le tout meslé ensemble, soit mis dans vn matras de verre, versant par dessus de tres-

fort efprit de vin : le vaiſſeau bouſché, en
forte qu'il n'en puiſſe fortir aucune vapeur,
foit mis à digerer dans le Bain Marie quatre ou
cinq iours durant : puis le tout encore chaud,
fera exprimé bien fort.   On mettra derechef
cette expreſſion dans l'alembic auec fon chapiteau & recipient, & puis on diſtillera la liqueur à la chaleur du bain Marie, laquelle on
reſeruera feparément, & auec l'extraiĉt qui
reſte au fond en confiſtence de miel, vous emplirez vn ou plufieurs œufs ſi voulez, & le meflerez bien auec le moiẽ de chafque œuf : puis
tous les œufs feront bouſchez de leur propre
coquille, ainſi que nous auons dit cy-deuant,
pour eſtre en apres cuits dans le four incontinent apres que le pain fera hors d'iceluy, où
eſtans ils feront tirez, remis, & retirez continuellement iufqu'à tant que fans auoir augmenté la chaleur, la matiere foit tellement
deſſeichée qu'elle ſe puiſſe reduire preſqu'en
poudre : Ce faiĉt on l'arrouſera de fon eau
propre, laquelle aura eſté reſeruée comme
deſſus , & ainſi parferez vous vn Electuaire
mol, ou vn Antidote precieux , tant pour la
preferuation que pour la cure de la peſte. Faut
en faire prendre au peſtiferé, iufqu'à ij ʒ. ou
j ʒ. le delayant auec ij ℥. ou trois d'eau theriacale, de Chardon benir & d'Vlmarie C'eſt
vn excellent ſudarif qui chaſſe tout venin des
parties interieures & profondes vers la furface
exterieure du corps : Il fortifie le cœur & le
guarentir & preſerue de tout poiſon.

Parquoy, touchant ces Electuaires d'œufs

que les autres interposent maintenant leur
opinion : sçauoir mon laquelle de ces deux
sortes de preparation est la plus loüable & la
meilleure, la nostre ou la commune : laquelle
touresfois à vray dire, nous n'auons en mespris : Mais nous luy attribuons ceste gloire
d'auoir esté inuentée la premiere, & n'auons
aucun regret de l'auoir appris.

Nous auons obmis icy le Chapitre XXIII.
& XXIV. traittant des Theriaques & An-
tidotes Opiatiques, d'autant que l'Autheur les
a tradicts en François, & ioints à la fin de son
liure de la Peste recogneuë & combatuë, où tu
pourras auoir recours.

Iolie methode pour faire Opiate de nostre pauot domestique transplanté & croissant és jardins.

Prenez testes de Pauot transplanté & semé
(qu'on trouue à foison és jardins de France)
en nombre de cent, plus ou moins, selon la
quantité d'Opiate qu'aurez intention de faire.
Il conuient les cueillir alors qu'elles fleuris-
sent, durant laquelle saison elles ont grande
abondance de suc, ce qui aduient en quelques
contrées sur la fin de May, en d'autres vers
la fin de Iuin, selon que les païs sont plus
chauds les vns que les autres : En somme, il lea

faudra cueillir en leur premiere vigueur, ou
quand les fleurs commencent à paroiſtre.
Mais entre diuers genres de Pauot, on doit
eſlire celuy qui porte des fleurs fort rouges, au
defaut duquel les autres pourront ſuppleer.
Pilez bien les ſuſdites teſtes dans vn mortier
de marbre auec vn pilon de bois: Mettez ceſte
matiere dans vn matras capable, verſant par
deſſus hydromel vineux ou vin de Canarie, tant
que ladite matiere ſoit bien arrouſée & humectée, & que le vin ſurnage de deux doigts en
trauers, le tout ſoit digeré au bain Marie par
douze ou quinze iours, pendant lequel temps
la liqueur commencera à deuenir fort rouge.
Puis tirez la matiere hors le matras, & l'enueloppez dans vn ſachet de toile pour le couler
& exprimer ſi fort que ſa vertu ſubſtantifique,
gommeuſe & reſineuſe en ſoit extraicte. L'expreſſion qui à cauſe de l'hydromel y meſlé ſera
encores fort liquide, ſoit toute iettée en vn
alembic ou cornue, pour en ſeparer toute liqueur par le bain vaporeux, moyen le plus aſſeuré de tous, & il reſtera au fond certaine matiere gommeuſe & reſineuſe, laquelle eſtant
encores chaude, liquide, & comme eſpanduë,
pourra ſi on veut eſtre verſée dans vn plat de
terre verni, plein d'eau froide, & ſoudain elle
ſe figera en conſiſtence d'Opiate, laquelle
vous oſterez de la main & en eſſuyrez toute
humidité, & eſt la vraye Opiate eſprouuée &
nullement ſophiſtiquée.

Notez : Celuy qui n'eſpargnant ſa peine
aura volonté d'en tirer quelque remede beaucoup

coup plus elegant & excellent, remettra digerer celle premiere expreſſion de pauots encores liquide & coniointe auec liqueur dans le
bain Marie chaud, pour en ſeparer le pur d'a-
uec l'impur, & du ſimple extraict tirera vne
vraye & ſinguliere eſſence qui demeurera au
fond apres l'euaporation de la liqueur par le
moyen du bain vaporeux : Et ainſi vous aurez
vne opiare d'vne preparation exquiſe, dont on
ſe pourra ſeruir, tant aux theriaques qu'és autres antidotes narcotiques, leſquels ne ſeront
nullement dangereux ny nuiſibles.

De diuerſes operations, extraicts, eſ-
ſences, magiſteres, ſels & huiles
chymiques.

CHAP. XXV.

TOuchant beaucoup de differences que les
Chymiques mettent entre les extraicts,
eſſences, magiſteres, ſecrets & teintures, nous
en parlerons ailleurs, à ſçauoir en noſtre Pharmacopée ſpagyrique. Mais en ce lieu noſtre intention eſt d'y traicter ſeulement d'aucunes extractions dont auons fait mention çà & là en
ceſtuy noſtre œuure & Pharmacopée, de peur
que paraduenture nous ne ſemblions auoir tã

feulement propofé quelque legere defcription
d'aucuns remedes, & l'auoir encores laiffée mu-
tilée & imparfaicte. Partant en confideration
du bien public nous auons deliberé d'accom-
plir maintenant & mettre en effect ce à quoy
nous obligent les promeffes qu'auons fait cy-
deffus en plufieurs endroicts.

Or pour fuiure noftre methode ordinaire,
nous expliquerons & donnerons à entendre
les fufdites operations dont auons refolu d'enrichir & orner à prefent noftre Pharmacopée,
auec telle facilité & euidence qu'il nous fera
poffible.

Diuifion
des opera-
tions chy-
miques.
Nous diuiferons doncques telles operations
chymiques, (foit extraicts, foit effences, foit
magifteres, &c.) en fimples & compofées en
quelque façon qu'elles puiffent feruir au but
du Medecin, foit que pour leur premiere ou feconde qualité, foit que par alteration, euacuation, corroboration, deriuation, foit que pour
beaucoup d'autres intentions curatiues particulieres elles foient appropriées, tant à la cure
des maladies qu'à la correction des fymptomes
qui les accompagnent infeparablement.

Chacun pourra facilement cognoiftre par la
difpofition & traicté fuiuant de ces extraicts,
effences, & autres operations chymiques, combien eft facile la methode d'enfeigner que nous
expofons aux eftudians pour la fuiure.

En lieu de menftruës ou diffoluans requis à
ces operations, nous n'employerons pas feulemét les eaux de vie, de vin, & de geneure, quoy
que ces diffoluans foient mis au nombre des

principaux & fort neceſſaires, dont pluſieurs
iaſent aſſez mal à propos : mais à cette fin nous
ſeruiront pareillement l'hydromel vineux, le
vin de Canarie, le petit laict, l'eau de laict, les
eaux de pommes odorantes, d'Vlmaria, de
chardon benit, de fumeterre, d'aigremoine, de
fougere & de ſemblables : ou bien les eaux diſtillées des meſmes ſimples dont on veut preparer les extraicts ou eſſences, ou quelques autres conuenables & appropriées aux qualitez
& proprietez de l'extraict qu'on voudra faire,
Toutes leſquelles choſes ſe remarquent par le
iugement du ſçauant & expert Medecin.

Nous commencerons donc par le bois, eſcorces & racines, & en choiſirons les plus excellens & plus propres ingrediens à pluſieurs
& diuerſes maladies : commençans par le bois
de guajac, qui n'eſt pas ſans cauſe appellé de
quelques-vns Bois ſainct: car il a des vertus &
proprietez ſingulieres & admirables, qui toutesfois conſiſtent en la profonde cognoiſſance
& exquiſe preparation d'iceluy.

Extraict ou gomme de guajac comme *on l'appelle.*

Prenez bois de guajac & ſon eſcorce, leſquelles parties ſurpaſſét les autres en leur ſubſtance oleagineuſe & balſamique : Deux parties, dis-je, du bois & vne partie de l'eſcorce,
dont la quantité ne ſoit moindre que le poids

de 7. ou 8. liures : Le tout reduit en racleure,
foit mis dans plufieurs alembics ou vaiffeaux
de verre grãds, capables & ayans long col, verfant deffus tres-bonne eau de vie ou de vin, ou
d'hydromel vineux: les vaiffeaux bouchez, afin
que rien n'en refpire, foient mis à digerer dans
le bain vaporeux bien chaud par 12. ou 15. iours,
afin que par vn filong efpace de temps l'eau de
vie fe rougiffe & s'empreigne mieux des teintures du bois : coulez toute la liqueur eftant
encores chaude , mais exprimez bien fort le
marc entre la preffe : ce fait il en fortira vne
liqueur efpeffe fort rouge & oleagineufe, laquelle vous meflerez auec la premiere, le tout
mis enfemble dans vn alembic ou cornuë auec
fon recipient , foit diftilé iufqu'à ce que la matiere refide au fond en confiftence de miel , &
qu'en boüillant elles produifent des boüilles,
tout ainfi que le miel mefme : Alors verfez la
matiere chaude dans vn plat verni plein d'eau
froide , & incontinent elle fe figera comme
aloës ou gomme rouge, l'ayant oftée auec la
main, vous l'effuyerez & garderez comme vn
remede de tres-grand prix, à fçauoir qui eft
fuffifammènt doüé des principales vertus du
gnajac tant fulphurees que falées. Formez-en
deux petites pilules & vous aurez vn tres-excellent fudatif & remede bezoardic qui ne
laiffe aucunes corruptions dans le corps, prouoque à merueilles les fueurs & l'vrine, & lafche le ventre tout enfemble.

Notez, en faifant tels extraicts il vaut mieux
prendre quelque hydromel vineux , ou les

eaux d'vlmaria, de chardon benit , & de fumeterre vn peu enaigries auec ſuc de limons ou
vinaigre de montagne:incontinent apres auoir
pris la pilule , faictes prendre deux ou trois
cuillerées de ceſte eau qu'aurez diſtillée & ſeparée apres l'extraction , & gardée ſoigneuſement comme choſe fort precieuſe, vous trouuerez que c'eſt vn ſingulier remede contre la
groſſe verole , tant inueterée ſoit elle , vous
en continuerez l'yſage quelque peu de iours,
non toutesfois auparauant l'employ des remedes generaux , & ſans auoir premierement en-
joint au malade de faire diete , ou garder mediocrité en ſon regime de viure telle que requiert ceſte ſorte de maladie.

Selon la diuerſe nature & temperament du
malade,on peut auſſi varier le diſſoluant à faire
l'extraict de guajac, Car ceux qui ont le corps
maigre & le foye trop chaud, doiuent eſlire
les eaux de fumeterre & d'aigremoine quelque
peu enaigries , comme deſſus , leſquelles eaux
diſtillées apres l'extraction faite ſont fort bonnes pour faire ſuer grandement & ſurpaſſent
de beaucoup les autres decoctions vulgaires,
eſtans priſes ſeules le poids d'vne ou deux onces.

La gomme du bois de ſaſafras extraicte
en meſme maniere ſert auſſi au meſme mal : on
la peut tirer ou ſeule ou jointe enſemble auec
guajac.

De meſme extrairez-vous la gomme du
buis dont vous ferez vn inſigne ſudorifique &
ſpecifique contre toutes epilepſies, vermines

& pourritures, duquel donnerez à chaque prise vne petite pilule tant seulement comme du
guajac : La gomme tant du bois que de l'escorce de geneure extraicte par semblable methode est aussi vn excellent sudorifique & bezoardique contre les mesmes epilepsies, pestes &
maladies contagieuses & veneneuses.

Par mesme moyen vous tirerez la gomme
du bois d'aloës, de bois rhodien & de santal
qui sont extrémement cordiaux & bezoardi-
ques, vous y employerez des dissoluans aussi
propres & conuenables que les simples, dont
voudrez vous seruir, seront commodes à vostre intention. Pour exemple la gomme du
bois d'aloës duit particulierement à preseruer
de vermines & corruptions : à l'extraction d'i-
celle conuiendront les eaux distillées de mille-
pertuis & de centaurée. Ainsi la gomme de santal qui est hepatique se peut extraire auec eau
d'aigremoine.

En mesme maniere pourrez-vous extraire la gomme d'escorce de fresne qui est diuretique, dissolutiue, & vn specifique singulier
contre les duretez de la rate, ou auec sa propre
eau distillée de ses plus tendres feuilles, ou
bien auec quelque semblable eau splenitique
& propre à ouurir & à dissoudre le tartre fort
gluant & la gomme de nostre corps : de mesme aussi ferez-vous vne gomme du bois de tamaris & de cappres contre lesdites maladies
auec eau de fleurs de genest, de scolopendre,
&c.

Extraicts
de racines
de pommier.

La gomme de racines de pommier produi-

sant fruicts aigres au goust , & fort adstringeans , extraicte auec eau distillée des mesmes pommes acides , est vn medicament souuerain contre tous flux de ventre , dysenterie,
lienterie , diarrhée , flux hepatique & semblables.

Ce qui a esté dit iusques icy seruira cy-apres
d'exemplaire pour tirer plusieurs & infinies
gommes de toutes sortes d'arbres qu'aurez appris estre conuenables à la guarison de diuerses
maladies, ou par la lecture des liures , ou par
experience propre. Si nous estions requis de
traicter plus amplement la matiere des extraicts nous n'en verrions iamais la fin.

Faut noter que les extraicts plus gommeux
& sulphurez, & qu'on tire de bois plus oleagineux tel que celuy de guajac, de laurier, de geneure & de semblables , doiuent estre mis en
eau apres la separation de leurs dissoluans,
qui se fera ou par distillation ou par euaporation : dans laquelle eau ils se figeront soudain,
comme ja nous auons dit touchant le bois de
guajac : Mais plusieurs autres extraicts n'e-
stans si oleagineux ne se figeront point : c'est
pourquoy on les fera seulement cuire en consistence de sapa , ou vin cuit , ou vn peu dauantage, en sorte qu'en puissiez faire des pilules si
bon vous semble. Et tant plus l'extraict sera
parfaictement cuit & longuement , en separant de plus en plus son humidité (de ceux
mesmes qu'aurez preparé sans eau de vie)vous
le rendrez d'autant plus propre à estre long-
temps conserué.

Plusieurs choses sont à considerer és extractions de racines, à sçauoir si elles sont nouuellement cueillies ou non, si elles sont verdes ou seiches & flestries, si elles ont abondance de suc ou autrement. Faut en outre prendre garde si le suc n'est point trop liquide & aisé à espreindre, ou bien s'il n'est point trop visqueux, gluant & difficile à exprimer. Toutes lesquelles choses bien considerées on composera les extraicts auec, ou sans dissoluans : à preparer ces derniers il suffira de cuire seulement les racines & de les faire digerer auec leur propre & simple suc, pourueu qu'il soit bien liquide, & ainsi apres l'auoir parfaictement depuré en faire vn extraict.

Il conuient doncques obseruer premierement toutes ces choses. Or nous en produirós quelques exemples, suiuant lesquels nous addresserons comme par la main l'ouurier à la pratique de son œuure, & ce par vne methode si facile que le moindre apprentif n'y pourra faillir : Or nous commencerons par la racine d'angelique qui est plus celebre & plus bezoardique que les autres, de laquelle recente on ne peut auoir grande quantité en tout temps & lieu.

Prenez racine d'angelique pilée grossierement ℥ ℔, versez par dessus eau de vie de geneure, ou eau de vie de vin, ou hydromel vineux, ou le vin mesme, tant qu'il surnage trois ou quatre doigts : Posez vostre vaisseau bien bousché dans le bain Marie

chaud, & l'y laiſſez quatre ou cinq iours du-
rant:puis coulerez la matiere,exprimerez bien
fort le marc dans la preſſe,& meſlerez l'expreſſion auec la colature : auſſi mettrez-vous de rechef le marc dans vn vaiſſeau de verre, eſpan-
dant par deſſus nouuelle eau de vie, en ſorte
qu'elle ſurnage trois ou quatre doigts, puis la
ferez digerer comme auparauant, la coulerez,
l'exprimerez & adiouſterez le ſuc qu'en aurez
extraict aux precedens. Le tout mis enſemble
dans vn alambic, ſera diſtillé & la liqueur gardée ſeparément : mais ce qui reſtera au fond tel
que vin cuit ou reſiné,ſera voſtre extraict:pour
accroiſtre les vertus d'iceluy, on y adiouſtera
ſon ſel, à ſçauoir, en calcinant le marc apres la
ſeconde expreſſion dans le four de reuerbere,
ſelon l'Art, & en tirant le ſel auec eau d'vlmaria & de petaſite ou grande bardane, laquelle
eau ſera bien meſlée auec l'extraict, & le tout
digeré au bain Marie durant vn ou deux iours.
En apres faudra diſtiller la liqueur par l'alembic dans le bain vaporeux iuſqu'à ſiccité. Vous
garderez à part cette eau qui eſt bezoardique
& ſudorifique, & l'extraict demeurera au fond
d'vne telle conſiſtence qu'on en puiſſe facilement former des pilules: dont vne ſeule, groſſe
comme vn poix,ou du poids de 15. ou 20. grains,
ſera vn ſingulier & efficacieux ſudatif bezoardique: beuuant incontinant apres vne ou deux
onces de ſa propre eau qu'aurez en fin reſeruée: C'eſt vn des principaux remedes contre
la peſte, & contre toutes ſortes de maladies
contagieuſes accompagnées de qualité mali-

gne & veneneufe. Si vous adiouftez à ladite pilule fept ou huict grains de noftre foulphre
doré diaphoretique, lequel fera defcrit cy deffous, vous aurez vn fudatif du tout admirable,
& fes vertus deuiendront beaucoup plus efficacieufes & plus puiffantes à fubinguer & extirper plus facilement les fufdites maladies
contagieufes & veneneufes.

Extraicts   En mefme façon ferez vous extraicts des ra-
d'imperiale cines d'imperiale, de Zedoaire, de Tormentil-
de Zed ai- le, de Gentiane, d'Ariftolochie, & d'Aulnée, qui
re, tormen- feruent prefque à mefmes intentions du Me-
tille, &c. decin. Or ils oftent & corrigent auec efficace
toutes corruptions & pourritures du corps, ils
tuent auffi & chaffent les vers qui s'engendrent
au corps, & caufent diuerfes maladies.

Extraict   Semblablement l'extraict de Zingembre fe-
de zingem- ra auffi vn merueilleux fudatif contre les fie-
bre fudatif. ures & toutes maladies procedentes d'humeurs pleines de tartre efpais & feculent: on le
tirera auec efprit de vin, la prife d'iceluy fera
vne pilule de la groffeur d'vn poids, dont apperceuerez des effects admirables.

Auffi fera-on ainfi des extraicts de racines de
Peuoine, de Guy de chefne, & de Guy de couldre ou noifetier contre l'epilepfie: mais en lieu
d'eau de vie faudra fubftituer les eaux de peuoine, de fleurs de tiller, ou de petit muguet,
pour faire extractions: & par ce moyen vous
ferez diuers extraicts de toutes fortes de racines, à fçauoir, felon leur diuerfe nature & proprieté, qui les rend propres à combatre plufieurs
fortes de maux: car fi nous voulôs defcrire tout

par le menu, l'œuure croiſtroit infiniment, &
on n'en pourroit nullement voir la fin: Partant
les extraicts qu'auons expoſé n'agueres ſeruiront comme cy-deſſus d'exemplaires, ſuiuant
leſquels il ſera loiſible de faire & compoſer
toutes autres ſortes d'extraicts.

Si les racines dont voudrez cõpoſer extraicts
ſont pleines de ſuc & ont grande quantité de
liqueur, faudra ſeulement en exprimer le ſuc,
apres les auoir bien ratiſſées & pilées: lequel
ſuc, ſans addition d'autre liqueur ſera mis dans
vn vaiſſeau de verre, ayant vn long col & pouuant contenir la quantité qui eſt à faire: le tout
ſoit digeré dans le B. M. chaud durant quelque
peu de iours, iuſqu'à ce que voſtre ſuc, tãt blãc
ſoit il, ſoit tellement imbeu de rougeur qu'il
ait apparence de vin fort rouge, ou de ſang: ce
qui arriue ſans aucun doute par la ſeule dige-
ſtiõ, tout ainſi que le vin & le pain blancs, & les
autres viãdes & breuuages de couleur blanche,
comme auſſi le laict d'amendes, d'orges mon-
dez & ſemblables, dont nous ſommes alimen-
tez, ſont par le moyen de la digeſtion qui ſe fait
au bain Marie, de la chaleur animale changez
en ſuc fort rouge, à ſçauoir, en ſang: lequel
eſtant bien temperé eſt doux à gouſter: auſſi la
rougeur de tous les extraits tirez par noſtre artifice, laquelle eſt vn indice de leur perfection,
eſt ſemblablement accompagnée d'vne excellente douceur, qui les rend propres à eſtre conſeruez fort long-temps, à ſçauoir, quand ils auront eſté eſpurez à perfection, comme nous
auons ia declaré plus amplement, & auec plus

Caution
touchãt les
racines
pleines de
ſuc.

d'euidence cy deſſus au Chapitre des ſyrops. La matiere eſtât doncques conuertie en rougeur, & apres que toute la lie & eſpeſſeur en ſera oſtée, côuiendra mettre à part la liqueur qu'on diſtilera puis apres en couleur blanche : mais l'extraict reſidera au fond en forme de reſiné ou vin cuit. Pour le garder longuement il conuient en faire euaporation au bain vaporeux, iuſqu'à ce que la matiere ſoit entierement ſeiche & ſe puiſſe reduire en pilules.

Extraict de racine de iuſquiame.

Extraict de racine d'aulnee.

Vous pourrez de meſme compoſer vn extraict de la racine de Iuſquiame, qui ſeruira à faire quelque anodin & laudanum ; de meſme auſſi tirerez-vous vn extraict purgatif des racines d'aulnée, comme nous dirons incontinent, & d'infinies autres racines pleines de ſuc appropriées à diuerſes intentions curatiues.

Il y a auſſi vne autre maniere de compoſer vn extraict de racines qui ont du ſuc à foiſon. Cette ſorte d'extraict eſt nommée fecule, comme ſi on diſoit petit marc ou lie, qu'il faut ſeparer & rendre propre à eſtre mis en vſage.

Fecule de couleuurée.

Doncques pour faire la fecule de couleuurée, laquelle ainſi qu'auons dit cy deuant, eſt vn ſingulier purgatif de la matrice, & vn vray medicament hyſterique, contre toutes ſuffocations d'icelle, l'operation ſe fera ſelon la maniere de proceder qui s'enſuit.

Prenez racleure de racine de couleuurée, & l'ayant coupée bien menue & pilée, mettez-la dans vn ſachet de toille, dont vous extrairez & eſpreindrez bien fort le ſuc dans la preſſe, lequel ſuc ſoit mis & laiſſé dans vn vaiſſeau de

verre deſtiné à garder conſerues en lieu, non
chaud mais froid, & dans peu de iours vous apperceurez des lies blanches comme amydon
s'amaſſer au fond, par deſſus leſquelles ſurnage
vne eau trouble, & auſſi blãche que petit laict,
laquelle vous faudra ſeparer par inclination:
mais l'amydon reſtant au fond ſera mis dans
pluſieurs petits vaiſſeaux de verre, ou de terre
vernie, pour y eſtre bien ſeché à l'ombre, non
pas en lieu chaud, & dans peu d'heures la matiere deuiendra ſeiche comme amydon, qui eſt
appellé fecule de couleuurée, dont on forme
vne pilule ayant le poids de 10. ou 12. grains y
meſlant vn peu de Caſtoreon ou d'Aſſe puante:
C'eſt vn ſouuerain & principal remede contre
toutes ſuffocations de matrice.

En meſme façon ſe prepare la lie de racine
de glayeul, qui eſt remede ſingulier contre
l'hydropiſie.

Fecule de racine de glayeul.

Par meſme moyen ſe fait auſſi la fecule de racine de petite ſerpentine, qui eſt efficacieuſe à
diſſoudre les humeurs de noſtre corps tartarées, gommeuſes & fort gluantes, leſquelles
autrement cauſent des duretez & obſtructions
d'entrailles, & ſont les ſeminaires, racines &
ſources de pluſieurs maladies longues & de-
ſeſperées, telles que ſont les fieures quartes, les
cachexies & ſemblables: mais par deſſus ce petit marc ja deſſeiché verſez eau de fougere, ou
de ſcolopendre quantité ſuffiſante & les faires
digerer à la chaleur du bain Marie l'eſpace d'vn
iour ou deux: apres lequel temps on ſeparera
l'eau par l'inclination, & en fin remettra-on la

Fecule de racine de petite ſerpentine.

matiere à l'ombre, pour y eſtre deſſeichée, afin
d'en faire fecule ou petit marc.

Or eſt-il à noter, qu'outre les extraicts de racine ſuſmentiónez, il y en a certains qui ſe preparent en vne maniere bien differente de celle qui precede : & ce ſont ceux-là meſmes qui
reſtaurent les forces naturelles & les corroborent & affermiſſent grandement : eſquels il eſt
beſoin d'adiouſter pain & vin : qui tous deux
nourriſſent & ſuſtentent fort la nature & ſeruent cóme de chariot aux autres ſimples, auec
leſquels ils ſont meſlez, afin que leurs vertus
ſoient pluſtoſt tranſporrées és veines & autres
lieux plus profonds. Pour exemple, vous tirerez
vn extraict de grande conſoulde & de genoüil-
liere, tel que nous allons deſcrire, pour guarir
en moins de temps & à moindres couſts la har-
gne, tant grande ſoit-elle, & pour eſchauffer &
remettre en ſa vigueur la nature foible & debi-
litée : comme auſſi pour rendre fertile la matrice & la faire fructifier, vous ferez vn extraict
de ſatyrion ou coüillon de chien.

Extraict ou ſang de grande conſoulde.

Sang de grande cō-ſoulde con-tre la har-gne. Prenez racine de petite & grande conſoulde
bien mondée, pilez la deuëment auec vn pilon
de bois, dans vn mortier de marbre iuſqu'à tant
qu'elle ſoit reduite en forme de poulpe. Auec
trois liures de cette poulpe, adiouſtez-y miet-
tes de pain de ſegle & de froment, de chacun
℥ ℔. Le tout bien meſlé enſemble & arroſé de

tant foit peu de vin, foit mis dans vn matras de
verre à col long bien boufché auec liege ou
auec cire d'Efpagne, tellement que rien n'en
puiffe expirer. Qu'on mette ledit matras en du
fumier chaud que les chymiques nomment
ventre de cheual : ou bien au bain vaporeux
tant que la matiere foit tournée en fuc de
couleur auffi rouge que fang. Alors expri-
mez-la bien fort entre la preffe, & mettez l'expreffion chyleufe & fanguine au bain vaporeux par cette feconde digeftion, elle deuiendra plus rouge & laiffera quelque peu de lie au
fond, laquelle feparerez : Continuant celle digeftion & depuration iufqu'à ce que la matiere
apparoiffe bien claire & fort rouge, en mefme
temps feparez en la liqueur plus claire par l'a-
lembic à la chaleur du bain vaporeux, & au
fond du vaiffeau reftera l'extraiét rouge à perfection qu'on appelle fang ce grande confoulde, tres-efficacieux contre toutes les vlceres internes j Ɔ. on le diffoudra en fon eau propre
diftillé, ou en vin blanc, ou en quelque autre
liqueur conuenable, pourfuiuant à en vfer durant quelque peu de iours on en verra des effects excellens & merueilleux.

De mefme tirerez-vous vn extraiét ou fang *Extr. ou*
du Satyrion : qui eft vn remede fingulier pour *fang de fa-*
conforter la matrice, & fpecifique à faire con- *tyrion.*
ceuoir & procréer lignée, departiffant le don
de fertilité aux femmes les plus fteriles & refti-
tuant l'impuiffance de l'homme en fa premiere
vigueur, à l'exemple d'iceluy on en pourra faire beaucoup d'autres : mais le vray Philofophe

passera encores plus outre, & par mesme methode extraira, tant du froument que du vin vne substance sanguine, ayant vertu d'alimenter & de viuifier, par laquelle il cherchera la cause efficiente de la chair en nostre corps.

S'ensuiuent maintenant les extraicts de bayes, grains & semences.

On fait vn extraict de bayes ou grains de geneures noirs & bien meurs, lequel est appellé Theriaque des Allemands, dont auons ja faict mention cy-dessus, & auons enseigné la maniere de la preparer, de sorte qu'en vain nous en parlerions dauantage.

Desdites bayes se prepare vn extraict, par vne autre methode, à sçauoir auec leur propre eau de vie, de laquelle auons tenu propos cy-dessus, & declaré le moyen de la preparer, mesmes en grande quantité, n'y ayant rien de plus commun en Allemagne. Faut doncques prendre 4. ou 5. liures de bayes de geneure biē choisies & moyennement concassées : emplissez en à demy vn matras de verre capable, versant par dessus leur eau de vie propre, ou leur eau distilée (à sçauoir apres qu'aurez distilé vne huile d'icelles par le grād alembic de cuiure, à la maniere des autres huiles) en sorte que l'vn ou l'autre desdites eaux surnage 4. ou 5. doigts, jaçoit que l'eau de vie soit meilleure, le vase bien bousché, laissez-les digerer au bain Marie pendant 5. ou 6. iours, iusqu'à ce que ladite eau soit fort colorée & impregnée des vertus d'icelles bayes. Vuidez ceste eau teinte par inclination, & exprimez bien par le pressoir les lies encores

chaudes,

Extr. des bayes & gr. & semences.
Extr. de bayes de geneure.

Mesme ex. autrement preparé.

chaudes: adioustez cette expression à ladite eau
colorée : & ayant mis le tout dans vn alembic
de verre, la liqueur en sera distilée iusqu'à tant
qu'elle soit seiche au bain vaporeux, dans lequel vostre matiere sera exempte de toute
bruslure : gardez à part l'eau qu'en aurez fait
distiler, & separez aussi l'extraict, qui ressem-
blera à vin cuit & se conseruera long temps.
Faites prendre de cet extraict j ou ij Ə ou bien
trois cuillerées de sa propre eau distillée, &
vous aurez vn souuerain sudorific bezoardique contre toutes pestes & venins.

Vous tiendrez mesme procedure en faisant
l'extraction des bayes de laurier auec leur propre eau de vie, ou l'eau distillée d'icelle mesme,
& apres auoir vne fois preparé leur huile par le
grand Alembic : ce qu'on fait en jettant j ℔ de
bayes pilées dans cinq ou six liures d'eau commune, par le moyen de laquelle ladite huile
s'esleue & se separe facilement de l'eau. Car elle nage sur ladite eau : Mais quant à l'eau elle
attire ce pendant & retient si exactement &
parfaictement l'odeur, le goust & les autres
vertus des susdites bayes qu'elle vaut beaucoup mieux pour composer son extraict propre que toute autre liqueur estrange.

Extr. de bayes de laurier.

Par mesme artifice on fera des extraicts de
toutes autres bayes, grains & seméces, comme
l'extraict purgatif de lierre, l'extraict antepileptique de seméce de péuoine: l'extraict carminatif & propre à dissiper les vents, de semences
de fenoil, d'anis, de cumin, de carotes sauuages,
& de semblables. Selon la mesme methode se

Extr. pur-gatif de lierre.

pourront faire infinis autres extraicts appropriez à diuerses & aux mesmes maladies ausquelles duisent les simples dont ils sont tirez.

Resiné ou extraict de raisins.

Entre les grains, il y en a aucuns plus abondans en lie & plus vineux, dont les extraicts se composent d'vne autre façon: tel qu'est le suc de raisins, lequel estant exprimé, se reduit en resiné: qui est le seul moyen de composer des extraicts: & ce resiné est propre à composer diuerses sortes d'assaisonnemens.

Extr. des gr. meurs de suzeau & d'hieble.
Extr. de gr. d'acte.

De mesme aussi fait-on vne sorte d'extraict, ou quelque resiné duisant & salutaire à l'hydropisie des grains meurs de suzeau & d'hieble.

Desdits grains de suzeau bien meurs & seichez à l'ombre durát quelque espace de temps vous formerez vn autre sorte d'extraict, qui est vn specifique hysterique: & les Chymiques l'appellent extraict de grains d'acte, la preparation duquel est comprise és paroles suiuátes.

Cueillez gráde quantité de grains de suzeau bien seichez à l'ombre, comme nous auons dit, & les ayant separez de toute autre chose, prenez les seuls & en emplissez iusqu'à la moitié vn grand matras à col lóg versant par dessus de l'esprit de vin tres fort & quelque peu enaigri, auec liqueur acide ou de vitriol ou de soulphre, tant qu'il nage par dessus la matiere trois ou quatre doigts. Le vase bousché en sorte que rien ne s'en puisse exhaler, digestion soit faite au bain Marie 5. ou 6. iours durant, iusqu'à ce que l'esprit de vin séble estre teint en couleur de rubis: vous le separerez par inclination, prenant garde qu'auec iceluy il ne passe, ou sorte

rien de la lie ou matiere trouble. D'icelle teinture, n'en ayant mefme feparé la menftruë, à
fçauoir l'eau de vie, laquelle fe peut conferuer
fort long temp fans aucune corruption ou alteration quelconque (& à laquelle vous pourrez adioufter fi voulez, vn peu de fucre pour
luy donner meilleur gouft) d'icelle teinture,
dif je, vous ferez prendre demy cuillerée d'argent, ou vne cuilleree entiere aux femmes qui
font miferablement tourmentees de fuffocation de matrice: Et à l'inftant s'enfuiura vn effect fort fouhaitable. Car elle s'efuilleront
fans qu'on y penfe & comme miraculeufe-
ment, & feront entierement reftablies en leur
premiere fanté.

De rechef fi voulez, feparez-en l'eau de vie
par l'alébic au bain vaporeux iufqu'à tant qu'il
refte au fond vn extraict parfaictement rouge,
duquel preferterez Ʒ j à chaque prife, & le dif-
foudrez en fa propre eau diftillée, ou en quelques autres conuenables, ou en du vin blanc
qui commencera à s'en rougir.

Ainfi ferez vous vn electuaire de grains *Extraict de gr. d'hieble*
d'hieble meurs & feichez à l'ombre: cét ex-
traict eft vn remede fpecifique contre l'hydropifie & cachexie.

En mefme maniere feront auffi compofez *Extr. de ce-rifes noires.*
extraicts de plufieurs autres fruicts, comme de
cerifes noires fauuages & feichees contre l'e-
pilepfie, en la compofition duquel extraict on
peut fubftituer au lieu d'eau de vie quelque
eau antepileptique de peuoine, &c.

Vous extrairez femblablement vne teinture *Extr. de fleurs de pe-peuoine.*

des fleurs de peuoine rouge & deſſeichées auec leur eau propre qu'on rendra vn peu aigre par l'acidité du vitriol.

Extr. de fr. d'alkeken-ge.

Auec eau d'alkekenge laquelle on aura quelque peu enaigrie, vous tirerez vn extraict de ſes fruicts rouges & aucunement ſecs, contre le calcul.

Extraict de ſeneles.

Auec eau de ſenelles auſſi aigrette vous tirerez de leurs grains ſecs vn extraict fort commode, tant pour preſeruer que pour deliurer du calcul.

Extraict de fleurs de pauot rou-ge.

Ainſi fera-on vn extraict des fleurs de pauot rouge ſeichees auec leur eau propre auſſi enaigrie auec la liqueur acide du ſoulphre. Il eſt excellent & ſpecifique à toutes pleureſies: vous en donnerez le poids d'vn ſcrupule, eſtant premierement diſſout en vne once de ſon eau propre diſtillée, & apres qu'icelle ſera impregnée de la teinture ou couleur d'iceluy. Ou ſi bon vous ſemble obmettant la ſeparation, leſdites eaux teintes ſeront gardées & priſes en quantité de ß ℥. ou j ℥. ſur le ſoir enuiron l'heure du dormir, & elles produiront des effects nompareils.

Selon cette methode & formulaire d'extraits de diuers bois, d'eſcorces, racines, bayes, grains, ſemences, fruicts & fleurs, le vray & expert Medecin compoſera infinis autres remedes pour beaucoup de maladies diuerſes.

Extraicts d'herbes.

Reſte que nous expoſions brieuement les extraicts des herbes, qui ſe font en trois manieres comme il s'enſuit.

1. Maniere

La premiere façon requiert que l'herbe ſoit

pilée, & le suc d'icelle exprimé par la presse, *de faire ex-* tandis qu'elle est encores verde & pleine de *traicts* suc : En apres faudra espurer ledit suc au bain *d'herbes, de* Marie chaud, separant le pur d'auec l'impur *racines, &* iusqu'à ce qu'il ne reste plus aucunes lies au *de toutes* fond : separez de ce suc ainsi parfaictement de- *leurs au-* puré, la liqueur d'eau par le bain vaporeux *tres par-* iusqu'à tant qu'il soit reduit en consistence de *ties.* refiné, ou vn peu plus seiche s'il doit estre con- serué long-temps.

Faut en la seconde maniere coupper l'herbe *2. Maniere.* quand elle est en fleur, & en emplir vn grand alembic de verre ou de cuiure enduit d'estain par dedans, tel qu'est celuy dans lequel on di- stille ordinairement les huiles : la matiere bien abbaissée soit imbuë & arrousée d'ydromel vineux: & ayant bien clos le vaisseau auec quel- que bouchon, faictes macerer le tout par qua- tre ou cinq iours à la chaleur du Soleil, si c'est durant la saison d'Esté, ou de quelque Poile : puis exprimez-le dans la presse, & versez des- sus le marc nouuel hydromel ou eau de vie, di- gerant & exprimant le tout, on reiterera les mesmes operations iusqu'à ce que le marc sem- ble estre desnué de toute vertu. Toutes les ex- pressions meslées ensemble soient mises dans l'alembic afin d'en distiller la liqueur, tant que l'extraict demeure au fond en consistence de miel ou de resiné.

Le troisiesme & dernier moyen de tirer ex- *3. Maniere.* traicts des herbes susdites, est d'en cueillir en- semble grande quantité, les hacher menu ou piler, & d'en emplir quelque grand alembic ou plusieurs petits de terre ou de verre pour y distiler leur eau iusqu'à siccité, & ce au bain vaporeux, le marc estant totalement sec, & toutesfois ne sentant nullement le bruslé sera reduit en poudre grossiere, dessus laquelle on versera son eau propre distilée : & pendant qu'on digerera le tout au bain, l'eau attirera toute la couleur des herbes & s'impregnera de leurs qualitez essentielles substantifiques : y faudra remettre continuellement de nouuelle eau, digerer le tout & en oster l'eau par inclination, reiterant chaque operation iusqu'à ce que leau ne se colore plus : Puis toutes ces eaux teintes meslees par ensemble & mises dans vn ou plusieurs alembics conuenables, soient distilées iusqu'à consistence de resiné ou d'extraict: Vous garderez à part les eaux distilees pour dissoudre ʒ ß. ou ʒ j. de lextraict en j ou ʒ ij d'icelles. Et ainsi le donnera-on és mesmes maladies ausquelles conuiennent les simples dont il est composé.

Si du marc calciné desdites herbes vous faictes extraction d'vn sel auec leur propre liqueur, & si vous adioustez cette liqueur auec leur sel en vos extraicts, distilant encore vne fois le tout ensemble, tellement que le sel susdit soit exactement meslé auec lesdites extractions: vous rendrez beaucoup plus efficacieuses les diuerses facultez qu'ont les extraicts, à sçauoir la purgatiue, la sudorifique, diuretique, aperitiue & desopilatiue.

Partât choisissez laquelle vous voudrez desdites trois manieres, faictes vn extraict de l'herbe & racine de chelidoine ou esclaire, Extraict d'esclaire ou chelidoine. voir de tout le reste de sa substance. C'est vn excellent & specifique remede contre les fié- ures tierces, la iaunisse, les cachexies, pales couleurs & obstructions d'entrailles, outre plus il est vniuersel & sert à vincre plusieurs maladies : aussi est-il diuretique & sudorifique pourueu qu'on en prene vn scrupule destrempé en vin ou deux cuillerees de son eau propre.

Ainsi l'exploict composé de melisse est vn souuerain cordial. Extraict de melisse.

L'extraict de chardon benit & celuy d'vlmaria font suer, & font des remedes nompareils contre la peste. Extraict de chardô benit & d'vl. maria.

D'auantage, selon cette methode vous pourrez former des extraicts simples de toutes herbes, tellement que ce m'est assez d'auoir monstré la maniere & façon de les preparer en cinq ou six simples doüez de vertus fort excellentes & efficacieuses.

Suiuant la mesme regle vous ferez aussi des extraicts composez, cephaliques, pectoraux, cordiaux & autres tant grands que petits, desquels nous auons fait mention cy dessus au chapitre des Antidotes : Et combien que l'vn & l'autre cephalique ait esté ia descrit par nous, toutesfois on ne doit trouuer mal à propos si derechef nous l'inferons icy comme en son lieu propre. Extraict composé.

Grand extraict capital

Prenez racine d'acore.
> *De peuoine.*
> *Guy de chesne.*
> *Bois d'aloës.*
> *Bois de geneure, de chacun ℥ ij.*
Semence de peuoine.
> *Canelle.*
> *Cloux de girofles.*
> *Macis.*
> *Noix muscade.*
> *Cardamome.*
> *Fruicts anacardins, de chacun ℥ ʃ.*
Fleurs de rosmarin.
> *De saulge.*
> *De primeuere.*
> *De peuoine.*
> *De soulci.*
> *De betoine.*
> *De lauande.*
> *De stœchas.*
> *De petit muguet.*
> *D'euphraise.*
> *De tillet arbre, de chacun ij. p.*

Hachez les choses à hacher, & pilez celles qu'il
faut piler, puis les mettez dans vn matras de
verre, versant par dessus eau de vie de sauge &
de grains de geneure quantité suffisante, tant
que l'eau surpasse la matiere de quatre doigts,
le tout soit digeré à la chaleur du bain Marie
par six ou huict iours: colature & expression en

soit faicte par le preffoir: & la liqueur d'eau en
soit fequeftrée par euaporation iufqu'à tant
que la matiere refide au fond en forme de refiné ou d'extraict La prife eft ß ʒ. en toutes maladies froides du cerueau.

Petit extraict cephalique,

Prenez herbes & fleurs de meliffe.
   De betoene.
   De peuoine.
   De fauge.
   De rofmarin, de chacun à difcretion
Le tour cueilli nouuellement, (ce qu'on peut
commodément faire en leur faifon) foit bien
pilé & meflé enfemble, afin d'en feparer puis
apres la liqueur par le bain vaporeux: & de rechef ladite liqueur foit efpanduë fur le marc,
pour en extraire vne teinture: qu'on reitere le
tout par plufieurs fois, procedant au furplus
comme és autres extraicts.

Petit extraict pectoral.

Prenez racines d'aulnée.
   De glayeul.
   De pas d'afne.
   De polypode.
   De regliffe couppée en petits lopins, de cha-
      cun ʒ iij.
   Iuiubes.
   Sebeftes.
   Raifins de Corinthe, de chacun ʒ iiij.

Herbes de scabieuse ou
    Grateron.
    De marrube.
    D'hyssope.
    De cheueux de venus, toutes seiches & pilees
        grossierement, de chacune M. ij.
Semences de chardon benit.
    De cotton.
    D'ortie.
    D'anis.
    De fenoil.
    De pauot blanc, de chacun ℥ iij
    Canelle ℥ j.
Fleurs seiches de bourrache.
    De buglosse.
    De pas d'asne.
    De pauot rouge, de chacun p. iiij.

Le tout pilé & bien meslé par ensemble, soit polé dans vn vaisseau capable, versant dessus vinaigre scillitique j ℔ ß.
    Eaux de scabieuse.
    De chardon benit.
    D'hyssope.
    De pas d'asne, de chacun ℔ j.

Digerez le tout à petit feu par quelques iours puis l'exprimerez & en ferez euaporer la sub-stâce aqueuse, tant que la matiere soit reduite en consistence de vin cuit ou resiné, selon l'en-seignement qu'auons donné touchant les au-tres, & vous aurez vn grand extraict thoraci-que, lequel estant dóné iusqu'à deux dragmes, ou seulement en forme de pilule, ou bien de-layé en son eau propre, remedie à tous asthme,

orthopnœe , difficulté d'haleine & à femblables maux de poictrine.

Petit extraict pectoral.

Prenez herbes de pas d'afne.
De fcabieufes auec toutes fes parties.
De marrube.
De calament.
D'hyffope , recentement cueillies, de cha-
cune M. iij.
Les quatre femences froides.
Celles d'ortie &
De chardon benit , de chacun ʒ iiij.

Le tout pilé fort menu foit diftilé au bain vaporeux tant qu'il n'y refte aucune humidité ,
puis arroufez de rechef la lie ou matiere feiche
de fon eau propre, & en faictes fortir vne teinture, au demeurant vous fuiurez la mefme methode que nous auons fuffifamment enfeignee
iufques icy , & vous aurez vn petit extraict pectoral.

Grand extraict cardiaque ou cordial.

Prenez raclure de bois d'aloës.
De bois rhodien , de chacun ÿ ʒ ß.
Angelique.
De fcorzioners.

Zedoaire de chacun ℥ iÿ.
Escorces de citron seiché ℥ ÿ.
Dictam.
Been rouge & blanc.
Doronic
Semences de basilic.
De citron.
De Melice.
D'ozeille.
De grains d'alkermes, de chacun j ℥ ß.
Cloux de girofles.
Canelle, de chacun j ℥.
Saffran ℥ ß.
Rozes rouges iÿ. poignées.
Dessus le tout concassé versez.
Suc de limons j ℔ ß.
Eaux de scordion.
De melice.
De fleurs de rosmarin, de chacun ℔ j.

Ou bien autant qu'il en faut pour bien arrouser la matiere. Le tout soit digeré à petit feu &
exprimé, puis on fera les autres operations
comme dit a esté ès precedens extraicts capi-
taux & pectoraux.

Petit extraict cordial.

Prenez herbes de scordium.
De tormentelle.
De melisse auec tout sa substance.
Scorzionaire, cueillies nouuellement, de
chacune M. iiÿ.
Citrons mis en roüelles auec l'escorce v. ou vj.

Le tout, à sçauoir tant les herbes que les citrons, bien pilé dans vn mortier de marbre &
bien meslé, on y adioustera.

> *Canelle ℥ j.*
>
> *Saffran ℥ ß.*
>
> *Noix muscade.*
>
> *Electuaire de gemmis, de chacun ʒ ij.*
>
> *Camphre ʒ j.*

De tous ces ingrediens separez la liqueur par
le moyen du bain vaporeux, tant qu'ils soient
entierement secs : & la versez de rechef sur le
marc qui sera resté pour en extraire vne teinture, poursuiuant au surplus selon la methode
qu'auons ia prescrite en la composition du petit extrait pectoral, & par ce moyen on aura
vn petit extraict cordial.

Grand extraict stomachal.

> *Prenez racines de roseau aromatique ou galange.*
>
> *De cypres.*
>
> *Bois d'aloës, de chacun ℥ iij.*
>
> *Escorces d'oranges &*
>
> *De citrons seichées, de chacun ℥ j.*
>
> *Canelle.*
>
> *Macis.*
>
> *Noix muscade, de chacun ℥ ij.*
>
> *Mente &*
>
> *Ambrosienne seiches, de chacun M. ij.*
>
> *Semences d'anis.*
>
> *De fenoil.*
>
> *De fenesche.*

Grains de meurte, de chacun ℥ j.

Myrobolans, de chacune forte ℥ ß.

Rofes incarnates p. iij.

Faut piler ce qui eſt propre à eſtre pilé, & hacher ce qu'on doit hacher, puis meſler tout &
le mettre dans vn grand matras capable, verſant par deſſus

Suc de grenades aigres j ℔ ß.

Eau de canelle ß ℔.

Eau de mente &

d'Abſinthe, de chacune ℔ j.

Ou autant qu'il ſuffit pour arrouſer la matiere qu'on digerera, finalement auec les eaux
ſuſdites dans le bain. Et quant au reſte il conuiendra tenir meſme procedure qu'és grands
extraicts precedens.

Petit extraict ſtomachique.

Prenez mente.

Ambroſienne ou pyment, de chacune

　　M. iiij ou v.

Coins pelez, & couppez par petites rouël-

　　les iiij.

Les herbes & les coins ſoient pilez enſemble
& reduits en forme de poulpe, à laquelle adiouſtez

Macis.

Nois muſcade, de chacun j ℥ ß.

Eſpice d'aromatique roſat ℥ j.

Le tout meſlé enſemble & mis dans l'alembic, ſoit diſtilé par le bain vaporeux iuſqu'à
tant que la matiere ſoit toute ſeiche, remettez

fur icelle l'eau qu'en aurez extraicte, & au demeurât pour faire l'extraict faudra que fuiuiez
la methode des autres lefquels nous auons ia
defcrits cy deffus.

Grand extraict hepatique.

Prenez bois de caffe &
  De tous les fantaux , de chacun ℥ ij.
Racines de garence.
  De l'vne & l'autre fougere.
  D'ozeille.
  De parelle.
  De rubarbe de chacun ℥ j.
  Eupatoire de Mefué.
  Feüilles d'abfinthe pontic.
  Hepatique , de chacun M. ij.
Semences d'ache.
  De perfil.
  De fchœnanthos , de chacun ℥ ß.
  Efpi de nard.
Fleurs de chicoreé.
  De petite centaurée.
  De chelidoine ou efclere.
  De rofes rouges , de chacun p. iij.
Qu'on les pile & mette dans vn vaiffeau de ver-
se y adiouftant
  Vinaigre paffulat j ℔ ß.
Eaux d'aigremoine.
  D'ozeille.
  De chicoreé , de chacune ℔ j.
Macerez & diftillez le tout, puis remettez l'eau
fur la matiere , & en faictes vn extraict fuiuant

la methode des autres grands extraicts.

Petit extraict hepatique.

Prenez racines de parelle.
De vincetoxicum.
D'ozeille.
De fougere.
De chicorée sauuage auec tout sa substance;
de chacun ʒ iij.
Herbes d'Hegremoine.
D'hepatique.
De centaurée petite.
D'esclaire, de chacune iiij M. ou dauan-
tage.
Fruicts d'espine vinette meurs ß ℔.
Le tout soit pilé deuëment à part & bien meslé
ensemble, à quoy faudra adiouster puis apres.
Espices de diarrhodon.
De diatriasantal, de chacun ß ʒ.
Le tout bien meslé par ensemble & posé dans
l'alembic, soit distillé iusqu'à siceité, & la li-
queur qui en sera prouenuë soit remise dessus
le marc pour faire sortir vn extraict à la façon
qu'on a iusques icy pratiquee és autres.

Grand extraict splenique ou pour la rate.

Prenez racines de grande serpentine.
De fougere.
De valerienne, de chacun ʒ ij.

E scorces

Escorces de fresne.

  De cappres.

  De bruieres ou tamaris, de chacun iĳ ℥.

  De Ceterach M. ĳ.

Semences de chardon benit.

  De cumin.

  De costus, de chacune j ℥.

  Poiure.

  Cubebes, de chacun vj ℥.

Fleurs de genest.

  De mille pertuis.

  De buglose, de chacune ĳ. p.

  Racleure d'iuoire.

  Canelle de chacun ß ℥.

  Limaille d'acier calcinée auec soulphre x ℥.

Posez-les dans vn matras, versant dessus

  Vinaigre scillitic j ℔.

  Vinaigre buglosat &

  De suzeau, de chacun ß ℔.

Eaux de fleurs d'hieble &

  De scolopendre, de chacune quantité

    suffisante.

Faut macerer la matiere comme il faut, au demeurant tenez telle procedure qu'és autres
grands extraicts.

Petit extraict splenitic.

Prenez scolopendre.

  Fumeterre.

  Pimprenelle.

  Sommitez de fresne, de chacun M. iiĳ.

Fleurs de geneſt recentes vj. p. *ou plus.*

Pilez les dedans vn mortier de marbre : adiouſtez-y

Eſpices de letifiant de Galien.

De tous les myrobolans.

De zingembre , *de chacun* ſſ ʒ.

Suc de pommes de bonne odeur j ℔.

Mettez les dedans l'alembic pour y eſtre diſti-
lées : procedez en apres comme és autres petits extraicts.

Grand extraict nephritic.

Prenez racines d'areſte-bœuf.

D'eringes.

De bardane , *de chacun* iij ʒ.

Hergniere ſeiche M. ij.

Semences d'oignon.

D'ortie.

De raifort.

Da ſaxifrage

De fenoil.

De perſil, de chacun ij ʒ.

Bayes de geneure.

De gremil ou herbe aux perles.

Noyaux de neſles , *de chacun* j ʒ ſſ.

*Petites pierres qu'on appelle yeux de
cancre.*

Chaux de coquilles d'œufs , *de chacun* j ʒ.

Au tout pilé & meſlé faut adiouſter
ſuc de limons j ℔ ſſ.

Eaux diſtilees de raifort.

D'argentine &

D'alkekenge ou baguenaudier quantité ſuffiſante.

Faut macerer le tout & finalement l'exprimer & en faire vn extraict à la maniere des autres.

Petit extraict nephritic.

Prenez argentine.

Saxifrage, de chacun iiij. M.

Fruicts d'alkekenge meurs &

Senels, de chacun j ℔ ß.

Grains de geneure meurs iiij ʒ.

Limons couppez en roüelles iiij.

Le tout ſera pilé & mis dedans vn matras
ſur quoy on verſera

Vin blanc j ℔.

On diſtilera toutes ces choſes au bain vaporeux tãt qu'elles ſoient ſeiches, puis auec l'eau
qui en ſera ſortie on extraira vne teinture de
ladite matiere, laquelle ſera en fin exprimee
& reduite en extraicts comme les autres.

Grand extraict hyſteric.

Ayez racines de couleurée iij ʒ.

De cabaret j ʒ ß.

De matricaire.

D'armoiſe.

De pouliot ſauuage ſeiches, de cha-
ne M. iiij.

Bayes de geneure.

Semences de sermontain.

D'ammi.

De rue.

De cheruis.

D'anet, de chacun ij ℥.

Nois muscade.

Cardamome, de chacum ß ℥.

Ambre j ℥.

Castoreon vj ℥.

Pilez-les & meslez, y adiouftant

Hydromel vineux j ℔.

Eaux de rue.

De matricaire, de chacune autant qu'il
suffira,

Afin qu'elles puissent estre macerees : puis
on en fera expression & extraict suiuant l'art :
C'est vn singulier mondificatif de la matrice,
& aussi subuient-il à toutes maladies d'icelle,
& sur tout à celles qui prouiennent de cause
froide.

Petit extraict hysterique.

Prenez matricaire.

Armoise.

Melisse.

Rue, de chacun M. iiij. ou d'auantage.

Sauiniere M.j.

Pilez ces herbes estant encores nouuelles, &
mettez auec icelles

Castoreon ou bieure.

Myrrhe.

saffran, de chacun ℈ ʒ.
Cardamome ℈ ʒ ß.

Verſez en outre deſſus le tout

Eau de canelle ß ℔.

Et en diſtilez toute la liqueur par l'alembic au
bain vaporeux, tellement que la matiere ſoit
entierement ſeiche; laquelle ſorte de diſtilation eſt plus excelléte & plus ſeure que toutes
autres, ce que nous ne ceſſons d'inculquer fort
ſouuent. Puis vous extrairez toutes teintures
auec cette meſme liqueur, la verſant de rechef
ſur le marc, lequel vous exprimerez en ayant
faict ſortir ladite liqueur par inclinatió, ce fait
vous meſlerez l'expreſſion auec la liqueur ou
eau teinte. Le tout mis de rechef dedás l'alembic, vous en diſtilerez toute liqueur & la garderez ſoigneuſement à part, & l'extraict reſtera au fond en forme de reſiné, ou en conſiſtence quelque peu plus ſeiche, dont ferez prédre
℈ ʒ, ou en forme de pilule, ou bien diſſout auec
ſon eau propre. Il prouoquera les mois & for-
tifiera la matrice à merueilles : Nous en auons
fait deſcription vn peu plus ample que des autres, afin qu'il ſerue comme d'exemplaire & de
regle, ſelon laquelle on pourra former tous
autres : la priſe n'excedera le poids d'vn ſcrupule, on les donnera formez en pilule, ou de-
layez auec leur prope eau, auſſi les gardera-on
touſiours pour l'vſage. Par ainſi ſuiuant cette
methode on pourra faire vn nombre infini
d'autres extraicts que le Pharmacié ou Apoticaire appareillera en temps pour diuers effects,
auſſi tiendra-il touſiours preſts tels remedes, &

les mettra en vſage quad la neceſſité le requerra, ainſi il n'aura beſoin de cueillir ſi ſouuent
des ſimples nouueaux, ny de reiterer tant de
fois auec tant de peine les decoctions & ex-
preſſions. Car il aura à commandement chez
ſoy vn extraict qu'il pourra diſſoudre prôptement en quelque liqueur conuenable, & former d'iceluy vn bol ou des pilules, ou vn breuuage ou vn clyſtere. Nous adioignons icy vn
extraict carminatif, à l'exemple duquel on preparera auſſi fort aiſémét vn extraict dyſenterique, diuretique, vulneraire & autres de telle
ſorte.

Extraict carminatif.

Prenez bayes de laurier j ℔.
　　　Bayes de geneure ſſ ℔.
semences de carote ſauuage.
　　　De cumin.
　　　De fenoil.
　　　D'anis, de chacun iiij. ℥.
　　　Herbes ſeiches de calament.
　　　D'origan.
　　　De pouliot.
　　　De ſommitez d'anet, de chacun M. ij.
Fleurs de vraye camomille.
Fleurs de noyer &
　　　De ſuzeau, de chacun iiij poignées.
　　　Canelle.
　　　Noix muſcade.
　　　Poiure.
　　　Cardamome, de chacun j ℥.

Le tout aucunement pilé & meſlé enſemble
ſoit ietté dans vn alembic, ſoit de verre, ſoit de
terre ou de cuiure, qui ſoit capable, ſur quoy
on verſera hydromel vineux ou bon vin blanc,
tant que la matiere ſoit bien trempée. Le vaſe
bouché auec ſon couuercle, digeſtion ſera faire au bain mediocrement chaud par 4. ou 5.
iours, lequel temps expiré vous exprimerez en
fin la matiere par le moyé du preſſoir, & reſeruerez toute la liqueur qu'en aurez eſpreint:
verſez deſſus le marc bon vin blanc nouueau,
ou eau de vie pour reiterer la digeſtion & expreſſion, afin que par ce moyen la vertu ſubſta-
tifique de ladite matiere ſoit mieux extraicte.
Toutes les expreſſiõs meſlees les vnes parmi les
autres & miſes dedãs l'alembic, vous en ſeque-
ſtrerez la liqueur & la garderez ſoigneuſemẽt
à part: comme auſſi l'extraict carminatif qui
demeurera au fond en conſiſtence moyẽne entre le dur & le mol, on en dõnera iuſqu'à vingt
grains à ceux qui ſont trauaillez de coliques
paſſions, ou qui ont l'eſtomac ou les inteſtins
gaſtez, ſoit en forme de pilules, ſoit deſtrempé
auec ſon eau propre. Pour compoſer vn clyſtere, faut prendre d'iceluy j ʒ ß. ou deux, &
le diſſoudre promptement ou dans quelque
boüillon, ou auec du laict, ou en du vin, &
ainſi vous aurez preparé vn clyſtere carminatif
pluſtoſt qu'on ne l'aura commandé, auec iceluy extraict vous pourrez ſi bon vous ſemble
adiouſter les extraicts laxatifs pour lacher &
purger le ventre.

Iufqu'icy nous auons traiété des extraiéts fimples & compofez qui feruent à alterer, corroborer & à plufieurs autres indications curatiues: refte à prefent que nous parlions des extraétions purgatiues, tant fimples que compofees. Or combien qu'il y a trente ans & dauantage que nous ayons difcouru de tels extraiéts en noftre traiété de la preparation fpagyrique, tellement que Vveker en a tranfcrit la plus grande partie en fon Antidotaire general, & que i'aurois icy occafion d'introduire les mefmes en cette mienne Pharmacopée: Toutesfois nous fuiurons maintenant vne methode totalement diffemblable à les defcrire, à fçauoir facile & claire : & ferons participant le pub ic d'autres fruiéts lefquels nous auons depuis recouuert en la boutique de Vulcan, par l'addreffe & faueur de Minerue, paffans fous filence ceux qu'on trouue defcrits tant en nos liures qu'en d'autres.

Nous auons ia cy deffus enfeigné affez amplement & clairement la maniere d'extraire l'effence d'aloës: nous difons effence, d'autant qu'elle a efté preparée d'extraiét tel qu'eft l'aloës. Par lequel moyen on peut auffi tirer l'effence d'elatere & des autres fucs exprimez, figez & reduits groffierement en extraiéts.

L'extraiét ou effence de reubarbe fe fait ainfi. Prenez reubarbe choifie ℔ ſ. ou autant que bon vous femblera, c̃ caffez-la groffierement & verfez fur icelle eau d'endiue quelque peu enaigrie auec fuc de limons ou de citrons iufqu'à vne liure, tellement qu'elle nage par def

fus la reubarbe. En lieu de correctif adiouftez
à ces chofes

  Canelle ℈ ß.
  Santal rouge ℈ j.

Mettez & laiffez digerer le tout au bain Marie
iufqu'à tant que l'eau de chicoree foit teinte
en couleur de rubis. Separez cette eau teinte
en penchant le vaiffeau : y remettant plufieurs
fois de nouuelle eau & continuant cette operation iufqu'à ce que l'eau ne fe colore plus, le
tout en fin bien exprimé & meflé auec la fufdite eau teinte, vous en feparerez la liqueur a-
queufe par le moyé du bain vaporeux : & l'extraict demeurera au fond en forme de gomme
ou de refiné parfaictement cuit & fort rouge.

En mefme façon ferez vous vn extraict de
toutes racines ayás vertu de purger mediocrement, telles que font la gentienne, le mechoacam, le fanicle de Dodoneus, &c.

De mefme auffi fera on vn extraict de fené :
mais en lieu d'eau de chicorée, faudra prendre
eau de pommes odoriferantes qui foit vn peu
enaigrie (en lieu de fuc de limons) auec les liqueurs aigrettes, ou de falpetre, ou de foulphre
ou de vitriol, lefquelles font fort conuenables
pour extraire les teintures de feuilles & fleurs
tant foient-elles ja fleftries & feichées, & quoy
qu'elles ayent efté lóg temps gardees és caiffes,
L'anis ou les cloux de girofles feruirót de correctif, y eftans adiouftez en petite quantité.

Ainfi par la mefme methode on fera extraicts
de toutes fleurs purgatiues, de rofes pales, de
violettes, de fleurs de pefcher, de fleurs de

pruniers tãt fauuages que de iardins, des fleurs de centaurée, fumeterre & mille pertuis.

Par tel moyen vous tirerez auſſi des extraicts excellens, d'agaric, des ſemences d'hieble, de ſermontain & de ſemblables.

Mettons en auant la maniere de preparer ex-traicts des ſimples les plus violens, commen-çans par leurs racines dõt on compoſe des ex-traicts par vne methode autre que celle des precedens. Or nous commencerons par l'ex-traict d'aulnée propre & cõuenable à tout hy-dropiſie & autres maladies eſquelles il eſt be-ſoin d'euacuer des humeurs ſereuſes.

Prenez racines & feuilles, c'eſt à dire toute la ſubſtance de petite aulnée, & en exprimez le ſuc par la preſſe, les ayãt pilé exactemét, lequel ſuc mis dans vn matras de verre à col long, ſera digeré au bain Marie ſur le mar qui aura enco-res beaucoup de vertu purgatiue, verſez petit laict claire, ou eau diſtilée de laict, afin que led. marc ſoit deuëment & parfaictement arrouſé, mettez-le dãs vn autre vaiſſeau pour y eſtre di-geré au meſme bain Marie l'eſpace de 3. on 4. iours, puis exprimez bien le tout ſous la preſſe & adiouſtez cette expreſſion derniere à l'autre premiere, les faiſant digerer au dit bain Marie, & ſeparant touſiours la lie de la liqueur claire, c'eſt à dire le pur d'auec l'impur iuſqu'à ce que voſtre matiere ne rende plus nulle humeur eſ-peſſe, ains qu'elle demeure au fonds tres claire, fort rouge & bien douce à gouſter, qui ſont les ſignes d'vne vray & parfaicte digeſtion com-me nous auons ia dit ailleurs.

Cette matiere soit transposée & versée dedans vn autre alembic pour en distiler toute liqueur iusqu'à siccité par le bain Marie vaporeux, & l'extraict d'aulnée restera au fond semblable à resiné tres rouge & fort aggreable au
goust: Duquel extraict on fera prendre ß ʒ. &
ce en forme de pilules, ou destrempé auec son
eau propre qu'on aura reserué: c'est vn souuerain & excellent purgatif, & vn remede fort
commode à toutes hydropisies, cachexies &
vermines.

Le mesme extraict se fait aussi par vn autre
methode, à sçauoir en pilant l'aulnée comme
dessus, distilant son eau iusqu'à tant qu'il ne reste aucune liqueur, & reuersant son eau dessus
ses propres lies seiches, & toutesfois non brus-
lées : car le bain vaporeux empesche toute
bruslure. cette eau attirera & extraira la teinture de l'aulnée, & se colorera grademét: vous la
distilerez & l'extraict ou resiné residera au fond
de l'alembic. Aussi verserez-vous de rechef la
mesme eau distilée sur les premieres lies dont
auez faict l'extraict, & reitererez tant de fois
les mesmes operations que l'eau ne se teigne
plus, exprimant finalement apres la maceration lesdites lies par la presse, & meslant l'expression susdite auec les autres teintures pour
du tout faire vn extraict. Beaucoup y en a qui
à preparer tels extraicts employér la seule eau
de vie, soit d'aulnée, soit d'autres purgatifs
quelconques, ce que nous n'improuuons pas
grandement : Car c'est celuy feu de nature qui
digere & cuit les cruditez de ces simples, au-

quel y a beaucoup de vertu. Outre ce elle a des
parties si subtilles & aërees qu'à cette cause les
essences des choses en sont extraictes plus soudain que par nuls autres dissoluans, ce qu'estât
fait on le separe sans grande difficulté. Mais la
maniere qu'auons nagueres declaré me plaist
d'auantage, & toutesfois ie les remets toutes
au iugement libre d'vn chacun.

Doncques selon la methode mentionnée cy
dessus, vous preparerez des extraicts de thymelée, chamelée- mezereon, & de toutes autres
especes de rhytimal, voir mesme de l'hellebore noir, si vous demeurez en lieu où il puisse
estre cueilly nouuellement.

Mais comme ainsi soit que nous ne sommes
pas tous voisins des montagnes où cette herbe
a accoustumé de croistre plantureusement, &
qu'à peine en peut on recouurer quantité, sinô
quand elle est ja desseichée, nous enseignerons
à preparer son extraict en la maniere qui s'ensuit.

Prenez racines & cheueux de vraye hellebore noir (gardez vous de prendre faux) ℔ j. net-
toyez les premierement de toute ordure les la-
uant euec eau: puis mettez les tremper l'espace d'vn iour entiere en vinaigre rosat : Car
iceluy ostera toute leur acrimonie & qualité
veneneuse : vuidez le vinaigre, mais les racines
aucunement desseichees à petit feu & pilees
grossierement soient mises dans vn matras capable, versant sur icelles vne portion de suc de
limons, & deux portions de suc de pommes o-
doriferantes) lesdits sucs ayans esté premiere-

ment fort bien espurez & clarifiez) en sorte
qu'ils surpassent la matiere de trois ou quatre
doigts. Qu'on laisse digerer le tout au bain Marie tât que les sucs ayent pris vne couleur fort
rouge, & se soient impregnez exactement de
toute la substáce de l'hellebore. Coulez le tout
en apres & espreignez le marc par la presse:
meslez cette derniere expression auec la premiere colature, & versez de rechef sur la matiere nouueau suc de roses pales bien clarifieé,
puis en tirez de rechef toute la vertu substanti-
fique au bain Marie, coulant & exprimant encores le tout, vous meslerez puis apres la colature & l'expression auec les precedentes, & les
ayant mis toutes dedans vn matras capable, digestion en soit faite au bain, & qu'on separe
le pur d'auec l'impur. Finalement vous euapo-
rerez l'humidité à chaleur lente iusqu'à ce que
l'extraict demeure au fond en consistence vn
peu plus espesse que n'est le resiné: vous meslerez ℈ j. d'iceluy auec ß ℈. d'extraict de la côfe-
ction de Hamech, dont la description se trouue en nostre Diætetic, & du mesláge formerez
des pilules qui vous feront vn excellét remede
purgatif contre toutes manies, epilepsies, melancholies, fiéures quartes & autres maladies
fort enracinees & dôt les causes sont occultes:
elles produiront en outre & feront veoir des
effects non-pareils, sans toutesfois causer aucun tourment ny esmotion.

NOTEZ.

Quand vous aurez meflé l'extraict purgatif
de la confection de Hamech auec l'hellebore
fufdit, vous y adioufterez encores l'extraict
deuëment preparé des trochifques alhandal
ou de diagrede ou quelque purgatif femblable
qui purge par embas & qui reftreigne la vertu
vomitiue de l'hellebore: Ce qu'on doit principalement remarquer en tous autres purgatifs
violens & prouoquans auffi le vomiffement.
Car cette faculté vomitiue eft totalement re-
primee & empefchee par addition d'vn remede purgatif qui a vertu d'attirer & d'euacuer
par les parties inferieures.

Vous auez fans doute remarqué iufqu'icy
qu'é beaucoup de tels extraicts purgatifs nous
employons auffi diuers menftrues & diffoluans
qui toutesfois font propres & conuenables, &
dont les grands & excellens effects fe manife-
fteront affez éuidemment. Mais le vray & expert chymique qui par quelque fubtil artifice
& induftrie fçaura preparer l'eau de vie tarta-
rifee & fera paruenu à vne exacte cognoiffáce
d'icelle, vn tel pourra en extraire certain diffoluant ou menftrue general, auec lequel il tirera
les effences de toutes chofes purgatiues, cóme
des racines, feuilles, herbes, femences, fruicts
& fleurs, iceluy, dif-je, fe pourra vanter d'vn
grand & tresbeau fecret de la nature, touchant
lequel il ne m'eft loifible de parler d'auantage,
craignant d'encourir la iufte indignation & re-

prehenfion des doctes: car ils me blafmeroient
fi ie mettois en auant de fi precieux ioyaux en
termes trop euidens & trop clairs, & fi ie les
mettois deuant les pourceaux, c'eft à dire fi i'ef-
pandois & femois des fecrets fi rares & excellens parmi vn commun peuple ignorât, lequel
en eftant indigne, aura toutesfois iufte occafion de fe contenter des autres que nous luy
auons departi liberalement en nos efcrits.

Selon ces formulaires d'extraicts qu'auons
defcrit, l'expert & induftrieux Medecin fera
autant d'extraicts qu'il luy plaira, efquels il adioustera les correctifs qui fatisferont à fon intention.

Refte que pour l'ornement de noftre Pharmacopee nous produifons encores aucuns extraicts compofez, tant Catholiques ou vniuer-
fels que cholagogues, phlegmagogues & melanagogues, à fçauoir felon la methode qu'a-
uons fuiuie cy deffus en traictant des purgatifs
vulgaires.

Extraict Catholique.

Prenez filets ou cheueux d'hellebore noir prepa-
rez auec vinaigre (car telle eft la premie-
re preparation de l'hellebore comme ia nous
auons dit (ꝫ ℥ ß.
Turbit blanc & gommeux.
Hermodattes, de chacun ℥ ij.
Cabaret.
Gratiole, de chacun ℥ j.
Trochifque alhandal ꝫ vj.

Le tout concaſſé ſoit mis dedans vn matras, à quoy on adiouſtera.

　　　　Eſpices diarrhodon.

　　　　　　Letifiant de galien, de chacun ʒ ij.

Surquoy on verſera encores les

　　　　Eaux de fumeterre &

　　　　　　De pommes odorantes, de chacune ℔ j.

　　Suc de limons bien eſpuré.

　　Suc de grenades aigres ou d'eſpine-vinette.

　　　　de chacun ℔ ß.

En ſorteque les liqueurs ſurnagent la matiere deux doigts : Qu'on laiſſe digerer tout au bain chaud l'eſpace de ſix ou ſept iours, puis le faudra couler & eſpreindre auec vehemence entre la preſſe, & garder cette expreſſion.

Or vous ferez à part l'extraict ſuiuant.

Prenez Rheubarbe ʒ ij

　　Agaric trochiſqué ʒ x.

　　Feuilles de ſené ʒ iiij.

A quoy vous adiouſterez pour correctif

　　Canelle ʒ ij.

　　　Cloux de girofles.

　　　　Anis, de chacun ʒ j.

Et verſerez encores par deſſus les eaux d'aigremoine & de chicorée quelque peu enaigries, auec ſuc de limons quantité ſuffiſante, ou plus toſt on les meſlera auec les liqueurs acides du ſoulphre ou du vitriol, qui attireront fort ſoudain les teintures & les vertus purgatiues. Dót

　　　　　　　　　　　　　　　ſoit

foir faict vn extraict en digerant, coulant & exprimant le tout comme deſſus. Puis adiouſtez
ceſte expreſſion à la precedente, afin d'en euaporer toute liqueur, iuſqu'à ſiccité par le bain
vaporeux, & l'extraict Catholique reſtera au
fond, duquel vous ferez prendre ʒſſ. ou pour le
plus j ʒ. & le diſſoudrez en ſa liqueur propre,
laquelle vous reſeruerez à ceſte fin, ou bien le
donnant en forme de pilules, vous aurez vn
tres-excellent purgatif general.

Extraict Cholagogue, laxatif.

Prentz Rheubarbe ʒ vj.
 Fueilles de Sené ʒ iiij.
 Scammonée preparée ʒ j.
 Eſpi de Nard.
 Santal Citrain.
 Canelle, de chacun ʒſſ.
 Trochis d'eſpine vinette ij ʒ.

Verſez deſſus le tout ſuc de roſes pales bien
depuré quantité ſuffiſante, puis vous le digere-
rez, coulerez & eſpreindrez chaudemét par la
preſſe, & en ferez extraict en côſiſtence de reſiné: auquel voˢ adiouſterez poids égal d'extraict
ou eſſence d'Aloés preparé à part, comme nous
auons deſ-ja enſeigné cy-deuant au Chap. des
Pilules: le tout ſoit meſlé & cuit à moyenne
chaleur, iuſqu'à telle conſiſtence que vous en
puiſſiez former vne grande ou deux petites pilules. Il purge doucement & à ſuffiſance toutes humeurs ſereuſes, chaudes & bilieuſes, la
doſe eſt j Э ʒ. Où ſi bon vous ſemble, adiouſtez à cet extraict (en lieu d'extraict d'Aloés)

caſſe, de Tamarins, & de prunes douces, de chacun poids égal, ſe rapportant à celuy de l'extraiĉt, on fera cuire le tout en forme d'opiate. Il ſuffira d'en faire prendre à chaſque doſe ij ou iij ʒ. pour le plus, en forme de bol, que ferez prendre auec ſyrop violat violet, & vous appareillerez vn excellét & doux remede côtre les fieures tierces, ſimples & dupliquées; comme auſſi contre les fieures continuës ardentes & bilieuſes, & contre tous maux prouenants de chaleur eſtant au cerueau ou és autres parties.

Nous auons deſcrit l'extraiĉt de Caſſe en noſtre Diætetic ou Pourtraiĉt de la Santé.

Phlegmagogue.

Prenez Agaric trochiſqué ʒ iij.
Hermodaĉtes.
Turbit.
Sené.
Moüelle de Carthame, de chacun ʒ iij.
Racine d' Aulnée, preparée ʒ j.
Trochiſques Alhandal ʒ ß.
Sel mineral, ou de Gemme.
Macis, de chacun ʒ j. ß.
Eſpices d' Aromatique roſat ʒ ij.

Dont faiĉtes extraiĉt auec eau de canelle. Il ſuffit d'en preſenter j ℈ ß. en forme de pilule, Il eſt merueilleuſement bon à toutes maladies pituiteuſes & procedées de cauſe froide ſur tout à la goutte: Car il euacuë à merueilles les humeurs pituiteuſes & ſereuſes qui deſcendent éſioinĉtures.

La racine d'aulnée se prepare tout ainsi que l'hellebore, à sçauoir en la macerant par vingt-quatre heures en bon vinaigre rosat, & puis la faisant desseicher.

Melanagogue.

Prenez fueilles de Sené ℥ vj.
　　Racines ou cheueux d'Hellebore prepa-
　　rez ℥ ij.
　　Turbith.
　　Mirobolans de toutes sortes, de chacun
　　℥ j. ß.
　　Trochisques alhandal ℥ vj.
Fleurs de Violettes,
　　De Roses rouges.
　　D'Epithyme, de chacun ij. p.
　　Espices de letisiant de Galien ʒ ij.
　　Sucs bien depurez de Fumeterre,
　　De Pommes de bon oäeur.
　　Et petit laict, de chacun quantité suffi-
　　sante.

Faictes macerer & digerer au bain par huict iours tous lesdits simples grossierement concassez : Puis on les coulera, exprimera, depurera & reduira en extraict, comme les autres.

En mesme façon composera-on l'extraict des especes de l'hiera picra de Galien, de Coloquinthe, Diaturbith, Diacarthame, Diaphœnic : & presque de toutes les pilules & autres purgatifs auec dissoluans conuenables : c'est à sçauoir, auec les eaux de Fumeterre, de Fougere, d'Aigremoine, de Pommes odoriferantes, auec petit laict & choses semblables en ai-

Extraict des espec. de l'hierapicra de Galiē, de l'hiera colocynthidos, & des autres purgatifs vulgaires.

gries auec suc de limós, ou auec vinaigre scillitic, ou autre: procedant au reste comme dessus.

Mais le propre dissoluant de tous les purgatifs en general, à sçauoir des racine des herbes,
semences & fleurs, est l'eau de vie tartarisee,
exactement cogneuë & parfaicte de tous vrais
Philosophes : Mais il vaut mieux cacher sous
silence vn si grand secret que de le reueler in-
discrerement à vn chacun.

Outre tous les precedens extraicts simples
& composez, alterans, corroborans & purgeans, & qui tous sont pris du rang des vegetables, il reste encores à traicter d'aucuns tirez
des membres des animaux. Parquoy nous en-
treprendrons maintenant de descrire tels extraicts dont aussi nous auons cy-dessus faict
mention.

Or nous commencerons par ceux qu'on
prend de l'homme : Mais nostre dessein n'est
pas de denombrer ou introduire icy tous les
magisteres & mysteres qu'on en peut extraire,
telles que sont ces admirables preparations de

Mumie, tant recente corporelle, que liquide
spirituelle. Comme aussi ces diuerses & tres-

belles preparations de crane, tant nouueau
que tiré du tombeau : S'il falloit, dis-je, inse-
rer en ce lieu toutes ces choses on n'en vien-
droit iamais à bout : parquoy on les cachera
ailleurs en nos autres escrits. Il me suffira pre-
sentement de produire vne seule description
de l'extraict de crane humain.

Prenez doncques deux ou trois cranes, recens, broyez les grossierement dans vn mortier

de marbre : La matiere ainſi pilée ſoit miſe dedans vn matras capable à col long, verſant par
deſſus eau de vie, de geneure ou de ſauge, tant
qu'elle ſurnage quatre ou cinq doigts : le vaiſſeau tellement bouſché que rien n'en puiſſe expirer : digeſtion ſoit faicte au bain vaporeux
par 12. iours au moins : apres lequel temps on
coulera & exprimera la matiere par le preſſoir
le plus fort qu'il ſera poſſible. dont ſortira vne
liqueur rouge comme ſang, qui ſera oleagineuſe & reſineuſe. Derechef, on verſera ſur
le marc, vn menſtruë ou diſſoluant nouueau,
digerant le tout par quatre ou cinq iours, & le
coulant & exprimant encores ſous la preſſe,
tellement que toute l'eſſence ſubſtantifique en
ſoit parfaictement extraicte. Toutes ces ex-
preſſions & liqueurs meſlées lesvnes parmy les
autres & miſes dans l'alembic, ſoient diſtilees
par le bain vaporeux, iuſqu'à tant que l'extraict
demeure en forme de reſiné, impregné tant du
ſoulphre que du ſel, dont le crane a ſur tout
grande abondance, voire il eſt preſque tout de
ſel : Cet extraict digeré & depuré à perfection
gardez-le ſoigneuſement comme treſort de
grand prix contre l'epilepſie : la doſe eſt ß Ɔ.
ou j Ɔ. auec ſa propre eau diſtillée, qui d'elle
meſme eſt deſ-ja fort epileptique.

    Nous auons deſcrit cy-deuant vers la fin du
Chap. des Decoctions, l'extraict de rate de
bœuf, efficacieux & vtile à prouoquer les
mois des femmes : à l'exemple duquel on fera
auſſi vn extraict de foye de veau, qui duira à
toutes maladies du foye & à toutes imbecilli-

tez d'iceluy : fur tout au flux hepatique & à
l'hydropilie. Mais audit foye de veau conuiendra adioufter.

> *Santal rouge.*
>
> *Canelle, de chacun* ℥ ß.
>
> *Efpi de nard.*
>
> *Rofes rouges, de chacun j p.*
>
> *Conferues de fleurs de Chicorée* ℥ j.
>
> *Trochifques de Rheubarbe,*
>
> *& Eupatoire, de chacun* ʒ vj.

Et finalement, on fera cuire le tout dans vne
grande phiole capable & biē bouchée au bain
Marie bouïllant fept ou huiĉt heures durant:
iufqu'à ce qu'il foit prefque tout reduit en eau,
laquelle vous cuirez à perfeĉtion, y adiouftant,
fi bon vous femble du fuccre. Le malade trauaillé d'imbecillité de foye, vfera d'vn tel extraiĉt le foir & le matin, & vous apperceurez
des effeĉts nompareils.

Extr. des poulmons de renard. L'extraiĉt des poulmons non feulement de
renard, mais aufli de veau & d'agneau, fe fait
fuiuant vne methode du tout femblable, y adiouftant des peĉtoraux conuenables aux maladies des poulmons.

Extr. de cornes de cerf, tant tendres que dures. En mefme façon des tendres cornes de cerf,
ou mefmes de celles qui font endurcies, mais
encores recétes, vous ferez vn extraiĉt admirable contre la pefte, les venins, vermines, corruptions & diuers autres maux & fymptomes, qui
en prouiennent ordinairement : mais en lieu
d'eau de vie, de geneure, leur propre eau feruira de diffoluant (fi faire elle fe peut) ou bien
quelque eau bezoardique ou theriacale, dont

auons donné cy deſſus pluſieurs deſcriptions,
leſquelles eaux ſeront premierement enaigries
auec liqueur acide de ſoulphre.

L'extraict de Caſtoreon ou bieure ſe faict
en meſme maniere, en le preparant, les eaux
de meliſſe, de ſoulcy, de peuone ou de ſemblables antepileptiques ou cephaliques, ſeruiront & tiendrôt lieu de diſſoluant Et ſuffira de
macerer le tout au bain par 4. ou 5. iours, &
puis le couler, exprimer & en ſeparer la liqueur
par euaporation pour reduire le tout en extraict, qui ſeruira à toutes epilepſies, paralyſies, apoplexies & telles maladies de cerueau.

Extr. du Bieure.

Les extraicts ou magiſteres d'yeux de cancre
ou eſcreuiſſe, qu'ô appelle des coquilles d'œufs
de limaces & de ſeblables, qui participent toutes à la nature du ſel, ſe doiuent faire auec mé-
ſtruë acide, auec vinaigre, ſçauoir eſt de vin, ou
d'hydromel vineux, ou auec ſuc de limons, d'eſpine vinette & de ſemblables. Si vous auez intention de ſeparer prôptement le diſſoluant de
telles coquilles & petites mêbranes ou pellicu-
les d'œufs de poule & choſes ſeblables diſſoutes, (qui eſt vn beau & grand ſecret lequel n'eſt
à meſpriſer) faut y adiouſter quelques gouttes
de liqueur ou de ſel de tartre diſſout : Et ainſi
ferez-vous vn magiſtere fort excellét pour briſer le calcul, diſſoudre les ſtranguries, diſuries,
iſchuries, difficultez & ſuppreſſions d'vrine:
pour chaque priſe on en donnera quelques
grains tât ſeulemét Car tels remedes ont beaucoup d'efficace & d'energie à guarir ces maladies. Pour faire vn extraict de la matrice d'vn

Extraict d'yeux d'eſ-creuiſſe, de coquilles. d'œufs de limaces,

Extr. de matrice de lieure. & de l'arriere-faix d'vne femme fertile.

lieure, & de l'arriere faix d'vne femme fertile, faut premierement bien lauer & nettoyer ces membres auec vin blanc, puis les desseicher, reduire en poudre, & pour dissoluant prendre quelque eau de vie alkalisée, qui les dissoudra & reduira soudain en essence : laquelle essence separée de son dissoluant est fort efficacieuse & singuliere pour faire fructifier les matrices steriles, & les rendre capables de conceuoir.

Extr. metalliques.

Il reste que nous parlions des extraicts, essences, magisteres & teintures des choses metalliques, esquelles nous comprenons les pierres pretieuses, à sçauoir les perles, coraux, hyacinthes, & autres pierres pretieuses & non pretieuses : l'entend parler seulement des choses metalliques, dont nous nous sommes proposé d'embellir nostre Pharmacopée, & desquelles nous auons promis cy deuant les preparations : Car telles & semblables matieres seront vne autre fois traictées mieux à propos en nostre Pharmacopée spagyrique, comme en leur propre lieu.

Essences ou sel de coraux & de perles.

Les essences & magisteres de coraux & de perles se preparent en vne mesme maniere.

Faut piler grossierement les coraux : mais les perles entieres & ardentes seront esteintes en eau de vie tres-forte par plusieurs fois, ce qui est leur propre calcination. Puis on les dissoudra bien en suc de limons ou d'espine vinette : lequel suc sera derechef separé apres leur dissolution. Et ce qui reste au fond (qui se peut en apres dissoudre plusieurs fois auec eaux cordiales & se figer pour oster l'aigreur du dissoluant acide) est appellé sel ou essence de perles.

Pour en faire vn magistere , il conuient les
dissoudre auec vn dissoluant tres-fort, tel qu'est
le vinaigre alkalisé ou l'oxymel , & apres que
les perles seront parfaictement dissoutes pour
les separer derechef sans toutesfois que le dissoluant s'exhale (lequel autrement laisseroit
vn sel ammoniac, acide & vitriolé côioinct par
ce moyen auec la chose dissoute , dont à peine
le pourra on separer) sur ceste dissolution faut
encores verser quelques gouttes d'huile de tartre , par le moyen de laquelle les perles estans
dissoutes, en vn clin d'œil elles iront au fond &
paroistront aussi blanches que neige : d'auec
lesquelles puis apres on sequestrera fort aisément le dissoluant susdit par inclination , & la
matiere sera quelquesfois lauée d'eau & entierement addoucie : lequel œuure certes, ne se
parfaict sans ayde de magistere : dont aussi les
choses preparées de la sorte ont pris leur deno-
mination. Ce magistere de perles estant dissout
en quelque liqueur que ce soit , corrobore à
merueilles nostre nature , comme aussi le magistere de coraux, la preparation duquel se fait
en vne maniere du tout semblable.

Les magisteres d'hyacinthe , d'esmeraude , &
de rubis, se preparent aussi par mesme methode & artifice , mais on les calcine auec fleurs de
soulphre.

Le magistere d'hyacinthe est vn singulier &
specifique remede contre le spasme & conuulsions.

Le magistere de rubis est côtraire aux venins,

Magistere de perles & de coraux.

Magisteres d'hyacinthe, d'esmeraude & de rubis.

à la peſte & à toutes corruptions du corps.

Le magiſtère d'eſmeraude ſubuient particulierement aux epilepſies.

De meſme ſōt preparées les pierres, à ſçauoir
Iudáique & de lynce qu'ō reduit en magiſtere.
Pour chaſque priſe on en donnera ſeulement
deux ou trois grains au plus auec quelque liqueur conuenable. Elles ſont vn remede ſouuerain contre l'iſchurie ou ſuppreſſion d'vrine, & pour briſer & chaſſer le calcul.

De meſme auſſi ferez vous le magiſtere de la
pierre d'azur, ſingulier purgatif de la bile noire, & excellent remede contre toutes manies
& melancholies.

Les matieres ſulphurees veulent eſtre preparées autrement: Nous commencerons par le
ſoulphre, c'eſt à dire par les fleurs d'iceluy.

Les fleurs de ſoulphres ſe preparent en meſlant parties egales de ſoulphre, & de colcothar
ou vitriol rubifié en perfection & deſſeiché : &
en ſublimāt le tout. Puis on le ſublimera encores vne fois auec ſuccre cādy pour mieux ſubue-
nir à l'aſthme & aux indiſpoſitiōs des poulmōs.

Auec liqueur de terebenthine on fait de ces
fleurs vn rubin de ſoulphre qui eſt fort excellēt
contre la phtiſie & les vlceres des poulmons,
eſtant donné auec quelque eau conuenable
lors qu'il eſt ſequeſtré de ſon diſſoluant.

Des meſmes fleurs biē preparées & diſſoutes
en huile de tartre faicte auec ſon ſel reſout (qui
eſt oleagineux, & par conſequent, vn propre &
commode diſſoluant du ſoulphre meſme) vous
extraitez certain magiſtere, ſçauoir vn laict,

crefme ou beurre. Si deffus la diffolution vous *beurre de* efpádez vinaigre blác, la matiere cómencera à *foulphre.* boüillir fi fort qu'elle viédra à fe refpádre, mef- me sás applicatió de feu, & le laiĉt de foulphre ira foudain à fond & quittera fon diffoluant.

Par ainfi vous feparerez le diffoluant par in- clination, & addoucirez exaĉtement la matie- re par diuers lauements reiterez auec eaux cor- diales, & vous aurez par ce moyen vn laiĉt ou cremeur de foulphre tres-blanche: Ce médi- cament guarit toutes affeĉtions des poulmons & de la poiĉtrine.

L'effence de camphre fe tire auec eau de vie *Effence de* tartarifée. *camphre.*

L'extraiĉt de bitume Iudaïque fe faiĉt auec *Extraiĉt de* eau claire de therebenthine. *bitume Iu-* *dayque.*

Venons aux effences des metaux.

Le faffrã des metaux eft preparé auec parties *Saffran des* egales d'Antimoine & de Salpetre meflez en- *metaux.* femble & enflammées dás vn creufet, afin que i'vfe des termes de l'art: Il reftera certaine ma- tiere calcinée en forme de foye, laquelle eftant puluerifée paroiftra auffi rouge que le Saffran de Mars, c'eft à dire de fer ou d'acier, auffi fau- dra-il l'addoucir. Or comme ainfi foit que lédit Antimoine eft le principe de tous metaux, pourtant l'appelle-on Saffran des metaux qui eft vn puiffant remede caufant le vomiffement & la purgation tout enfemble, & duifant à beaucoup de maladies, ainfi qu'auons monftré cy deffus. La dofe fera de dix ou douze grains *Soulphre* auec vin ou autre liqueur. *doré dia-*

Le Soulphre doré diaphoretic fe faiĉt auec *phoretic.*

les feces de regule diſſout en eau & reduit en
lexiue, dans laquelle ſi vous trempez vne cuilliere d'argent vous l'apperceurez ſe teindre en
vraye couleur d'or : adiouſtez vn peu de vinaigre à ceſte lexiue & vous verrez le ſaffran doré
deſcendre incontinent au fond, ſeparez en
apres la lexiue par inclination, & mettez à part
ledit ſaffran quand vous l'aurez bien laué, ad-
douci & ſeiché, ſe ſera vn ſudorific admirable
qui purifiera le ſang & guarira pluſieurs maladies : la doſe eſt ß Ə.

Saffran de Mars ou de fer.　　Le Crocus ou ſaffran de Mars ſe tire de limaille de fer ou d'acier, qui par la flamme &
force du feu au four de reuerbere s'eſleue en
ſaffran fort ſubtil & tres-rouge, qui conuient
aux dyſenteries, lienteries, à la gonorrhée & à
ſemblables maux, eſquels il eſt beſoin de reſtreindre & arreſter le flux.

Mais le ſaffran preparé de lames de fer ardentes & preſſées côtre des roulleaux de ſoulphres, par la force deſquels elles ſe liquefient
fondent comme cire d'Eſpagne, a vertu d'attenuer, ouurir & deſopiler, comme auſſi celuy qu'on extraict ſeulement par longue hu-
mectation en eau conuenable, lequel n'attenuë pas tant ſeulement, mais repurge auſſi la
rate & tout le meſentere d'humeurs tartarees
melancholiques. Ces deux ſortes de ſaffran ont
de l'efficace contre toutes hydropiſies & cachexies.

Maniere de conuertir l'huile de ſoulphre en ſaffran.　　On fait vn ſaffran auec liqueur acide ou huile de Soulphre en mettant dans vne cuillier de
fer autant de ladite liqueur que d'eſprit de vin :

on y fera boüillir le tout à chaleur moderée
iufqu'à tant que toute l'humidité foit confommée, puis l'ayant laiffé raffeoir quelques iours
on trouuera le tout conuerty en poudre ou
faffran tres-fubtil qu'on gardera en des petites
phioles tres-bien fermées, afin que l'air n'y entre point : car l'air le faict refoudre.

Vous en ferez prendre quelques grains dans
vn boüillon ou autre liqueur conuenable : en
quoy ledit faffran fe refout, lequel à caufe de
la nature du fer dont il eft participant, eft vn
vray reftaurant ou corroboratif du foye qui
profite auffi aux imbecillitez d'iceluy, & à toutes les maladies qui en procedent telles que
font les cachexie, flux hepatiques, hydropifies
& femblables.

Voyla toutes les preparations metalliques
dont auons arrefté d'embellir noftre Pharmacopée, & defquelles nous auons cy-deffus promis de mettre icy en auant, & d'expliquer les
defcriptions.

Il nous refte encores à toucher quelques
preparations de fels & d'huiles, dont auffi mention a efté faicte en cét œuure.

Doncques le fel de prunelle que les Chymi- *Sel de pru-*
ques appellent anodin mineral, à raifon de la *nelle.*
vertu finguliere qu'il a d'appaifer les douleurs
caufees par chaleur & inflammation tant grande foit-elle, fe faict auec bon Salpetre, lequel
ou liquefie dans vn creufet, l'arroufant petit à
petit de fleurs de Soulphres qui confommét la
graiffe d'iceluy & le rendent tellement clair &
pur, que fi vous l'efpandez fur vne pierre de

marbre, il paroiftra auffi clair & tranfparent
que du verre: on l'apelle puis apres Sel de prunelle. C'eft vn remede falutaire pour eftein-
dre & domter cette fiéure dont les Hongrois
font ordinairement & fouuent trauaillez: &
dont la cruauté eft fi grande qu'elle noircit entierement les langues des malades, & les rend
femblables à brafier de feu ardent que les Latins nomment *Pruna* : or la violence d'vn tel
fymptome eftant appaifee & approuuee par
l'vfage dudit Sel de là vient qu'il eft appellé Sel
de prunelle. Le mefme remede eft auffi diure-
tic & diaphoretic, ainfi qu'on a peu remarquer
cy deffus, quand en le prefcriuant nous auons
toufiours fait mention de telles indications
curatiues.

Crèfne ou Sel de tartre. La cremeur ou Sel de tartre eft auffi compri-
fe fous les Sels. On le compofe de tartre blanc
mis en poudre groffiere & laué tant de fois en
eau qu'il foit deuenu tres clair : fur 5. ou 6. liures d'vn tel tartre mis dedans vn pot de terre
verniffé, verfez eau de fontaine claire tât qu'elle furnage la matiere 5, ou 6. doigts: faites boüillir le tout durant vne heure ou deux : puis le
vaiffeau eftât mis en lieu froid, la cremeur cry-
ftaline fe congelera au deffus, laquelle vous feparerez auec vne cuilliere troüée, ayant par diuerfes fois reiteré la mefme ebullition, & la
matiere eftant refroidie on oftera toufiours la
cremeur qui fe fera congelée au froid, puis on
la fera feicher à l'air. Meflez en ß 3. dans les
boüillons & vous les rendrez aigrets, fort plai-
fans au gouft, & auffi tres-propres à diffiper &

inciſer les humeurs craſſes & tartarées dedans les entrailles deſtinées à la nutritió, les meſmes boüillons peuuent tenir lieu d'apozemes en pluſieurs maladies, & eſtre pris des malades auec plaiſir, ſans les prouoquer à vomir comme font ordinairement les autres: vous pouuez adiouſter eſdits boüillons: telles racines & herbes conuenables que bon vous ſemblera. Ces cryſtaux eſtans donnez iuſqu'à j ℥. purgent doucement, quoy qu'on le prene ſimplement & ſans boüillon.

Les Sels de crane humain, de racines d'areſte-bœuf, d'eſcorces de febues: d'abſinte, de freſne, de ceterach, & de ſemblables ſe font par vn meſme artifice. Car on reduit en cendres par calcination toutes ou chacune de ces matieres à part, dont on extraict puis apres le Sel à la maniere accouſtumée, auec liqueurs ou eaux conuenables, ainſi le Sel de crane humain ſe tire auec les eaux de peuoine, de fleurs de tiller, de petit muguet & ſéblables antepileptiques. Car ce Sel eſt preſque dedié particulierement à la cure de l'epilepſie.

Sels de craⁱ ne humain, de racines d'areſte-bœuf, d'eſ- corces de febues, d'ab ſinthe, de freſne, & de ceterach &c.

On extraict le Sel d'eſcorces de febues auec leur eau propre diſtilée quand elles ſont encores verdes. Car les eſcorces eſtans ſeichées on les calcine, puis on en tire le Sel auec leur eau, comme nous auons dit, tel & meſme iugement fera on de la preparation des autres.

Les Sels eſtás preparez, c'eſt à dire exactemét purifiez par diuerſes diſſolutions, filtrations & coagulations, ont encores beſoin de cette derniere operation, à ſçauoir d'eſtre calcinez dás

Derniere & parfaite preparatiõ des Sels.

vn creuſet aupres du feu iuſqu'à ce qu'ils ſoiët deuenu rouges , ſans toutesfois eſtre fondus ny coulans : & ainſi les blanchit on parfaicte-ment.

Voyla ce qui nous reſtoit ſeulement à trai-cter en noſtre Pharmacopee touchant les Sels.

Car la maniere de conuertir les ſels en hui-les , & de fixes les rendre volatils , y adiouſtant ſeulement l'eau propre d'argent vif , comme auſſi d'en extraire des remedes fort efficacieux à diuerſes fins : tout cela , dis-je , n'eſt point de ce lieu , mais requiert vne conſideration plus haute , & pourtant le faut-il reſeruer pour no-ſtre Pharmacopee Spagyrique , où auſſi nous remettons le traicté des vertus admirables des ſels metalliques dont ſe tirent les eaux de vie ardentes , comme auſſi le traicté des Soulphres & Huiles excellentes qui ſont cachées tant és mineraux qu'és plantes , où nous ferons pareil-lement veoir que l'eſprit vegetatif opere fort puiſſammét en l'interieur des corps mineraux , & qu'iceux ne ſont nullement priuez ou deſti-tuez d'vne ſi grande vertu vegetatiue , comme aucuns ont fauſſement opiné , deceûs par leur apparence exterieure.

Huiles d'a-romates, de ſemences de bayes , grains , eſ-corces, fruits herbes, &c.

Quant aux Huiles dont auons parlé cy deſ-ſus elles ſont toutes fort communes , & leur preparation eſt notoire preſqu'à vn chacun , voire meſme aux apprentifs , ſoit que ce ſoient huiles d'aromates , comme de canelle , de cloux de girofles , de macis , noix muſcade , poivre & ſemblables : ſoit de ſemences , de bayes & de grains , comme de laurier , genevre , fenoïl,

fenoil, anis, peuoine, &c. foit d'efcorces &
de fruicts, comme d'oranges & citrons : foit
auffi de toutes herbes chaudes, comme de
fauge, rofmarin, menthe, betoine, marjolaine, thym, hyffope & infinies autres : Lefquelles huiles fe font toutes par vne mefme
methode, à fçauoir, en concaffant lefdites
matieres, & en faifant macerer vne partie dedás cinq ou 6. parties d'eau tiede vingt quatre
heures durant, & puis diftillant tout par vn
grand alembic de cuiure auec fon refrigerant;
En traictant des eaux de canelle & d'autres ef-
piceries, nous auons fuffifamment enfeigné &
auffi monftré, qu'on peut compofer plufieurs
& diuers fyrops tres excellens de telles eaux
diftillées apres la feparation des huiles qui nagent fur icelles.

Les vertus & proprietez de toutes ces huiles
s'apprendront affez par les chofes fufdites, tellemét qu'il feroit fuperflu de les repeter en ce
lieu.

Combien que telles huiles foient remplies
de grandes & excellentes vertus, elles ont
neantmoins leurs incommoditez : Car comme
ainfi foit qu'elles ayent des parties fubtiles,
elles fe diffipent facilement en l'air tant foient
bien boufchées les phioles dans lefquelles on
les garde. Ioint à cela qu'on ne les peut employer finon meflées auec autres chofes, à fçauoir parmy les côferues, tablettes ou liqueurs,
Autrement fi on les fait prendre fans difcretion, elles nuifent ordinairement plus qu'elles ne duifent.

*l'incommo-
ditez des
huiles*

M m

Châque nation a toufiours quelque chofe d'excellent, à raifon dequoy elle eft particulierement fort loüable. On ne prife pas feulement la force des Allemans, mais on leur donne encor cefte gloire d'eftre fort ftudieux & curieux à rechercher tous les fecrets plus fubtils, fi qu'on peut & à bon droict leur approprier cet eloge de Virgile,

Excudunt alij fpirantia mollius æra,
Credo equidem viuos ducent de marmore vultus,
Orabunt caufas melius, cœlique meatus
Defcribent radio, & furgentia fydera dicent:
Naturam penetrare magis Germane memento.

Nouuelle inuention de reduire les huiles en effences.

Car en leur contrée s'eft depuis peu defcouuert l'artifice de reduire lefdites huiles en effences fort agreables & tres-vtiles qui retiennent leurs propres couleurs, odeurs & faueurs: on n'y mefle rien finon de la mâne celefte bien efpurée, laquelle attire les forces & vertus de ces chofes: & par fon meflange les corrige parfaictement. Vn certain fçauant Medecin Allemand m'a faict participant de ce fecret, & m'a monftré par effect la maniere de le preparer. Iceluy n'auroit par aduenture à gré fi ie declarois plus à plain ledit fecret: Ie n'ay toutesfois rien celé des chofes qu'il conuenoit dire. Auffi ne doute-ie point que les Chymiques expers ne comprennent foudain mes propos.

Telles effences fe conferuent en des petits eftuis ronds, chacun defquels conuient 15. ou 20. diuerfes fortes d'effences qu'on fera prêdre auec vn curedét, c'eft à dire en fort petite quâtité quand befoin fera: & neâtmoins elles produiront des effects grandement fouhaitables.

Iufques icy nous n'auons qu'affez amplemét traitté des extraicts, effences, magifteres, fels & femblables preparations Chymiques, qui fe trouuent çà & là dans noftre Pharmacopée. Nous cefferós d'en parler d'auátage: Car nous auons pieça difcouru pleinemét de tels & femblables remedes en nos efcrits: & pourueu que Dieu nous permetre & donne la vie, nous continuerons cy apres à en traitter plus amplemét en noftre Pharmacopée fpagyrique.

Tels beaux, rares & excellens remedes feroient auiourd'huy plus feans és boutiques des Apothicaires qu'vn fi grád nombre de boëttes dorées, la plufpart defquelles en beaucoup de lieux ne contient finon du vent inutile: Entre les boutiques les mieux ornées & garnies, foit publiques foit particulieres qui fe trouuét par tout en Italie, Alemagne & autres pays, Ie n'en ay veu aucune qui fuft à efgaler, tant s'en faut que ie die à preferer à celle qui eft à Caffel dedans le Chafteau du Prince. Les feuls Medecins du Prince, grands perfonnages & fort celebres, ne trauaillér pas inceffammét à la parer & orner: Mais le Prince mefme, à fçauoir Maurice, Landgraue de Heffen, ce grand & puiffant Prince, ne defdaigne point d'y mettre la main. Ie puis affeurer qu'en cefte boutique la mieux polie & la plus exquife de toute l'Europe, l'ay auec plaifir veu plus de mille forte d'extraicts, magifteres, effences, & autres preparations Chymiques, fans les vulgaires qui n'y manquét nullement. Tels remedes fe diftribuent large-

Loüange de la boutique de Caffal, dans le chafteau du Prince.

ment par ledit Prince tres-liberal, pour le bien
& santé de ses subjets: De laquelle beneficence & liberalité iouïssent aussi les autres circon-
uoisins. Cette boutique m'a serui de patron,
à l'exemple duquel, i'ay tasché d'enrichir, &
embellir ma Pharmacopée de diuers remedes
chymiques, & iceux rares & excellens.

Car de quel nom emprunterois-ie la splendeur pour donner lustre à ces miennes vieilles
sinon de celuy d'vn tel Prince, qui est renômé
en tant de vertus naturelles & acquises?Certes
ie m'employerois quelque temps à racompter
la noblesse de sa race qui descend des anciens
Potentats d'Alemagne, par vne longue suitte
d'Armoiries: Aussi ferois-ie recit des grandes
& merueilleuses richesses qu'il possede, s'il n'ai-
moit mieux estre loüé à raison de ses propres
vertus, que pour celles d'autruy. Parquoy laissant ces choses en arriere, Ie mettray en auant
les autres parties tres amples dudit Prince Se-
renissime: à sçauoir vne grande sagesse au gou-
uernement des choses diuines & humaines.
vne clemence nompareille enuers les gens de
bien, vne Iustice redoutable aux meschans,
vn courage inuincible, vne modestie en toutes
actions humaines, & vne beneficence incroyable à l'endroit d'vn chacun. & sur tout enuers
moy, laquelle m'a depuis peu tant obligé en
ma preséce, & m'oblige encores tous les iours
en mon absence, qu'a tres-bon droict ie dois
rendre toute sorte de seruice à vn Mecenas si
liberal,

C'est pourquoy afin de notifier tant à cet

âge qu'aux suiuants , que pour le moins i'ay
quelque souuenance de tant de bien-faits continuels , i'ay dedié ce mien œuure à vn autre
Prince genereux , qui n'eſt moins amateur des
lettres , & auec lequel il eſt conioinct par le
lien mutuel de parenté & d'amitie. Auſſi ay ie
deliberé & arreſté d'inſerer en mes eſcrits la
memoire ſacrée de l'vn & l'autre, & de la faire
paruenir à tout âge d'hommes , autant qu'il
m'eſt poſſible.

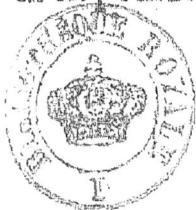

F I N.

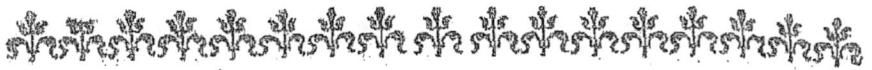

INDICE
DES REMEDES
PROPRES AVX MALADIES,
PARTIEDV CORPS, ET
effects qui s'ensuiuent.

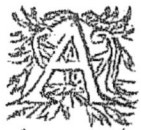

Table.

F I N.

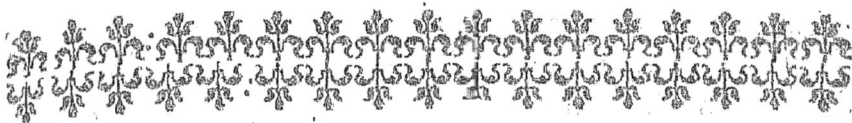

TABLE

DES MATIERES

PRINCIPALES QVI SONT

contenuës en cet œuure.

A

Nn iij

N n iiij

R

Qq

TABLE DES MATIERES.

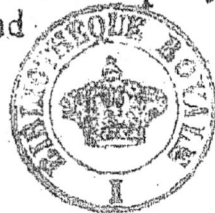

F I N.

TRAICTÉ

FAMILIER DE L'EXACTE
PREPARATION SPAGYRIQVE
des Medicamens, pris d'entre les Mineraux, Animaux & Vegetaux.

AVEC

Vne breue response au liuret de Iacques Aubert, touchant la generation & les causes des metaux.

Par IOSEPH DV CHESNE, Sieur de la Violette, Conseiller & Medecin du Roy.

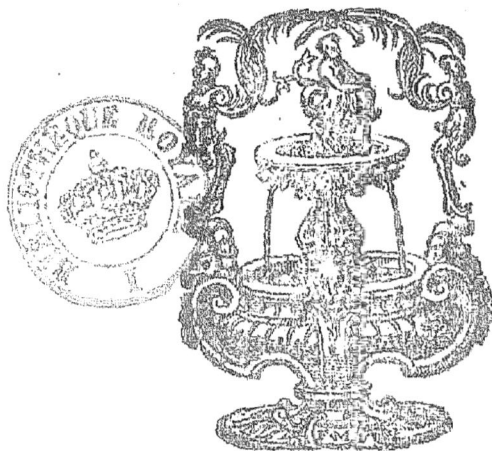

A PARIS,

Chez CHARLES MOREL, Imprimeur ordinaire du Roy, ruë S. Iacques, à la Fontaine.

M. DC. XXX.

Auec Priuilege de sa Maiesté.

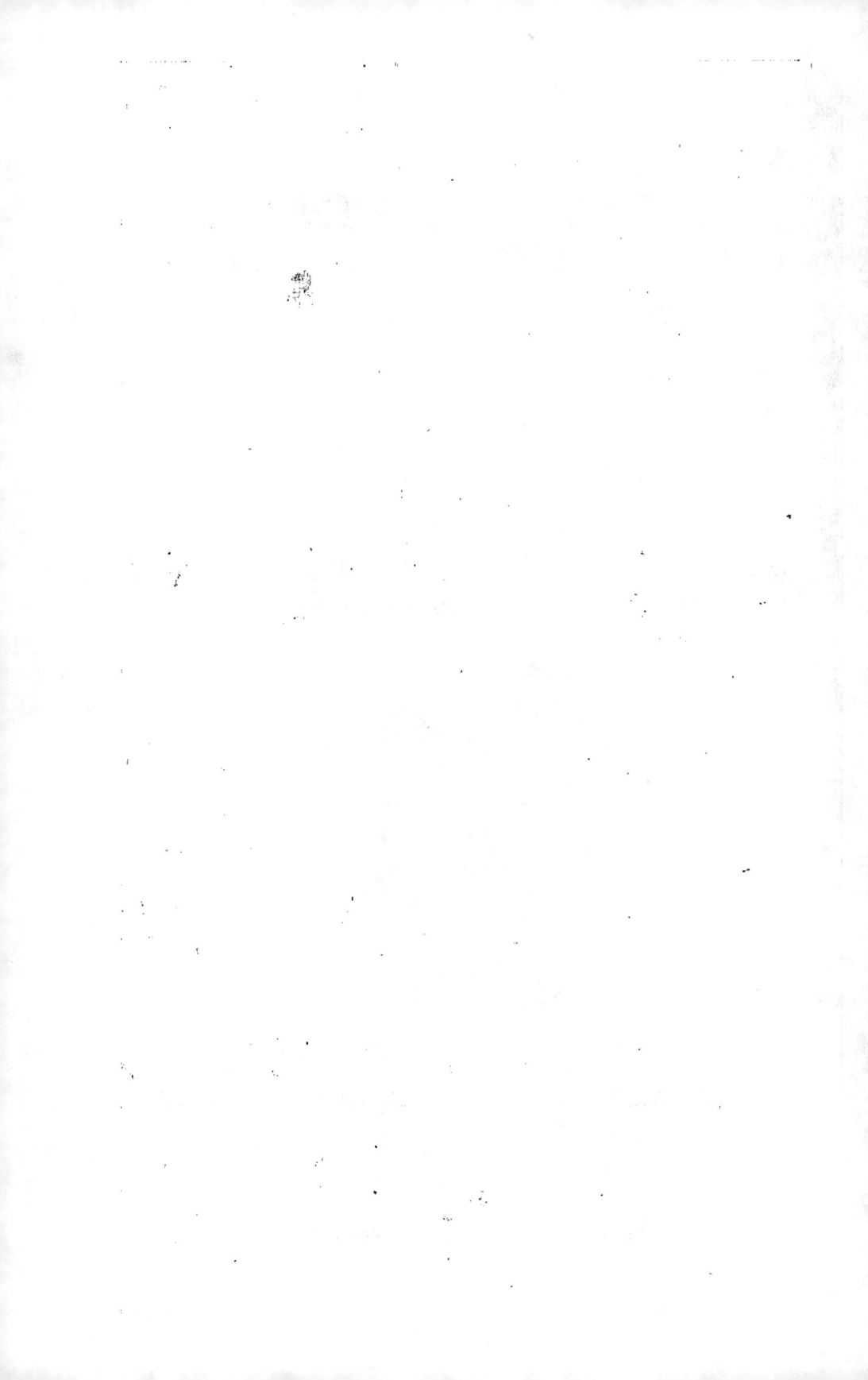

MANIERE DE
PREPARER SPAGYRI-
QVEMENT LES MINERAVX
& pierres precieuses.

DE L'OR.

CHAPITRE I.

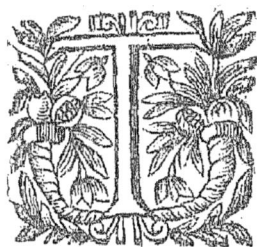

OVS medicamens se prennenã des mineraux, animaux & vegetaux. Le plus téperé & parfait d'entre tous les mineraux est l'or seul, qui estant reduit en petites & minces fueilles, se donne (ainsi qu'auons dit cy-dessus) par les Medecins tant Grecs qu'Arabes, afin de conforter la nature contre le deuoyemẽt d'estomach, les maux de cœur, & toutes affections melancholiques: C'est pourquoy on le prescrit és Electuaires de Gemmis & letifiant de Galien , (lequel toutefois semble à aucuns estre faussemẽt attribué à Galien) en la confection d'Alkermes, en l'aurea Alexandrina de Nicolas Myreps , en l'Electuaire analeptique , au Diamargaritùm d'Auincenne & en plusieurs autres rèmedes: Tous lesquels à leur iugement resiouïssent le cœur, domptent la melancholie & manie , re-

ſtaurent les eſprits & forces eſpuiſées produi-
ſans tels effects, meſme ſans aucune preparation. Or pour le regard des Medecins Chymiques, ils tirent de l'Or vne vraye teinture contre les meſmes, & braucoup d'autres maladies
incurables, ſur tout pour la guariſon des vlceres chancreux & profonds : Et font ainſi vn remede ſalutaire, qui peuſt facilement eſtre
tranſporté par les veines meſaraïques au foye,
puis au cœur, voire en toutes les parties du
corps, n'eſtant autrement ſinon bien peu profitable, mais fort nuiſible, à cauſe qu'il ne peut
eſtre vaincu par la chaleur naturelle, ny auſſi
bruſlé & conſommé par aucune ardeur de feu.
Parquoy nous extrairons la vraye teinture d'i-
celuy en la deſcription ſuiuante.

Teinture d'Or.

La teinture de l'Or eſt la couleur d'iceluy tellement ſeparée du corps qu'il demeure tout
blanc : Or elle ſe faict en le preparant auec Antimoine, comme on a accouſtumé, & le mor-
tifiant de rechef auec eau tres forte & ſang
d'hydre, afin qu'au four de reuerbere il deuienne vn corps leger, ſpongieux & irreductible,
lequel on reuerbere encores tãt qu'il ſoit teinē
en couleur de pourpre. D'iceluy enclos hermetiquement dans vn matras auec eſprit de corneole qui le ſurpaſſe de quatre doigts & digeré au bain l'eſpace d'vn mois, on ſepare vne
couleur qu'on meſle parmy l'eſprit : & l'ayant
ſeparée conformement à l'art, Il reſte au fond

vne belle liqueur qu'on doit en apres circuler iufqu'à ce qu'elle foit fixée. On mefle vne dragme de cefte teinture auec vne once de bonne eau theriacale, afin d'en prendre le matin à ieun la quantité d'vn fcrupule, ce qu'il faut continuer à faire par l efpace de dix iours: ce medicament eft diaphoretic, euacuant par fueurs les humeurs fuperfluës & malignes de tout le corps.

Le corps blanc de l'Or, qui eft vraye Lune fixe (apres que la teinture en a efté extraicte comme cy-deuant) fe reduit dans peu de iours en Mercure par le Spagyrique expert, auec fe s refufcitatifs & faulmure douce acide, preparée felon l'art par digeftions & exaltations : L'ayant mis dans vn vaiffeau conuenable on le precipite feul dans le four d'Atanor à chaleur lente : parquoy il fe reduit en poudre rouge, dont on faict prendre quatre grains auec vin ou eau theriacale, pour guarir l'hydropifie & la groffe verole, par fueurs tant feulement.

Si vous efpandez ce Mercure d'Or fur proportion conuenable de fon propre fouphre: & les cuifez philofophiquement, vous ferez vn remede plus excellent que tous autres, pour guarir la lepre mefme: Car il purifie le fang corrompu, & par fueurs tant feulement, purge tout le corps de tous excremens, & le faict aucunement raieunir.

DE L'ARGENT.

CHAP. II.

L'Argent, qui entre les autres metaux obtient le second degré de perfection, eſt auſſi temperé, enſuit aucunement les vertus de l'Or, & ſe donne par les Medecins contre meſmes maladies, principalement contre la manie, toutes affections melancholiques, & pour fortifier le cerueau. Il entre dans les electuaires de Gemmis, letifiant de Galien, l'Aurea Alexandrina, & preſque en tous les Antidotes eſquels on meſle l'Or. Il n'eſt auſſi preparé autrement, mais on le reduit ſeulement en petites feüilles & raclures. Quant aux Medecins Spagyriques, ils tirent dudit Argent vne huile dont on faict prendre deux ou trois gouttes auec l'eau des fleurs de Betoine, Sauge & Meliſſe contre le mal caduc, & toutes maladies du cerueau, ainſi que nous auons dict. Or ils le preparent en ceſte maniere. Iceluy eſtant fulminé, ils le calcinent par quatre fois auec ſel metallique de Cryſtal, tant qu'il ne puiſſe plus retourner en corps, ayans dulcifié la poudre ils la reuerberent, & en tirent le propre Sel dans le bain Marie auec le diſſoluant que nous appellons Celeſte, & auec eſprit de Vin, le tout eſt circulé dans vn pelican par l'eſpace de quinze iours, iuſqu'à parfaicte graduation. Le diſſoluant ſeparé au bain, il reste au fond vne huile fixe d'Argent, laquelle est vn tres-bon remede aux vsages susdits.

DV FER.

CHAP. III.

LEs Anciens se seruoient du Fer, & principalement d'escume d'Acier, pour desseicher & resserrer. Ægineta & Aërius ont doctement escrit que l'Acier esteint plusieurs fois en eau, luy communiquoit vne vertu fort desiccatiue, & la rendoit propre à estre beuë contre les maux de rate, & que le Vin dans lequel il auroit esté aussi esteint, subuenoit à ceux qui sont trauaillez de colique, dysenterie, aux bilieux, & aux deuoyements d'estomac. Le mesme Aërius dict qu'on faisoit aussi prendre la seule escume d'Acier reduite en poudre aux lienteriques, sur tout aux personnes rustiques & plus robustes. Lequel genre de remede est auiourd'huy mis en vsage assez frequent par les Medecins, afin de guarir la mesme maladie. Cependant aucuns d'iceux improuuent nos remedes metalliques, & concluent qu'on les doit reietter comme poisons mortels. Neantmoins, les Medecins Anciens ont pris des metaux plusieurs medicamens internes comme on peut veoir : Par le moyen desquels, ils remedioyent aussi à beaucoup de maladies.

Ægineta liu 7. Aëtius liu 10. ch. 11. & liu. 14. ch. 24.

A iiij

Qui oſera doncques maintenant condamner
leur preparation legitime & extraction de leurs
eſſences ? Vray eſt que le Fer n'eſt exempt
de qualité mordicante, mais par preparation
Spagyrique il en eſt deſpoüillé : A ſçauoir,
d'autant qu'on extraict d'iceluy ou reduit en
huile certaine ſubſtance fort ſubtile, laquelle
huile ſe peut prendre au dedans, auec plus
grande ſeureté & vtilité contre leſdites maladies, attendu que la chaleur naturelle peut
agir en elle, & icelle peut reciproquement
agir au corps. Galien meſme rend teſmoignage de cela au liure 9. de la faculté des
Medicamens ſimples, chapitre 42. quand il
,, parle de l'eſcume d'Airain. Toutes, dict-il,
,, ſont à la verité fort deſſeichantes : Mais il y
,, a difference entre icelles, tant à raiſon qu'au-
,, cunes deſſeichent plus, les autres moins,
,, qu'à cauſe que les vnes ſont de ſubſtance
,, plus craſſe, les autres de plus ſubtile. Il ad-
,, iouſte puis apres. Or toutes eſcumes ſont
,, fort mordicantes, d'où il appert clairement
que la conſiſtence de leur eſſence n'eſt beaucoup ſubtile, mais que pluſtoſt elle eſt craſſe.
Car entre les choſes qui ont meſme vertu,
celle qui eſt ſubtile eſt moins mordicante.
Les Spagyriques doncques tirent du Fer, &
principalement de l'Acier vne ſubſtance tres-
ſubtile, qu'ils ſubtiliſent encores au feu de
reuerbere, & en font leur Saffran de Fer,
duquel finalement ils compoſent vne huile
qui ſert d'vn remede fort excellent, & non
corroſif contre la diarrhée, lienterie, diſſen-

rerie, flux hepatique, pour conforter l'estomac, & contre toutes hemorrhagies internes
& externes, pourueu qu'on la mesle auec conserue de roses ou de grande consoulde. Or elle
se faict ainsi.

Prenez limaille d'Acier, & la lauez plusieurs fois auec saumure, puis auec eau douce, versez en fin dessus autant de vinaigre
qu'il en faudra pour la surnager de quatre
doigts. Le tout soit exposé au Soleil durant
quelques iours, y versant en apres du vinaigre nouueau, afin de subtiliser la limaille:
vous la reuerbererez l'espace d'vn iour entier à
vaisseau descouuert, iusqu'à ce que par la force du feu elle soit reduite en poudre tres-rouge & fort legere dont pourrez vser, ou d'icelle bien preparée auec son dissoluant tres-acre,
ou auec esprit de Vin vous extrairez vne essence pour en composer vne huile de laquelle on
fera prendre vne seule goutte auec quelque decoction conuenable, ou bien on la meslera auec
quelque conserue adstringente pour les vsages
susdits. On prepare aussi du Fer vn remede
loüable en ceste maniere. Calcinez la limaille de Fer à feu violent auec fleurs de Souphre,
tant qu'elle soit deuenuë rouge, & que toute
la terre puante soit aneantie. Reuerberez la
par vn iour entier, & alors elle paroistra en
poudre de couleur de pourpre & fort menuë,
dont ainsi que dict a esté, pourrez vser.

DE L'AIRAIN.

CHAP. IV.

LEs Medecins employent l'Airain diuerfement preparé és feuls emplaftres & vn-
guents qu'ils defcriuent pour la Chirurgie:
Car l'Airain bruflé, l'efcume d'Airain & le
verd de gris qu'on appelle, entrent dans l'emplaftre apoftolique de Nicolas Alexandrin,
en l'emplaftre diuin de Nicolas Prepofitus,
en l'onguent Apoftolique d'Auicenne, & au
grand Egyptiaque de Mefué, lefquels font
tous grandement deterfifs, & ce non fans
mordacité, veu qu'ils font acres, toutesfois
on les priue d'acrimonie par lauemens reïterez auant que les mefler, & en faict-on des
remedes aucunement epulotiques, & auffi
propres à modifier les vlceres & cicatrices.
Quant aux Medecins Chymiques ils en preparent d'autres remedes contre lefdits maux,
pour la cure de toutes vlceres phagedeniques,
chroniques, cacoëthiques & pourries, lefquels font toutesfois beaucoup plus excellens
en tant qu'ils operent fans aucune morfure ny
douleur. Faut doncques calciner l'Airain à
la maniere accouftumée, puis auec faulmure
acide deuëment preparée en tirer vne effence
verde au bain Marie, tant que le diffoluant
n'ait plus de vertu. Separez-le au bain, &
faictes fondre le refidu qui fe conuertira en

huile auſſi verde qu'Eſmeraude, on la circulera auec douceur de Vin, pour en ſeparer
toute l'acrimonie du diſſoluant, & vous aurez
vn medicament tres-bon pour guarir leſdits vlceres, s'il eſt meſlé auec du beurre.

Auſſi de l'Airain calciné & reuerberé comme
vn oublie auec ſon propre diſſoluant vitriolé,
aqueux, tant qu'il ſurnage dix doigts, on extraict vn vitriol bleu & tranſparent, ſi on les
circule enſemble par l'eſpace de quinze iours
au bain, & pourueu qu'en fin le menſtrue
ou diſſoluant ſoit ſeparé par diſtillation faicte és cendres. Ce vitriol d'Airain addoucy
par lauement conuenable, & rubifié par calcination, ſert à la cure de tous vlceres malings, pour oſter les durillons ſi on l'applique
ſur iceux par vn tuyau qui les couure. Et pour
abolir toutes ſuperfluitez de chair, voire meſme le morcelet de chair qui pourroit eſtre au
col de la veſcie s'il eſt meſlé auec quelque em-
plaſtre, & deuëment introduit auec vne petite chandelle de cire. Le Miſi, chalcitis, vitriol commun, ſory & tels autres, pourront
bien eſtre ainſi preparez afin de guarir tous
vlceres malings, & nettoyer à puiſſance les
fiſtules ſans morſure ny douleur : Car ils per-
dront par ce moyen leur vertu corroſiue &
cathéretique.

DV PLOMB.

CHAP. V.

GALIEN enseigne au 9. des Simples que le Plomb a faculté de refroidir, & qu'il côuient aux vlceres qu'on appelle chironiens, aux chancreux & pleins de pourriture, soit qu'on l'employe seul, soit qu'on le mesle auec quelques autres remedes. Les Medecins en font ou font faire artificiellement vne ceruse & vermillon dont ils se seruent aux inflammations des yeux, quand il est necessaire de refroidir, desseicher, repousser & astraindre, aussi en font-ils leurs collyres auec eaux refroidissantes. On les introduit en l'onguent blanc de Rasis, au Cirrin, & Diapompholiges, comme aussi és emplastres nommez de leurs propres noms, à sçauoir, de Ceruse & de Vermillon.

Iceux priuez de toute qualité mordicante desseichent beaucoup, & les Medecins en vsent pour fermer les cicatrices des vlceres. I'adiousteray qu'aucuns vsent de la seule lame de Plomb pour desseicher les vlceres. Les autres employent le Plomb bruslé à cause qu'il est plus desiccatif, & plus commode aux vlceres malings selon Galien: Mais estant preparé en la maniere suiuante & meilleure, il deuient encores beaucoup plus excellent aux mesmes fins, à sçauoir, pour desseicher & guarir tou-

Galien 9.
des simpl.

res playes malignes & vlceres inueterez. Or il
se faict ainsi.

Prenez du Plomb bien calciné, duquel preparé deuëment auec vn dissoluant Celeste alcolisé, vous tirerez vne essence au bain, faisant
cela iusqu'à ce que le Plomb soit dissout, & par
ce moyen purgé de lepre & de toutes ses impuretez. Ayant separé le menstruë par le bain,
vous dissoudrez encores ce qui sera demeuré
au fond du vaisseau en alcool ou esprit de Vin
tartarité, & circulerez le tout ensemble par
quelques iours, afin d'oster toute l'acrimonie
du dissoluant : Et ainsi ferez vous du Plomb vn
succre tres-doux & temperé, & fort conuenable à nostre nature, qui duira à vne infinité de
maladies. Or on le faict fondre en huille, pour
estre vn remede fort excellent, lequel guarira
soudain toutes sortes d'vlceres malings. Aussi
faict-on d'iceluy vn baulme precieux contre
l'ophtalmie & inflammation des yeux, pourueu qu'il soit premierement bien addoucy &
preparé. Le mesme ferez-vous de l'estain (lequel n'a esté, que ie sçache, mis en vsage par
les Anciens Medecins) de l'escume d'Argent,
Tutie, vraye Cadmie, du Spodium & Pompholix, qui toutse peuuent bien preparer ainsi, & s'addoucir tellement que sans corrosion
ils ostent les tasches & aussi les superfluitez des
yeux, appaisent les inflammations & grandes
douleurs, guarissent tous vlceres sans aucune
douleur, & les couurent de cicatrice.

DE L'ARGENT VIF.

CHAP. VI.

Liure 9.
des simp.
chap. 59.

ANCIENNEMENT les Medecins ont
faict diuerses experiences du vif Argent.
Galien confesse ingenuëment qu'il ne l'a nullement esprouué, soit prins au dedans, soit
appliqué par dehors. Paul Ægineta en parle
ainsi an liure 7. Aucuns ont faict prendre, en
breuuage l'Argent vif reduit en cendre par le
feu, & meslé auec d'autres especes, à ceux qui
sont trauaillez de coliques & Iliaques passions.
Les modernes l'employent tout crud à faire
mourir les vers des petits enfans, ainsi que
Matthiole rapporte de Brassauole en ses Commentaires sur Dioscoride liure 5. Or plusieurs
l'ont mis en vsage tout crud pour la guarison
de la grosse verole, & on composent des pilules qu'ils appellent de Barberousse. Rondelet homme fort sçauant, & mon precepteur, en faict la description en son liure de
la grosse verole. Mais pour les maux externes, plusieurs vsent du seul precipité preparé
auec eau forte, lequel est fort propre pour
penser les vlceres malings, sur tout de la
grosse verole, & ce sans douleur : pourueu
qu'il soit bien preparé. Mon pere (d'heureuse memoire) Medecin tres-fameux en
nostre pays, se seruoit de ce remede pour oster

les petits morceaux de chair qui suruiennent
au col de la vescie : apres qu'iceluy m'eut
monstré la façon de le preparer, ie l'employoy
souuent auec heureux succez à guarir le mesme mal, & les vlceres de la vescie. Dequoy
a esté tesmoin oculaire Estienne Carteron
Apothicaire, renommé en doctrine & experience au Comté d'Armagnae. Ce fut à l'endroit d'vn Gentil homme , amy de l'vn &
l'autre de nous, lequel ayant esté l'espace de
trois ans tourmenté d'vn vlceres dangereux au
col de la vescie, qui prouenoit d'vne chaude-
pisse mal pensée. Finalement , apres l'vsage
frequent du Guajac (ce qu'on appelle faire
diete) & ayant pris & repris , & receu par
iniection quantité de remedes , le tout suiuant l'ordonnance du tres-docte Medecin,
Monsieur Isaudon , par le moyen de ce seul
remede introduit auec vne petite chandelle
de cire, il fut entierement guary dans l'espace
de quinze iours: cela soit dict en passant. Au
surplus , pour reuenir au vif Argent , voyla
presque tous les remedes qui se font d'iceluy,
excepté qu'on l'adiouste aussi és onguents.
Plusieurs maladies au demeurant incurables
ont contraint les Medecins à rechercher (mesme sans le conseil de Galien) ses proprietez,
dont en fin l'experiencé les a rendu certains.
Car la verité qui consiste en raison, se doibt
monstrer au sens, & l'experience ne s'apperçoit autrement , ce dequoy Galien rend tesmoignage au sixiesme touchant la conseruation de la santé. Auant toutes choses, dict il,

» faut auoir esgard à ce qu'on doit considerer
» selon raison , puis le verifier par experience,
» afin que la raison soit confirmée par icelle.
» Et le mesme Autheur au 2. du mesme liure.
» La vertu de la raison faict veoir celle de l'ex-
» perience : Car qui pourroit autrement prou-
uer que les pierres d'azur & d'armenie, subuiennent aux affections melancholiques ? Que
l'Ache nuit aux femmes enceintes & aux epileptiques ? Que les Hermodactes peuuent
euacuer le phlegme des ioinctures ? Que la
pierre Iudaïque ou le Lynce brise le calcul?
Que les Perles fortifient ? Que le Napelle
est vn venin tant morrel, sinon que par l'vsage & operation des choses susdites, cela eust
finalement esté verifié par certaine experience ? Tout de mesme s'est en fin descouuert
par experience , que l'Argent vif conuient à
la guarison de plusieurs maladies. Et Monsieur Ioubert , homme à vray dire fort sçauant, a depuis peu esprouué qu'iceluy estant
precipité , sert de remede tres-excellent aux
coups d'arquebuses, aussi en faict il son Triapharmacum ou remede de trois ingrediens.
Et veu qu'és preparations legeres il acquiert
aussi tant d'efficace, ce n'est merueille si estant
mieux preparé il obtient le souuerain degré
de perfection entre les medicamens propres
à medeciner beaucoup de maladies, tant internes qu'externes , qui autrement seroient
incurables. Toutesfois les preparations d'iceluy Mercure sont tellement difficiles, que non
seulement plusieurs Medecins les ignorent
du tout

du tout : Mais auſſi peu de Medecins Spagyriques ſçauent la vraye maniere de les faire.
Car c'eſt vn eſprit volatil, retenant certaine
exhalaiſon arſenicale, & fort nuiſible au
corps, duquel en fin purifié & fixé on faict
des remedes tant excellens & ſi ſalutaires (le
propre d'vn eſprit parfaict eſtant de viuifier)
que cela ne ſemble croyable ſinon aux plus
ſçauans & experts. Ie delire ſeulement (afin
que noſtre opinion ne ſemble eſloignée de
raiſon) que les doctes conſiderent la nature
de ces trois Mercures ou vifs Argents; à ſçauoir du commun, du ſublimé & du precipité. Il n'y a aucun ſinon du tout ignorant,
qui ne die que le Mercure ſublimé eſt vn
poiſon beaucoup plus grand qu'eſtant ou
crud, lequel ainſi qu'auons dict, ſe donne
auſſi par les Medecins és pilules, afin de
tuer les vers ; où le precipité dont Paul
Ægineta ſemble parler, faiſant mention du
Mercure reduit en cendre, car on le faict
ainſi, ou pour le moins auec du Souphre)
qui, comme il eſcrit, ſe donnoit iadis és coliques. Et pluſieurs auiourd'huy ſans autre
preparation que du lauement ſimple, font
prendre le Mercure precipité pour remedier
à la groſſe verole, dequoy Matthiole eſt auſſi
teſmoing. Et combien qu'il purge par haut
& par bas, nous ne voyons pas que neantmoins il eſt auſſi dangereux que le ſublimé,
duquel vn demy ſcrupule ſuffit à faire mourir vn homme. Si on concede ce qui eſt
veritable, à ſçauoir, que l'Argent vif ſubli-

mé eſt vn plus grand poiſon, que n'eſt ou le
crud, ou le precipité. Dictes moy ie vous
prie, d'où vient que cet eſprit exalté par ſublimation (vnique purification de tous Philoſophes) acquiert vne ſi grande malignité & faculté veneneuſe.

Quelqu'vn reſpondra, & paraduenture
noſtre Aubert, que cela ne prouient pas de
la ſublimation, par laquelle il eſt certain que
toutes choſes ſont purifiées : mais de certaine acrimonie qu'il a pris des choſes y meſlées. Examinons doncques cela. Le Mercure ſublimé ſe compoſe d'vne liure d'Argent vif, d'vne autre liure de Vitriol crud,
& de pareille quantité de Sel commun (non
de l'ammoniac ainſi que Matthiole a creu)
tous bien meſlez à petit feu, long-temps
broyez ſur marbre ou dans vn mortier, afin
de les bien incorporer, reduits en poudre,
& mis dans vn ſublimatoire de verre, en
donnant le feu par degrez l'eſpace de quatorze heures. S'il attire à ſoy çeſte vertu veneneuſe des choſes qu'on y a meſlé, Il faut
neceſſairement que ce ſoit du Sel & du Vitriol. Or infinies perſonnes experimentent
chacun iour que le Sel commun & le Vitriol ne ſont dangereux comme poiſon : car
on mange le Sel és viandes, & on boit des
eaux vitriolées és eſtuues: Comme auſſi d'autres par toutes l'Alemagne & l'Italie, ſe ſeruent de l'eſprit meſme & huile du Vitriol
contre l'epilepſie, & pour remedier au calcul
& à l'aſthme ou difficulté d'haleine, & ce

auec grande commodité & merueilleux pro-
fit. Et Dioſcoride parlant du Vitriol tient *Liures des ſimpl. chap. 70.*
ces propos : Il tuë les teignes ou vers larges
du ventre, eſtant auallé le poids d'vne dragme. Il ſubuient à ceux qui ont auallé le venin des champignons ou potirons, pourueu
qu'on le boiue auec eau. Purge le cerueau
s'il eſt diſſout en eau, & introduit és narines
auec laine ou cotton. Parquoy il eſt euident
qu'à raiſon du Vitriol (car il eſt moins croyable du Sel) le Mercure ſublimé n'a vne ſi
grande vertu veneneuſe : En ſomme s'il a-
uoit vne telle malignité à raiſon tant du Sel
que du Vitriol, à ſçauoir d'autant qu'il exalte
leurs eſprits auec ſoy, icelle malignité meſme ſeroit au Mercure precipité : Car l'eau
forte auec laquelle il eſt faict, ſe compoſe
des eſprits de Vitriol & de Salpetre, dont
les Medecins preparent auſſi leur precipité
vulgaire, lequel pluſieurs font auſſi prendre
ſans autre preparation : Et jaçoit que par
ſon acrimonie, laquelle prouient des eſprits
enclos dans l'eau Stygienne, il eſmouue le
corps auec violence, toutesfois il eſt auiour-
d'huy aſſez notoire à infinis doctes perſonnages qu'il n'eſt pas dangereux & nuiſible
comme le Mercure ſublimé. Ceſte malignité
doncques, ſe trouue au Mercure ſublimé, d'autant plus que par exaltation il eſt rendu ſubtil,
vertueux & fugitif à la moindre chaleur. Mais
il n'eſt pas ainſi du precipité, Car on le mor-
tifie, & par ce feu philoſophique qui eſt l'eau
Stygienne, Il eſt tellement fixé qu'il peut

B ij

souffrir ignition. Et alors ceste maligne exhalaifon (fi aucune y en a) ne peut paruenir
au cœur, pour ce que la nature d'iceluy eft
foudain frappée de tout venin, & d'autant que
la chaleur naturelle ne peut renuoyer ce Mercure precipité fumeux, lequel mefme ne s'ef-
uanoüit par aucune violence de feu, ainfi que
l'experience certaine demonftre. La fixation
doncques de cét efprit eft fa vraye preparation
à fin qu'il n'endommage point, foit prins foit
appliqué. Plufieurs rafchent d'effectuer cela
en diuerfes manieres (or ie parle de ceux qui
en recherchent la preparation pour la feule
medecine) lefquels fe perfuadent de pouuoir
paruenir à la vraye preparation d'vn fi grand
remede, en verfant la feule eau Stygienne fur
fes feces (qu'ils appellent tefte morte) par deux
ou trois fois? Mais ils fe trompent grandement, fur tout en ce qu'ils font peu foigneux
d'ofter la corrofion, ou bien qu'ils ignorent
du tout comment on la peut feparer. Et
certes le Mercure precipité ne pourra iamais
eftre vn remede affez vtile, tandis que la vertu
corrofiue qu'il a receu de l'eau forte, l'accom-
pagnera: laquelle toutesfois n'en eft oftée par
lauement communs, ainfi que plufieurs
croient, mais par des preparations & addoucif-
femens bien autres, fans la cognoiffance dequoy on ne peut rien faire d'accomply. Il faudra doncques proceder en ceste maniere, fur
tout en la confection du Turbith medicament
admirable.

Description du Turbith mineral,

Prenez Chaux de terre transparente & fixe, de Talcun parfaictement calciné (nous enseignerons la calcination ailleurs) de chacun vne liure, faites en vne forte lessiue, auec laquelle boüillera l'espace de sept heures, vne liure de Mercure qu'on aura premierement exalté par cinq fois & reuiuifié à chacune d'icelles, selon l'art, & par ce moyen vous paruiendrez à l'exacte purification du Mercure, & aurez le principe d'vne vraye fixation pour tous œuures. Car ces Chaux sont tellement fixatiues qu'à la fin le Mercure deuient fixe par sublimation reiterées sur icelles. Dissoudez ce Mercure preparé estant crud, auec son propre menstruë qui est le royal puant. Dissoudez aussi à part trois dragmes de Metalline d'Antimoine bien preparée, vne dragme d'or preparé, comme il faut, auec autant d'Antimoine: Toutes ces solutions soient mises dans vn matras de Verre qu'on bouschera, & enseuelira au four d'Athanor, luy donnant feu tres-lent, iusqu'à ce qu'elles s'esclarcissent. Alors le feu augmenté, distillez l'eau des feces iusqu'à siccité par vn alembic à bec, remettant ladite eau par quatre fois sur la teste morte. Puis versez y encores nouuelle eau fixatiue qui surnage la matiere de quatre doigts, faites les digerer par deux ou trois iours: apres lequel temps on les distillera finalement deux ou trois fois sur la teste morte, leur donnant

vers la fin chaleur de sublimation, comme
n'estans vrayement mortifiées, on les resusci-
tera & exaltera: elles seront gardées separément, car elles ne seruent point à nostre œuure.   Prenez ceste masse morte, reduisez là
en poudre que vous examinerez dans vn vaisseau conuenable au second degré du reuerbere douze heures durant, l'agitant & remuant
auec vn baston, tant qu'elle paroisse auoir forme de Salemandre tres rouge, dont on extraira
toute acrimonie de venin, selon ceste methode.

Prenez deux liures & demie de phlegme
de Vitriol, & autant d'Alun, deux liures de
Vinaigre distillé, quatre dragmes de Chaux
de nostre terre transparente & fixe, vne dragme de Sel de Corneole crystallin, vingt au-
bins d'œufs & les distillez sur les feces par
l'alembic.   Meslez trois liures de ceste eau
auec vne liure de poudre de vostre Mercure
preparé comme dessus: distillez par quatre fois l'eau des feces en l'alembic: à la derniere fois poursuiuez iusqu'à siccité. Ce faict,
broyez là poudre sur marbre, & l'ayant derechef arrousée de nouuelle eau fixatiue, di-
stillez-les encores par quatre fois comme dessus: Puis finalement auec alkool de Vin distillé par cinq fois sur la poudre, y en versant tousiours de nonueau, vous fixerez &
addoucirez vostre Mercure, que les Medecins Chymiques appellent precipité ou Turbith mineral, à raison qu'il purge les humeurs visqueuses & crasses. On en faict pren-

re huict grains auec conferue de Betoine &
uec eau theriacale pour remedier à la verole,
pres les purgations conuenables.

Auec deux dragmes d'extraict de Concom-
re fauuage, vne dragme d'extraict d'Hermodactes & demy fcrupule dudit precipité, on
faict vn meflange, dont on mefle demy fcrupule auec deux dragmes d'eau theriacale pour
en faire vne potion qui fe donne aux podagriques par quatre ou cinq fois, felon que le
mal eft inueteré & dur, & felon les forces du
malade, au Printemps & en Autonne : Car
il purge à merueilles les excremens fereux,
& les euacuë des ioinctures fans aucune e-
motion. Pour la cure de l'hydropifie, on
faict vne telle compofition qui purge les excremens fereux & conforte les entrailles de
la nutrition. Prenez vn fcrupule du precipité d'efcrit cy-deffus, vn fcrupule & demy
d'extraict alhandal, & autant d'Elatere, vn
fcrupule d'extraict d'Hellebore noir bien preparé, auec autant de celuy de Rheubarbe,
deux fcrupules d'effence de coraux rouges, &
pareille quantité d'effence de fantaux Citrins,
vn fcrupule d'efprit de Vitriol, demy fcrupule
d'huile de Maftich, & autant d'huile de Canelle. Mettez & meflez-les auec poudre de
Cubebes & mucilage de gomme de Tragacant, dequoy ferez des pilules, la prinfe fera
demy, ou vn fcrupule, qu'on fera prendre
deux fois la femaine, fi les force du malade le
peuuent fupporter.

S'il eft meflé parmy les Diaphoretiques, les

fueurs en feront mefme prouoquées, & par ce
moyen beaucoup de maladies oftées.

Eftant meflé feul auec beurre , il remedie
aux vlceres chancreux & farcineux , fur tout
de la verole, comme auffi à toutes fiftules &
durillons.

Du triapharmacum & dudit precipité, on faiſt
vn emplaftre , lequel eftant introduiⅽt au col
de la vefcie , comme il faut , auec vne petite
chandelle de cire , guarit les vlceres d'icelle, &
faiⅽt entierement perdre le morcelet de chair
fans aucune douleur ny danger.

Eau fixatoire pour le Turbith.

L'eau fixatiue pour l'œuure fuſdit eft faiⅽte
de pierre Calaminaire, de la pierre fedenegi , de
pierre perlée , Souphre tres-rouge de Marcha-
fites , de Vitriol verd rouge , de Salpetre & de
fel alumineux : ce feu fe donne à la façon de
l'eau Stygienne commune. Entre toutes eaux
de gradations , cefte eft la principale , & la plus
fixatiue , fi quelqu'vn la fçait bien faire.

On compofe d'autres remedes auec le
Mercure. Car d'iceluy preparé comme il eft
requis , fe faiⅽt vn amalgame auec or, lequel
on met dans vn matras à collong , iceluy boufché hermetiquement , on precipite le tout à
feu bien moderé par l'efpace de vingt iours, &
le reduit-on en poudre iaunaftre & fixe. Le
figne de perfeⅽtion eft quand il ne s'exhale
point à la chaleur du feu, & n'eft reuiuifié en
eau d'animal. Ce medicament eft diaphore-

ric, on le faict prendre contre les maladies
ſuſdites, principalement à fin de remédier à
la groſſe verole par ſueurs tant ſeulement: Du
Mercure ſe faict auſſi vn bauſme auec eau de
coquilles d'œufs & de tartre, comme auſſi vne
huile excellente pour toutes fiſtules, vlceres
& durillons. Il ſuffira d'auoir de ces choſes
touchant l'Argent vif, pourueu que nous an-
notions ſeulement que la ſeule perfection de
ce remede conſiſte en ſa fixation & dulcora-
tion.

DE L'ARCENIC.

CHAP. VII.

ENtre les remedes Sceptiques, leſquels par
l'exceſſiue acrimonie de leur chaleur, diſſipent ou enflamment noſtre chaleur naturelle, font enſemble reſoudre l'humide radical
par leur maligne qualité, deſſeichent toute la
ſubſtance de la partie, & y cauſent pourriture
& puanteur. Les Medecins nombrent l'Arſenic, la Sandarache, & l'Orpin: C'eſt pourquoy ils eſtiment que l'vſage d'iceux eſt fort
dangereux en la Chirurgie, voire qu'il n'y
eſt aucunement neceſſaire attendu qu'ils font
mortels, & tres-contraires à noſtre nature.
Ils ont certes dit cela auec raiſon, puis que les
preparations d'iceux leur ont eſté incogneuës,

par lefquelles on les rend tres-propres à penfer beaucoup de maux externes. Car ces
medicamens font reputez mortels à caufe
d'vne maligne qualité & acrimonie. Cefte
mauuaife qualité confifte en l'efprit, on en
l'exhalaifon puante & fumée noire qu'ils rendent à la moindre chaleur. Cefte fumée noire & veneneufe eftant excitée mefme par la
chaleur naturelle, gafte la mati re de la partie,
la corrompt & tuë le plus fouuent, comme
poifon engloury, fi lefdicts remedes font mis
auprés des membres principaux, fur tout la
peau en eftant naurée. Fernel fans contredict
Prince des Medecins de noftre temps, tefmoigne que cela eft arriué à vne certaine
femme & dit l'auoir veu. Doncques comme ainfi foit que cefte maligne qualité eft en
cefte fumée noire, il conuient la fixer, car
ainfi qu'auons dit cy-deffus au chapitre du
Mercure, par fixation tout venin fort de l'Arfenic, du Mercure, de l'Orpin & des autres,
mais l'acrimonie eft oftée par extraction du
Sel. Ce qu'on faict auffi par propres lauemens, comme dict a efté cy-deuant. Ainfi
l'Arfenic ne nuira point, ains qui plus eft,
feruira grandement és locaux pour les playes
veneneufes, les loups, fiftule, cancre & gangrene, pourueu qu'il foit deuëment preparé,
c'eft à dire, fixé & dulcifié. Diofcoride femble parler tacitement de cefte vraye preparation, tenant les propos fuiuans de la Sandarache metallique, qu'au commencement
du Chapitre il efcrit auoir mefme odeur que

5. des fimpl.
chap. 71.

le Souphre, on la faict, dit-il, prendre à ceux "
qui ont la toux, deſtrempée auec Vin miel- "
lé : Il adiouſte, qu'elle eſt conuenablement "
donnée aux pouſſifs en pilule auec reſiné : "
Car il ſeroit dangereux de la preſenter ſans
eſtre preparée, veu que Galien enſeigne
qu'elle a vne faculté cauſtique : à l'opinion duquel s'accorde auſſi Dioſcoride au ſixieſme *9. liu. des*
des Simples, Chapitre 29. Parquoy ſans ab- *ſimp. ch. 53.*
ſurdité ou danger les Chirurgiens ſe ſerui-
ront fort bien de l'Arſenic preparé, ou de tout
autre medicament ſeptique. Duquel Arſenic
la preparation eſt telle. Sublimez par trois
fois l'Arſenic auec Sel preparé, colchotar &
eſcume d'Acier pour le purifier : En apres
vous le fixerez auec ſaumure de terre, donnant le feu par degrez l'eſpace de vingt-quatre heures, & en ferez vne maſſe plus blanche que neige, & de couleur ſemblable aux
Perles, laquelle ſera diſſoute en eau chaude
afin d'en extraire le ſel : Or il reſtera au fond
vne poudre tres-blanche, qu'on fera ſeicher
puis fixer auec pareille quantité d'huile ince-
ratiue compoſée de talcum, pour eſtre le tout
reuerberé l'eſpace d'vn iour entier. Diſſou-
dez le encores vne fois en eau chaude, tant
qu'il demeure vne poudre fort blanche, fixe
& douce, laquelle ſe fondra en huile anodyne graſſe comme beurre : Car tout ainſi
que l'Arſenic n'eſtant preparé, eſt doulou-
reux & veneneux à raiſon de ſa qualité maligne : De meſme eſtant fixé il la perd, &
ne cauſe aucune douleur, & eſt vn remede

duifant à penfer les playes veneneufes, pourueu qu'on en mefle vne once auec deux d'huile
de myrrhe.

Aucuns fubliment auffi l'Arfenic par trois
fois auec chaux fixe & colchothar ou Vitriol,
le diffoudent en eau ftygienne, fixatoire &
couuenable, & par diftillation feparent plufieurs fois l'eau des feces, puis ils en reuerberent la maffe morte qui fe conuertit en
poudre fort blanche & fixe, dont on extraict
le fel auec efprit de Vin, & ainfi l'adoucit-
on. Ce medicament fert pour remedier aux
fiftules & cancres.

DV SOVPHRE.

CHAP. VIII.

LE Souphre eft le baufme des poulmons,
les Medecins Chymiques le fubliment
trois ou quatre fois auec colchorat pour le
nettoyer de fes impuretez, & en preparent
diuers remedes fort vtiles pour la cure de
l'afthme, moyennant qu'on y mefle du fuccre. Auffi les fleurs de Souphre, & de fon
propre diffoluant therebentiné, digerez à
chaleur feiche, par quelques iours ou extraict vne teinture femblable à vn rubis : On
fepare le menftruë, & l'huile de Souphre demeure tres-rouge, lequel doit eftre circulé
auec Vin diftillé & alcholifé. Et ainfi ex-

traict on le baufme du Souphre : duquel on faict prendre trois ou quatre petites gouttes auec eau d'yffope aux pouffifs , & à ceux qui en touffant iettent des crachats tels que bouë. *Galien 9.* Toutesfois les Anciens femblent auoir creu *des fimples,* que le Souphre remedioit feulement aux *ch. 36.* maux externes. Et Galien & Æginera ont ef- *Ægineta* crit qu'il auoit vne vertu attractiue, eftoit de *liure 7.* temperament chaud, d'effence fubtile, & fer- uoit contre plufieurs animaux , principale- ment contre la Tourterelle de mer & le dra- gon , foit efpars tout fec , foit meflé. Neant- moins , il femble que Galien approuue l'vfa- ge des eaux fulphurées , au premier des fim- ples en ces termes. Le breuuage & lauement "d'eau douce eft fort contraire aux hydropi- "ques , mais celuy de toutes eaux nitreufes, "fulphurées & bitumineufes leur eft fort vtile. "Le Souphre eftant auffi englouty auec vn œuf ". mollet , conuient aux afthmatiques , felon ce que Diofcoride en efcrit. Mais les Nains Spagyriques efleuez fur les efpaules du Geant ont regardé plus loing , & font auffi paruenus à la cognoiffance de plufieurs chofes que les Medecins Anciens ont ignoré.

Finalement , on prepare auffi du Souphre par la campane vne huile acide , lequel eft vn tres-bon remede pour les maux de dents, & qui fubuient mefme aux vlceres chan- creufes.

DV VITRIOL.

CHAP. IX.

GALIEN & Ægineta tefmoignent que le Vitriol conferue & deffeiche fort efficacieufement les viandes humides qui en font confites. Et Diofcoride efcrit qu'iceluy beu auec eau, fert contre le venin des potirons qu'on pourroit auoir englouty, comme ja nous auons declaré. Pour les remedes externes, il entre dans l'emplaftre diachalcitheos afin de guarir les vlceres. Les Medecins modernes font du Vitriol vne huile contre l'epilepfie & d'autres maladies, de laquelle huile, Matthiole & plufieurs autres font mention. Pour noftre regard, nous preparons du Vitriol beaucoup de remedes, à fçauoir, vn efprit, vn huille douceaftre & acide, vn colchotar, vn fel, & vn ochre. Pour en extraire l'efprit on le diftille neuf fois par l'alembic, renuerfant toufiours la liqueur fur les feces, & finalement on le circule au bain par l'efpace de huict iours. Il eft tres-bon contre l'epilepfie: Mais ayant feparé le phlegme du colchotar rouge, par la force du feu on faict vn huile acide qui fe dulcifie par circulation auec efprit de Vin, & qu'on faict prendre auec eau de chicorée ou ptifane és fieures putrides: Car il preferue de corru-

ption par son acidité, tout ainsi que du suc
de limons, & desopile par la tenuité de ses
parties. C'est pourquoy il est grandement efficacieux à oster les obstructions des visceres.
à sçauoir, du foye & de la rate. On mesle par
fois quelques gouttes d'iceluy auec conserue
des fleurs de Chicorée, dont se faict vn medicament de saueur agreable pour estancher la
trop grande soif. Cependant les ignorans disent que ce remede est acre, mais les bonnes
gens se trompent, veu qu'estant bien preparé
il est douceastre, & attendu que le suc de limons, duquel toutesfois on approuue l'vsage, est beaucoup plus aigre, comme celuy
auec lequel on dissout les perles, & qui aussi
entame & ronge les vaisseaux d'estain. Et ce
suc prins tout seul ne nuiroit d'auantage à
l'estomac que l'huile de Vitriol, estant neantmoins confit auec sucre, par son acidité il empesche la pouriture des fieures ardentes &
la malignité des pestilentes : ce que l'huile de
Vitriol effectuë aussi sans offenser l'estomac,
si elle est prinse non toute seule, ains meslée
auec choses conuenables selon l'experience
qu'en font iournellement infinis Medecins
Spagyriques : lesquels seruent aussi de colcho-
tas insipide & dulcifié és remedes externes
pour deseicher les vlceres, & à fin d'arrester
le flux de sang.

DE L'ANTIMOINE.

CHAP. X.

ON prepare des remedes de l'Antimoine, non feulement pour les maux externes; mais auffi pour les internes. Car les Mede-cins chymiques en tirent vn excellent reme-de qu'ils appellent teinture d'Antimoine. Et iceux voulans experimenter les vertus de l'Antimoine au corps humain , ont bien osé rechercher fes fecrets , principalement apres auoir recogneu que c'eft le meilleur purgatif de l'or , & qu'il peut euacuer toutes les im-puretez d'iceluy. Par ainfi fe font-ils eftudié à rechercher les vertus de l'Antimoine , afin d'efprouuer s'il ne produiroit point tels ef-fects au corps humain , qu'on l'apperçoit en l'or. A la fin ils font paruenus à leur inten-tion & defir , & ont experimenté la grande efficace de ce remede à reftaurer ou renou-ueller le corps humain , fur tout à penfer la morphée , la gangrene , le loup & tous au-très vlceres malins : Car cefte teinture pur-ge le fang noir, & toutes mauuaifes humeurs, fans euacuation manifefte , mais en corri-geant feulement les malignes humeurs. Or à fin qu'on n'eftime pas que ie parle du verre d'Antimoine , dont auiourd'huy plufieurs

ignorans

ignorans fe feruent auec tres-grand danger:
Car c'eft vn remede pernicieux qui par fon a-
crimonie purge auec grande emotion, la vertu
expulfiue par haut & par bas. Ce que ie ne
puis nullement approuuer : Car toutes maladies ne fe doiuent medeciner par telles purgations violentes qu'on voudra , mais par
conuenables. Et , comme dit Hippocrate 1.
Aphorifme , fi on purge ce qu'il faut purger , l'effect en fera bon & facile à fupporter, finon le contraire aduiendra. Que les
vrays Philofophes s'abftiennent donc de toutes ces vitrifications , & n'y cherchent point
leurs teinctures ou remedes. Parquoy on vfera de la methode fuiuante.

Prenez feulement ce qu'il y a de pur en
l'Antimoine, exaltez le par trois fois , luy
donnant feu de fublimation , afin de le fublimer tout , fans qu'il refte aucunes feces:
Ainfi vous obtiendrez tout le fouphre d'iceluy , auec Mercure proportionné qu'on appelle vray lis : faictes le cuire au four de reuerbere dans vn vaiffeau bouché hermetiquement donnant le feu par degrés , tant qu'il
deuienne blanc , & qu'en fin il apparoiffe de
couleur telle que rubis, dont auec alcool de
corneole glacé qui furnage de huict doigts,
vous extrairez vne teinture qu'on circulera
dans vn pellican, iufqu'à parfaicte graduation
& fixation.

On le fixe auffi auec faumure de terre , &
par lauemens on extraict le fel , apres quoy
reftent en fin les fleurs d'Antimoine fort blan-

C

ches, lesquelles font fuer à puiffance, c'eft vn tres-bon remede contre les fiéures intermittentes, moyennant qu'en donniez demy dragme, auec eau de chardon benit.

Pour les maux & remedes externes, on tire de l'Antimoine vn fouphre tres-rouge auec tartre & nitre, ou feulement auec vne lexiue faicte de Chaux viue & de cendre. Auffi en extraict on de l'huile en plufieurs manieres, qui toutes feruent grandement à la cure des vlceres chancreux. C'eft affez parlé des preparations metalliques dans peu de temps, nous en traicterons plus exactement & amplement, s'il plaift à Dieu, en vn autre liure, où nous auons deduit toutes ces matieres plus foigneufement, & auec plus grandes veilles.

DES VRAYES PRE-
parations des pierres precieufes.

CHAP. XI.

ON prepare diuers medicamens falutaires des pierres, fpeialement des precieufes, qui au iugement de tous Medecins par la proprieté de toute leur fubftance, & par leurs qualitez actiues oftent la fyncope,

empefchent la corruption , fortifient & pre-
feruent d'eftre entaché d'aucun venin , à raifon dequoy on preferit aux malades és affections peftilentes , fiéures continuës & ardentes , les electuaires analeptiques de Nicolas Myreps , le Diamargariton , l'Antidote
de Gemmis , les confections d'Hyacinthe &
d'Alkermes. En la compofition defquels remédes entrent les perles , le Saphir , l'Efmeraude , la Granate , l'Hyacinthe , la Sarde,
c'eft à dire les Corneoles , le Iafpe & le Coral , lefquelles pierres font à bon droict nommées plus excellentes que les autres , en confideration tant de leur temperament que de
leur grande fplendeur , qui ne fe corrompt
point , ny s'aneantit par aucune ardeur de feu,
à caufe de la feule fixation de leurs efprits
qu'on peut affez recognoiftre en icelles : c'eft
auffi pourquoy leurs vertus reffemblent aucunement à celles de l'Or , quant à la cure des
maladies : à raifon dequoy elles font quali-
fiées precieufes entre les autres pierres , tout
ainfi que l'Or eft dict plus precieux que tous
autres metaux. Or jaçoit que la vertu defdites pierres foit cordiale , neantmoins chacune d'icelles à vne faculté propre & particuliere à la cure de diuerfes maladies. Car le
Saphir pris en breuuage fubuient particulierement à ceux que le Scorpion a endommagez.
L'hyacinthe remedie auffi aux morfures de
beftes venimeufes , & prouoque le fommeil.
L'Efmeraude conuient aux maladies melancholiques , non feulement en breuuage , mais

auſſi pendez au col, elle combat auſſi le mal
caduc, comme ſon aduerſaire : le Iaſpe pendu au col, tellement qu'il touche l'entrée
de l'eſtomach ou porté dans vne bague conforte l'eſtomach, dequoy Galien ſe dit auoir faict
eſpreuue : Il ſert auſſi pour auancer l'enfantement ſelon Dioſcoride. Les perles oſtent
les Syncopes : les coraux fortifient l'eſtomach en le reſerrant, & arreſtent fort les
vomiſſemens & crachemens de ſang. Toutes leſquelles pierres precieuſes eſtans reduites en poudre auſſi menuë qu'alcool, ſont
employées par les Medecins contre tous les
maux ſuſdits : combien qu'à vray dire elles
ayent bien peu d'effect ſur tout à conforter
le cœur, ſinon que l'eſſence plus pure en ſoit
extraicte, ce qu'on ne peut faire que par le
ſeul art Spagyrique. Selon lequel art on tire
vne teinture de Coraux, ainſi qu'il s'enſuit.
Laquelle on a accouſtumé de donner, non ſeulement aux vſages ſuſdits, mais à purifier tout
le ſang, à guarir la morphée, les Herpes, & tous
maux de matrice.

Liu. 9. des
Simp. cap.
29.
Liu. 5. ch.
207.

Teinture de Coraux.

Calcinez les Coraux rouges & d'eſlire au
feu de reuerbere, donnant toutesfois le feu
du ſecond degré, à fin que leur teinture ne
s'exhale par la force du feu : eſtans calcinés
puluerifez les bien menu ſur marbre, & les
mettez dans vn matras de verre verſant def-

fus & de haut le menſtruë celeſte diſtillé auec
ſon propre ſucre , tant qu'il ſurnage huict
doigts : le tout ſoit putrefié au bain l'eſpace
de dix iours en vaiſſeau bouſché hermetiquement, iuſqu'à ce que le menſtruë ait attiré à
ſoy toute la teinture , ayant ſeparé le menſtruë , il reſte au fond vne precieuſe teinture,
de laquelle on faict prendre deux petites gouttes auec eau de chicorée ou de Fumeterre. Ledit menſtruë celeſte eſt le vray diſſoluant de
toutes pierres precieuſes , afin d'en tirer vne
eſſence. Tous ſçauans Medecins iugeront
qu'elle vaut mieux pour guarir les corps, que
leur poudre ſeule. Ledit menſtruë amollit &
diſſout auſſi ledit Diamant (qui contre l'opinion de pluſieurs aneantit meſme tous venins)
pourueu qu'on y iette par deſſus le ſel extraict
de ſang de bouc , & qu'on les diſtille reiterant
par trois fois la diſtillation ſur la matiere morte. Quant au Diamant , ie paſſe ſous ſilence
la preparation d'iceluy , comme auſſi du rubis,
à cauſe que ce ſont pierres de tres grand prix,
& qui ne doiuent eſtre recherchées ſinon des
Roys ſeulement.

Eſſence de Perles.

Vous diſſoudrez auſſi par vraye ſolution
les perles auec le menſtruë ſuſdit: Au defaut
duquel, vous vſerez de menſtruë acide alcoliſé auec ſuffiſante quantité d'eſprit de Vin
auſſi alcoliſé , voire des ſucs de limons &

d'efpine-vinette depurez, & filtrez & preparez
comme il appartient, car ils ont mefme effect.
Si l'effence des Perles retient quelque acidité
du menftruë, vous l'en ofterez par lauemens.
Or on faict prendre deux ou trois grains de la
dite effence auec vn boüillon conuenable, qui
à l'inftant fe blanchit comme laict, pour conforter le cœur & reftaurer les forces. Semblablement elle refiftera à la corruption qui enui-
ronne le cœur, à la pefte & aux poifons. En
mefme façon fe tirera des autres pierres precieufes fufnommées leur propre effence, & par
mefme moyen on les pourra deuëment preparer pour remedier à plufieurs maladies.

De mefme auffi preparerez-vous les pierrettes des efponges, la pierre Iudaïque, celle
de Lynce & les Cryftaux, pour brifer le calcul
des reins.

Les effences du bol Armene & de terre feellée, font merueilleufement bonnes aux maladies peftilentielles, auffi empefchent-el-
les de nuire les potions mortelles & veneneufes.

Si vous defirez les employer à reftreindre le
fang, elles n'ont befoin d'autres preparation,
le propre effect de la terre eftant de condenfer
& refferrer comme celuy de l'effence eft de viuifier. Semblable iugement dict on faire de la
terre Samienne, de la pierre nommée fangui-
naire & de la Cornaline : ce que le docte Philofophe comprendra facilement.

MANIERE DE PRE-
parer spagyriquement les remedes
prins des Animaux, des trois fortes de Mumie.

CHAPITRE I.

LEs remedes qu'on prend des animaux
obtiennent le second degré de perfection : car ils ont plus d'efficace que ceux
qui sont ordinairement preparez des vegetaux lesquels se destruisent par la moindre
froidure & chaleur, & perdent si promptement leur faculté qu'à peine ont-ils aucun
bon effect à guarir les malades, veu principalement qu'on ne les prepare pas vulgairement. Or entre les animaux l'homme tient à
bon droict le premier lieu, duquel on fait trois
sortes de Mumie, à sçauoir liquide, recente & seiche ou Transmarine, qui seruent à
composer diuers remedes salutaires pour remedier à vne infinité de maladies. Ceste derni-
niere Mumie a esté seulement cogneuë des Medecins les plus anciens; ce n'estoit autre chose
qu'vne graisse ou sein du corps mort de l'homme confit dans le sepulchre auec Encens, Myrrhe & Aloë : maniere de funerailles que les
Syriens, Egyptiens, Arabes & Iuifs ont au-
tresfois practiqué afin de preseruer les corps

Fernel liv.
6. de la me-
thode de
med. ch. 3.
Sur cela
voyez
Strab. A-
uicenne &
Serapion
chap. 304.

morts de corruption. Laquelle Mumie naturelle eſtoit appellee des Grecs Piſſaphaltes, à
raiſon qu'on confiſſoit les corps des morts
auec le genre de Bitume ainſi nommé : on
l'employoit particulierement & par dedans &
par dehors afin d'arreſter l'eruption de ſang
en quelque endroict que ce ſoit, pour fortifier le cœur & l'eſtomac, & à mediciner vn
nombre infiny d'autres maladies : ſur tout
alors qu'ayans ietté les fragmens des os, &
faict ſeicher la terre & la chair, on prenoit la
liqueur congelée & amaſſée és cauitez du
corps humain.

Mais nous ſommes auiourd'huy deſpour-
ueus de ceſte vraye & naturelle Mumie des
Anciens, en lieu de laquelle les Medecins
& Apoticaires vſent de chair deſeichée : & ce
ſans aucune preparation, combien toutesfois
qu'on en puiſſe tirer au moins quelque eſſence plus pure, qui enſuiue mieux en quelque
ſorte les proprietez & vertus de la vraye Mumie, que ceſte ſeule ſubſtance terreſtre & chair
deſeichée, laquelle ne vaut preſque rien à
guarir les corps : vous preparerez doncques ladite vulgaire en ceſte maniere.

Preparation de Mumie ſeiche.

Prenez vne liure de Mumie d'elite pilée
& couppée en petits morceaux, & autant
d'eſprit de Vin alcoliſé, que de clair menſtruë therebentiné, tant qu'ils ſurnagent qua-

tre doigts : le tout soit mis dans vn matras
conuenable , bouſché hermetiquement, pour
y eſtre putrefié par chaleur du premier degré , l'eſpace de quinze iours , iuſqu'à ce
que le menſtruë ſoit teint comme Rubis: Vous
ſeparerez au bain le menſtruë que reſeruerez
pour meſmes vſages , & il vous reſtera au
fond vne vraye teinture de Mumie ſeiche , laquelle vous pourrez circuler ſi voulez auec
eſprit de Vin par quelques iours , & ainſi
tirerez-vous d'icelle vne eſſence plus pure:
qui ſeul duit grandement à la cure de tous
venins: ou qui eſtant meſlée auec theriaque,
ſert de remede contre la peſte , ſi excellent
qu'on ne peut aſſez l'eſtimer : elle guarentit
les corps de corruption : & ſe donne auſſi
commodement pour remedier à la phthiſie &
à l'aſthme , pourueu qu'on la meſle auec
conſerue d'aulnée & de violettes : elle ſert
auſſi à pluſieurs autres malades. Quand aux
feces qui reſtent , on les adiouſte és onguents
pour les topiques , afin d'appaiſer les douleurs.

Reſte à parler de la Mumie notoire aux
Medecins Chymiques : Ils en font de deux
ſortes , à ſçauoir , liquide & recente, la premiere eſt ainſi preparée d'iceux.

Preparation de Mumie liquide.

Prenez vne liure de Mumie liquide pure
& bien choiſie , & autant d'alcool de Vin,

les ayant bien meſlés & mis dans vn matras
de verre, on les digerera au fumier chaud,
ou bien au bain l'eſpace de douze iours, apres
lequel temps elles ſeront diſtillées conuenablement par deux fois : Derechef, on les
fera digerer vingt iours durant, & diſtiller
pour la troiſiefme fois, puis on laiſſera le
vaiſſeau à la chaleur du bain ou du fumier,
iuſqu'à ce qu'on apperçoiue deux eſſences,
l'vne iaune comme Or, & l'autre blanche.
Ces eſſences ſoient miſes à part, & circulées auec ſemblable menſtruë dans vn pelican par pluſieurs iours, en ſeparant touſiours
les feces, & l'impur du ſubtil & pur par digeſtion & rectifications reïterées, ce ſera vn
remede fort excellent, duquel on faict prendre vn ſcrupule aux epileptiques chaque mois
durant la pleine Lune : Car il appaiſe & chaſſe la maladie, & eſt le vray antidote d'icelle.
Il purifie auſſi le ſang.

Preparation de Mumie recente.

Quant à la Mumie recente, vous la choi-
ſirez & coupperez auſſi menu qu'il ſera poſſible, afin de la mettre dans vn matras à col
long, verſant deſſus la menſtruë d'oliues, le
tout ſoit putrefié l'eſpace d'vn mois entier,
le vaiſſeau eſtant clos hermetiquement pour
y eſtre diſſout. Puis ayant ouuert le vaiſſeau,
tranſportez & verſez la matiere dans vne cu-
curbite ou courge de verre, qu'on mettra

au bain pour faire exhaler le Mercure à vaiffeau ouuert, ce qui fe faict auec vne puanteur
incroyable : Qu'elle demeure ainfi iufqu'à ce
qu'il n'en forte aucune puanteur, & toute la
Mumie fera diffoute. La diffolution foit mife
dedans vn autre vaiffeau, & le refidu encores
digeré au bain, iufqu'à ce qu'il foit conuerty
en huile auffi graffe, & autant obfcure que
Syrop. Cela eftant faict, vous circulerez le
tout auec le bon efprit de Vin dans le bain
vingt iours durant : apres qu'en aurez finalement feparé l'efprit, reftera au fond vne huile fort rouge, & de bonne odeur, laquelle a
toutes les proprietez du baufme naturel, &
qui duit grandement à toutes maladies veneneufes & peftilentes.

Teinture de Mumie.

Prenez deux onces de la Mumie ainfi
preparée, & deux liures d'excellent alcool
de Vin, circulez les dedans vn vaiffeau à
circuler l'efpace d'vn mois entier : le men-
ftrué foit diftillé par l'alembic. Derechef,
on les digerera en vaiffeau boufché hermetiquement, & retirera-on par quatre fois la
diftillation comme deffus, iufqu'à tant que
ladite matiere ait totalement perdu la nature de fon corps, &. qu'elle foit changée
en teinture : laquelle certes a vne vertu de
viuifier fi grande, qu'elle penetre iufqu'aux
moindres parcelles, auffi n'y a-il aucune vlcere,

& nulle corruption qu'elle ne guariſſe, moyennant que par quelque eſpace de temps on en
prenne deux fois chacun iour quatre ou cinq
grains auec decoction conuenable.

DV CRANE HVMAIN.

CHAP. II.

PLVSIEVRS d'entre les Doctes ont eſcrit,
que par certaine proprieté le Crane inhumé, c'eſt à dire non enterré, profitoit aux Epileptiques : A raiſon dequoy, ie n'ay point trouué eſtrange d'en faire icy la deſcription : Car ie
n'eſtime pas qu'aucun des gens Doctes tienne
pour incertain que ce remede bien preparé &
reduit en eſſence ſubtile ayt beaucoup plus
d'efficace & d'vtilité à mediciner telles maladies, principalement s'il conſidere auec dili-
gence la nature du mal, les cauſes : & finalement le remede meſme. Ie viens donc à ſa preparation, vn ſcrupule d'iceluy profitera d'auantage qu'vn Crane entier deſſeiché & puluerisé:
on tire ſon eſſence comme il s'enſuit.

Eſſence du Crane humain.

Prenez racleure de Crane humain non en-
enterré, ſur lequel verſez de vin ſaluiat, où
de ſauge, tant qu'il ſurnage ſix doigts, qu'ils

foient digerez enfemble dans le bain par
l'efpace de quatorze iours en vaiffeau clos,
puis diftilez par la retorte donnant le feu
par degrez à la maniere de l'eau Stygienne,
verfez derechef la diftillation fur la maffe
morte, apres que vous l'aurez pilée, laiffez
les putrefier huict iours durant, & les diftillez comme auparauant, faifant cela par
trois fois. En fin le tout enfemble foit circulé par quelques iours, & ayant feparé voftre
diffoluant de fauge, reftera au fond vne effence de crane telle que coagule, dont ferez prendre vn demy fcrupule auec eau de
fleurs de tillet pendant l'accez, & deuant
iceluy.

Autrement faictes cuire la racleure de
Crane non enterré, auec efprit de Meliffe
& decoction de Betoine, feparez l'eau par
inclination, & y en reuerfez de nouuelle,
tant qu'il ne refte plus aucune vertu dans le
Crane, puis faictes euaporer toutes les eaux
dedans le bain, reftera au fond vn coagule,
lequel vous refoudrez, ferez euaporer &
congeler derechef iufqu'à tant que la matiere reftante au fond fe puiffe fublimer à
tres-petit peu. Ce Sublimé eft fort vtile
pour les Epileptiques, il lafche auffi le ventre fans grande emotion quoy qu'abondamment.

DE LA VIPERE.

CHAP. III.

Gal. liure de la Theriaque à Pison, Ægin. li. 9.

GALIEN & les autres Medecins ont appris d'Andromachus, & enseigné plusieurs choses touchant la preparation des Viperes, aussi ont-ils experimenté les vertus qu'elles ont de guarir la lepre, & principalement de purger le corps vniuersel à trauers la peau : De leur chair (ayant retranché la teste & la queuë, à cause que ces membres sont plus venimeux & moins charnus) cuire dans vne marmite auec eau pure, aner & sel, y adioustant du pain de froument aride, ils formoient des tablettes qui entroient aussi dans la theriaque mesme. Or vous preparerez des Viperes vn remede fort excellent contre la lepre, la peste & toutes playes veneneuses en la maniere qui s'ensuit. Durant le mois de Iuin, prenez quatre ou six Viperes, dont ietterez la queuë & la teste, & osterez la peau & les intestins : mais vous mettrez la chair hachée bien menu dans vne curcubite de verre par trois ou quatre iours, à fin d'en pousser hors la sueur à chaleur de bain vaporeux ou de fumier tres-chaud (gardez vous toutesfois de humer l'air de ceste fumée infecté & empoisonné par l'exhalaison des Viperes.) Cela estant faict, versez

deſſus pareille quantité d'eſprit de vin alcoliſé, & de diſſoluant Terebenthiné, tant qu'il
ſurnage huict doigts, le tout ſoit digeré en
vaiſſeau clos hermetiquement dans le bain
ou au fumier bien chaud, l'eſpace de douze
iours, iuſqu'à ce que toute la chair des Viperes
ſoit diſſoute audit menſtruë, ayant ietté les
feces ſeparez le menſtruë à chaleur de bain,
& le reſte ſe coagulera, ſurquoy verſez derechef eſprit de vin Gyroflat; faictes les circuler dedans vn pelican l'eſpace de dix iours,
& le menſtruë en eſtant ſeparé, reſtera la
chair des Viperes fort bien preparée & eſ-
ſenſifiée ou reduite en eſſence, auec laquelle meſlez ſous petits feu huile d'anet & de
canelle, de chacune j Ɔ. ß. eſſence de Saffran & de perles, de chacun j. Ɔ. & auec
mucilage de gomme tragacant formez-en des
pilules, où ſi bon vous ſemble, faictes-en
des tablettes auec pain de froument ſec, &
eſmietté comme jadis les Anciens ſouloient
faire.

On donne j Ɔ. de ce medicament contre
la lepre, la peſte & toutes maladies veneneuſes.

La poudre de la peau des Viperes, ou meſme des deſpoüilles de Serpens ſeichée & preparée ſelon l'art, eſt fort bonne aux playes de
Serpens & beſtes venimeuſes eſtant appliquée
ſur icelles, elle ſert auſſi pour remedier aux
playes chancreuſes & malignes.

MANIERE DE PRE-
parer les cornes & os cordiaux,
le musc, la ciuette & le castoreon
ou bieure.

CHAP. IV.

LEs os sont ou bruslez ou cuits, auec ve-
hicules conuenables pour en pounoir finalement tirer l'essence plus pure auec esprit
de vin, ce qu'on fera suiuant la mesme methode par laquelle nous auons ja escrit qu'il
falloit preparer le crane humain. Vous extraitez donc ainsi vne essence d'os de cœur
de cerf, lequel fortifie le cœur de l'homme à
raison qu'il luy ressemble aucunement en substance, il est aussi vtile au mal de cœur & principalement à la syncope. Sa preparation differe des precedentes en ce qu'elle se faict auec
esprit alcolisé de betoine, comme auec son
dissoluant propre.

En lieu dudit os ou substituë la corne de cerf
pour mesme fins, dont l'essence tirée auec al-
coolde mille pertuis, se donne aux petits enfans trauaillez de vers.

Vous preparerez en mesme façon la plus
excellente de toutes les cornes, à sçauoir celle de licorne, qui conserue le cœur, reprime
la violence de tout poison, & sert aux maladies pesti-

dies peftilentielles, le propre menftruë d'icelle eft l'alcool de Meliffe.

L'iuoire fe prepare auffi de mefme, les vertus d'iceluy font d'entretenir le cœur en fa force & d'ayder à conceuoir.

Le mufc affermit & corrobore les parties languiffantes, & reftaure la lypotymie & les forces perduës; on tire d'iceluy certaine effence precieufe auec efprit de vin terebentiné comme auec fon propre diffoluant.

Ainfi faict-on de la ciuette.

Vous extrairez auffi l'effence du caftoreon en mefme maniere, on fair auec très heureux fuccez prendre vne goutte d'icelle meflée auec decoction de fleurs de rofmarin, de fauge & de beroine, pour le tremblement, conuulfion & autres indifpofitions de nefs. On l'applique par dehors en la conuulfion, fur tout quant elle prouient non d'inanition, mais de repletion, & lors qu'il conuient euacuer ce dequoy font remplis les nerfs outre nature. Auec eau de pouliot elle prouoque les mois, faict enfanter & fortir l'arrierefaix, & corrige l'opium ou fuc de pauot noir, qui autrement cauferoit la mort.

PREPARATIONS ET
huiles de graisses & axonges.

CHAP. V.

POVR les remedes locaux , les Medecins chymiques tirent par alembic de cuiure à feu treslent des huiles des graisses de tous animaux, esquels y a vne plus grande vertu d'attenuer , resoudre , & addoucir , qu'és seules graisses non preparées , à sçauoir pour ce qu'on lubrilise & attenuë d'auantage leurs parties. Laquelle opinion est confirmée par Galien II. des simples , où il parle ainsi du castoreon. En
,, outre, dit-il , à raison qu'il est de parties fort
,, subtiles, pourtant a il plus d'efficace que les
,, autres eschauffans & deseichans cemme luy.
,, Car il adiouste, les medicamens dont les par-
,, ties sont subtiles ont plus d'efficace que ceux
,, dont elles sont crasses , quoy qu'ils soient
,, doüez de pareille faculté , à sçauoir d'autant
,, qu'ils penetrent & entrent profondement és
,, corps contigus , principalement s'ils sont es-
,, pais, comme les parties nerueuses. Quiconque
,, pesera ces propos de Galien , n'improuuera
point les extractions des huiles & essences dont nous vsons , ains prisera leur vsage en Medecine.

Ainſi extraiſt on les huiles des graiſſes.

D'Homme.	D'Anguille.
De Taiſſon.	De Chapon.
D'Ours.	De Poulle.
De Cerf.	D'Oye.
De Chat.	De Canard.
	De Veau.

De porc & de toutes moüelles, qui toutes reſoudent, addouciſſent & ſeruent à guarir pluſieurs maux.

En meſme façon ſe tire du beurre vn huile fort anodyn à meſmes vſages, & pour appaiſer toutes douleurs.

L'huile de cire eſt bon pour reſoudre & attenuer, & duiſant à toutes maladies ſcirrheuſes & froides. On le doit liquefier au feu, iuſqu'à ce qu'il ne petille plus auant que le mettre dans le vaiſſeau. Si à chacune liure vous adiouſtez demy liure de ſaumure de terre deſeichée auparauant, vous extrairez à la premiere fois vn huile blanc qui nagera ſur eau.

DE DIVERSES MEM-
bres d'Animaux.

CHAP. VI.

PLuſieurs bons remedes ſe prennent auſſi de diuerſes parties de beaucoup d'animaux,

lesquels n'ont besoin de grandes preparations,
mais qui toutesfois doiuent estre reseruez és
boutiques pour la tres-grande vertu qu'ils ont
en Medecine. Car la cendre d'escreuisses de ri-
uieres calcinées iusqu'à blancheur est en estime, contre la morsure de chien enragé.

Les yeux de Cancre calciné au four de reuerbere, sont aussi donnez aux calculeux : & conuiennent à oster toutes obstructions d'entrailles : ce qu'auons ja monstré cy-dessus contre
Aubert.

L'eau de vers terrestres distillée, subuient à
l'hydropisie, & faict mourir les vers des petits
enfans, iceux estans appliquez vifs, seruent
aussi pour la peau qui se creuasse au prés des
ongles.

Aussi l'eau de fiente de Bœuf amassee durant
le mois de May, est propre aux hydropiques, &
pour guarir les vlceres chancreux.

La poudre des vers à mille pieds, sert aux
maladies des yeux.

L'vrine de chat distillée, à la surdité.

Les os, principalement du Loup, desseichez
& reduits en poudre subuiennent au mal d'entre les costes, aux coups & piqueures,

L'eau d'Hyrondelles, aux epileptiques.

L'eau de semence de Grenoüilles, pour ar-
arrester & restreindre tout flux de sang, &
contre la rougeur de face.

La caillette de Lieure cuitte auec Hydromel, contre le mal caduc.

Aucuns petits os qu'ont trouue és pieds an-
terieurs du Lieure, sont commodes pour

efmouuoir puiffamment les vrines, pourueu que la poudre d'iceux foit prinfe auec Vin blanc.

On prefcrit vtilement l'os de Seiche pour le mefme effect.

La poudre de foye de Grenoüilles fe prend profitablement en l'accez des fiéures, fur tout des quartes.

Ie n'obmettray vn remede entre autres fpe-cifique, & fouuent approuué par experien-ce contre le calcul des reins, lequel fe prepare en cefte maniere: au mois de May on trouue certaines petites pierres dans l'eftomach du Bœuf, qui eftans prinfes auec Vin blanc, dif-foudent le calcul. Durant auffi le mois de May fe trouue vne petite pierre dans la vefcie du fiel d'vn Taureau, laquelle mife en du Vin, chan-ge quelque peu fon gouft, & deuient jaune comme Saffran. Les malades boiront chacun iour de ce Vin, qu'on renouuellera tous les iours, tant que la pierre mife dans le Vin, foit du tout confommée. Plufieurs ont appris par experience que le calcul eft bruflé & confom-mé par ce moyen.

On prepare beaucoup d'autres remedes des parties d'Animaux, qui d'eux-mefmes ne meritent pas d'eftre condamnez ny leurs pre-parations reiettées par vn grand nombre d'i-gnorans, à raifon qu'elles leur font incog-gneues. Tous lefquels remedes ils appren-dront facilement quelque iour, moyennant que dé prime face ils ne condamnent point ce qu'ils ignorent, & (incapables de chofes

tant importantes) croyent leur eſtre maintenant impoſſible , ce que toutesfois non ſans
grande admiration & vtilité des malades, ils ap-
prouueront comme bien certain & digne d'vn
vray Medecin, pourueu qu'ils le cherchent &
mettent ſoigneuſement la main à l'œuure.

MANIERE DE PRE-
parer ſpagyriquement les remedes
prins des vegetaux.

Du Vin.   CHAP. I.

PLVSIEVRS medicamens ſe prennent des
Plantes & Arbres , à ſçauoir , de leurs
fueilles , fleurs , ſemences , fruicts , racines,
eſcorces, bois, ſucs fort eſpais , ou liqueurs
figées, & gommes dont les Anciens ont amplement diſcouru : Toutesfois ils n'ont rien
dict touchant leurs preparations, à cauſe par
aduenture qu'elles leur eſtoient incogneuës.
Or i'ay maintenant ſujer d'en parler. Et pour
commencer par le Vin , on faict d'iceluy deux
fort excellens menſtruës qui tirent bien aiſément les eſſences preſque de toutes autres
choſes. L'vn eſt appellé eſprit de Vin , preparé ſelon l'art , l'autre Vinaigre diſtillé & alcoliſé par diſtillations reïterées & ſeparations de phlegmes. On extraict du premier
menſtruë vn huile qui nage ſur l'eſprit , le-

quel conuient à plufieurs chofes , & diffous
les corps calcinez , premierement ainfi qu'il
eft requis, pourueu qu'il foit efpandu fur fon
propre Sel digeré , & finalement diftillé.
Mais on prend l'autre plus acide & commode
pour diffoudre , ou auffi auec fon propre fel,
ou auec miel.

Preparation de Tartre.

Au refte la lie de Vin fe prepare diuerfement
pour les maux internes & externes: Car le Tartre crud, diftillé par vne retorte de verre auec
fon recipient , à la façon de l'eau Stygienne,
produit grande abondance d'efprits blancs,
qui finalement fe conuertiffent en eau & huile fort craffe & puante. Or cefte huile efpeffe eft feparée de l'eau par inclination, & conuient à penfer & deffeicher les vlceres: Mais
l'eau eftant diftillée par deux ou trois fois
auec colchotar , fe purifie tellement qu'elle
perd toute fa meuuaife odeur, elle fert grandement pour chaffer les obftructions des vifceres, principalement de la rate & du foye, &
à toutes maladies tartarées. Si voulez augmenter la vertu & faculté de ce medicament,
vous le circulerez par quatre iours auec efprit de Vin dedans le bain , puis ayant feparé le menftruë par ce bain, vous aurez de refte vn efprit de Tartre fort excellent pour les
maux fufdits.

Mais fi vous calcinez les feces tres noires iuf-

qu'à blanchir au reuerbere, auec eau chaude,
vous en tirerez par le filtre vn sel qui estant
coagulé au feu, se resout en eau ou en huile
par humidité, laquelle eau ou huile est bonne
pour oster les taches du visage, & mondifier
les vlceres.

Infinis autres remedes se preparent de tartre, desquels nous aurons subject de discourir ailleurs, & dans peu de temps, moyennant
la grace de Dieu.

MANIERE D'EXTRAI-
re liqueurs des plantes, semences, fleurs, racines, &c.

CHAP. II.

Essences d'herbes.

METTEZ l'esclaire pilée dans vne courge
de verre bien bouschée pour y estre digerée l'espace de quinze iours à chaleur de
fient pourry: puis y ayant apposé vn alembic
à bec, premierement, vous separerez l'eau à
petit feu iusqu'à ce que les feces soient par-
uenuës à siccité, lesquelles seront pilées y
versant derechef l'element de l'eau distillé
auparauát, tant qu'il surnage de quatre doigts:
le vaisseau estant bousché on putrefiera le
tout au bain l'espace de huict iours, puis il
sera encores distillé en donnant le feu par de-

grez, iufqu'à tant qu'il n'en forte plus aucun
efprits: or pour cefte feconde diftillation vous
obtiendrez vne liqueur d'eau & d'air, vous feparerez le phlegme, fi voulez, par le bain &
le referuerez. Quant aux feces qui refteront
elles feront calcinées à feu lent, par quelques iours : & eftans calcinées & blanchies on
les arroufera de phlegme referué : putrefaction en foit faicte au bain, & diftillation par
l'alembic, iufqu'à ce que la matiere fe change
en pierrettes blanches qui deuiennent cry-
ftallines par folutions & coagulations reiterées auec leur eau propre, & ainfi les feces
font tres bien purifiées : efquelles quoy que
blanches, y à neantmoins du feu, & ne laiffent
de contenir vne teinture intrinfeque. Iettez
donc fur icelles les deux elemens fufdits qu'on
aura referué comme cy-deffus, & les circulez
enfemble dans le bain, tant qu'vne huile apparoiffe & furnage, laquelle eft dicte vraye effence, doüée d'infinies vertus.

Par mefme methode, vous paruiendrez aux
vrayes preparations de Meliffe, Sauge, Valeriane & de toutes telles autres.

Huiles de fleurs.

De mefme auffi ferez-vous de toutes fleurs,
ou felon cefte methode, à fçauoir adiouftant
pour vne liure de fleurs, fix liures d'eau de
pluye ou diftillée, digerant le tout par quelques
iours, puis le diftillant par l'alembic auec fon
refrigeratoire.

Sur tout vous tirerez l'essence des fleurs suiuantes, de Camomille, de Melilot dont les huiles sont fort anodyns : de Stechas, de Rosmarin, de Betoine, qui remedient aux maladies du cerueau : d'Absinthe, de Menthe, qui seruent au ventricule : de Genest, de Tamaris, qui duisent aux maux de rate: de Thym, d'Epithym, d'Origan, propres à dompter la melancholie : & de semblables, premierement desseichées au soleil comme il faut, dont le Medecin apprendra facilement toutes les proprietez.

Huiles de semences & racines.

Semblablement extrairez-vous les huiles des semences reduites en poudre, comme d'anis pour dissiper les flatuositez, de Fenoüil pour les maladies des yeux & suffusions.

Tout de mesme se tirera l'essence des racines, à sçauoir d'Angelique, de Bistorte, de Gentiane, de Tormentille, de Gyroflée, qui conuiennent aux maladies pestilentes : de Souchet, d'Acore, de Coq, pour fortifier l'estomach, de Dictam, pour appaiser les trenchées des femmes qui sont en trauail d'enfant: d'Aulnée, de Panicant, de Reglisse, de glayeul de Sclauonie, contre l'indisposition des poulmons, de Piuoine, qui subuient aux epileptiques.

Huiles de fruicts.

En mesme sorte se font aussi les huiles des fruicts, comme de noix du Cyprés, des bayes de Laurier & Geneure qui eschauffent & confortent mediocrement.

Comme aussi des amandes tant ameres que douces, & ce par le bain, pour les asthmatiques, nephritiques, iliaques & à fin de remedier aux inflammations d'vrines, moyennant qu'on en face prendre deux ou trois onces. Lesquels huiles sont faicts de nos Apoticaires ou par expression de feu, ou pour le moins auec vapeurs d'eau.

Huiles des Aromates.

L'huile de canelle se tire semblablement, lequel fortifie & restaure les forces abbatuës: ceux de noix muscade & de poiure, estans prins ou appliquez profitent à l'estomach debile, & confortent la matrice. aussi extrairez-vous des huiles de cloux de gyrofles, qui se distillent par vne mesme methode, & en mesme temps que l'eau, & nagent sur icelle dont on la separe auec l'entonnoir. La seule huile de Gyrofles va au fond, d'autant qu'il y a moins d'air qu'és autres : toutesfois elle chasse l'eau des membres, purifie le sang & conuient à l'imbecilité de la veuë, pourueu qu'on prenne vne ou deux gouttes d'icelle au matin dans le premier traict de vin.

Mais on fait l'essence de saffran qui est bonne pour affermir les esprits, auec esprit de vin qu'on doit ietter sur iceluy tant de fois qu'il ait entierement tiré à soy la teinture, & que la terre demeure blancheastre, sur laquelle calcinée premierement comme il faut, vous espandrez l'essence tirée auec son menstrue, & circulerez le tout au bain, puis en fin vous le distillerez par les cendres. Ce qu'ayant fait, mettez à part l'esprit de vin dedans vn matras, & l'essence de saffran restera au fond, laquelle a vne infinité de proprietés, si on mesle vne petite goutte d'icelle auec quelque liqueur, bouillon ou vin: elle restablit & renforcit à merueilles les esprits abbatus. De mesme extraict on l'essence de camphre.

De toutes escorces & bois, principalement des chauds, comme du Gajac, Geneure, Suzeau & de semblables, se tire vne huile par descente, laquelle nous employons és maux externes, combien qu'elle soit puante.

Huiles d'escorces & de bois.

Ainsi fait-on l'huile de Gagates, fort vtile pour les maladies de matrice.

Que si quelqu'vn veut seulement extraire l'eau des herbes & fleurs susdites, Il luy conuient les piler toutes sur marbre, puis les distiller au bain vaporeux par alembic de verre, apres qu'elles auront esté putrefiées dans le fient l'espace de quelques iours, & reseruer l'eau pour diuers vsages.

Vraye maniere de preparer les huiles des Apothicaires, pour les remedes locaux.

Mais pour les remedes externes vous tirerez toute la vertu des roſes, violettes, Nenuphar, pauot blanc, Iuſquiame, Mandra-
gore (qui toutes eſteignent les inflammations & ardeurs, appaiſent les Phlegmons,
fortifient les membres, condenſent, & arreſtent les defluuions, font ceſſer le radotement,
& prouoquent le ſommeil) moyennant l'huile d'Oliues, mieux que n'ont accouſtumé de
faire les Apothicaires, pourueu que ſuiuiez ceſte methode.

Prenez huile omphacin, lauez la d'eau commune diſtillée, & la purifiez au bain tant qu'il
ne rende plus aucunes feces : cela eſtant faict
prenez vne liure de l'huile ainſi preparé, vne
liure & demie de roſes rouges nouuelles, ſeparées du blanc qui eſt en icelles, & pilées ſur
marbre, le tout ſoit mis dedans vn matras de
verre bien bouſché, pour les putrifier en fient
preparé & chaud par douze iours : puis ayant
exprimé le tout & ietté le marc, on remettra
des feuilles recentes & pilées ſur marbre en
l'huile reſerué, & les fera on putrefier dedans
vn matras bouſché, comme auparauant dans
le fient pourri chaud, par l'eſpace de douze
iours, ce qu'on reiterera pour la troiſieſme fois
à fin d'auoir vn huile parfaict & tres-bon.

Ainſi ferez vous conuenablement les autres huiles refrigeratifs, pour les remedes locaux.

De meſme ſe compoſent les huiles de coings & de fruicts de meurte, qui refroidiſſent & reſerrent, & ſont propres au fondement, à l'eſtomach, au foye, au cerueau & aux inteſtins mal diſpoſez.

Par moyen ſemblable on tirera les huiles de camomille & des lis, qui affermiſſent les nerfs, reſoudent mediocremeut & appaiſent fort les douleurs, excepté qu'elles ſe font auec huile douce meur preparé ainſi que i'ay dit.

En meſme maniere ſe tire auec huile omphacin, celuy de Menthe, d'Abſynthe, de Nard, de Lentiſque & autres qui eſchauffent moyennement l'eſtomach, confortent les membres qui en ſont frottez, & aydent la digeſtion: mais premierement on le prepare auec ſon eau propre, & vin adſtringent, auſſi doit-il eſtre depuré de toutes ſes feces au bain, par quelques iours comme dit a eſté. Si quelqu'vn veut par le moyen deſdits huiles eſchauffer, attenuer & digerer d'auantage, qu'il prenne autant d'huile eſpuré dans le bain que d'eſprit de vin.

Ainſi extrairez vous des bayes de Laurier, & & de ſemblables, des huiles excellens, moyennant que le tout ſoit digeté en fient chaud l'eſpace d'vn mois, puis exprimé & reſerué pour l'vſage. Elles ſubuiennent aux maladies froides du cerueau & des nerfs, & diſſipent les vents.

Tous ces huiles chauds deuiendront encores beaucoup plus efficacieux , fi on les tire
feuls auec efprit de vin feulement par le bain
vaporeux , fans addition d'aucun huile. Car
(comme dit Galien 1. fimpl. chap. 15.) jacoit "
que l'huile s'enflamme incontinent, toutes- "
fois nous n'en fommes pas efchauffez fi fou- "
dain , à fçauoir d'autant que par fa fubftance "
vifqueufe & craffe, il s'attache aux parties qu'il "
attouche premierement : à raifon de quoy il "
demeure fort long temps fur tout ce qu'on "
en oingt , n'eftant facile à extenuer & digerer, "
& ne pouuant eftre foudain tranfporté de- "
dans le corps. "

V R A Y E   M A N I E R E
d'extraire & preparer toutes larmes,
liqueurs & gommes.

C H A P.   III.

L E s Apothicaires preparent de trois onces
de maftic, & d'vne liure d'huile Omphacin, auec quatre onces d'eau rofe , vn huile
que les Medecins ordonnent pour fortifier
l'eftomach, & le foye, & pour la cure de la
lienterie & du vomiffement. Laquelle preparation femble du tout ridicule à ceux qui par
leur artifice tireront d'vne liure de maftic, dix
onces d'huile tref-pur, deux gouttes duquel, ou

prins auec vin ou bouillon, ou bien appliqué
ſur la partie mal diſpoſée ſeruiront plus à medeciner les maux ſuſdits qu'vne liure d'huile
qui ne ſera pas de maſtic , mais pluſtoſt d'O-
liues, lequel eſt auiourd'huy ie ne ſçay comment employé par nos medecins: vous preparerez donc l'huile de maſtic ſelon la methode
ſuiuante.

Huile de maſtic.

Qu'on reduiſe vne liure de maſtie en
poudre que mettrez dans vn vaiſſeau de verre,
verſant deſſus autant d'eau commune diſtillée
que d'eau de vie, tant qu'elles ſurnagent de
quatre doigts : le vaiſſeau eſtant bouſché on
putrefiera le tout en fient durant quelques
iours, puis diſtillation ſe fera ayant enſeueli
l'alembic dedans le ſable ou limaille de fer,
donnant le feu par degrez : premierement vn
huile iauniſſant diſtillera auec le menſtrue,
gardez-le à part, & augmentant le feu, ſortira vn huile fort rouge , puis finalement le
feu eſtant encores renforci , il en prouiendra
vn huile craſſe & ſentant le bruſlé : Que s'il
eſt circulé auec l'eſprit de vin qu'on aura ſeparé du premier , & diſtillé de rechef, alors
vous ſerez pourueu d'vn vray huile grandement vtile aux maladies externes : mais l'huile
iauniſſant qui aura premierement eſté diſtillé,
ſe donne auec vin ou decoction propre auſdi-
ſes maladies, & ſert à reſtraindre les defluxions.

zions. L'eau de vie en est tres-facilement separée, & l'huile peut estre laué si bon vous
semble. Que si vous craignez l'empyreume
d'iceluy, auec eau de roses ou simple, vous
preparerez vn remede fort excellent : par
ce moyen vous extrairez d'vne liure dix onces
d'huile pur. Ainsi ferez-vous de l'encens vn
huile vulneraire.

Huile de Terebentine.

Item de la Terebentine : excepté qu'on
l'extraict mesme à tres petit feu, sur tout par
le bain vaporeux : maniere de distiller que
i'approuue fort. Cet huile est chaud & sub-
til, penetrant plus auant que la Terebentine : il remedie aux froides maladies des nerfs
& des ioinctures.

Huile de Colophoine & de poix.

Les huiles qu'on prepare de Colophoine &
de poix seruent aux mesmes maladies : or ils
se font ainsi que l'huile de cire.

Huile de Lierre.

De mesme aussi extrairez-vous des larmes de
Lierre, vn huile pour esmouuoir à puissance
les vrines.

Huile de myrrhe, Sarcocolle & de Cancame ou Lacca.

Semblablement de la Myrrhe, Sarcocolle & Cancame ou Lacca, on prepare diuers excellens baufmes vulneraires, auec huile de Terebentine, & de mille pertuis, lefquels duifent à confolider & remplir de chair les playes.

Huile de Styrax & de Benioin.

Vous ferez pareillement les huiles de Styrax chaud, & Benioin qui font commodes pour les ifchiatiques.

Huiles d'Euphorbe.

En mefme façon fe tirera l'huile d'Euphorbe qui conuient fort aux maladies de matrice & des nerfs, à la furdité, au tintement d'oreilles, à la paralyfie, au tremblement & fpafme : outre ce vne goutte d'iceluy introduite és narines auec chofes conuenables, fait fortir la pituite.

Huile de Bdellium & des autres gommes.

Quant au Bdellium vous en ferez ainfi vn huile. Le Bdellium foit maceré en vinaigre diftillé par douze heures pour y eftre totalement diffout, cela eftant faict, on le paffera par le tamis, & feparera des feces, mettez ce

qui eſt pur dedans vne retorte de verre, y adiouſtant vne moitié de poudre de cailloux calcinez, appoſez vn recipient, & donnez le feu
par degrez l'eſpace de douze heures: & vn huile tres efficaciux en ſortira.

Ainſi compoſerez vous de Ladanum, Galbanum Opoponax, Sagapenum & Ammoniac, des
huiles qui amoliſſent les tuffeaux podagriques,
& diſſoudét à puiſſance toutes duretez de foye,
& de rate & d'autres membres, pourueu qu'ils
ſoient ou diſtillez tous enſemble, ou preparez
chacun à part, ſelon la methode preſcrite.

Reſte maintenant que nous parlions de la
preparation Spagyrique des ſimples purgatifs.

DES CAVSES ET MA-
niere de la preparation Spagyrique
des ſimples purgatifs.

CHAP. IV.

HIPPOCRATE au liure de la nature humaine, eſcrit que les remedes purgatifs
attirent les humeurs, qui outre nature ſont
contenus dedans le corps, non par quelque
vertu commune & confuſe, mais par la ſem-
blance, proprieté & ſympathie de toute leur
ſubſtance : ceſte opinion eſt confirmée par
Galien, contre Aſclepias & Eraſiſtrate, leſquels
eſtimoient que les remedes purgatifs n'attirent

Liure des
facultez des
remedes
purgatifs.

E ij

pas vne certaine humeur , mais conuertiffent & changent en leur nature quelconque
humeur qu'ils attouchent , & comme la fang-
fuë ou ventoufe peuuent attirer indifferemment les humeurs fereufes & fubtiles , comme
plus propres à eftre purgées auant que les craffes. Mais attendu que toute attraction fe faict
tantoft par la vertu du feu , tantoft par fuite du
vuide, tantoft par conformité de toute la fubftance, cela s'accomplit par la feule familiari-
té & femblance de toute la fubftance , ainfi
qu'efcrit Galien : laquelle ne pouuant eftre
comprinfe ny exprimée par paroles, Les Grecs
l'ont nommée ιδιότης ἄρρητος , c'eft à dire , proprieté indicible. Ainfi l'ambre jaune attire
les pailles, & l'Aymant le fer : à raifon dequoy
auffi on dit que la Rheubarbe euacuë proprement la bile , l'Agaric la pituit e , & le Senéla
bile noire : jaçoit qu'outre cefte particuliere
vertu de purger , chacun d'iceux ait certaine faculté generale d'extraire les autres humeurs, ce qu'on peut iuger par la compofition
de plufieurs medicamens que nous employons
à purger diuerfes humeurs , lefquels feuls &
de foy ne fuffiroient à purger , fi par certaine
faculté commune d'euacuer , les fimples n'o-

Au liure touchant ceux qu'il faut pur-ger , par quels reme-des & com-mune. peroient mutuellement les vns auec les autres , & n'irritoient la faculté expulfiue par
certaine vertu cómune Car il faut (dit Galien)
que les remedes meflez par enfemble , s'ac-
cordent les vns auec les autres , & ne difcor-
dent en aucune chofe que ce foit. Or aucuns
defdits remedes font cholagogues , lefquels

euacuent principalement la bile iaune , les
autres phlegmagogues , qui purgent le phlegme, & les autres melanagogues , faifans fortir premierement la bile noire , mais par apres
ils euacuent les autres humeurs. Il y a encores
d'autres medicamens qui iettent hors le fang
par les veines des inteftins & du ventre, ils
font improprement nommez veu qu'ils font
veneneux , ne purgeans pas feulement, mais
qui plus eft faifans mourir les hommes , tef-
moin Galien qui rapporte l'hiftoire d'vn certain homme lequel auoit trouué vne herbe
qui faifoit perdre le fang, puis la vie à ceux qui
la prenoient. Mais chacun les doit reietter:
car la feule & vraye euacuation du fang , fe
faict par chirurgie ou incifion de veine, & non
par tels remedes, qui par leur acrimonie, par
certaine qualité maligne & proprieté morti-
fere , rongent les veines mefmes , & par attraction font fortir le fang qui eft le trefor de vie,
non fans violenter grandement les efprits , &
fort emouuoir la nature.

Liure des remedes purgatifs.

Au furplus tels medicamens purgatifs, font
difpofez en trois bandes , la premiere eft des
malings efquels y a certaine vertu, & fubftance veneneufe , finon qu'ils foient deuëment
preparez , en icelle font nombrez d'entre les
racines l'Hellebore , le Turbith , l'Hermodacte, l'Aulnée, Concombre fauuage . Cabaret,
Thymelée , Chamelée : entre les larmes la
Scammonée , l'Euphorbe , Sagapenum : des
fruicts & femences, la Coloquinthe, l'Efpurge:
des pierres , l'Armenienne , l'Azur. Lefquels

remedes nuifent beaucoup au corps s'il efchet qu'ils ne purgent point, ainfi comme Galien efcrit : la feconde bande eft des benings,
qui font ainfi nommez d'autant qu'ils purgent
doucement, & fans aucun tourment, les mauuaifes humeurs, non du corps vniuerfel, ains
feulement de quelques parties, dechargent &
allegent le ventre, & font bien peu efloi-
gnez de la nature de l'aliment, tels que font
entre les herbes, la Maulue, la Mercuriale,
les Violiers les Rofiers, le Choux & la Bete,
le petit Laict, les Prunes, la Manne, la Terebentine, & la moüelle de caffe, lefquels ne
requierent autre preparation que la vulgaire
pour eftre prins feurement.

Liu.s.ch.s2.
des facultés
des medic.
chap. 24.

La troifiefme eft des mediocres où font l'A-
loe, l'Agaric, le Cartame, le Sené, & les racines
de Rhabarbe, de Polypode, de Glaieul, de Raiffort fauuage, de Mechoacam, & d'Eupatoire
de Mefue : lefquels deux fimples derniers ont
n'agueres efté defcouuerts : & la racine de vigne noire enfuit totalement les vertus du premier. Or ils font tous appellez mediocres,
à raifon qu'ils font vuider fans grande difficulté les feules humeurs fuperfluës, & non
propres à fuftenter le corps, fur tout eftans
bien preparez & leur dofe conuenablement
obferuée.

La faculté purgatiue de tous ces fimples
prouient de ce que certaine portion fubtile
excitée par la chaleur naturelle, fe coule és
moindres veines par les conduits ouuerts, &
de là recoule és plus grandes d'où elle defcend

par le foye és inteſtins , & és reins meſmes,
dont s'enſuit alors l'euacuation des humeurs
par le ventre , qui quelquesfois ſont auſſi
purgées par les vrines, eſquelles paroiſt ma-
nifeſtement , tant la couleur que l'odeur du
remede prins , ce qu'vn chacun peut experimenter en la Rhabarbe , & au Sené , comme ainſi ſoit doncques que la vapeur de ces
remedes (laquelle nous appellons eſſence)
eſmeuë par la chaleur naturelle , ſe leuant
de la partie terreſtre attenuë l'humeur crou-
piſſante , & par ſon aduerſe qualité prouoque la nature de la partie , & l'incite à euacuer la ſubſtance terreſtre ou la lie demeurant auſſi attachée en l'eſtomach , & és inteſtins. Y a-il homme ſi ſtupide qui ne louë
la preparation Spagyrique de tels remedes ?
par le moyen de laquelle nous tirerons ceſte
eſſence vrayement purgatiue , oſtons la qualité maligne , ou pour le moins la repri-
mons auec menſtruë conuenables , qui s'ac-
cordent en leurs proprietez & ſymboliſent
enſemble : nous ſeparons la lie ou la terre comme morte & nuiſible , d'autant que
pour l'eſpeſſeur eſtant attachée aux rayes de
l'eſtomach elle l'offenſe. Ce que Galien rap- *Liure de*
porte d'Hippocrate en ces termes , car le *ceux qu'il*
medicament purgatif, dit-il, tant petit ſoit- *conuient*
il , faut qu'il deſcende au fond du ventricu- *purger. &*
le , & en deſcendant il infecte & bleſſe *chap. 6.*
grandement l'eſtomach , & tout ce qui eſt «
enuiron le ventricule , non ſeulement par «
la qualité, mais auſſi par ſa ſubſtance englou- «

tie. D'auantage ce 'qui eſt d'eſſence ſubtile
exerce plus ſoudain ſon action propre que ce
Chap. 11. qui eſt de craſſe, ainſi que teſmoigne Galien
& liu. 2. *des ſimp.* en pluſieurs endroicts. Auſſi comme ainſi ſoit
qu'iceluy meſme au premier des ſimples dit
que les choſes dont la quantité corporelle
eſt petite, agiſſent d'auantage que celles
dont elle eſt grande, noſtre extraction d'eſſences merite d'eſtre loüée, tant à raiſon que
par icelle s'accompliſſent toutes ces choſes,
le remede retenant ſa propre faculté de purger l'humeur, qu'à cauſe que le medicament a d'autant plus d'efficace qu'il eſt purifié de la terre ou lie inutile, & priué de
toute qualité maligne par le meſlange de
ſes propres menſtruës. C'eſt auſſi ce que
Li. de ceux qu'on doibt purger, &c. chap. 8. Galien eſcrit deuoir eſtre faict, quand il dit
qu'on doibt meſler és remedes des ſemences
qui puiſſent reſtreindre leur malignité, n'empeſchent point leur operation, & qui ayent
vertu d'attenuer & inciſer, afin qu'ils puiſſent diſſiper les humeurs craſſes & ouurir
les conduicts par leſquels elles doiuent eſtre
purgées ; tous hommes ſçauans pourront
iuger que tout cela ſe peut deuëment faire
par nos preparations. Mais quelqu'vn dira
que l'extraction d'eſſences n'eſt pas tant neceſſaire, veu que Actuarius (à l'opinion du-
Liure 7. quel s'accorde Paul) ordonne à ceux qui
ont l'eſtomach trop imbecille, d'aualler ou
engloutir quinze ou pour le plus vingt grains
d'eſpurge, & dit que ſans eſtre pilez, ny tranſportez par le corps, ils purgent abondam-

ment : lequel lieu n'oppugne point noſtre
opinion, ains pluſtoſt la confirme : attendu
qu'vn peu apres il enioinct de les manger à
ceux qu'il faut purger auec plus d'efficace.
Parquoy il eſt aſſez euident qu'il y a auſſi
plus grande vertu au medicament ſubtiliſé
qu'au maſſif, & qu'on trouue encores beaucoup plus d'efficace en l'eſſence qu'és autres parties : cela ſe peut remarquer en la
Rheubarbe meſme, l'infuſion de laquelle
purge d'auantage que toute la ſubſtance.
C'eſt pourquoy ie ne doute point qu'on n'ordonne à l'eſtomach trop debile, les grains
d'Eſpurge, pluſtoſt entiers que briſez en quelque autre ſorte que ce ſoit, veu que ladicte
Eſpurge imite de bien prés les vertus de l'aulnée, ſelon Galien. Mais ces remedes ſont *7. des reme-*
tellement acres & violens qu'auec grande *des ſimples.*
perturbation, ils euacuent par haut & par
bas : & bleſſent d'autant plus l'eſtomach
qu'ils agiſſent fort violemment : or comme
eſcript Galien, le corps fort menu eſt alteré *1. des ſim-*
& changé plus facilement par ce qu'il attou- *ples, ch. 12.*
che : mais celuy qui eſt plus grand ne ſe
change, ſinon par eſpace de temps, & finalement ne ſouffre qu'à peine meſme l'alteration ſenſible.

Car nous experimentons que le poiure
nous eſchauffe d'autant plus ſoudain qu'il
eſt reduit en poudre fort menuë : tel iugement nous faut-il faire auſſi des remedes
purgatifs. Pourtant le commun ſe ſert de

leurs decoctions ou infusions , & nous de
leurs essences fort sainement , & sans offenser l'estomach ou les autres parties en quelque sorte que ce soit. Qui plus est les vrays
Spagyriques preparent si bien lesdits remedes violens , & qui autrement seroient à
craindre , que leur maligne qualité, & acrimonie est totalement hebetée par correctifs
propres a cét effect : & ainsi tiennent lieu de
remedes benings en la cure de plusieurs maladies. Ainsi nostre essence d'Ellebore bien
preparée , se donne auiourd'huy seurement
en beaucoup de lieux , mesme aux petits enfans , pour ce qu'elle purge le corps sans
aucune douleur . Cependant il y a grand
nombre de personnes qui condamnent ces
essences à eux incogneuës , en improuuent
l'vsage , & vomissent sur icelles le venin de
leur enuie en presence de tout le monde.
Desquels hommes ie n'admire plus les iniu-
res & l'ignorance , ayant appris du Comique,
qu'on ne peut rien trouuer de plus iniuste
& inique que ceux lesquels se persuadent
n'y auoir rien de bien faict sinon ce qu'ils font.
Au reste d'autres se trouueront qui conuain-
cus par raisons priseront en fin ces essences
nostres extraictes de toutes choses : neantmoins ils auront crainte d'vne chose , à sçauoir de l'empyreume introduict en icelles,
ayans retenu du feu certaine qualité acci-
dentelle , & à ceste cause en improuueront
l'vsage , sur tout en remediant aux fiéures

& maladies chaudes : parquoy ils font affez paroiſtre leur ignorance en l'art Spagyrique , & monſtrent qu'ils iugent temerairement de choſes incogneuës. Car preſque
toutes eſſences ſont extraictes par la ſeule
chaleur fort temperée du bain , ou du fient
auec vehicule , ou moyens propres & conuenables à cér effect , leſquels nous appellons
menſtruës , à raiſon qu'ils attirent toute la
vertu naturelle des choſes, moyennant le trauail & artifice d'vn expert Spagyrique , ſeparant ce qui eſt terreſtre & mort , oſtant
l'impur & feculent du pur , & reſeruant l'eſſence viuifique tant ſeulement , dont la faculté ſortant comme de priſon s'eſleue , &
met en auant des forces beaucoup plus
grandes & efficacieuſes à guarir les corps
qu'auparauant. Que s'ils dient que tous
nos menſtruës ſont chauds , ils ſe trompent fort , car le ſuc de limons de noſtre
preparation & le diſſoluant des perles qui
les diſſout & conuertit en eſſence plus ſubtile , & toutesfois ledit ſuc n'eſt pas chaud,
ny auſſi l'eſſence des perles qui reſte, le menſtruë en eſtant ſeparé. Car tout ce qui eſt
ſubtil ne doibt eſtre nommé chaud , ainſi
que Galien eſcript, veu que l'eau qu'on re-
cognoiſt auoir vne eſſence ſubtile par ce
qu'elle coule fort promptement à trauers
les poils & veſtemens , ne nous eſchauffe
pas de ſa nature , & n'eſt le propre aliment
du feu , ains luy eſt totalement contraire.

Mais on refpondra que l'alcool, effence &
efprit de vin (menftruë duquel nous vfons
le plus fouuent pour tirer les effences des
autres chofes) eft tres-chaud : foit , dira-on
pourtant qu'il eft aucunement dangereux,
veu qu'on fepare toufiours de l'effence de
toutes chofes , le propre menftruë , qu'on
ofte entierement fa vertu , & que le fimple
medicament tel qu'il foit , refte acreu feulement en vertu auec fes propres qualitez?
Puis à fin de retourner aux purgatifs , qui
niera qu'ils ayent vne fecrete vertu d'exciter la chaleur? toutesfois on y doit mefler
les chofes qui en reprimant leur malignité,
peuuent attenuer & incifer , & ont faculté
d'aduancer & rendre plus efficacieufe l'imbecille ou lente purgation du medicament,

Li de ceux
qu'il con-
uient pur-
ger, &c.
ch. 8.

& ce felon l'opinion de Galien , c'eft pourquoy Paul dict qu'il faut mefler auec l'Ellebore, le Pouliot ou la Sarriette , ou quelque ingredient lequel paffe viftement , &
ne foit contraire à l'eftomach . Auffi tous
les Medecins adiouftent la canelle & l'efpy
de nard à la rheubarbe , le raiffort & le cumin aux Hermodactes : le cardamome au
cartame , la noix mufcade , le maftic & les
cloux de gyrofles à l'aloé , le zingembre à
l'agaric , au turpet, & au fené : lefquels quoy
que chauds font toutesfois meflez auec les
purgatifs , & qui font auffi donnez feurement aux Febricitans. Ce n'eft point à caufe de la fiéure qu'on prefente vn remede de

qualité chaude, mais d'autant qu'il s'en enfuit vne commodité plus grande à extirper
les humeurs qui caufent la fiéure : Car l'vtilité (dict Galien) fera plus grande, l'humeur qui molefte eftant oftée, que l'incommodité dont le corps eft neceffairement greué par les purgatifs, ce qu'on fera encores
plus commodément, fi par medicamens preparez & corrigez, on ofte fans douleur ce
qui offenfoit : les Medecins font ordinairement cela, jaçoit qu'ils n'oftent pas la chaleur des fimples mixtes dont ils vfent pour
corriger leurs purgatifs, & toutesfois ne
craignent de les faire prendre és maladies
mefmes qui font chaudes. Mais combien
qu'à leur dire noftre menftruë d'alcool de
vin foit chaud, neantmoins il eft tellement
fpirituel (s'il m'eft loifible d'vfer des termes
de l'art) qu'il s'exhale à la moindre chaleur,
& fepare de fon diffout, qu'on fepare artificiellement des feces, en forte qu'il refte
feulement la plus pure & fubtile effence, la-
laquelle auffi exerce plus promptement fon
action propre, foit qu'il faille refroidir, foit
qu'on doiue efchauffer ou mefme purger, &
ce fans danger, pour deux caufes, premierement à raifon que l'effence des remedes
fe tranfporte plus foudain par les entrailles,
& ainfi leurs parties afpres & terreftres s'attachans à celles de dedans ne peuuent vlce-
rer: En faueur de laquelle opinion Paul tient *Liure 7.*
ces propos de la Coloquinte. Qu'elle foit *chap. 6.*

„ (foit dict-il) exactement broyée , d'autant
„ que afpretez d'icelle s'attachans aux inte-
„ rieures caufent des vlceres , & offenfent les
„ nerfs par leur attouchement. Puis auffi à
caufe que ces effences font totalement priuées de toute qualité maligne (qu'on n'aura
peu entierement abolir par la premiere preparation) par le meflange des autres effences
exquifes , ou pour le moins leur nuifance
en eft plus facilement hebetée : Ainfi l'effence d'Aloës (qui autrement purge trop
tard) euacuera fort fubitement , & de peur
qu'elle n'ouure les veines par fa trop grande
tenuité, on la pourra fans aucune difficulté
corriger auec noftre huile de Maftich , afin
de la donner en toute feureté. Mais oyons
quelle eft l'opinion de Mefué touchant toutes ces preparations. Iceluy efcrit auec Paul
& Auicenne, qu'il faut fubtilifer la Coloquinthe pour nos raifons fufdictes , en ces
„ termes : Elle fouftient (dict-il) vne longue
„ decoction & contre l'opinion du fils de Ze-
„ zar : Il me femble comme au fils de Sera-
„ pion qu'il la faut puluerifer bien menu , afin
„ que fa faculté maligne foit plus amplement
„ reprimée , par vne autre qu'on y aura meflé
„ exactement , & qu'elle paffe plus foudain à
„ trauers les entrailles , & ne s'y arrefte pour
„ l'efpeffeur des parties moins pilées qu'il ne
„ faut , d'où paraduenture il efchet qu'elle eft
„ inutilement retenuë és vifceres & les vlceres,
„ fur tout quand fes parcelles font fenfibles.

Or qui niera que tout cela eſt accomply
par nos eſſences, auec plus grande commodité & vtilité que par le moyen de la ſeule poudre menuë ? Nul comme ie croy, ſinon quelque Aceſias groſſier & ignorant du tout l'art
de Medecine. Il reſte que nous deſcriuions
les extraicts des purgatifs, & enſeignions la
maniere de les preparer, pourſuiuans le tout
par ordre.

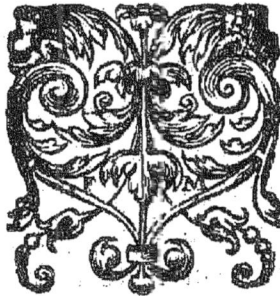

DE L'ELLEBORE.

CHAPITRE V.

Extraict ou essence d'Ellebore. PRenez vne liure de racines d'Ellebore nouuelles, & cueillies durant la saison de l'Automne, faictes les digerer auec eau d'Anis & de Pouliot (desquels vous aurez extraict l'huile chymiquement) dedans vn vaisseau de verre bien bousché qui demeure au bain tres chaud l'espace d'vn iour entier. Cela estant faict, tirez entierement le suc par expression, mais iettez le marc & mettez le residu dans vn alembic de verre afin de separer le menstruë, & certaine substance visqueuse restera au fond de l'alembic, sur laquelle versez esprit de bon Vin, en telle quantité qu'il surnage la matiere de quatre doigts, le tout soit posé au bain par deux ou trois iours, & digeré dans vn matras à long col qui soit bien bousché, versez dedans vn autre vaisseau ce qui est clair & transparant, quoy qu'au surplus il soit amer, & y remettez nouuel esprit de Vin, faisant comme auparauant, tant qu'ayez attiré l'essence par digestions reïterées, separant tousjours les feces selon l'art : Ayant faict cela, separez premierement le menstruë par la chaleur du bain, & estant separé on les cir-

culera

culera auec nouuel efprit de Vin, par quelques iours : Apres qu'aurez encores bien feparé le vehicule, reftera au fond l'effence d'Ellebore, de moyenne confiftence, & de couleur noiraftre ou brune, que referuerez pour
diuers vfages.

Vn fcrupule de cefte effence, meflé auec
quelques petites gouttes d'huile d'Anis &
de Menthe, fe donne à ieun aux hydropiques dans vne decoction conuenable, ou
auec eau de vers, eftant auffi prinfe auec
eau de Betoine, elle duit aux malades du
cerueau, comme à la manie, melancholie,
vertige, epilepfie, & à la paralyfie : Car
elle purge fans douleur l'vne & l'autre bile:
Bref, purge tout le corps d'excremens corrompus, ce qui rend le corps fain, & le faict
rajeunir, felon Hippocrate, Il n'euacüe pas
feulement des vaiffeaux les mauuaifes humeurs & excremens en purifiant le fang,
mais de tout le corps, & de la peau mefme.
Parquoy il fubuient fort à la Lepre, au Cancre, & à l'Eryfipele, à la gangrene, & aux
vlceres farcineufes. Paul faifoit prendre en- *Liure 7.*
uiron vne dragme de racine d'Ellebore noir *Chap. 4.*
macerée en Hydromel (pourueu qu'on euft
ieufné auparauant) contre les mefmes maux.
Mais i'ignore pourquoy ce remede a maintenant ceffé d'eftre en vfage : & à raifon dequoy on l'abhorre comme quelque grand
poifon, veu toutesfois qu'anciennement on
l'a tant recommandé, finon qu'on doiue

F

parauenture en attribuer la cause à l'ignorance des Medecins, attendu que ce medicament & tous autres sont facilement priuez de malignité par leur vraye preparation
ainsi qu'auons ja dict. Et le bon Hippocrate rend tesmoignage de cela, lors que
parlant aussi de l'Ellebore blanc, il tient ces
propos : L'Ellebore, dict-il, nuit aux corps
sains (ainsi qu'il dict aussi en vn autre lieu,
que toute medecine leur est dangereuse)
mais estant corrrigé par art & industrie, se
prend conuenablement, quand & par qui il
doibt estre prins, & opere sainement. Mais
on dira qu'au temps d'Hippocrate les corps
estoient plus robustes, ou qu'en ces contrées là l'Ellebore n'a aucune qualité maligne (car les simples acquierent diuerse qualité selon les païs & les lieux) & n'excite
des symptomes terribles comme en nos quartiers : sur laquelle opinion Mesué dict ces
» paroles touchant l'Ellebore. Faut doncques
» s'abstenir du blanc pour ce qu'il est nuisible
» au corps : & qui plus est, on le doit fuir
» comme vn poison, duquel la vertu princi-
» pale est de suffoquer. Il adiouste, Mais
» la vertu du noir est tolerable quoy qu'el-
» le soit aussi difficile. I'estime qu'aucuns
Medecins sont tellement effrayez de ceste
opinion seule, que se contentans de lire
quelques escrits, ils condamnent ce qui
leur est incogneu, & improuuent les remedes desquels ils n'ont aucune experience.

Aphorisme
6. *liv.* 4.

Liure 2.
chap. 20.

ce qui eſt abſurde , & entierement indigne
d'vn Medecin. Finalement ils reſpondront,
que les Medecins ſoit Arabes , ſoit Grecs,
ont vſé d'iceux remedes violents , à cauſe
qu'ils auoient manqué de plus doux , c'eſt
à ſçauoir de la Rheubarbe , caſſe , manne,
& de ſemblables qu'on peut donner ſeurement , & qui ſont plus vtiles . Mais voyla
vne excellente loüange qu'ils remportent de
ces medicamens en la cure de pluſieurs maladies. Les Rhabarbariques ne ſçauent-ils
pas que (ſelon Hippocrate) on employe des
remedes extremes aux maladies extremes, &
qu'aucuneſfois il faut attirer les excremens
meſlés parmy le ſang és veines , non ſeulement hors les concauitez des parties, ains de
tout le corps, voire meſme des parties eſloi-
gnées?

En ſomme qu'en beaucoup de maladies
eſt quelqueſfois beſoin de purger le cerueau , meſme tout le chef , les organes des
ſens , les nerfs & autres membres internes?
Ce qui ne pouuant eſtre accomply par ces
remedes plus legers , il conuient en eſlire
d'autres plus forts, comme l'Ellebore, principalement le noir (combien touteſfois qu'il
me ſoit notoire qu'en Allemagne & en Italie pluſieurs grands Medecins vſent auſſi preſentement du blanc auec heureux ſuccez.)
Duquel ſi on extraiĉt l'eſſence ſelon ce qu'a-
uons enſeigné , elle ſe pourra donner aux
malades , qui en receuront vn profit admi-

rable , & les Medecins vne merueilleuse
loüange és maladies longues , & en celles
qui ont faict leuer des superfluitez aux extre-
mitez de la peau , telles que sont la lepro & les
dartres. Car ceste essence a grande & particuliere vertu d'euacuer tout ce qui estant
meslé auec le sang le corrompt : on la faict
aussi prendre aux quartenaires , melancholiques , hydropiques , & en beaucoup d'autres
maladies , comme ja nous auons dit : car elle purge doucement , & sans aucune douleur ny vomissement , les excremens du corps
vniuersel.

DV TURPET , DES HER-
modactes , de la Tymelée , Chamelée, Aulnée & autres purgatifs abondans en laict.

CHAP. VI.

Extraict
de Turpet.　LE Turpet de Mesue (non la racine de
Thapsie de Fuchsius) tres-blanc , gommeux & aucunement noueau , se doit reduire en poudre fort menuë , que mettrez
dans vn matras de verre à col long , & bousché hermetiquement versant par dessus es-

prit de vin qui furnage la matiere de trois
ou quatre doigts, & ainſi le tout demeurera au bain tiede par deux ou trois iours, afin
que le menſtruë attire toute l'eſſence : l'ayant
mis & gardé à part, reuerſez-en puis apres
de nouueau iuſqu'à ce qu'on ne puiſſe plus
rien extraire de la matiere, ſeparez touſiours
les feces & ſuiuant l'art eſliſez ce qui eſt plus
pur. Ce qu'ayant faiꞔt vous circulerez le tout
iuſqu'à tant qu'il ait acquis vn ſouuerain degré de perfeꞔtion : le menſtrue eſtant du
tout ſeparé, le medicament deuiendra plus
parfaiꞔt, moyennant que pour vne once
d'eſſence, on adiouſte en la correꞔtion vn
ſcrupule d'huile de noix muſcade, & autant de celuy de Zingembre. Car ſon operation en eſt tellement amplifiée que par
certaine proprieté admirable, elle euacue
des ioinꞔtures, & de telles parties fort eſloi-
gnées & tres profondes, la pituite viſqueuſe
& craſſe, meſme ſans exciter l'appetit de vomir ny cauſer aucune eſmotion : comme ainſi
ſoit qu'autrement elle ſeule attireroit ſeulement la ſubtile, & ce lentement. On faiꞔt
prendre vn ſcrupule de ceſte eſſence auec vin
ronge, ou auec quelque decoꞔtion peꞔtorale, *Extraict*
elle ſubuient auſſi aux hydropiques & à toutes *d'Hermo-*
maladies pituiteuſes. *daꞔtes.*

   On tire ſemblablement vne eſſence de la *Dioſco.45.*
racine de Hermodaꞔtes blancs & eſleus d'Æ- *ch 70. Ga-*
lien 9. des
ginera (non de l'ephemere cholchique des *ſimples.*
Apoticaires, que Dioſcoride, Galien & Paul *Paul.liu.7*

F iij

mettent au nombre des poiſons , (tout ainſi
que de l'Ellebore, laquelle eſſence faict ſortir la pituite craſſe & viſqueuſe principalement des ioinctures , à raiſon dequoy elle
duit grandement à la goutte , pourueu toutesfois qu'on la corrige auec huile de Cumin
& de Gyrofles , car ſans cela elle offenſeroit
l'eſtomach , & y prouoqueroit l'appetit de vomir par ſon humeur venteuſe . Elle ſe donne
ou ſeule , ou auec quelque decoction conuenable, le poids d'vn ſcrupule, plus ou moins ſelon les forces de celuy qui la prend. Les racines d'Aulnée , de Thimelée & de Chamelée,
ou le ſuc du Mezereon de Serapion & de Tap-
ſie , qui euacuent en partie la pituite, en partie
la bile : non toutesfois ſans mordiquer, d'autant qu'ils ſont tous acres,ignées & fort dangereux (car ils exulcerent les entrailles & derom-
pent les orifices des veines) ſe preparent ainſi
que l'Ellebore, & leur extraict ſe donne ſans
danger, eſtant meſlé auec l'extraict des myrobolans, contre l'hydropiſie , & pour euacuer
les excremens ſereux , meſme és ioinctures : la
doſe eſt vn ſcrupule auec vne once d'huile d'a-
mandes douces.

Extraict des ſimples pleins de laict.

En meſme façon vous extrairez des grains
d'Eſpurge pilés vne eſſence , auec laquelle vous
mettrez l'huile de maſtich & de noix muſcade
pour la corriger.

DV CONCOMBRE
ſauuage, Hieble, Suzeau
& ſquille.

CHAP. VII.

ON doibt cueillir la racine de Concom- *Extr. de*
bre ſauuage au mois de May, puis la *racine de*
piler & finalement en exprimer bien fort *Concombre*
le ſuc. Lequel ſera filtré deux ou trois fois, *ſauuage.*
iuſqu'à ce qu'il diſtille clair & ſoit bien depuré: eſpandez ſur iceluy eſprit de vin ſan-
talizé & denëment preparé, mettant & laiſ-
ſant le tout au bain par trois ou quatre iours:
verſez ce qui eſt pur d'vn vaiſſeau en l'autre,
y remettant eſprit de vin, iuſqu'à tant qu'il
n'en ſorte plus aucunes feces. Puis on circulera le tout enſemble, & l'exaltera durant quelques iours: apres lequel temps faudra ſeparer
le menſtruë & faire congeler l'eſſence à feu
tres-lent de cendres tant qu'elle ſoit eſpeſ-
ſie, dans laquelle adiouſtez pour once vn
ſcrupule d'huile de canelle, & demy ſcrupule d'eſſence de ſaffran. Or ce medicament
euacuë à puiſſance les excremens ſereux, &
par ce moyen eſt fort vtile aux hydropiques,
comme auſſi à la iauniſſe, & aux obſtructions tant du foye que de la rate, ſi le matin

vous en faictes prendre à ieun demy scrupule
ou d'auantage , selon les forces du malade,
auec vin blanc.

Extraict
d'Elatere.　Du suc extraict des fruicts de Concombre
sauuage , durant la saison d'Automne , lors
qu'estans meurs ils palliffent on faict vn tres-
excellent remede pour euacuer les excremens
sereux & bilieux , pourueu qu'il soit deuement
preparé. Les Grecs appellent ce medicament
Elatere , la preperation duquel est enseignée
par Dioscoride au 4. des simples. Mais on le
rendra beaucoup plus efficacieux , & il pourra estre donné sans danger , moyennant qu'on
le prepare ainsi.

Ce suc tiré par douce expression soit tellement filtré que toute la lie en soit separée,
mettez le puis apres dans vn vaisseau de
verre ayant long col , & y versez dessus égales parties d'esprit de vin , le tout soit en
apres digeré au bain tiede durant quelques
iours , tant que la lie & toute impureté en
soit ostée : ayant separé le premier menstrue
à petit feu , espandez-y d'autre esprit de
vin , de l'infusion des espices du diamargariton froid , & circulez tout dedans vn pellican par l'espace de dix iours , à fin d'augmenter la force du remede , & pour en oster
toute malignité , finalement le dernier menstrue estant mis à part , on coagulera le residu à feu treslent , ce qui se fera dans peu
de iours. Prenez vne once d'iceluy & y adioustez huile de noix muscade & de canelle,

de chacune vn scrupule , donc ferez meslange , & ainsi obtiendrez la preparation de
l'Elatere des Spagyriques , ou l'essence d'i-
celuy , qui fait sortir à merueilles les serositez excrementeuses , mesme des ioinctures:
il purge le cerueau & duit fort à la goutte , à l'hydropisie , douleur de teste inueterée , & à l'Epilepsie , la prinse est demy scrupule.

   Ainsi tirerez vous des racines de squille vn   *Extraict*
suc que vous preparerez en mesme maniere *de squille.*
ou (ce qui vaut mieux) vous ferez cela auec
vin de maluoisie. Il euacue les humeurs espesses , lentes & attachées à la poictrine les
incisant attenuant , detergeant , resoudant , &
cuisant : il aneantit aussi les obstructions du
foye & de la rate. On faict prendre d'iceluy
à chasque fois deux scrupules auec vne decoction pectorale , ou auec eau de canelle.

DES LARMES PVR-
gatiues, & de la Coloquinthe.

CHAP. VIII.

Extraict de Scammonée. IL est notoire à tous Medecins que la Scammonée est vn remede fort violent & tres-dangereux & ce pour diuerses raisons : Car elle nuit grandement à l'estomach par sa flatuosité mordicante, & le faict deuoyer. Puis en attirant outre mesure elle faict ouurir les veines, par son acrimonie exulcere les intestins, & ainsi cause des douleurs tres-grieues. *Liu. 1. des elemens.* C'est pourquoy Galien la mesle auec les coins : mais d'autres pour la rendre plus douce la font cuire auec galange, gingembre, semences d'Anis, de Daucus, d'Ache & Huile de semence de Psyllium dans vne pomme aigre ou acre. Mais par ceste preparation Spagyrique, on l'approprie tellement pour l'vsage que sans aucun danger elle peut estre meslée en beaucoup d'autres remedes, & donnée seurement à fin de purger la bile & la pituite.

On choisira & dissoudra la Scammonée en huile de mastich, extraict Spagyriquement auec esprit de vin, cela estant faict on les digerera l'espace de huict iours au bain chaud dedans vn vaisseau bien bousché, versez dudit

vaiſſeau en vn autre ce qui ſera clair & tranſparent, y remettant nouueau menſtruë iuſqu'à ce qu'ayez extraict toute l'eſſence, pendant quoy toutesfois vous mettrez à part toutes les feces. Puis ayant ſeparé tout le menſtruë renuerſez-y encores tant d'eſprit de vin
corallifé, qu'il ſurnage quatre doigts, on circulera le tout au bain par dix iours ou dauantage. Finalement tirez le menſtruë & pour
vne once de l'eſſence qui reſte au fond du vaiſſeau, adiouſtez vrayes eſſences de coraux & de
perles de chacune vn ſcrupule, eſſence de ſaffran demy ſcrupule, huiles d'anis & de canelle, de chacun ſcrupule & demy, dont meſlange ſoit faict à feu moderé iuſqu'à deuë conſiſtence. On meſlera ceſte eſſence ainſi preparée, auec eſſence d'Aloës & de Myrobolans
pour en faire vn remede mixte, qui duira grandement à purger la bile, & auſſi pour euacuer
du cerueau les excremens ſereux, vn demy
ſcrupule d'iceluy peut-eſtre donné ſimplement auec deux onces d'huile d'amendes douces, ſans aucune perturbation ou lezion de
cœur, d'eſtomach & de foye : Il faict ſortir la
bile des vaiſſeaux meſmes.

Mais pour preparer l'Euphorbe, le Sagapenum & l'Opoponax, on les doit premierement diſſoudre en vinaigre roſat blanc, diſtillé au bain vaporeux, & les couler iuſqu'à
trois fois par le tamis, afin d'en oſter toute
matiere terreſtre, & que ces larmes demeurent bien pures : dont on ſeparera le vinai-

gre pour amoindrir leur acrimonie par saue-
mens reïterez en eau de roses : Car ces medicamens sont acres & de substance subtile
& ignée : mais la plus chaude , subtile &
Liu 7. des simples. soudaine de toutes larmes est l'Euphorbe,
qui selon Galien, abonde aussi en vertu ignée,
& qui opere auec tant de violence qu'on se
doit abstenir d'vn vser , sinon qu'il soit premierement bien preparé : Car Serapion &
Auicenne ont publié en leurs escrits qu'e-
stans prins de poids de trois dragmes , il faisoit du tout mourir. Neantmoins Aëtius &
Actuarius en ont vsé , non seulement afin
d'euacuer la pituite , mais aussi pour faire a-
bondamment sortir tous extremens sereux.
Liu.5,sch.8. Et Dioscoride escrit qu'estant meslé seulement auec miel , on le faict prendre à ceux
qui sont tourmentez de goutte sciatique.
Liu.7.s.4. Mais Paul dict qu'vne dragme d'Euphorbe
cuit auec miel prinse en breuuage, chasse la
pituite, & encore plus les eaux.

Mais par la preparation suiuante on le pri-
uera de toute qualité maligne , en sorte qu'il
duira fort à la paralysie. goutte, spasme, & hydropisie & sans aucune perturbation , fera vuider la pituite tant soit-elle lente , crasse & collée aux nerfs & iointures. Or elle se faict en
ceste maniere.

Extraict d'Euphor-be. L'Euphorbe estant resout auec vinaigre
comme dessus & laué, arrousez-le d'esprit de
vin auec lequel vous tirerez l'essence, les feces & impuretez mises a part , on circulera

rout auec nouuel alcool lucrin par dix iours, puis ayant feparé le menstrue vous le coagulerez à feu treslent y adioustant fur la fin deux fcrupules d'huile de maftich , vn fcrupule d'huile d'anis, demy fcrupule d'effence de coraux , dont ferez meflange : la dofe eft vn fcrupule auec vne decoction connenable pour remedier aux maux fufdits.

Ainfi prepare on de l'opoponax , farcocolle & fagapenum des medicamens fort vtiles aux mefmes maladies : touchant la vertu purgatiue defquels les Grecs n'ont rien dit , mais les Arabes l'ont trouuée . Or iceux purgent plus doucement que l'Euphorbe : on faict de tous vn remede mixte purgeant de pituite craffe & vifqueufe les parties mefmes plus efloignées, le cerueau , les nerfs, les ioinctures & la poictrine. I'en feray (Dieu-aydant) bien-toft imprimer la defcription en noftre practique ou experience Spagyrique, où i'enfeigneray plus amplement & plus clairement la compofition & l'vfage de tous ces remedes.

Extraict d'opoponax, de farcolle & de fagapenum.

La Coloquinthe a vne vertu de purger fi vehemente qu'aucunesfois par le feul attouchement & odeur d'icelle, le ventre d'aucuns fe lafche auec grande perturbation. Ce remede, qui autrement feroit fort violent , fe peut toutesfois donner en toute feureté , moyennant qu'on le prepare ainfi.

Extr. de Coloquinthe.

La Coloquinthe foit pulnerifee bien menu, fur laquelle verfez Alcool de vin tres-bien

paré tant qu'il furnage de fix doigts, qu'on les
digere au bain dedans vn vaiſſeau bouſché
hermetiquement par l'eſpace de trois ſemaines : car durant ce temps elle perdra toute
acrimonie. Si elle eſt digerée plus long-temps
l'extraict s'addoucira , & ainſi deuiendra vn
tres-bon remede pour attirer la pituite, & autres humeurs craſſes & gluantes des parties
plus profondes , & ce ſans nuiſance comme
nous auons dict. C'eſt pourquoy on le faict
prendre auec ſyrop roſat ſimple, ou de grains
de meurte à ceux qui ſont trauaillez de vertige , migraine , epilepſie & apoplexie. On le
corrige auec huile de maſtic , de noix muſcade
& de canelle.

DES PIERRES PVR-
gatiues.

CHAP. IX.

LEs pierres d'armenie & d'azur embra-
ſées ſoient eſteintes en eau ardente par
ſix fois , puis reduites en poudre bien menuë , qu'on lauera pluſieurs fois auec eau de
fontaine , iettant la terre & ce qui nagera ſur
l'eau : en fin ayant faict deſſeicher la poudre
qui reſte vous la lauerez en eau de meliſſe &
de buglofe : faictes euaporer l'eau de la pou-

dre à feu tres-moderé , & icelle deffeichée
foit digerée auec menftruë celefte & efprit
de vin dans le bain & circulée par vingt iours
iufqu'au plus haut degré : le menftruë eftant
feparé, coagulation fe fera à chaleur fort moderée , pour correction adiouftez y l'effence
de perles , de coraux & de faffran auec l'huile de canelle & de gyrofles. Elles fubuiennent à toutes maladies melancholiques, à la
manie, au vertige , à l'epilepfie , douleur de
tefte, fiéure quarte & au cancre , la dofe eft vn
fcrupule & demy auec eau de meliffe ou de bugloffe. Car elles purgent la bile noire , &
toute humeur efpeffe & vifqueufe qui eft meflée auec le fang.

La pierre d'azur ainfi preparée fe pourra
beaucoup plus commodement donner en la
confection d'Alkermes , loüée de tous Medecins contre le tremblement de cœur , la
fyncope & la trifteffe pour fortifier tous les efprits , & preferuer de tout venin.

*Preparations de Rheubarbe , Aloës,
Agaric, Sené , Myrobolans, Tamarins , & autres remedes qui purgent
mediocrement.*

CHAP. X.

CEs medicamens font nombrez par A-
ctuarius & les autres Medecins entre
ceux qui font vrayement purgatifs , à raifon
que chacun d'iceux tire de toute la fubftance
vn humeur propre : Car ils ne purgent pas
le corps vniuerfel par maniere de dire iufqu'à
la racine , & auec fi grande emotion comme
font les autres : Ce font les principaux remedes que les Medecins employent à la cure
prefque de toutes maladies , ou pour ce qu'on
les peut mettre en vfage fans meilleure preparation que celle dont ils ont cognoiffance:
ou d'autant qu'ils n'ofent experimenter ceux
qui valent mieux , ignorans les vrayes preparations des autres remedes. Cependant la vertu
purgatiue de ces purgatifs mediocres fe peut
augmenter par preparation Spagyrique, tirant
d'iceux ce qui eft pur , & feparant l'impureté contraire à la purgation des corps hu-
mains. Car beaucoup de profits en refulte-
ront : Premierement , le remede n'offenfera
point l'eftomach. Comme ainfi foit que rien
ne l'empefche de faire fon operation , d'agir
fort

fort foudain au corps & reciproquement de
receuoir & fouffrir l'action du corps. Outre
plus à raifon de fa moindre quantité il fera
prins beaucoup plus facillement & plus vo-
lontiers des malades : qu'on trouue aucune-
fois fi difficiles qu'ils aymeroient mieux perdre la vie que d'aualler pleins verres d'icelles
potions efpeffes & troubles, mefme l'eftomach de plufieurs les abhorre auant leur
prinfe, ou certes en eft tellement debilité
qu'ils les vomit vn peu de temps apres, non
fans grande perturbation. C'eft pourquoy les
vrais Medecins doiuent auec foin de rechercher telles preparations de medicamens, a-
fin de rendre honorable l'art de Medecine,
ou pour le moins de pouruoir à la fanté des
malades.

L'effence de Rheubarbe a vertu de purger, dequoy eft vn indice certain la fubtile
partie d'icelle, qui en cuifant fe diffipe & a-
neantit, tellement que par ce moyen elle
perd fa vertu purgatiue : Les Medecins voulans l'extraire, la font macerer en quelque
liqueur ayant faculté d'attenuer, a quoy ils
adiouftent du vin blanc & de la canelle : Ils
appellent cela infufion de Rheubarbe, d'autant qu'en cette maniere ils tirent aucunement la vertu ou l'effence de la Rheubarbe,
reiettans les feces : Mais nonobftant cela
ledit medicament deuiendra beaucoup plus
excellent & vtile par la methode fuiuante.

Puluerifez la Rheubarbe & l'enfermez
dans vn vaiffeau de verre à long col, verfant

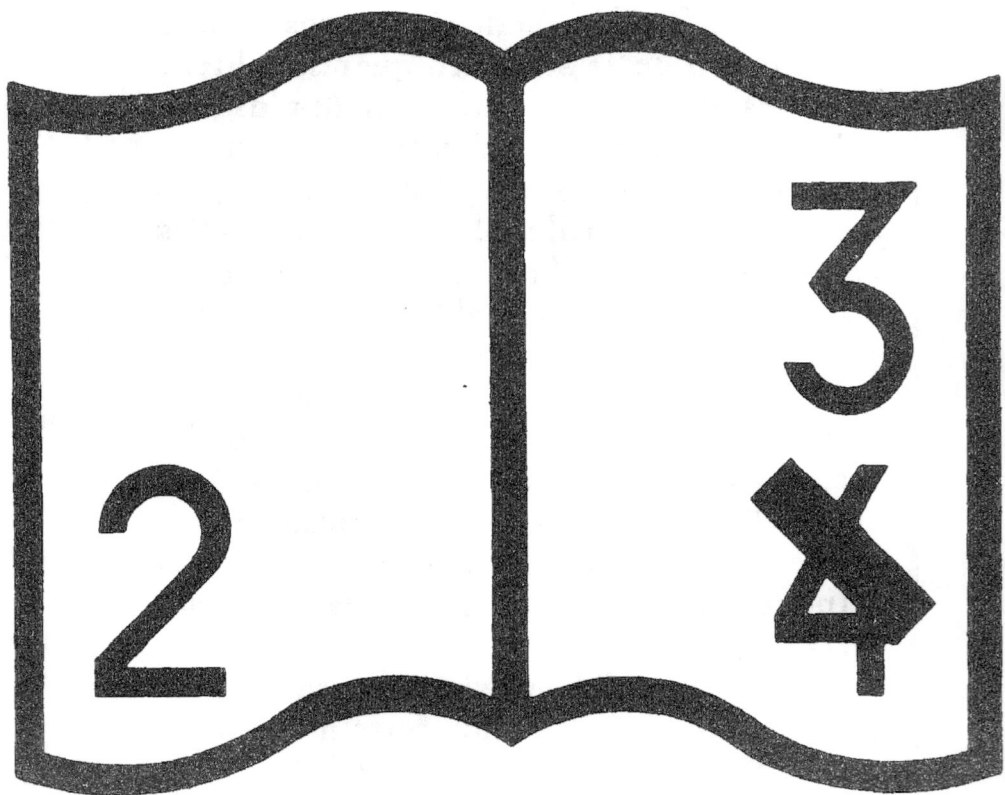

Pagination incorrecte — date incorrecte

NF Z 43-120-12

deſſus alcool de vin , tant qu'il ſurnage quatre doigts , le vaiſſeau bouſché , faictes les
digerer au bain par trois ou quatre iours , iuſqu'à ce qu'en fin le menſtrue ſoit coloré :
Mettez à part ledit menſtrue & le reſeruez
dans vn autre vaiſſeau , puis remettez ſur les
feces autre menſtrue nouueau , iuſqu'à tant
qu'il ne ſe teigne plus , & que le marc ou
lie de Rheubarbe demeure blanchaſtre. Le
tout deuëment circulé ſelon l'art , on ſeparera le menſtrue par le bain , & l'eſſence de
Rheubarbe reſtera au fonds , à laquelle faudra adiouſter pour once deux ſcrupules d'huile de Canelle. Si vous en faictes prendre vn
ſcrupule auec vne cuillerée de vin blanc , elle
purgera d'auantage que demy once en infuſion , & ce auec moindre perturbation. Ce
remede peut eſtre prins des petits enfans ,
femmes enceintes , vieilles gens , & de ceux
qui ſont encores foibles de maladie : Il purge
& euacue la bile iaune.

.La lie ou la terre qui reſte a faculté de reſtreindre , à raiſon dequoy on l'ordonne pour
la lienterie , dyſenterie & aux flux de ventre. Que ſi quelqu'vn veut purger plus abondamment , il calcinera le marc dans le reuerbere , puis en tirera le ſel auec les eaux &
par filtrations reïterees le rendra auſſi pur
que Cryſtal. L'eſſence extraicte ſera verſée
ſur ſon alkali ou ſel , digerée , & finalement diſtillée : Car la vertu de tous remedes s'augmente par ce moyen.

. De meſme preparerez-vous l'eſſence

d'Aloës, qui purge la bile & la pituite crasse,
mais lentement, sur tout de l'estomach & des
intestins, confortant aussi lesdites parties,
& en les detergeant, & en les vuidant. Adioustez à l'extraict l'huile de Gyrofles & de
Macis pour stimuler la vertu d'iceluy, & l'huile
de Mastic pour reprimer son acrimonie & vertu corrosiue.

L'Agaric preparé en mesme façon euacuë
la pituite crasse, principalement du ventricule, mesentere, foye, rate, & des poulmons,
il l'attire moins du cerueau & des nerfs, d'autant que sa vertu est trop petite. On fait
aussi prendre d'iceluy deux scrupules, tant
aux ieunes qu'aux vieux : mais à cause qu'il
offence l'estomach on le corrige auec huile de
Gingembre & de Lauende.

Ainsi extrairez vous du Sené, Polypode,
Mechoacam, Myrobolans & d'autres semblables, des extraicts ou essences qu'on fera
tous prendre, quand & à qui ils conuiendront, y adioustant leurs propres correctifs
selon l'exigence de la maladie, & les forces
du malade.

Voila ce que i'ay voulu mettre en auant
touchant la preparation Spagyrique des remedes, esperant d'en publier bien tost des
traictez plus amples, moyennant la grace de
Dieu. Afin que les estudians en vraye medecine puissent iouïr de mes voyages & du
profit que i'ay receu en iceux par la fre-
quentation des gens doctes, par trauaux &
finalement par veilles. I'ay trouué bon d'y,

reprefenter aucunes chofes fous quelques couuertures des termes de l'Art , de peur qu'on n'eftimaft ietter temerairement ces precieux ioyaux expofez principallement icy en faueur des Medecins Spagyriques , aux Sophiftes de toutes bonnes fciences , & aux contempteurs des fecrets de nature , qui n'ayans rien appris finon de vulgaire & triuial mefprifent ce qu'ils ignorent , & ofent improuuer & diffamer impudemment cet Art qu'ils n'ont iamais tant foit peu goufté ny experimenté.

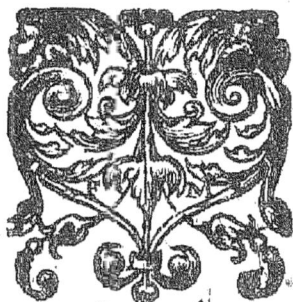

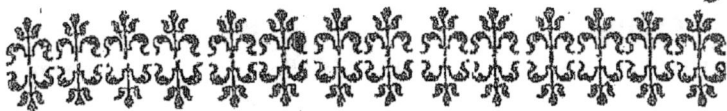

RESPONCE A L'EPISTRE DIFFA-MATOIRE D'AVBERT

par laquelle il tache de renuerser au-cuns remedes de ceux qu'il appelle Paracelsistes.

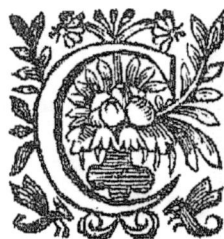

COMBIEN que le petit liuret d'Aubert ne merite pas beaucoup qu'on y face responce, voulant toutesfois y repliquer quelque chose ; En premier lieu, Ie ne puis ny ne dois celer, que i'ay en grande admiration l'outrecuidance de ceux qui osent du tous condamnamner & derester cet Art, lequel est approuué par l'authorité de tant d'anciens & grands personnages, tels qu'ont esté principalement Hermes, Trismegiste, Geber, Lulle, Arnault de Villeneufue, & nostre Auincenne mesme, dont les tesmoignages confirmez par authorité, par raisons & par experience mesme, sont d'vn si grand poids, qu'il n'est pas tant facile à telles gens de les inualider par leurs brocards & foibles arguments : I'aduoüe bien que par la faute d'aucuns ignorans, & quelquesfois

G iij

auſſi par les impoſtures de quelques mauuais
garnemens, les Chymiques ont acquis vn tres-
mauuais bruit : Mais certes à cauſe de l'abus,
on ne peut deuëment & à bon droict condamner des choſes ſur tout de telle importance
que ie ſçay & maintien eſtre celle cy : Car elle
nous faict cognoiſtre tant d'effects de l'infinie
bonté & ſouueraine puiſſance de Dieu, nous
deſcouure ſant de ſecrets naturels, met en a-
uant tant de manieres & façons de preparer les
remedes qui eſtoient cy deuant incogneuës, &
finalement enſeigne tant d'vſages ſecrets & ca-
chez au ſein dela nature, des herbes, animaux,
vegetaux, & preſque de toutes choſes, que ceux
là ſont ingrats enuers le genre humain qui vou-
droient l'auoir & veoir enſeuelie. Quant à Pa-
racelſe, mon intention n'eſt pas d'entrepren-
dre la defenſe de ſa Theologie, auſſi n'ay ie
oncques penſé à le fauoriſer en toutes choſes,
comme ſi ie m'eſtois obligé par ſerment à tenir
& ſuiure tout ce qu'il peut auoir dict : Mais
outre le teſmoignage qu'Eraſme luy rend en
quelques Epiſtres, I'oſeray bien dire & ſouſte-
nir, que pluſieurs des remedes qu'il a preſcrits,
ſont preſques diuins, & tels que la poſterité
non meſcognoiſſante ne les pourra iamais
aſſez admirer & publier, i'ay eſperance d'en
diſcourir ailleurs. Or quant à vous, Aubert,
afin que chacun entende par quel iugement
vous auez entrepris de les combatre, parlons
de ces deux qu'auez entreprins d'exagiter en la
preface de voſtre petit liuret, comme vn homme, à ce que ie voy fort ſubtil. Vous croyez

que l'vn diceux, à fçauoir le Ladanum eſt
dangereux, & l'autre qui eſt d'yeux d'eſcre-
niſſes, ridicule : pour le regard du premier,
n'eſtimât pas que ce ſoit le Laudanum de Dioſcoride, vous demandez quelle choſe c'eſt.
Apprenez doncques de moy que les Medecins
Chymiques appellent ainſi vn remede vrayement loüable qui correſpondera pleinement à
ſon non, ſi on le nomme Laudanum. Mais
(dictes-vous) il eſt compoſé de ſuc de pauot.
N'eſt-ce point ce qui rend voſtre eſprit tellement ſtupide ? De vray on y adiouſte le ſuc de
pauot, mais beaucoup mieux preparé qu'il n'a
accouſtumé d'eſtre vulgairement, ſçauoir auec
eſprit de Vin & de Diambra infuſé par quelques mois, auec eſſence de ſaffran, de caſtoreon ou coüillon de bieure, de coraux, de perles, de mumie, & auec huile de canelle, de
cloux de gyrofles, de macis & d'anis, dequoy
bien meſlé ſelon l'art on faict cet excellent
remede pour empeſcher toutes inflammations, arreſter les defluxions, & appaiſer à
merueilles toutes douleurs, ſans toutesfois
eſteindre la chaleur naturelle qu'il conſerue
& entretient pluſtoſt : Et tant s'en faut qu'il he-
bete les eſprits, ou (ce qu'on ne peut dire ſans
moquerie) priue les parties de mouuement,
qu'au contraire il les conforte, & ſoulage les
forces par certaine vertu admirable dont il eſt
doüé, ainſi qu'on peut coniecturer par la deſcription, preparation & meſlange conuenables
& non vulgaires des choſes ſuſdites. Que direz
vous, ſi i'adiouſte qu'on y mette encores cette

vraye essence d'or, que plusieurs anciens Philosophes & Medecins fort sçauans ont aussi recommandé en leurs escrits ? Vous vous moc-
querez, ce me semble, de cette essence d'or à
vous incogneüe, quoy qu'elle soit familiere à
beaucoup de Philosophes : Mais ie dy que
l'or mesme fort temperé , entretient la nature en sa force , & est vn remede efficacieux
contre toutes affections melancholiques, pour
l'estomac deuoyé , contre les maux de cœur &
la trop grande tristesse. Certes auec raison
pourrez vous croire qu'il y a beaucoup plus de
vertu en l'essence d'iceluy qu'en vos feüilles
d'or, aussi m'accorderez vous, Aubert, qu'estant
bien purifié, ses proprietez occultes ont beaucoup plus d'efficace que vos boüillons cuits
auec de l'or. Toutesfois, ie ne pense pas que
vous croyez (car ce seroit chose trop absurde)
que l'or lequel ne peut estre bruslé ny consom-
mé par l'ardeur mesme du feu . vienne à estre
tellement digeré & vaincu par la chaleur naturelle, que sans diminution de sa substance le
cœur en puisse receuoir aucun confort , veu
que les Philosophes tiennent que toute terre
est morte, & que l'esprit seul agit és corps des
choses.

Au reste combien que le Laudanum soit
opiatique, il ne merite pas pour cela d'estre
descrié: Car les Paracelsistes qui ne laissent
d'estre sectateurs de l'ancienne & vraye medecine, recognoissent bien que le suc de pauot
est fort dangereux & pernicieux , à cause de
sa trop grande froidure, aussi nul d'iceux n'en

vse qu'il ne soit corrigé auec Saffran, Castoreon & Myrrhe pour le priuer de sa vertu
narcotique. Laquelle preparation n'empesche
pas qu'on ne le prepare mieux : Car on laue
mesme l'aloë, de peur qu'il ne ronge les veines
& (afin qu'appreniez encores cecy des Medecins Chymiques) l'hellebore noir qui autrement seroit fort à craindre & plein de danger,
s'approprie tellement pour l'vsage auec esprit
de vin & huile d'anis, qu'on le peut faire prendre seurement, mesme aux petits enfans contre l'hydropisie, & toutes affections melancholiques. Il ne faut pas donques si legerement & auec tant d'indiscretion condamner
les opiates, dont se composent diuers remedes
contre les coliques passions, douleurs de reins,
maux de costez, de iointures, pour faire d'ormir
& appaiser la toux, empescher le crachement
de sang, & pour arrester toutes defluxions tel
qu'est le Philonien approuué des Medecins
mesme les plus anciens. Les opiates sont aussi
requises és antidotes seruás à fortifier les membres principaux, à restreindre la malignité de
tout venin, & à infinies autres maladies, comme on peut veoir en la grande Theriaque, descrite par Andromachus l'aisné, dans laquelle
on introduit aussi trois onces de suc de pauos
noir : Comme aussi en la quatriesme & derni-
re preparation du Mitridat que Galien, Ætius,
& les autres Grecs ont apris d'Antipater & de
Cleopante Medecins fort anciens, & qu'ils
ont descrit auoir presque mesmes vertus que la
Theriaque. Paraduanture repliquerez vous

que la côpofition de ceftuy noftre Laudanum, n'eft pas fi temperee que celle de la Theriaque d'Andromachus. Vous deuiez doncques en auoir cognoiffance auant que la reprendre, quoy qu'elle foit recommandee par raifon, & affez verifiee par experience. Il vous feroit meilleur & à vos femblables, d'auoir ce feul remede pour guarir plufieurs maladies, que d'employer ces diuerfes fortes de decoctions, dont plufieurs font miferablement trauaillez.

Pline liure 20. de l'hiftoire naturelle, chap. 19.

A la verité, Pline efcrit que Licinius pere de Cincinna ennuyé de viure, fe fit mourir foy-mefme par le moyen de l'opium: Mais ie m'affeure qu'on ne trouuera perfonne qui ayt vfé de noftre Laudanum à fon dommage, ce que toutesfois vous efcriuez faulfement & impudemment. Au contraire, plufieurs doctes & bons perfonnages tefmoignent qu'auec heureux fuccés, & au grand foulagement des malades, on le leur fait prendre auec raifon pour arrefter toutes defluxions, appaifer toutes inflammations, & contre les autres maladies efquelles on l'ordonne. I'euffe faict imprimer la methode & façon de compofer cet excellent remede, duquel vous & vos femblables n'auez aucune cognoiffance, fi vos efcrits ne m'euffent donné fubjet d'aduifer s'il eft expedient d'offrir fes perles à tous pour les fouler aux pieds. Ie vien à l'autre remede, que vous appellez ridicule. Vous vous gaudiffez de ce que nous faifons prendre les yeux d'efcreuiffes calcinez, à ceux qui font trauaillez de fieure quarte: & fur tout, d'autant que pour chafque prife nous prefcriuons vne dragme & demie de cette cendre & de fon meflange, afin de remedier à la fieure quarte. Dont en fin vous concluez que le lac de Geneue ne pourroit fournir autant d'yeux d'efcreuiffes, qu'il en faudroit, ce qui certes eft tres vray : Car ce lac ne contient aucunes efcreuiffes, mais plufieurs Aftafes : ce que vous auez mal obferué : Car les animaux couuerts d'efcailles molles ou crouftés, font principalement de quatre fortes, la premiere defquelles eft appellee des Grecs κᾶραβος, c'eft à dire Langouftes, l'autre fe nomme Gambre ou Gamaride, & par Galien ἄστακος, les Grecs appellent la troifiefme καρις, c'eft à dire Squille, & la quatriefme eft le cancre, le nom Grec duquel eft κάρκινος. Les doctes fçauent bien que ce font diuers genres. Les Aftafes que vous croyez eftre les cancres, appellez des François efcreuiffes font femblables aux langouftes, & n'en font que bien peu differents, ayans feulement quelques pincettes ou branches d'autre forme : Car ils ont le corps & la queuë longue, où fe trouuent cinq nageoires. Mais les feuls cancres ont le corps rond, & n'ont du tout point de queuë, d'autant qu'elle leur feruiroit bien peu, puis qu'ils viuent contre terre, & ont accouftumé d'entrer és cauernes, & ne nagent pas fouuent. Pour mieux entendre cela, vous pourrez veoir Ariftote, Pline, & fur tous Edoart Vvotthon, liure 10. de la difference des animaux : Comme auffi les commentaires de Mathiole fur Diofcoride, qui vous enfei-

Plin liu 9. hift. nat. chap. 71.

gneront tous qu'il y a grande difference entre
l'Aſtaſe dont vous parlez ignoramment, &
l'eſcreuiſſe de riuiere ou de mer: Mais vous
direz qu'on ne doit pas auoir beaucoup d'égard
aux mots, & que ces genres d'animaux crouſtez
ſont ainſi nommez indifferemment. Poſons le
cas qu'ainſi ſoit, ſi ay-ie bien voulu dire cela en
paſſant afin de vous inſtruire, & pour eſclarcir
noſtre diſpute. Vous trouuez eſtrange qu'on
ordonne les yeux d'eſcreuiſſes calcinez, pour
deux raiſons, & ſçauoir, dautant que par leur
ſiccité & acrimonie ils augmentent la douleur
des quartenaires. Voila certes vne grande ſub-
tilité & digne d'vn tel Medecin. Nous n'igno-
rons pas, Aubert, que le ſubier ou la matiere
de la fieure quarte ſoit le ſuc melancholique,
lequel amaſſé par ces cauſes, & ne pouuât eſtre
digeré par la chaleur naturelle, vient à ſe corrompre & excite la fieure. Les Medecins diuiſent ledit ſuc melancholique en deux ſortes,
l'vn naturel, qui eſt comme la lie du ſang, l'autre aduſte qui eſt comme le tartre congelé de
toutes humeurs deſſeichees, il ſe faict principalement de la bile iaune, & de la melancholie
aduſte, & quelquesfois auſſi de la pituite bruf-
lee, ſi nous croions les Arabes. Doncques
comme ainſi ſoit, que l'humeur melancholique qui eſt froide & ſeiche, eſt la matiere de
telles fieures, Nous diſons auec vous que leur
cauſe eſt en partie froide, & en partie ſeiche,
Mais nous nierons, comme faux, qu'elles ſoient
augmentees par l'vſage de toutes les choſes ſeiches & acres: Car veu que certe humeur eſt

espesse, visqueuse & gluante, & qu'icelle venant à desborder, se retire ordinairement &
s'amasse en la rate, au mesentere, & enuiron
les hypochondres, où finalement par succession
de temps elle s'endurcit. Certes, nul d'entre
les doctes Medecins ne doute qu'on ne la doiue amollir, digerer, ratifier, attenuer & inciser. Or les remedes qui ont moins de vertu à
cet effect, sont appellez des Grecs καλαϛικά ou
μαλαϛικά, c'est à dire mollifians: mais ceux qui
sont plus chauds & plus subtils iusqu'au second ou troisiesme degré, sont nommez des
Grecs ἀραιωπικά, c'est a dire rarefians, qui par
leur chaleur & siccité mediocre dissoluent &
dissipent les matieres solides & massiues, amollissent, digerent & font resoudre toutes duretez de rate, & des autres entrailles. L'vsage d'i-
ceux est requis & fort excellent sur tout és fiéures quartes. Ainsi l'escorce de fresne, de cappres, la racine de brionia ou couleuuree, de
concombre sauuage, d'hieble & de glayeul,
tous les simples chauds & mesme aucuns secs,
au tiers degré amollissent & dissipent toutes
duretez, estant pris au dedans ou appliquez
par dehors: car ils liquefient & attenuent la
rate endurcie. Le mesme pourrois-ie dire de
l'ammoniac, du bdellium, de l'opponax, du
galbanum, lesquels chacun sçait auoir vne
grande vertu d'amollir & digerer, quoy qu'ils
soient tous chauds & secs. Partant, comme
ainsi soit que les mollifians & rarefians conuiennent à la guarison de la fieure quarte, ainsi
que tous aduoüent, pourueu qu'ils soient prins

en temps conuenable, Vous n'eſtimerez pas,
Aubert, choſe abſurde & ridicule, ſi aucuns ſe
ſeruent auſſi de la cendre des yeux & par fois
des teſtes d'eſcreuiſſes, ou au defaut d'icelles
de gammarides, car les cendres de tels a-
nimaux crouſtez, principalement de leurs
yeux, ont auſſi en deſſeichant vertu d'attenuer
& faire reſoudre ceſte lie de l'humeur melancholique appellé tartre congelé par ceux que
vous qualifiez Paracelſiſtes. Que ſi vous auez
en horreur les calcinations dont nous vſons
fort ſouuent : & ſi vous demandez pourquoy
elles ſe font, Aubert, apprenez le de Galien
au liure vnzieſme des facultez des medicamens
„ ſimples, où parlant du ſel il dit ainſi : Le ſel
„ bruſlé digere bien d'auantage que celuy qui ne
„ l'eſt pas, à ſçauoir, d'autant plus qu'il deuient
„ ſubtil par la vertu qu'il reçoit du feu. Mais,
Chap. 11. comme il eſt eſcrit au meſme liure, attendu
que les medicamés des parties ſubtiles ont plus
d'efficace que ceux dont les parties ſont grof-
ſieres, iaçoit qu'ils ayent pareille faculté, à
ſçauoir, d'autant qu'ils penetrent mieux : pour
ceſte raiſon ſeulement nous mettons en vſage
les eſcreuiſſes calcinees, ſur tout afin de de-
ſtruire les matieres limoneuſes & l'humeur
tartarée : Car on extraict le ſel des choſes par
calcination, mais on ne peut reſoudre le ſel
ſinon par le moyen du ſel, ſi vous l'entendez
bien : Et ainſi apprendres vous que la cure ne
ſe faict par contraires, mais par ſemblables,
quoy que n'en compreniez encores autre raiſon. Autrement, pourquoy diriez vous que le

grauier des efponges , le verre bruflé , le fang
de bouc fort feiché, les cendres de limaçons ou
efcargots, la pierre Iudaïque calcinee & l'os de
feiche , fubuiennent fi puiffamment au calcul?
Ie fçay que vous auriez recours à l'ancre facree
des afnes , c'eft à dire aux proprietez occultes :
Et toutesfois la raifon monftre que cela prouient du fel qui le fait refoudre & fortir par
l'vrine. Que diriez vous doncques du Troglo-
dys, cet excellent remede dont les Anciens fe
feruoient contre le mefme mal, & duquel Paul
Æginera faict mention en fon troifiefme liure , chapitre 45. Iceluy, di-ie, tout confit a- „
uec fel & mangé fouuentesfois tout crud chaffe „
la grauelle formee, & empefche qu'à l'aduenir il „
ne s'en engendre plus. Que fi on le brufle en- „
tierement auec des plumes , toute la cendre „
prinfe dans vn breuuage de vin pur, & de miel „
auec vn grain de poiure, peut caufer mefme „
effect. Vous voyez comment, & en quelles
maladies les Anciens ont femblablement vfé
defdites cendres que vous furnómez abfurdes
felon voftre efprit, à fcauoir , pour chaffer la
grauelle des reins , dont la matiere eft toutesfois vne humeur fi efpeffe, que par chaleur elle
fe conuertit en pierre. Or Hollerius & Mathiole ont remarqué combien grande vertu il y
a efdites cendres calcinees, & on l'a mille fois
recogneu par certaine experience. Ie n'obmettray point auffi le Cryftal qui tient le premier
lieu entre les autres medicamens qu'on employe à cette maladie : Le Cryftal, di-ie, calciné au four de reuerbere, dont finalement on

extraict vn fel qu'on faict refoudre en humidité pour en compofer vne huille excellente , eſt
auſſi fort vtile pour aneantir toutes obſtructiós
des entrailles. Par ainſi vous n'auez point ſub-
jet deſtimer ſi ridicule le remede qu'on prend
des yeux d'efcreuiſſes calcinez, ny de vomir ſur
iceluy le venin de voſtre courroux. J'adjouſte-
ray que ſelon Galien , & au iugement de tous
les Anciens , leſdits cancres calcinez, par la
proprieté de toute leur ſubſtance ont vne vertu admirable contre les morſures de chien enragé. Or les paroles que rapporte Galien de
ſon precepteur Pelops , denotent que la rage
,, eſt auſſi vne maladie treſſeiche. Ce n'eſt pas
,, fans cauſe , dit-il , que l'efcreuiſſe eſtant vn ani-
,, mal d'eau, ſubuient à ceux qui ſont mords de
,, chien enragé, & qui craignent d'eſtre ſaiſis
,, d'vne maladie fort ſeiche, à ſçauoir, de la rage.

*Liu. 7. dès
facult, des
ſimp. me-
dic. ch. 30.*
Reſte à preſent que ie parle de l'acrimonie que
vous trouuez en la calcination des efcreuiſſes.
Icelle, dictes vous , augmente la fieure quarte:
Mais ie doute que ces paroles ne facent croire
aux Doctes , que vous ignorez du tout ce que
veut dire faueur acre: Car nous pourrions fans
difficulté verifier que la cendre d'efcreuiſſe
n'eſt point acre , veu qu'il eſt notoire à tous
Phyſiciens que les choſes acres ſont extreme-
ment chaudes : telles que ſont les deux efpeces
qu'en font les Medecins : Car les vnes ſe peuuent manger, les autres non : celles-là ſont par-
*Des facult.
des medic.
ſimp. liu. 7.
ch. 17.*
ticipantes de certaine qualité douce , ou pour
le moins obſcure, celles-cy ſont mortelles au
dire de Galien, ou bien au moins entament-
elles

elles noſtre peau eſtás appliquées ſur icelle. Et
telles choſes ſe doiuent appeller acres, à ſçauoir, tandis qu'elles ne ſont point meſlées auec
d'autres qualitez, leur fonction & propre office eſt de bruſler, comme le propre effect de
l'amer eſt d'attenuer, & du doux d'alimenter.
Or que les cendres d'eſcreuiſſes n'ont telles
proprietez, les paroles de Galien en font foy,
quand il diſcourt touchant les differences des
ſaueurs amere & acre: Car il dit que l'acre eſt
accompagnée de quelque humidité, mais il
aduoüe que toutes ſaueurs ameres ont non
ſeulement vertu d'eſchauffer,& (comme celuy
qui les compare fort proprement) dit qu'elles
reſſemblent à la cendre. Parquoy vous deuiez
pluſtoſt dire que la cendre des yeux d'eſcreuiſſes eſtoir amere, que d'enſeigner qu'elle eſt
acre, l'humeur deſquels venant à ſe conſom-
mer, diminuer & euaporer par la chaleur, s'en-
ſuiuét la ſiccité & cineration. D'où vient qu'ils
acquierent vne qualité non acre, mais amere,
& quoy que leur ſubſtance ſoit terreſtre, elle
eſt toutesfois ſubtile, à ſçauoir, d'autant plus
que le corps meſme deuient ſubtil par la vertu
qu'il reçoit du feu, comme nous auons cy-
deſſus rapporté de Galien, & en eſt neceſſairement rendu chaud & ſec. Par ainſi ne faut-il
point doubter que l'amer ne deterge auſſi, attenuë & inciſe les humeurs craſſes & viſqueuſes, comme font la cendre & le ſalpeſtre ſelon
Galien, lequel vous pourrez veoir, afin que ne
ſembliez ignorer les principes meſmes. Mais
d'autant que ie recognois qu'on vous doit con-

Chap.18.
des facultez
des medic.
ſimp.

Simpl. 11.
ch. 31.

Simpl. 4
ch. 18.

H

ceder quelque choſe. Ie vous accorde volon-
tiers que la chaux des eſcreuiſſes eſt acre, mais
que par ſon acrimonie elle augmére la quarte,
c'eſt ce que i'improuue fort. Car ie vous prie,
dictes moy, Tous les dogmatiques tant Grecs
qu'Arabes, & meſme Paul Æginera ne per-
mettent-ils pas aux quartenaires l'vſage de ſeneué, de poires & des aulx, voire meſme les
ordonnent pour leur viure? Et le diatriompi-
peron ou le dioſpoliticon qu'ils appellent, ne
ſont-ils pàs nombrez entre les remedes de la
fieure quarte? Il ne ſera pareillement hors de
propos de mettre en auant les paroles d'Hollerius Medecin tres fameux, touchant & pour
ceſte opinion quand il diſcourt du viure des

Liu. des
ſieures. quartenaires. Pour le regard du viure, dit-il,
on peut au commencement vſer de matiere
» temperée : mais entre le commencement & la
» vigueur, de choſes acres, comme de ſeneué &
» de viandes ſalees, dont l'vſage eſt auſſi loiſible
» apres la vigueur. Il adiouſte ſur la fin : Car on
» preſcrit es viandes ſalées à cauſe que le ſel in-
» ciſe, attenuë, diſſipe les excremens, ſeiche,
» raſſeure la vertu & fortifie. Parquoy i'eſtime
qu'il vous eſt notoire & à tous, combien lour-
de faute vous auez commis en blaſmant noſtre
remede, puiſé certes, de la doctrine des Dogmatiques. Mais pour ce que vous ignorez ou
taiſez les autres ſimples qu'on y adiouſte : Ie
vous feray maintenant ce plaiſir de vous enſeigner la compoſition d'iceluy. Il admet la racine d'Aron preparée, cóme auſſi les racines d'a-
core vulgaire, & de pimpernelle preparées &

seichées, les yeux d'escreuisses calcinez (desquels pour chacune dose ny entre pas demy
scrupule) la semence de cresson alenois & du
succre, le tout se mesle, la prise est vne cueille-
ree au matin, pour conforter l'estomac debile,
pour deliurer les entrailles d'obstructions, &
pour les duretez de la raté, c'est vn fort bon remede, lequel quoy que familier a toutesfois
esté souuent esprouué, & est iournellement
employé par beaucoup de sçauans Medecins:
Mais ie ne croy pas qu'aucun d'entre les doctes
die qu'il soit tant absurde & si dommageable
aux quartenaires. Si doncques vostre affection
& intention estoit de redarguer les remedes de
Paracelse, vous deuiez choisir quelque chose
de plus specieux, pour y exercer la grandeur de
vostre esprit, & faire preuue de vostre sçauoir:
Car combien que tels remedes soient Theophrastiques, ainsi que vous les appellez par
mespris, ils sont neantmoins conformes à la
raison, & doiuent estre approuuez de tout expert Medecin. Mais paraduenture, direz-vous,
que le diuin Hipocrate & Galien n'en ont eu
cognoissance. Et pourtant concluez - vous
qu'ils sont à reietter: Mais c'est à vostre iugement, qui toutesfois n'est fondé sur aucune
raison : Car nous n'auons point en mespris leur
grande doctrine & diuin sçauoir, aussi ne dif-
famons-nous pas leur memoire, disans qu'encores qu'ils ayent les premiers excellé en l'art
de Medecine, si n'ont-ils pas fondé & esprouué toutes sortes de medicamens, ou cogneu
leurs facultez : Car la vie est courte, comme

H ij

dit Hippocrate, & l'Art qui consiste en experience mesme dangereuse & trop long. Galien
escriuant du vif argent au 4. des simples chapitre 19. n'a point eu honte de confesser qu'il
n'auoit oncques esprouué s'il causoit la mort,
soit aualé soit appliqué par dehors. Il ne faut
pas que vous croyez que Theophraste ait esté
le premier & seul Autheur de tant de remedes
incogneus, que luy-mesme confesse en ses liures auoir appris en communiquant auec plusieurs doctes Philosophes & Medecins, tant
Egyptiens que principalement Arabes ; chez
lesquels il a demeuré captif l'espace de quelques annees, afin d'y apprendre quelque chose,
d'où il a finalement rapporté les despoüilles de
tant de beaux remedes qui tous sont prins en
partie des huiles extraites d'espiceries, d'herbes, fruicts, fleurs & semences, & des essences
de tous laxatifs, vne goutte desquelles aura
plus d'effect que tant de dragmes & onces:
pour faire qu'elles operent en toute leur substance, on les peut espandre & jetter dessus leur
propre sel, ce qu'on peut faire en plusieurs
ainsi qu'en d'autres, la terre doit estre reiettee
comme du tout motte, & entierement contraire à la purgation. On faict aussi plusieurs
belles & bonnes preparations de diuerses sortes de resine, gommes, & autres vegetaux, tout
ainsi que de diuers membres de beaucoup d'a-
nimaux bien preparez, on compose grand
nombre de remedes salutaires, comme de la
preparation de vraye mumie, notoire aux seuls
Theophrastiques, se faict vn excellent remede

contre les maladies peſtilentielles, de l'huile &
ſel de crane humain non enterré, contre l'epilepſie. Des huiles de miel, contre les pierres.
Des autres preparations de graiſſes, pour addoucir & faire mieux reſoudre, comme auſſi
du muſc, de la ciuette, du caſtoreon, de corne
de licorne, d'iuoire, de corne & d'os de cœur
de cerf, contre les maladies cordiales & autres.
Auſſi faict-on pluſieurs extraits d'infinis autres,
la preparation de tous leſquels s'eſt deſcouuer-
te par l'art chymique que vous condamnez:
Car les remedes Theophraſtiques ne ſe prennent pas des ſeuls metaux & pierres precieuſes, comme pluſieurs croyent & font croire
à tout le monde, auſſi ne ſont ils acres & violents ainſi que criaillent les ignorans & peu experts, ains ils ſont tres-doux & fort conuenables à noſtre nature qu'ils conſeruent, viui-
fient, purifient le plus ſouuent par ſueurs tant
ſeulement: Bref toute leur ſubſtance eſt grandement profitable, comme beaucoup de gens
doctes experimentent iournellement auec
heureux ſuccez: Mais nous auons plus qu'aſſez ou trop parlé de ces choſes. Venons maintenant à ce que vous eſcriuez touchant les
metaux.

H iij

BREFVE RESPONSE

de Ioseph du Chesne, &c. au liure de Iacques Aubert touchant la generation, & les causes des metaux.

Agricola liu. 8. de la nature des minereaux.

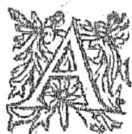

AVCVNS escriuent que le metail est vn corps mineral naturellement, ou liquide, comme l'argent vif: ou dur & ne pouuant estre fondu par l'ardeur du feu, tels que sont l'or, l'argent, le plomb, l'estain: ny amolly comme le fer. Mais d'autres sous ce nom de metail, ont proprement entendu ce qu'on fouït de terre, & tire hors des entrailles de la terre. Ainsi Onesicritus a escrit qu'il y auoit vn metail de rubrique ou craye rouge en Carmanie. Et Herodote de sel, en Lybie, aupres de la montagne d'Atlas, dequoy Pline rend tesmoignage au liure 33. de son histoire naturelle. Finalement, quelques autres ont proprement appellé metail, ce qui estant fondu retourne en sa forme precedente, & qui se peut duire & estendre auec le marteau, & qui est dur & capable d'impression. Et pourtant les ont-ils diuisé en six especes principales, à sçauoir, en or, argent, airain, estain, plomb & fer. Aucuns y ont adiousté le vif argent, n'entendans pas qu'il soit actuellement metail, mais seulemét en puissance. Or les Chymiques ont accoustumé de les appeller des noms qui

appartiennent aux Planettes ou Astres errans,
non qu'ils rapportent leur matiere aux Planettes, comme pense seulement Aubert : Mais en
partie ayans esgard à certaine ressemblance des
plus grands & principaux Astres, à raison de
laquelle ils ont appellé Soleil & Lune les deux
plus parfaicts metaux, & à cause de la dureté du
fer, ils l'ont appellé Mars, que les Poëtes ont
feint Dieu de la guerre & des armes, & l'argent
vif Mercure en consideration de son grand &
presque incertain mouuement : En partie aussi
pour cacher leurs secrets sous certaines couuertures enigmatiques à l'exemple des Pythagori-
ciens. Au demeurant, ie n'apperçoy aucune raison pour laquelle on doiue propremét nóbrer
l'Antimoine entre les metaux, parquoy (n'en
desplaise à Agricola sur l'authorité duquel Aubert est appuyé) on le doit retrancher du rang
d'iceux, veu qu'il repugne du tout à leur definition : Car tous les metaux liquifiez retour-
nent à leur propre forme, & font tous ducti-
bles, durs & susceptibles d'impression, à raison
dequoy ils font distinguez & separez de plusieurs pierres capables de fonte ou liquefactió,
esquelles l'humidité n'est parfaictement meslee
auec le sec terrestre, comme aussi de diuerses
pierres à feu, & des demy metaux. Mais les doctes experimentent iournellement que l'Antimoine fondu perd totalement sa premiere forme. Et veu qu'on recognoist par l'experience
qu'il ne peut s'estédre ny ne peut receuoir d'im-
pressió, on ne doit propremét l'appeller metail.
Neantmoins nostre Aubert a trouué bon de le

faire , luy qui eſt tellement verſé en la cognoiſſance des metaux, qu'il controuue encores que
l'eſtain de glace (qui eſt vrayement le biſemut,
& ce genre de plomb cendré , dont Agricola
traicte amplement au liure 8. de la nature
des mineraux) eſt l'Antimoine cuit & le regule
des Chymiques , choſe du tout abſurde : car
l'Eſtain de glace , qu'on appelle proprement
biſemut, n'eſt pas l'Antimoine preparé en quelque ſorte que ce ſoit , auſſi ne peut-on dire que
le regule des Chymiques extraict de tartre & de
Souphre ſoit le biſemut : ce que ie laiſſe à iuger
aux doctes, & à tout hôme de ſain entédement.
Mais cela ne ſert beaucoup à noſtre propos,
veu que pluſieurs choſes comme nous auons
dict , ſont appellées du nom de Metail , & toutesfois improprement. Il faut en cela excuſer
Aubert qui n'a iamais veu de mines pour en iuger droictement , & n'a compris ce que veut
dire Agricola. Cependant il ſe plaint de ce que
les Chymiques diuiſent leſdits metaux en parfaicts & imparfaicts , & trouue cela ridicule
pour pluſieurs raiſons. Premierement , d'autant que la definition qu'en donne Gebert , ne
conuient pas moins à l'vn qu'à l'autre metail,
veu toutesfois que pour bien diſcerner les parfaicts d'auec les imparfaicts , il deuoit poſer
vne definition conuenable aux vns, & vne autre
aux autres· Comme ſi la definition de l'homme
ne conuenoit pas à vn enfant, iaçoit qu'il n'ait
encores atteint l'aage viril , & qu'à raiſon de
pluſieurs accidens il ſemble en eſtre different,
ainſi que les metaux ſont diuers entre eux. De

mefme faudroit-il que la definition des Coraux
blancs & rouges fuft autre & diuerfe, combien
toutesfois qu'ils font differents les vns des autres, d'autant que les blancs ne font paruenus
au dernier degré de perfection pour n'eftre
exactement cuits : Et neantmoins, les vns & les
autres ont vne mefme definition . Mais pour
mieux verifier fon opinion, Aubert efcrit que
tout ce qui a vne forme effentielle, telle qu'ont
indubitablement les metaux eft de neceffité
parfaict, & que la nature benigne mere de routes chofes en parfaifant fon œuure ne ceffe nullement, & ne s'arrefte point qu'elle n'ait atteint le but qu'elle s'eft propofé, finon qu'il y
ait empefchement. Il adioufte que la matiere
dont fe faict quelque chofe naturelle, & que la
nature met en œuure fe meut tandis, iufqu'à
ce qu'elle ait acquis & receu fa forme effentielle. De tout cela finalement il conclud que
les metaux ne fe peuuent diuifer en parfaits &
imparfaicts, & qu'on ne doit nullement dire
que l'or foit plus excellent ou plus parfaict que
les autres, encores qu'il ait dauantage de fplendeur & foit plus temperé, Ce qu'il nous faut
entierement refuter, comme raifons defectueu-
fes & friuoles. Et afin que nous parcourrions
& examinions le tout par ordre conuenable:
Il nous faut monftrer que les vrais Philofophes
ont raifon de dire que l'or eft plus parfaict, plus
excellent, & plus pur que les autres metaux
parfaicts & imparfaicts, finon auec raifon.
Doncques pour m'appuier auffi fur l'authorité
d'Agricola de qui Aubert a prins tout ce qu'il

allegue, iceluy au liure des chofes foufterrai-
nes efcrit, que les metaux different les vns d'a-
uec les autres, non feulement en fplendeur,
mais auffi en couleur, faueur, odeur, pefanteur & en vertu. Et fur tout parlant de la fplendeur (que vous mefmes aduoüez auffi eftre
tant en l'Or qu'en l'Argent) il dict : Mais tant
" plus l'humeur eft fubtile, efpeffe & pure, d'au-
" tant plus le metail eft-il clair & luifant, c'eft
" auffi pourquoy l'Or furpaffe les autres en cet
" endroit. Le mefme Agricola cherche auffi
" l'excellence de l'Or és differences de l'odeur,
faueur & pefanteur : Car les metaux imparfaicts eftant reduits en liqueur fe trouuent a-
mers au gouft, comme l'airain & le fer. Or la
caufe de cefte amertume eft la terre adufte
dont lefdits metaux font participans, comme
tefmoigne Agricola. Mais les autres, d'autant
qu'ils font compofez de terre pure & ont beaucoup d'eau, ils n'impartiffent aux liqueurs finon vn gouft douçaftre, côme l'Or & l'Argent.
Voire qui plus eft, la terre de l'Or eftant tres-
pure & bien deftrempée auec fon eau, en mefme temps qu'on le brufle il rend vne fumée
tres fubtile & prefque infenfible, laquelle eft
pluftoft douce que puante. Outre ce, ledict
Agricola dit encores qu'en purifiant l'Or par
l'ardeur du feu, il n'en fort comme point d'excrement, mais que les autres en jettent beaucoup, & ce l'vn d'auantage que l'autre à mefu-
fure qu'il eft plus impur. On doit auffi chercher
l'excellence de l'Or en fa force & vertu : Car
horfmis iceluy & l'Argent, tous autres metaux

s'euanoüiſſent en fumée dans le ciment & coupelle, & viennent à ſe perdre par la violence
du feu : ce qui leur aduient ſelon que la terre
qu'on y trouue eſt moins pure & mal deſtrempée. Auſſi d'autant plus que l'vn eſt abondant
en terre impure comme le fer, cela luy eſchet
pluſtoſt qu'à l'autre : Mais veu que le ſeul Or
ne peut eſtre conſommé par aucune chaleur de
feu, ainſi que dit Ariſtote, & attendu qu'il ne **2. des Me-**
perd rien de ſa peſanteur, ſoit qu'on le bruſle, **teores,ch. 6.**
ſoit qu'on l'examine, il faut que la terre d'ice-
luy ſoit tres pure, & parfaictemét meſlée auec
ſon eau. D'où prouient que la terre retient
l'humeur & empeſche qu'elle ne ſoit expirée,
l'humeur reciproquement guarantit la terre
d'eſtre embraſée comme dict Agricola : Cela
procede ſuiuant l'opinion de quelques autres
du ſec & de l'humide fort ſubtiles, & n'ayans
rien d'impur meſlé auec ſoy. Par ainſi l'Or eſt
naturellement plus pur & precieux que les autres metaux, d'autant qu'il les ſurpaſſe tous en
ſimplicité & pureté, & qu'il eſt fort eſloigné
de l'imperfection des elemens à cauſe de ſa
forme. Pline dict auſſi que l'Or ſeul n'eſt ſub- **Liu 33. de**
ject à eſtre conſommé par le feu, ce qu'à pareil- **l'hiſt. nat.**
lement chanté le Poëte cy-deſſus : Dont on **ch 3.**
peut recueillir qu'entre tous les metaux le ſeul
Or eſt non ſeulement le plus reſplendiſſant
& le plus temperé, mais auſſi le plus parfaict,
au regard duquel les autres metaux ſont deuëment appellez imparfaicts : Car la nature
viſe touſiours à la ſeule perfection, qui eſt la
production de l'Or, lequel ſeul entre autres

s'appelle metail parfaict. Et nul agent naturel, comme parlent les Philofophes, ne cefſe d'agir en fa matiere, & ne la quitte point auant que d'y auoir introduit la forme. Parquoy tandis que l'agent eſt conjoint à la matiere, ou pédant qu'il agit en icelle, cela eſt dict imparfaict, d'autant que la chofe n'eſt point parfaicte, ſinon apres l'introduction de la forme. Doncques comme ainſi foit qu'en tous metaux certaine eau viſqueufe appellée des Philofophes Chymiques, argent vif, pour y eſtre conforme tient lieu de matiere, & que le fouphre qu'ils appellent ainſi en confideration de quelque reſ-femblance, eſt côme l'agent & l'introducteur de la forme en ladite matiere : Aucun metail ne pourra eſtre dict parfaict, ſinon celuy duquel ledit fouphre eſt feparé : Mais pour ce que le fouphre fufdit êſt conjoint à la matiere des autres metaux par lequel ils fe peuuent diſſoudre, noircir, calciner & bruſler (ce qui leur aduient feulement à caufe d'vne exhalaifon feiche, qui eſt le fouphre, matiere capable d'ignition, c'eſt à dire, propre à eſtre bruflée; pourtant font ils appellez du tout imparfaicts. Mais au contraire, d'autant que le feul or eſt totalement defpoüillé de fouphre, dequoy l'alliance de l'Or & de l'argent vif eſt vn indice fuffifant:

Hiſt. nat.
liu.33.ch.6. car ainſi que dit Pline, toutes chofes fur iceluy excepté l'or, auec lequel feul il s'allie & l'attire à foy. Le feul or, dis-je, à ceſte caufe eſt exempt de toutes ces corruptions, & dedans & hors le feu. Or auec bonne raifon eſt-il dict parfaict & formé felon la premiere & vraye intention

de nature , accomply, par ce qu'il eſt paruenu
à ſa derniere fin qui le rend complet & pur,
d'autant que l'agent n'eſt pas conjoint à la
matiere, mais en eſt ſeparé. En faueur de ceſte
opinion Ariſtote parlant des metaux au 3. liure
des Meteores, Chapitre dernier, eſcrit ainſi.
Parquoy, dit il, tous ont de la terre en eux & ,,
ſont bruſlez, d'autant qu'ils ont vne exhalai- ,,
ſon ſeiche, mais le ſeul or entre tous, n'a point ,,
accouſtumé d'eſtre bruſlé en quelque ſorte ,,
que ce ſoit. Aubert non content de ces rai- ,,
ſons reſpondra, Toutes choſes ſont neceſſairement parfaictes qui ont receu vne forme eſ-
ſentielle. Or, dira-il , hors-mis quelque ſouffle
charbon, perſonne ne nie que chacun des metaux ait ſa forme ſubſtantielle, & par ce moyen
il conclura qu'ils ſont tous parfaicts. Mais
nous reſpôdrons facilement à ceſte obiection:
Car de vray les choſes qui perſiſtent en leur nature ſont nommées parfaictes en leurs eſpeces
au regard de leur forme ſubſtantielle, mais aucunes demeurent naturellement en leur eſpece, qui toutesfois ſe parfont comment que ce
ſoit par leur forme ſubſtantielle, vers laquelle
y a certain terme de mouuement. Et à cauſe
qu'elles tendent à vne autre derniere forme
ſubſtantielle qui les rend parfaictes & accomplies, pourtant ſont elles dictes imparfaictes
pendant leur demeure ſous ladite forme premiere, eu eſgard à celle derniere qu'elles peuuent acquerir. Que ſi on n'y a point deſgard,
qu'on les conſidere ſeulement en elles, alors
elles ſeront parfaictes en leur eſpece à raiſon

de leur forme substantielle, selon l'exigence de leur espece. Chacun peut recognoistre cela en la generation des œufs, où se trouue quelque terme de mouuement en l'acquisition de leur forme substantielle, qui demeure en tel estat. Mais d'autant que lesdits œufs sont destinez par nature, non à demeurer sous ladite forme, mais à engendrer vn oiseau, & par ce moyen acquerir leur derniere forme substantielle; pourtant sont-ils appellez imparfaicts sous la forme d'œuf, & la chose parfaicte apres la generation de l'oiseau, attendu que c'est la derniere fin des œufs. Semblable iugement doit. on faire des metaux, lesquels quoy que participans d'vne forme essentielle en leur espece, ne peuuent toutesfois estre dicts parfaicts au regard de l'Or, qui comme dict a esté, est seul parfaict auant que d'estre paruenus à ceste fin derniere & complette, sçauoir à la perfection de l'Or, & sinon qu'ils soient deuenus Or. Et tout ainsi qu'en la generation de l'Embrion, on faict comparaison de l'ame vegetatiue à la sensitiue, & de la sensitiue à la raisonnable, d'autant qu'elles sont comme dispositions à la raisonnable, & non comme formes, de mesme les autres metaux imparfaits, semblét se rapporter à l'Or. Parquoy les Chymiques ont eu raison de diuiser les metaux en parfaicts & imparfaicts: Car iaçoit que la difference des metaux soit en leur forme, neantmoins la differéce de l'espece ne sera proprement comme la difference du cheual & de l'homme: Mais elle sera plus propre estant prise de la matiere & de ses parties,

c'est à dire, eu esgard à la digestion & indigestion, à l'accomplissement & imperfection, veu
que la propre matiere de ces choses est du tout
semblable, mais elles sont indigestes, imparfaictes & destinées à l'Or. Quant à ce qu'Aubert iuge le fer plus noble que l'Or, pour ce
qu'il est plus commode à l'vsage des hommes.
Ie n'estime pas qu'il persuade cela à aucuns
Medecins tant ignorás soient-ils qui cherchent
le moyen d'acquerir, non du fer mais de l'Or.
Or ie croy auoir suffisamment parlé de l'excellence & perfection de l'Or, mais d'autant que
nous auons dict que tous estoient proprement
de mesme matiere, quoy qu'inegalement digerée en chacun d'iceux, ce qui est l'estat de la
question. Faut maintenant chercher ladite matiere des metaux. Les Philosophes diuisent la
matiere des Metaux, comme aussi des autres
corps mixtes en deux sortes, l'vne generale &
fort esloignée, qui se prend des Elemens comme toutes choses sont composées & esquels
elles se reduisent n'y ayant rien de plus. Or les
Peripateticiens soustiennent contre les Stoïciens que les seules quantitez & vertus des Elemens se penetrent les vnes les autres, & se meslent du tout ensemble. Les Stoïciens au contraire, veulent persuader que leurs substances
sont toutes meslées les vnes auec toutes les autres. Mais laissans telles opinions douteuses,
nous allós au port asseuré & tranquille, approu-
uans en cet endroit l'opinion d'Aubert qui estime que les Elemens ne subsistent pas actuellement & essentiellement és choses mixtes, ains

potentiellemét ou par puiſſance, ce que Galien teſmoigne au premier liure de la methode & façon de remedier, où il eſt eſcrit que les ſeules qualitez des Elemens ſe meſlent toutes les vnes auec toutes les autres. Quant à leur ſeconde & propre matiere, pluſieurs Philoſophes n'en ont pas meſme opinion, ains bien differente : Car aucuns ont dict que la prochaine matiere des metaux eſtoit vne exhalaiſon humide; quelques autres, que c'eſtoit l'eau diſpoſée par les autres Elemens, ce qu'a trouué bon Agricola, l'opinion duquel eſt approuuée de noſtre Aubert: d'autres, que c'eſtoit la cendre deſtrempée auec eau. Mais les Chymiques, dont Aubert taſche de renuerſer les opinions, ont dit que l'argent vif eſtoit leur matiere, aucuns y ont adiouſté le Souphre. Toutes leſquelles opinions il nous faut briefuement & ſoigneuſement examiner pour mieux eſclaircir la choſe. Et afin que chacun entéde qu'Aubert & les autres ont indeuëment aſſailly tant de grands Philoſophes Chymiques, Ariſtote ſans contredit Prince des Philoſophes, poſe double matiere des choſes qui par puiſſance & vertu celeſte ſe font, tant dedans que deſſus la terre, à ſçauoir l'exhalaiſon & la vapeur, par le meſlange dequoy il eſtime que toutes choſes ſe font & engendrent dans les entrailles de la terre: Auſſi diſtingue-il toutes choſes ſouſteraines en deux eſpeces, à ſçauoir en mineraux & metaux. Les mineraux ſont ainſi nommez à cauſe qu'on les mine, c'eſt à dire, qu'on les fouït & tire hors de terre, qu'ils reſſemblent à terre minée, & qu'on ne les peut

fondre

3. Meteore chap. dernier.

fondre ou liquefier, comme les pierres qui se
font d'exhalaison seiche ardente, laquelle con-
somme l'humidité par sa chaleur, & la brusle
aucunement. Les autres sont les metaux, aucuns desquels se peuuét liquefier, pour ce qu'ils
participent d'auantage à la nature de l'humide
que du sec, comme le Plomb & l'Estain, qui
sont appellez des Latins *fusilia* ou *liquabilia*,
d'autant qu'on les peut mieux fondre qu'estendre. Mais ceux qui s'estendent plus facilement
qu'ils ne se fondent comme le Fer, sont appellez *ductilia*, dont la matiere propre est vne exhalaison vaporeuse, qui s'amasse & congele
en metail par le froid, suiuant l'opinion d'Aristore, qui semble à nostre Aubert digne de re-
prehention. Pour ce, dit il, qu'en la nature
des choses, on ne peut nullement passer d'vne
extremité, à l'autre sans quelque moyen. Or
est il certain que les metaux & les exhalaisons
ont des qualitez repugnantes, celles-cy estans
tres-subtiles, & ceux-là fort espais, dont il conclud qu'en la generation des metaux les exhalaisons & vapeurs se figent necessairement en
humeur auant que s'endurcir en metaux. Il a
puisé cela d'Agricola, mais Iacques Schegkius
homme de tres grand sçauoir, defend assez
Aristore indeuëment repris, c'est en ses Cómen-
taires sur le liure d'Aristore touchant les Meteores, où il enseigne qu'autre est l'exhalaison
ou la vapeur dont l'eau se cógele, & autre celle
des metaux, veu mesme que celle dont se faict
la gelée est differente: car elle a quelquefois
plus de pesanteur & d'espesseur que n'a celle

Liure 5. de la genera-tion & des causes des choses sous-terraines.

I

dont l'eau ſe congele. Par ainſi ceux qui pro-
poſent l'eau pour matiere des metaux, font la
dite matiere plus eſloignée que ceux qui mettent en auant l'exhalaiſon, veu que la pluſpart
des meteores s'engendrent de ces exhalaiſons
& matieres vaporeuſes extraictes de l'eau & de
la terre par la chaleur, ſans laquelle n'y a aucune
fertilité en la terre ny en l'eau : Car la chaleur
produit ces deux choſes comme ſon premier
fruict, en la nature deſquelles eſt repreſentée
la vigueur de leurs parens, à ſçauoir les Elemés
à quoy ſe rapporte auſſi leur vertu generatiue,
comme ainſi ſoit que deux qualitez agiſſent
comme maſle, les deux autres comme femelle,
& les vnes & les autres obtemperent au temperament celeſte comme à leur pere. D'où
vient que ces choſes inanimées ont accouſtumé de s'engendrer par le moyen des qualitez
premieres: or cela ſe peut apperceuoir & comprendre par le ſens: Car on trouue par fois és
lieux ſous-terrains des vapeurs tant eſpeſſes,
que les fouiſſeurs en ſont empeſchez de reſpirer, & quelquesfois auſſi ſuffoquez à cauſe de
leur eſpeſſeur comme dict Galien. Que ſi elles
ſont tellement eſpeſſes, qui croira que les metaux & les exhalaiſons ont des qualitez contraires qui les empeſchent de ſe pouuoir congeler
en ſolide matiere de metaux ſans autre moyen,
ainſi que la peſante vapeur ſe côuertit en gelée?
Dauantage, puis que pluſieurs teſmoignent
qu'il a pleu de l'Airain & du Fer, & qu'en la
haulte region de l'air ſe congelent & procreent
des pierres & tels autres corps, comment en ſin

feront ils engendrez d'eau & de terre qui ne
peuuent demeurer en l'air, pluſtoſt que d'exhalaiſon & vapeur, leſquelles y peuuent penetrer
& ſubſiſter à cauſe de leur tenuité & chaleur?
Parquoy il eſt certain que les metaux procedét
pluſtoſt d'exhalaiſon que d'eau, laquelle exhalaiſon ſe congele d'autant plus facilement qu'-
elle eſt craſſe. Mais qu'eſt il beſoin d'en parler
d'auantage? veu pu'il eſt notoire à tous Philoſophes que toutes choſes prouiennent de ce
en quoy elles ſe reduiſent finalement? Or tous
les metaux hors mis les deux parfaiɭts, qui
pour eſtre mienx digerez ont vne matiere plus
maſſiue & fixe, ne ſont-ils point reduits en exhalaiſon ou vapeur, & ne s'eſuanouiſſent-ils
paſtotalement en l'air, quand on les examine
dans le ciment ou coupelle? en fumée certes
qui ne ſe conuertit pas en eau ou qui n'humeɭte
point, mais qui eſt craſſe à cauſe de la terre y
meſlée, & qui ſe congele & eſpaiſſit par froidure. Les Orfeures peuuent iournellement
recognoiſtre cela & encores mieux les Philoſophes par leurs ſublimations, la Tutie en fait
foy, comme auſſi la Cadmie, la Pompholix &
telles autres, qui eſleuées par les vapeurs des
metaux ſ'attachent aux parois des fournaiſes,
denotent qu'elles ſont craſſes és minieres, &
ne reſſemblent nullement à l'eau. Qu'Aubert
doncques ſe taiſe auec ſon argumér de plomb,
luy qui s'eſt efforcé de deſchirer l'opinion d'A-
riſtote, qu'il ne iuge point legerement des choſes dont il n'a cognoiſſance, qu'il adiouſte foy
au dire des expers, & ſe perſuade que les va-

I ij

peurs sont fort espesses, dont les metaux se
congelent premierement & s'endurcissent sans
autre moyen. Ayans defendu Aristote, voyons
quel iugement il fait de tous les autres Philosophes & sçauans hommes. Aubert confute
l'opinion d'Albert le grant, de Geber, & des
autres charbonniers, car cet excellent censeur
nous honore d'vn telle nom, & qualifie ainsi
ces grands personnages, pour auoir dit que la
prochaine matiere des metaux estoit l'Argent
vif & le Souphre, taschant aussi de verifier par
quelques argumens qu'ils se sont fouruoyez. Il
dict en premier lieu n'estre pas vray-semblable
que la propre matiere des metaux soit l'Argent
vif, d'autant qu'il ne peut se congeler. Voila
certes vn argument fort releué, & qui merite
bien d'estre tant de fois repeté par son autheur,
auquel toutesfois nous auons respondu cy dessus. Il dit que l'Argent vif ne peut se congeler
à raison de sa substance aërienne. Mais qui
n'aduouëra qu'au regard de l'eau la vapeur
qu'auons conclud estre la matiere prochaine
des metaux est aërée? Et neantmoins qui osera
nier qu'elle ne se puisse congeler? Ie confesse
doncques que l'Argent vif est de substance aërée, en consideration dequoy plusieurs Philosophes l'ont creu n'estre metail sinon en puissance: Mais ie dy que combien qu'il soit aëré,
si rend il vne vapeur bien espesse, & qui se
congele par froidure, ainsi qu'on peut veoir au
mercure sublimé, & en plusieurs autres preparations d'iceluy, par lesquelles il iette des fumées & vapeurs qui toutesfois ne sont telles

ment aërées qu'elles viennent à se condenser.
Mais que direz vous touchant les metaux imparfaicts lesquels ainsi que cy dessus a esté dit,
s'esuanouïssent en fumées & halcines quand
on les esprouue? Bref, que direz vous de leur
matiere & forme reduites à neát? n'aduouërez
vous pas que cette vapeur laquelle nous appellons vif Argent est leur matiere, veu que les
metaux se reduisent finalement en iceluy? Mais
Aubert allegue cecy d'Aristote, Si ces choses
qui sont d'eau participent d'auantage à l'air
qu'à l'eau, elles ne peuuent estre congelées,
telles que sont l'Huile & l'Argent vif. Or faut
il necessairement que la matiere des metaux
s'amasse & endurcisse, autrement ils ne pren-
droient pas forme de metaux, Parquoy l'Argent vif ne sera point leur matiere, attédu qu'il
ne peut nullement se congeler & endurcir.
Mais cet argument n'est en rien plus solide que
le precedent : Car il suppose qu'on luy accorde
ce dont il n'a premierement donné aucunes
preuues, & que nous auons ja nié, car nous luy
auons bien concedé que l'Argent vif est d'vne
substance aërée, mais qu'à cette cause il ne
puisse se congeler, nous le nions, veu qu'auons
demonstré que les vapeurs se congelent, outre
& contre son opinion. Aubert aduouë bien
qu'on les peut endurcir, mais il ne croit pas
qu'elles se puissent congeler en dureté & forme de metaux, soit par artifice, soit par nature,
Comme si estimer estoit demonstrer. Il nie
doncques que l'Argent vif soit la matiere des
metaux, mais la raison qu'il apporte, à sçauoir,

pour ce qu'il eſt de ſubſtance aërée, n'a aucun poids: car nous auons monſtré par Ariſtote, que combien qu'au regard de l'eau la vapeur ſoit de ſubſtance aërée, ſi ne laiſſe elle pourtant d'eſtre la prochaine matiere des metaux. Par ainſi il conuient diſtinguer les choſes aërées: Car celles qui ſont totalement & ſimplement aërées ne ſe peuuent coaguler par predomination ny par chaud, ny par froid, d'autant que leur humidité aerée ne peut eſtre deſeichée, la terreſtre n'y eſtant point. C'eſt auſſi pourquoy ſelon Ariſtote, elles nagent ſur l'eau comme l'huile, & pour ce qu'elles ſont la matiere du feu, elles s'enflamment aiſément comme faict ladite Huile, & meſme les bois qui nagent tous ſur l'eau excepté l'Ebene, d'autant qu'il eſt beaucoup plus terreſtre, ainſi qu'on peut iuger par ſa peſanteur. Mais l'Argent vif ne s'enflâme point, auſſi n'eſt-il matiere de feu, ains y eſt autant contraire que l'eau: ſemblablement il n'eſt point leger, ains il eſt ſi peſant, que les plus ſolides corps de tous metaux nagent au deſſus d'iceluy hormis le ſeul Or, à cauſe de leur grâde proximité, parquoy il eſt certain qu'il eſt d'autre ſubſtance que ſimplement aerée, telle qu'eſt l'Huile. C'eſt pourquoy eu eſgard à la ſembance d'iceluy vif Argent, les Philoſophes Chymiques, ont dit que la matiere des metaux eſtoit cet Argent vif engendré de la premiere matiere de tous metaux bien meſlée, à ſçauoir, de l'humide viſqueux incorporé au ſubtil terreſtre incombuſtible, & bien meſlé egalement auec les moindres parties dans les cauernes

minerales de la terre, & attendu que la matiere
ne fe produit elle mefme, la nature bien ad-
uifée luy a donné vn agent propre, à fçauoir le
Souphre, qui n'eft autre chofe qu'vne certaine graiffe de terre, engendrée es propres mines de la terre, & condenfée par coction rem-
perée, pour cuire, digerer, & ainfi conuertir
ledit Argent vif en forme de metail. Parquoy
ce Souphre fe rapporte à l'Argent vif, comme
le mafle à la femelle, & le propre argent à fa
matiere propre. Ce n'eft pas qu'on trouue feparément en leur nature cet Argent vif & ce
Souphre dans les mines, felon la fotte creance
d'aucuns: Mais nature les a ja meflés enfemble,
& reduit en nature de terre par vne fort longue concoction. Cette eft la prochaine matiere
des metaux, tout ainfi qu'en la generation de
l'homme la nourriture eft matiere plus proche,
que les Elemens, le fang que les viures, la femence que le fang, & qu'en fin apres vne digeftion continuelle la matiere reçoit la forme
de l'homme: De mefme puis qu'on tient que
les metaux fe font premierement des quatre
Elemens, comme de quelque matiere generale
& premiere, Il faut que la difpofition foit faicte
felon cet ordre, à fçauoir que d'iceux Elemens
fe façent les vapeurs, des vapeurs vne eau vifqueufe (qui eft matiere encores plus proche
que lefdites vapeurs, afin qu'en defendant Ariftote Aubert ne penfe pas que nous contredi-
fions à nous mefmes) & pefante, meflée auec
terre fort fubtile & fulphurée, qu'on appelle
vif Argent, dont comme de matiere plus pro-

che moyennant le meſlange & l'action du Souphre exterieur ſe faict l'Or ou vn autre metail,
ſelon que la nature l'aura plus ou moins digeré.
Car comme eſcrit le Philoſophe au ſixieſme
liure de la Metaphyſique : Quand on dict que
quelque choſe ſe faict d'vne autre , c'eſt ou
l'extreme & parfaicte de la moyenne & imparfaicte,ou bien l'extreme de l'extreme, comme
l'air de l'eau. Or ſus, reuenons à noſtre Aubert.
il eſcrit que le Souphre ne peut auſſi eſtre la
matiere des metaux , mais entendons par
quelles raiſons il proue cela. Içeluy, dict-il,
s'engendre d'exhalaiſon chaude, onctueuſe &
ſeiche, mais les metaux ſe procreent d'autre
exhalaiſon chaude, humide ,& peu oncteuſe.
Voila certes vn bel argument, mais fallacieux,
Car il s'efforce de verifier ſes opinions, par celles qu'il a deſ ja combatu : Qu'il ayt doncques
ſouuenance d'auoir nié cy deuant contre Ariſtote, que l'exhalaiſon fuſt la matiere des metaux, Or maintenant il afferme que les metaux
s'engendre d'exhalaiſons , en quoy il ſe contredit , & pourtant n'av-ie beſoin de le refuter.
Il adiouſte pour confirmer ſon opinion, que
l'humidité faict amolir le Souphre comme le
Sel : Et quant aux metaux qu'ils ſe fondent ſeulement à force de feu : Mais la conſequence
tirée d'vn faux antecedent, n'eſt pas valable :
Car le Souphre ne ſe diſſoult nullement en
eau, mais ſe liquefie par chaleur comme le
Plomb, ce que noſtre contemplateur de metaux deuoit au moins experimenter auant que
d'aſſeurer ſi temerairement ce qui eſt tres faus

Parquoy on luy peut reietter le dard auec lequel il croyoit auoir endommagé les Chymiques : Il dit que le Souphre est de substance
aerée & ignée, cause pourquoy il ne peut s'af-
sembler & congeler; Mais i'ay cy dessus prouué
le contraire, Pourtant ne doit-il esperer autre
response de moy, veu qu'il n'a redargué nostre
opinion ny demonstré la sienne par raisons solides. Au surplus, cela mesme suffit que les
Philosophes chantent haut & claire, à sçauoir,
que ce Souphre qu'ils appellent n'est pas le
Souphre commun qui se brusle, en bruslant de
brusleure noire & & aduste, Comme ainsi soit
que leur Souphre blanchisse, rougisse, coagule, & finalement parface ce vif Argent Chymique, ignoré aussi du vulgaire en substance
d'Or selon la nature, ou de pierre philosophal
ou d'Or artificiel. Voila le vray Souphre caché,
l'vnique teinture, l'ombre du Soleil, & le propre ciment de son Argent vif, que les Philosophes ont representé sous diuers noms & couuertures enigmatiques. Dont appert qu'Aubert
se fouruoye entierement, & qu'à bon droit il
n'est nullement receuable, attendu qu'il parle
d'vn Souphre à luy incognu. Aussi ne deuoit
il attaquer les Philosophes Chymiques, à raison qu'ils enseignent que l'Argent vif & le
Souphre, sont la matiere des metaux, veu
qu'ils entendent cela de l'Argent & du Souphre non vulgaires : Car ils sçauent bien qu'on
ne trouue pas en leur nature dedans les mines
ceux dont ils parlent : Mais ils disent que des
deux meslez ensemble, comme dit a esté, se

faict vn certain tiers, retenant les natures, proprietez & vertus d'iceux, afin que chacun des
metaux s'en puisse engendrer, selon la diuersité
de la composition, digestion & lieu. Ces choses suffiront touchant la prochaine matiere des
metaux, laquelle Aubert veut estre l'eau dispo-
sée par les autres Elemens : Mais il a celé ou
obmis la raison qui luy a persuadé vne telle o-
pinion, s'estant contenté de dire que cela auoit
esté manifesté par d'autres, où qu'il l'auoit
trouué és escrits d'autruy, qui est certes le lan-
gage d'vn homme qui verifie son sentiment
par la foy d'autruy & non par raison, ainsi
qu'ont accoustumé de faire les vrais Philosophes. Or maintenant les causes efficientes ou
actiues nous requierent de venir à elles. Les
Philosophes en font deux sortes, & autant de
passiues : Car la chaleur & la froidure sont appellées par Aristote ποιητικαὶ, pour ce qu'elles
ont vertu de mouuoir, mais l'humidité & la
siccité sont nommées παθητικαὶ, par lesquelles
les choses patissent ordinairement plustost
qu'elles n'agissent quelque chose. Aussi dict-
on que les premieres qualitez comme plus nobles & de nature plus excellentes agissent en
icelles, & que par leur efficace la forme est pro-
duite és choses : Car la matiere n'est cogneuë
par elle mesme, mais par le changement, lequel n'a accoustumé de se faire sans passion,
non plus qu'icelle passion sans attouchement,
laquelle est abolie, tant par l'vnion naturelle
& concretion, que par l'introduction de la
forme. Au reste, faut obseruer que pour le

meßange du fec & de l'humide, les corps font premierement dits concrets, puis apres mols, & durs. D'iceux concrets y a triple difference: Car où c'eft vn humeur aqueufe qui fe congele, ou c'eft quelque chofe de fec terreftre, ou vn meßâge des deux enfemble. Iceux auffi tantoft fe fondent, tanftoft fe deffeichent, tantoft font humectez, tantoft amollis: Mais ceux-là font incoagulables, efquels predomine le fec igné, tels que font le miel & le mouft, ou l'humide aere comme les oleagineux, Parquoy auffi ne font-ils pas Elemens ny fuiet des paßions. Or quant aux corps qui fe congelent & s'endurcif-fent, felon Ariftore les vns font ainfi difpofez par chaleur qui deffeiche l'humidité, & les au-tres par froidure qui chaffe la chaleur. Ceux doncques que la chaleur congele en feparant l'humidité, fe diffoudent par froidure, laquelle y fait rentraire l'humide, comme le Sel: Mais ceux qui fe congelent eftans priuez de chaleur, fe diffoudent par la chaleur qui rentre en iceux, comme les metaux. Car tous corps propres à eftre fondus fe liquefient, ou par feu ou par eau. Ceux que l'eau reduit en liqueur ont ne-ceffairement efté congelez par le chaud & le fec, c'eft à dire, par la chaleur ignée: mais ceux que le feu rend liquides, ou defquels il diffout en partie la concretion (comme la corne) fe congelent par froidure: Car les effects con-traires ont des caufes contraires. Et d'autant que les metaux fe liquefient par chaleur, Il eft auffi neceffaire qu'ils foient premierement congelez par froidure, comme par leur caufe

efficiente. Dequoy nul des Philosophes Chymiques n'est en doute, iaçoit (comme dit
quelquesfois Aristote) que l'experience nous
face veoir le contraire : Car le Sel congelé aussi
par chaleur peut estre dissour & liquefié par le
feu mesme, selon que i'ay souuent experimenté, & cestuy Sel est mommé fusible. Nostre
Aubert semblablement ne deuoit reprendre
ce grand Philosophe Albert le grand, pour
auoir rapporté la vertu de produire les metaux
à la chaleur : Veu que Albert n'a entendu parler de la seule chaleur comme il croit. Il faut
doncques sçauoir, ainsi qu'enseigne Aristote,
qu'auec raison on dit que les choses patissent
plustost qu'elles n'agissent : à sçauoir, d'autant
que la froidure appartient proprement aux
Elemens passifs, c'est à dire, à l'eau & à la terre,
qui tous deux sont naturellement froids : Car
ils ne reçoiuent d'ailleurs la froidure comme la
chaleur, mais par l'absence de la chaleur se
froidissent d'eux mesmes, & non par cause externe comme l'air le feu. Par ainsi, iaçoit
que la froidure ayt vertu d'agir és corps mixtes,
elle a toutesfois plus d'efficace à corrompre
qu'à engendrer. C'est pourquoy les Chymiques ne doiuent ainsi estre repris, encores
qu'ils dient que pour former les metaux, nature a besoin de chaleur soufterraine, comme de
cause efficiéte plus efficacieuse, qui mesle, change, dispose, digere & cuise leur matiere, & par
prolongation ou long traict de temps la forme
en Or comme en sa derniere fin : Aussi ne les
falloit-il blasmer en ce qu'ils referent quelque

vertu à l'influence des corps celestes : Car Aristote au liure du Ciel & du Monde, & au liure
touchant les proprietez des Elemens confirme
leur opinion en ces termes: Pour ce , dit-il , „
que les premiers principes tendans à engen- „
drer & introduire la forme en chacune chose , „
sont les Estoilles & corps Celestes par leur „
mouuement & lumiere : Car iceux mouuent „
premierement estans meus des intelligences , „
afin de parfaire la generation & corruption naturelle pour conseruer les especes , aussi donnent-ils la forme & perfection , & comme il
veut en vn autre lieu, le Soleil & l'homme engendre l'homme. Pareillement Aubert conclud mal de cette raison, que l'art de Chymie
est vain si la vertu des Estoilles fait congeler
les metaux, veu que cette vertu celeste n'est en
la puissance & iouyssance des Chymiques : Car
iceux croyent auec le philosophe , que si les
formes s'introduisent és choses inferieures, par
le mouuement & lumiere des corps celestes, &
par leur situation & regard, le mesme aduient
aussi par consequent és metaux : Mais cela prouient comme d'vne cause generale & fort esloignée : Car , ainsi qu'auons dit , elles ont vne
autre cause efficiente plus proche, à sçauoir la
chaleur, qui par sa vertu dispose, digere & parfait les metaux congelez dans les entrailles de
la terre. Ayant doncques expliqué ces choses,
faut veoir où tend Aubert, & quel est son dernier but. Il dit que le trauail qu'employent les
Chymiques à parfaire les metaux n'a aucun effect ny valeur , & nie que par aucune industrie

on puiʃʃe parfaire & couertir en Or & Argent
l'Airain, l'Eʃtain, le Fer, ou le Plomb, qu'ils appellent metaux imparfaicts. Et en premier lieu,
dit il, c'eʃt choʃe certaine que ces quatre metaux ʃont parfaicts : Mais au contraire nous
auons demonʃtré n'aguerres qu'ils eʃtoient imparfaicts pour beaucoup de raiʃons, Auʃʃi ne
peut on nier qu'on ne les puiʃʃe rendre plus
parfaicts & excellens en leur eʃpece, par artifice
& legere preparation. Ariʃtote par le bien à ce
,, à ce propos, au 4. des Meteores, chap. 6. le Fer
,, eʃpuré, dit il, ʃe fond auʃʃi tellement, qu'il
,, deuient humide & ʃe fige de rechef. On ne
,, fait ordinairement l'Acier qu'en cette manie-
,, re : Car l'impureté du Fer deʃcend & ʃe retire
,, au fond : Mais quant on l'a ʃouuent affiné &
,, rendu pur & net, c'eʃt Acier. Tant moins le Fer
a d'excrement, tant plus eʃt-il excellent. Mais
laiʃʃons l'authorité puis que nous auons cy de
uant aʃʃez verifié cela par raiʃons philoʃophi-
ques, par meʃme moyen demonʃtré à ʃuffi-
ʃance que l'Or ʃeul eʃt parfaict, & tous les autres metaux imparfaicts. D'auantage, afin de
rendre impoʃʃible l'art de tranʃmutation, Aubert dit encores : Les choʃes qui ʃe parfont &
forment par artifice ʃont artificielles. Or les
metaux ʃelon la definition tant du nom que de
l'eʃʃence, ʃont naturels, car ils ʃont mineraux,
dit il, & prouiennent du ʃeul principe naturel : Parquoy ils ʃont naturels. Tout cela eʃt
pris d'Ariʃtote : Car les choʃes naturelles ont
en ʃoy le principe de leur production, mais les
artificelles ne l'obtiennent ʃinon de dehors &

d'ailleurs. Il adiouste pour le trancher court,
que l'art n'introduit aucune forme naturelle,
dont il conclud qu'il n'y a aucuns metaux artificiels. Sus doncques, nostre deuoir est de de-
struire cela, pour verifier que l'art Chymique
est vray, lequel suiuant la nature mesme trans-
forme les metaux, Nous auons dit cy dessus
estre imparfaictes les choses qui sont en voye
de paruenir à la forme qui leur est finalement
destinée : & parfaictes, quand elles y sont par-
uenues. Et d'autant que nous auons ia monstré
que l'Or seul estoit paruenu au dernier terme
de mouuement, & formé selon l'intention de
nature : Pourtant, auons nous conclud qu'i-
celuy seul estoit parfaict, & les autres qui sont
en voye d'obtenir la forme de l'Or imparfaits,
desquels toutesfois nature pourchasse la perfection en son sein, afin de les conuertir finalement en Or, quoy que par prolongation ou
long espace de temps. Or les fouïsseurs de metaux peuuent tesmoigner de cela, lesquels en
cent liures de Plomb trouuent quelques onces
de bon Argent qui leur sont vn grand gain. On
trouue aussi de l'Or en quelques mines d'Airain, voire d'Argent, ce qu'ayans desconuert
ceux qui sont versez en la cognoissance de ces
matieres, toutes & quantes fois qu'ils trouuent
de l'Argent imparfait à cause de l'indigestion,
ils ont accoustumé de boufcher les mines, &
conseillent de les laisser ainsi l'espace de trente ans ou d'auantage, iusqu'à ce que la chaleur
sousterraine l'ayt parfaictement digeré. De
mesme aussi Pline escrit, que l'Or mesme con-

Hist. liu. 3.
chap. 4

tient de l'Argent en diuers poids : en vn endroit
la dixiesme partie, en vn autre la-neufiesme,
& en vn autre la huictiesme. Dans vn seul
metail Gaulois, qu'on appelle Albicrareuse
s'en trouue vne vingt-sixiesme partie, à cause
dequoy il est preferé aux autres, ce qui aduient
selon qu'il est plus ou moins digeré par nature
ainsi qu'on peut coniecturer : Car quand la digestion est accomplie, alors on trouue l'Or
sin, tres-pur & vrayement parfaict. D'où il
appert qu'encores que les metaux soient en
quelque terme de mouuement, si n'ont-ils pas
atteint le dernier, mais sont en voye de passer
& paruenir à l'Or, comme au seul parfaict.
Aussi en tout lieu où s'est trouué quelque veine
de metail, il s'en trouue vne autre pres d'icelle.
D'où vient que les metaux selon Pline, sem-
blent estre ainsi nommez des Grecs, comme
Hist. liu.33.
chap. 6. μετ' ἄλλα, pource qu'on les trouue les vns aupres & apres les autres : Mais Aubert dira
contre cette opinion, Si par vne digestion plus
longue, les imparfaicts sont reduits en Or par
nature, pourquoy les fouïsseurs n'attendent-ils
ce temps-la, veu principalement qui si cela
arriuoit, ils gaigneroient beaucoup plus ? Nous
respondons que certaines choses font la generation des metaux diuerse, non seulement en
espece, mais en proprietez & accidens, selon
les contrées & lieux où ils croissent, en mesme
façon que les animaux se diuersifient comme
escrit Aristote liure 10. des Animaux : Car en
Egypte les Scorpions n'y sont point veneneux,
és autres lieux au contraire, & le froument par
                              succession

succeſſion de temps & ſelon les lieux degene-
re en Seigle, & au rebours le Seigle en Fro‑
ment. Ainſi faut il dire des metaux leſquels
quoy que deſtinez à ceſte fin, ſçauoir, d'eſtre
faict Or, toutesfois ſelon la diuerſité des con‑
trees, des mines & de leur corruption, aucuns
peuuent eſtre amenez à leur degré de perfe‑
ction, qui eſt d'eſtre faicts Or, quelques autres
demeurent en voye d'imperfection, ſelon que
la digeſtion & depuration eſt auſſi diuerſe:
Car elle faict congeler aucuns mal digerez par
vne chaleur bruſlante & exceſſiue, comme
l'Airain & le Fer : quelqu'vn au contraire n'eſt
congelé par faute de chaleur & par defaut d'ar‑
gent, tel qu'eſt l'Argent-vif. En fin, nature
produit l'Argent par chaleur aſſez moderée,
mais la chaleur qu'elle employe à procreer
l'Or eſt beaucoup plus temperée, iceluy
n'ayant beſoin d'aucune operation pour eſtre
parfaict, comme eſtant paruenu à ſa derniere
fin & accompliſſement : Car ainſi que dict
Ariſtote au ſecond du Ciel & du monde, vn
ſeul complement eſt bon, à ſçauoir, celuy "
qui n'a beſoin d'operation pour deuenir bon, "
& toute la perfection des choſes conſiſte en "
cela, qu'elles obtiennent le dernier accompliſ- "
ſement d'icelle. "

Les metaux imparfaicts n'eſtans doncques
paruenus à ceſte derniere fin & complement,
pour les raiſons ſuſdites, à ceſte cauſe requie‑
rent-ils l'operation de l'Art, qui ſuiuant na‑
ture les parface, & face paruenir à la fin der‑
niere qui leur eſt ordonnée de nature, c'eſt à

K

,, dire les face deuenir Or. Car comme eſcrit le
,, Philoſophe au ſecond des choſes naturelles,
,, en toutes ſortes l'art parfaict aucunes choſes
,, que nature ne peut faire, quoy qu'à l'exemple
,, des autres. Ainſi la nature aydée par l'art, produit les fleurs & fruicts és arbres, meſme durant l'hyuer és contrées froides, ce que nature
ne pourroit effectuer toute ſeule, comme on
peut voir à Heyldelberg dans les eſtuues du
Comte Palatin, & en beaucoup d'autres lieux.
Or quant à ce qu'Aubert dit, à ſçauoir qu'en
tout œuure de chymie, la nature eſt entierement oiſiue, & que le ſeul art agit en la matiere, cela eſt dit contre toute verité. Car au regard de la nature agiſſante, la chymie eſt vn œuure naturel, puis que la matiere eſt cela meſme
qu'elle appete de cuire, retient, digere, euacuë
meſle, corrompt, & par l'ordonnance de Dieu
à qui rien n'eſt impoſſible, engendre & forme
vne pierre en ſon temps, dont la nature informe les metaux par meſlange. Mais au regard
du miniſtere, ie confeſſe que la chymie eſt vn
œuure artificiel, non que l'art corrompe, engendre & informe, mais ſeulement à raiſon
qu'il fournit à la nature ouurante, tout ce
qu'autrement elle ne pourroit effectuer toute
ſeule. Car la nature opere doublement en la
generation de l'Or, I. toute ſeule & premierement, quand elle produit l'Or dans ſes mines
propres & de ſes principes, en quoy il eſt impoſſible que l'art imite la nature. II. Elle opere
ſeule, mais non premierement, à ſçauoir d'autant que de meſmes principes, elle engendre

premierement quelqu'vn des imparfaicts en
la mine., & se couuertit finalement en Or.
L'art imite la nature en ceste maniere, pour ce
que des metaux imparfaicts, il produit finalement l'Or tout ainsi que faict la nature. Parquoy il appert qu'vne chose se peut faire de
l'autre en deux manieres, à sçauoir mediate-
ment & immediatement, veu que selon Aristore liure 9. de la Metaphysique, vne mesme
chose peut auoir plus d'vne matiere, à sçauoir
mediate & immediate, combien que la matiere mediate se doiue reduire finalement à
l'immediate, car autrement de diuerses ma-
res se produiroient choses differentes. Par
ainsi d'autant que l'art employe mesme matiere mediate & immediate, que la nature,
& reduit en fin la mediate à l'immediate, comme faict aussi la nature, & a vn mesme agent
qui despouille l'Argent vif, & finalement le
trásforme: aussi puis que l'art & la nature visent
à mesme but qui est d'engendrer finalement
l'Or, par l'vnion de sa forme auec sa matiere,
il n'y a point de doute que l'art ensuiuant la
nature, ne puisse du tout parfaire vn metail
imparfaict, comme faict aussi la nature, ainsi
qu'auons dit cy-dessus, & attendu que leurs
causes sont toutes de mesme espece, il faut
necessairement qu'ils soient du tout semblables & produissent mesmes effects. Aussi ne
trouue ie point qu'on doiue excuser ceux qui
cherchent le subject des Philosophes chymiques entre les vegetaux. Car leur operation
est de nulle valeur à cause que la generation ne

K ij

peut eſtre faicte, ſinon de choſes conuenables
prochaines & immediates. Aucuns employent
leurs operations és choſes qui appartiennent
aux animaux, principalement en l'œuf, pour
ce que les Philoſophes chymiques ont impo-
ſé ce nom d'œuf à leur œuure, voyans qu'il
auoit quelque rapport auec ledit œuf, d'autant que les quatre elemens y ſont contenus
auſſi bien qu'en l'Elixir. L'eſcorce duquel œuf
ils appellent terre : la pellicule air : l'aubin eau:
& le moyeu, feu. De meſme auſſi leſdits Philoſophes ont enigmatiquement dit, que leur
pierre eſtoit vn dans trois, & trois dedans vn,
à raiſon qu'elle contient en ſoy le corps qui re-
poſe, l'eau qui viuifie, & l'eſprit qui teind. Ceux
qui n'ont entendu ces enigmes ſe ſont perſua-
dé que l'œuf eſtoit la pierre des Philoſophes,
pour ce qu'il contient trois dans vn, à ſçauoir
l'eſcorce ou coquille, le moyeu & l'eau, &
pourtant ils ont finalement conclud, que l'œuf
eſtoit la matiere recherchée des chymiques: les
vns n'eſtans moins deceus que les autres, ne
conſiderans pas que ceſte matiere n'eſt pas
conuenable pour en extraire vn metail. Car
l'homme engendre vn homme, & la beſte vne
beſte. D'autant que le bon Aubert (comme
i'ay appris) a eſprouué cela à ſon dommage,
ayant deſpenſé quelques centaines d'eſcus en
faiſant cuire des œufs Philoſophiquement, il
ſe mocque de l'art comme s'il l'auoit trompé:
c'eſt certes à grand tort, veu qu'il s'eſt pluſtoſt deceu luy-meſme, & que l'art n'en doit
porter (comme on dit) la folle enchere. Car le

genre se doit ioindre au genre , & l'espece à
l'espece , & faut que chacun germe se rapporte à sa semence , ainsi qu'auons dict cy-deuant. Aucuns cherchent la matiere de leur
elixir , non és vegetaux ou animaux : mais
és choses sousterraines & plus proches. Car
ils disent que l'art ensuit la nature, & pourtant ils croyent qu'on se doit seruir des mesmes
principes que la nature met en œuure, faisans
cuire l'Argent vif & le Souphre , qu'ils ont
appris estre la prochaine matiere des metaux. Mais ils perdent miserablement leur
peine & se trauaillent en vain , attendu que
l'Argent vif & le Souphre des Philosophes ne
sont pas vulgaires & communs , ainsi que ja
a esté dict. Car qui pourroit à iuste mesure &
proportion comprendre l'entention de nature? nul homme certes: En apres si vous mettez l'Argent vif aupres du feu, tant petite en
soit la chaleur, il s'exhale & mesme se separe
estant meslé. Ce que fait aussi le Souphre sans
aucune difficulté, veu toutesfois qu'en la generation des metaux, la conionction de l'vn &
l'autre est necessaire iusqu'au bout de la digestion. Ainsi se trompent tous ceux qui cherchent ladite pierre és pierres à feu, en la rutie,
en l'Antimoine, en l'Arsenic & en l'Orpin,
attendu que c'est ou vn Souphre du tout inse-
parable, & qui toutesfois se doit finalement
separer comme ja nous auons dit cy-dessus,
ou qui se separant au moindre feu, les escrits
de tous les Philosophes tesmoignent assez
que ce n'est le subiect Philosophique. Pareil-

lement ceux là ſe fouruoient , qui eſtiment
qu'on doiue prendre l'Or pour maſle , & l'Argent pour femelle , leſquels deux metaux ils
diſſoudent auec Argent-vif commun , faiſans
des trois vn , qu'ils font cuire chymiquement,
les ſubliment , & en tire vne eſſence, laquelle
finalement ils taſchent de fixer ou rendre fixe;
Car ils s'eſloignent des eſcrits des Philoſophes,
qui tous d'vne bouche confeſſent que la nature a conioinct & proportionné l'agent auec
ſa matiere dans les mines , & diſent qu'il n'y a
qu'vne choſe ſeulement où ſe trouuent les
quatre elemens bien proportionnez , de ſorte
que le figeant & le fixe, le teignant & le teinct,
le blanc & le rouge , le maſle & la femelle y
ſoient conioincts enſemble. C'eſt doncques,
ainſi qu'auons ja declaré cy-deſſus , vne troiſieſme nature commune & alterée par la diuerſe mixtion & digeſtion du Souphre , & du
vif-Argent, laquelle a vne vertu minerale pour
engendrer vn mixte : leſquels deux mineraux
agiſſent perpetuellement l'vn en l'autre, & par-
tiſſent l'vn par l'autre , iuſqu'à ce qu'ayans laiſſé la forme des corps imparfaicts premierement engendrez , ils ſoient paſſez en vne autre , & que par digeſtions & purifications con-
tinuelles , ils ſoient à la fin paruenus à ceſte
forme derniere, & vrayement parfaicte, qui eſt
la forme de l'Or, où il eſt le dernier terme de
mouuement, ou auſſi l'agent eſt entierement
ſeparé de ſa matiere. Pluſieurs cherchent ce
que c'eſt , mais fort peu le trouuent , ou s'ils
l'ont trouué , ils en ignorent les preparations,

& les intentions des Philosophes, la medecine desquels se tire artificiellement des seules
choses, où elle estoit potentiellement de
nature, & esquelles se trouuent la perfection de la matiere premiere, & tous les metaux.

I. Calcination.

Or ayans trouué ladite matiere premierement, ils la calcinent & nettoient de toutes ses
impuretez en reseruant la chaleur, & conser-
uant la chaleur naturelle. Car la calcination
Chymique ne doibt nullement diminuer le
corps, ains plustost le doibt multiplier.

I I. Solution.

Secondement, ils attenuent l'espesseur de
la matiere calcinée, & la reduisent en certaine
substance liquide, & en sa premiere matiere
qu'ils appellent eau minerale qui ne mouille
pas les mains. Et alors se faict vne chose non
en nombre, mais en genre, de laquelle ils nomment l'Or pere, l'Argent mere, & l'Argent-
vif moyenneur; la forme du corps se change
aussi, mais à l'instant vne autre y est introduite, ne se trouuant rien és choses naturelles qui
soit denué de toute forme.

III. Separation des Elemens.

Cela faict, ils separent d'icelle ja dissoute les
K iiij

quatre Elemens, & les diuifent en deux parties, l'vne afcendante ou fpirituelle, l'autre in-
ferieure ou terrienne : lefquelles deux parties
font toutesfois d'vne mefme nature, car l'inferieur eft comme le leuain figeant ladite matiere, & la fuperieure comme l'ame qui la viuifie. Neantmoins leur diuifion eft neceffaire
pour finalement les tranfmuer toutes les vnes
és autres plus commodement, & à fin que la
partie terrienne qui fe change en eau foit noir-
cie, & l'eau puis apres fe changeant en air, deuienne blanche, & que l'air fe conuertiffe en
feu.

IV.　*Conionction.*

Les Elemens eftans feparez ils conioingnent
l'eau & l'air auec la terre & le feu, afin que chacun Element s'efpande en l'autre à proportion. Ainfi donnent ils au mafle trois parties
de fon eau,& neuf a la femelle, & apres quoy
le femblable applaudit à fon femblable, & le
pareil aime fon pareil, pour l'appetit que la matiere principalement & la forme fulphurée ont
d'eftre alliees.

V.　*Putrefaction.*

Ces chofes ainfi conioinctes font en apres
putrefiées par chaleur, toutesfois humide (crai-
gnans que l'ardeur du feu ne caufaft la feparation ou l'exaltation du vif Argent à caufe de fa
nature fpirituelle) afin que la matiere foit al-

terée par ceste corruption, que les Elemens
foient naturellement diuifez, & regeneration
puis apres faicte : Car rien ne s'engendre ou
croift, mefme des chofes inanimées, qui n'ait
auparauant efté corrompu.

VI. Coagulation.

Apres la putrefaction ils viennent à faire la
coagulation par mefme chaleur fort moderée,
qui altere perpetuellement la matiere, tant au
dehors qu'au dedans, iufqu'à ce qu'elle foit deuenuë blanche comme perles : Et alors fe faict
confixation & vraye congelation des efptits
volatils auec les corps. Les Medecins Chymiques appellent cela efpine blanche, & fouphre
blanc incombuftible, à raifon qu'il ne fe fepare iamais du feu.

VII. Cibation.

Il s'employent finalement à la Cibation, c'eft
à dire, à efpeffir le fubtil & à fubtilifer l'efpais,
meflans leur eau auec leur cendre & leur laict,
auec ce qu'ils appellent *terram foliatam*, & ce
mediocrement, afin que par ce moyen la blancheur & rougeur, la bonté, quantité & vertu
d'icelle s'accroiffe, & qu'en cuifant & recuifant
la matiere fe nourriffe.

VIII. Sublimation.

Alors ils fubliment la matiere d'vne fubli-

mation qui toutesfois n'eſt pas vulgaire, & ainſi la purifient de toutes ordures, exaltans le
corps, le rendant ſpirituel, & l'eſprit corporel
& fixe, & diminuans la ſaumure du Souphre,
afin que le tout deuienne blanc, & ſe puiſſe
liquefier.

IX.   *Fermentation.*

La ſublimation eſtant acheuée, ils fermen-
tent la matiere, conjoignant l'eſprit auec ſa terre blanchie & chaux, comme auec ſon leuain,
ou incorporans l'ame auec le corps: Car les accidens ſpirituels ne peuuent monſtrer leurs
vertus permanentes, ſinon qu'ils ſoient con-
joincts auec les corps fixes comme auec leuain,
qui reduit ce qu'on luy adjoinct à ſa nature,
couleur & ſaueur, par ceſte mutuelle & commune impreſſion de corps & d'eſprit, ſans laquelle on ne peut parfaire l'œuure, ne plus ne
moins que ſans leuain la paſte ne peut eſtre fermentée.

X.   *Exaltation.*

Mais pour rendre la matiere plus noble, ils
l'exaltent, augmentans l'eſprit, ſublimans &
ſubtiliſans la terre par rectification naturelle,
circulation de tous les Elemens, & par vraye
graduation d'iceux, tant qu'ils ſe ſoient alliez
& comme embraſſez les vns les autres.

XI.   *Augmentation.*

Puis par ſolutions & coagulations reïterées,

ils accroiffent en vertu leur falamande, & auec
leuain nouueau l'amplifient tant en vertu
qu'en quantité, & ce iufqu'à l'infiny.

XII. Proiection.

Finalement, ils en font projection fur les imparfaicts d'vn poids fur plufieurs, felon que la
medecine eft parfaicte : Car fon operation eft
d'autât plus grande qu'elle eft fort fubtilifée &
teinte. Et ainfi imitant la nature parfont-ils les
metaux imparfaicts, & les conuertiffent en Argent & en Or, de la propre matiere duquel artificiellemét purifiee & fubtilifée, & puis fixée
par coction & digeftion, tant qu'elle foit teinte
en couleur blanche, & finalement en rouge ?
apres quoy eftant renduë volatile & fixée de
rechef, tant qu'elle foit acceffible & teigne parfaictement. De telle matiere, di-je, ils font leur
medecine, & leur poudre qu'ils appellent pierre Philofophale : Et ce par diuerfes operations,
chofes, vaiffeaux, fournaifes, ainfi parauenture que pourront coniecturer ceux qui ignorent
l'Art : Comme ainfi foit toutesfois que le vray
Philofophe n'vfe que d'vne feule operation,
methode, matiere, vaiffeau, feu & fourneau,
comme ils aduoüent tous d'vn confentement.

Or ay-ie bien voulu expofer ces chofes, afin de deftruire l'opinion qu'à maiftre
Aubert, de la pierre des Philofophes (car il
eft loifible à vn chacun de faire paroiftre
fon ignorance en babillant de chofes incogneuës) & pour demonftrer que la feule

forme tant de l'Or que de l'Argent separée de
son composé (ce que toutesfois il estime) n'est
pas la matiere de la medecine philosophale.
Mais, dit il, ie n'ay cure de sçauoir dequoy se
compose ladite pierre. Neantmoins, veu qu'elle n'est pas chose naturelle, il est impossible
qu'elle reçoiue vne forme naturelle. Ie pourrois icy m'en rapporter & appeller au tesmoignage de plusieurs grands personnages: Mais
i'estime qu'on se doit plustost appuyer sur la
raison. C'est pourquoy ie dy que la perfection
des metaux vrayement transmuez est cogneuë
(non par leur forme preexistente ou introduite, car cela n'est pas possible) mais par les accidens, proprietez & passions qui ensuiuent les
formes. Parquoy, si tout ce qui est au vray metail se trouue au transmué estant mis en toute
espreuue: Il faut certainement croire qu'il a
vne forme non falsifiée, mais d'Or ou d'Argent
mineral: Car ce qui faict office d'œil est œil, &
au rebours comme escrit le Philosophe au 4.
des Meteores.

D'abondant nous auons monstré que la pierre des Philosophes naturelle, attendu qu'elle
se faict par le moyen d'vn agent naturel, à sçauoir, du feu, auec sa couleur, odeur & figure
naturelles, les formes accidentelles suiuantes
leurs formes substâcielles determinées, l'Art se
fournissant la matiere: Car l'Art est conioinct
auec la nature, d'autant que le principe de l'Art
est la nature, comme escrit le Philosophe au
second des choses naturelles. A raison dequoy,
l'Art peut estre qualifié naturel, comme aussi

es œuures & formes d'iceluy : Car les formes
font dictes naturelles pour double raifon , à
çauoir , ou d'autant que nature fe prepare la
matiere, & outre ce introduit la forme en icelle, côme en l'homme & en la pierre : ou pour ce
que la nature difpofe & prepare iufqu'au bout
la matiere que l'Art fe fournit & prepare (d'vne
preparation toutesfois non derniere) & introduit la forme en icelle, ainfi qu'on peut veoir
en la generation de la Cerufe & du Vermillon.
Et ce n'eft merueille que l'Art imite la nature,
& qu'on puifle artificiellement côpofer & parfaire beaucoup de chofes naturelles. Ce qu'A-
riftote donne auffi à entendre au 4. de la Metaphyfique parlât du Vitriol & de la Couperofe,
Car la nature, dit il, engendre les peintures es
mines de peintures, mais iceluy monftre la maniere de les engendrer. Toutesfois il enfeigne
vn peu apres que ces deux peintures fe peuuent
compofer & parfaire artificiellemét : Car l'Art
eftant imitateur de la nature, comme il efcrit
au 2. de la Metaphyfique , prenant la fubftance
du Fer & de l'Airain (dont ils fe font naturellement) & l'adminiftrant à nature, les parfaict
induftrieufement par folutions, diftillations &
coagulations reïterées, de forte qu'ils ont les
mefmes proprietez & operations tant actiues
que paffiues, qu'ont auffi les deux peintures
minerales fufdites. Le mefme fe voit en la façon & compofition du Sel : Car il s'en trouue
vn mineral, comme en Pologne, l'autre eft con-
trefaict, tel qu'eft celuy de France, lequel a
toutesfois mefmes proprietez & accidens que

le mineral, à raiſon dequoy on peut auſſi l'appeller mineral, & dire que la forme eſt naturelle & vrayement parfaicte: Semblable iugement ſe doit faire des meraux? Car ainſi que
le defaut de la matiere propre empeſche ſur
tout vne choſe d'engendrer vne autre à ſa ſem-
blance. De meſme s'il ſe trouue vne matiere
idoine elle eſt principalement cauſe qu'vne
choſe en produit vne autre ſemblable à ſoy.
Par ainſi, d'autant que l'art de tranſmuer peut
trouuer ladite matiere d'Or ou d'Argent vrayement naturelle, c'eſt à dire, ceſte troiſieſme nature, cet Argent vif coagulé & meſlé auec ſon
Souphre, & qu'il eſt facile d'imiter la nature en
ſes operations, pour ce qu'elle cuit & digere ladite matiere par vne chaleur fort moderee, tant
que l'agent paruenu au dernier terme de mouuement en ſoit ſequeſtré. Il s'enſuit qu'au regard de l'agent & de la matiere propre & naturelle, l'Art eſt nommé poſſible & vrayement
naturel. Mais à la fin noſtre Aubert aura recours à cet argument. Si ladite pierre Philoſophale introduiſoit l'eſpece d'Or & d'Argent,
elle le rendroit ſemblable à ſoy, & par ainſi
formeroit vne autre pierre philoſophale. Ie
reſpond que ceſte conuerſion de meraux eſt
leur reduction à quelque moyen ou mediocrité, à ſçauoir, à ce temperament & grande proportion (qui ſe trouue au ſeul Or) en ſubſtance, couleur, digeſtion, fonte, ſonnement ou
tintement & autres proprietez. Ce que nous
auons diſputé iuſqu'icy ſuffira, non pour a-
moindrir la reputation d'Aubert en d'autres

matieres, mais pour monſtrer que luy & ceux
qui l'ont conſeillé de farcir de brocards ſon
petit liuret, ont meſdit indignement de ceux
qui ne l'ont merité. Finalement pour defendre la verité dont il doit eſtre ſtudieux s'il eſt
homme de bien, comme ie croy qu'il eſt : Car
ie n'ay point inuenté ces choſes, mais les ay
apprins de perſonnes fort doctes, qui les ont
verifiees par argumens tres-certains : afin que
aucuns ne m'eſtime eſtre ſeulement fondé ſur
leur authorité, laquelle Aubert ne deuoit toutesfois meſpriſer : Car qui croira qu'ils nous
ayent laiſſé & meſme confirmé, par ſerment
tels ſecrets temerairement & de mauuaiſe foy?
I'oſe doncques affermer au contraire que ceſte
partie de Philoſophie qu'il aſſault, improuue
& brocarde, ne peut aſſez eſtre loüée & pu-
bliée ſelon ſes merites, ſoit que nous voulions contempler les merueilles de nature
qu'elle tire du profond de ſon ſein, ſoit que
nous regardions ſes fruicts qui ſont preſque
innombrables outre les choſes infinies, dont
elle enrichit beaucoup d'Arts: Car ſans faire
mention du ſurplus, la ſeule pierre philoſophale a tant de vertu & d'excellence, qu'elle
ſuffit à guarir pluſieurs maladies, & enſeigne
les vrayes & exquiſes preparations des remedes. Or ne faut trouuer eſtrange ſi ces choſes
deſplaiſent à ceux qui ſont accouſtumez à de
plus impures, ou qui ſe repoſent ſur la ſeule
couſtume. I'admoneſte telles gens, ou qu'ils
apprennent choſes meilleures, ou qu'ils ne
portent enuie à ceux qui ſont mieux inſtruits,

*Voyez Plie
ne, liure de
l'hiſt. na-
turelle 33.
chap. 4. le-
quel eſcrit
qu'ô a fait
de l'Or par
d'orpin.*

ou pour le moins ne reprennent les chofes
dont ils n'ont cognoiffance : finon peu nous
chault de leurs efforts : Car nous fommes affeurez que la verité gaignera, & ayant finalement chaffé ces tenebres par fa clarté, fera paroiftre les chofes telles qu'elles font.

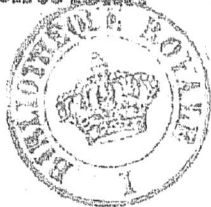

F I N.

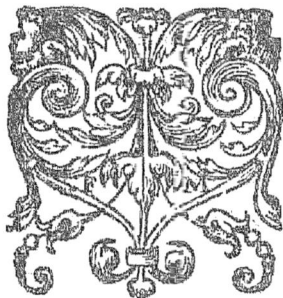

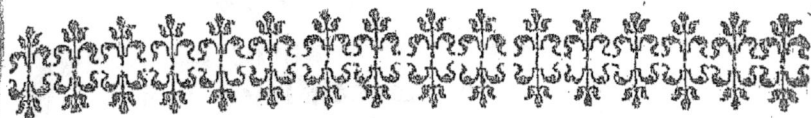

TABLE CONTENANT
LES CHAPITRES DV
Traicté cy dessus.

Et premierement de la premiere partie qui est des Mineraux & Pierres precieuses

De la seconde partie qui est des Animaux.

L

TABLE DES CHAPITRES.

De la troisiesme partie qui est des Vegetaux.

Fin de la Table des Chapitres.

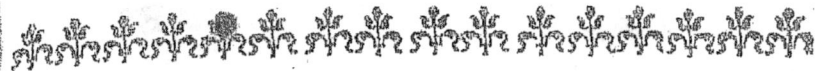

TABLE DES MATIERES
PRINCIPALES CONTENVES
tant au Traiȼté qu'en la
Reſponſe precedente.

A.

TABLE

F.

L iiij

TABLE

TABLE DES MATIERES.

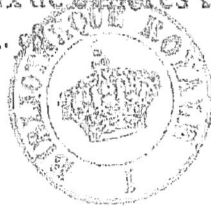

FIN.

www.ingramcontent.com/pod-product-compliance
Lightning Source LLC
Chambersburg PA
CBHW030017220326
41599CB00014B/1837